高级卫生专业技术资格考试指导用书

皮肤性病学

高级医师进阶

主　编　朴永君

编　者（以姓氏笔画为序）

刁银霞　马可佳　王　红　王　慧　王春乐
成育芳　齐丽娜　齐洪月　许　洁　孙莉媛
远程飞　李　丹　李　娜　李　凌　李春娜
李思琪　李香香　李慧婷　吴　宁　宋巧琳
宋立音　张　进　张　彤　张　健　林悦先
罗　娜　金　莲　赵　慧　赵　蕾　赵春娟
姜　媛　姜鸿昊　夏　欣　徐书婧　郭志慧
陶红梅　黄腾飞　董　慧　韩艳艳　傅　晶
雷　杰

中国协和医科大学出版社

图书在版编目（CIP）数据

皮肤性病学·高级医师进阶／朴永君主编．—北京：中国协和医科大学出版社，2016.1
（高级卫生专业技术资格考试指导用书）
ISBN 978-7-5679-0283-1

Ⅰ．①皮…　Ⅱ．①朴…　Ⅲ．①皮肤病学-医药卫生人员-资格考试-自学参考资料 ②性病学-医药卫生人员-资格考试-自学参考资料　Ⅳ．①R75

中国版本图书馆 CIP 数据核字（2015）第 053668 号

高级卫生专业技术资格考试指导用书
皮肤性病学·高级医师进阶

主　　编：朴永君
责任编辑：吴桂梅

出版发行：中国协和医科大学出版社
（北京东单三条九号　邮编 100730　电话 65260378）
网　　址：www.pumcp.com
经　　销：新华书店总店北京发行所
印　　刷：北京佳艺恒彩印刷有限公司

开　　本：787×1092　　1/16 开
印　　张：32.5
字　　数：700千字
版　　次：2016年 1月第一版　　2016年1月第一次印刷
印　　数：1—2000
定　　价：112.00 元

ISBN 978-7-5679-0283-1

前　言

皮肤性病学包括皮肤病学和性病学，二者都是临床医学的重要内容，是研究皮肤及附属器和各种与之相关疾病的一门二级学科。皮肤性病学是一门涉及面广、整体性强的临床应用学科，而临床医学是生命科学范畴中的一个重要组成部分，是以认识和防治各种疾病、保护和增进人类健康为任务的科学。据统计，皮肤病、性病近 5000 种，同时又与其他临床学科之间存在广泛而密切的联系，皮肤病、性病的诊断，治疗等工作已成为备受人们关注的问题。

近年来，医学科学飞速发展，临床上新理论、新技术和新方法不断出现。同时，高级技术资格考试制度逐渐完善，但考试用书却极其匮乏。为了加强临床医务人员对学科知识的系统了解和掌握，提高医疗质量，同时也为了满足考生需要，我们组织了从事临床工作多年，在本学科领域内具有较高知名度的副主任医师职称以上的专家及教授，共同编写了此书。

本书内容紧扣高级卫生专业技术资格考试要求，根据大纲对专业知识“熟悉”“掌握”“熟练掌握”的不同层次要求，详略得当，重点突出。全书共分 4 篇 27 章，分别为皮肤病性病基础知识、皮肤病性病诊断技术、皮肤病性病治疗技术以及皮肤病性病各疾病。

全书内容具有实用性、权威性和先进性，是拟晋升副高级和正高级职称考试人员的复习指导用书，同时也可供高年资医务人员参考，以提高主治医师以上职称医务人员临床诊治、临床会诊、综合分析疑难病例以及开展医疗先进技术的能力。

由于编写时间仓促及编者经验和学识有限，尽管编者尽心尽力，但书中难免出现不足之处，恳请广大读者与专家指正和完善。

编　者

2015 年 11 月

目　录

第一篇
皮肤病性病基础知识

第一章　皮肤的结构

第一节　表　　皮

一、角质形成细胞

知识点1：角质形成细胞的分层

根据不同发展阶段及其特点，可将表皮的角质形成细胞分为5层，由深到浅分别是基底层、棘层、颗粒层、透明层和角质层。在较厚的掌跖皮肤表皮是由典型的5层细胞构成，其他体表部位没有透明层，只有4层。

知识点2：基底层

基底层位于表皮的底层，是由一层矮柱状或立方形细胞组成，细胞核呈卵圆形，排列成栅状，其长轴和表皮基底膜带垂直。基底层细胞之间以及上方棘层细胞之间通过桥粒相连接，底部则借助于半桥粒附着在表皮下基底膜带。

知识点3：基底层细胞分裂周期

基底层细胞的平均分裂周期是311小时。细胞由基底层移至颗粒层上部约需14天，再移到角质层上部又需14天，总称为表皮通过时间或更替时间。

知识点4：桥粒

桥粒又称黏着斑，是由相邻细胞的细胞膜发生卵圆形致密增厚而共同构成。桥粒呈圆形或椭圆形小体，电镜下为盘状，直径为0.2~0.5μm，厚30~60nm。

知识点5：半桥粒

半桥粒是由基底细胞向真皮侧的不规则多个胞质突起构成的附着斑块，胞质中的角蛋白张力细丝附着在这些斑块上并折向胞质内。

知识点6：棘层

棘层细胞呈多角形，且随上移逐渐趋于扁平，其长径与表皮表面平行，一般排列4~8层。细胞表面有许多细小的突起，并且与相邻细胞的突起相连，相邻细胞之间通过桥粒连接。

知识点7：电镜下棘细胞层的桥粒状态

棘细胞层内桥粒的超微结构和基底细胞层相同。胞质中有些直径0.1~0.3μm的椭圆形、表面光滑、厚壁的颗粒，称为板层颗粒，也称膜被颗粒、角质小体或Odland小体。这些颗粒形态、大小基本相同，有约10nm的界膜包被，内有横向平行排列的致密板层及透明板层构成。板层颗粒起着防止水分丢失等屏障功能。

知识点8：颗粒层

颗粒层位于棘层上部，通常由3~5层梭形或扁平细胞组成。其厚度与角质层厚度成正比，在角质层薄的部位颗粒层一般有1~3层，而在掌跖等角质层厚的部位，可厚达10层。

颗粒层特点是胞质中出现许多较大的强嗜碱性致密颗粒，称透明角质颗粒。

知识点9：电镜下的颗粒细胞层

电镜下，细胞核与细胞器将在该层内溶解，溶酶体酶呈弥漫性染色，透明角质颗粒没有包膜，电子密度大，由直径为2nm的细粒组成，其满布于胞质内，愈接近角质层，颗粒越大，数目越多。颗粒层是阻止外来物透过表皮的主要屏障。

知识点10：透明层

透明层在角质层下方，由2~3层较扁的细胞组成，此层只能在掌跖部位较厚表皮中可见。

知识点 11：电镜下的透明层

细胞界限不清，光镜下容易被伊红染色，胞质呈均质状并有强折光性。胞质中透明颗粒液化成角母蛋白，并且与张力细丝融合在一起，构成表皮的屏障。

知识点 12：角质层

角质层由多层死亡的扁平角质形成细胞构成，无细胞核等细胞结构，被称为角化细胞，在掌跖部位厚度达 40~50 层。

知识点 13：电镜下的角质层

电镜下细胞内容物致密，没有细胞核，细胞器均已消失。胞质内含大量直径 8~10nm 的角蛋白丝，全部平行排列，浸埋在电子致密的丝聚合蛋白中。此层对皮肤具有重要的保护功能。

二、树枝状细胞

知识点 14：黑色素细胞

黑色素细胞位于表皮基底层下方或基底层细胞之间，约占细胞总量的 10%。是合成与分泌黑色素的细胞。HE 染色时胞质透明。

硝酸银染色呈阳性，细胞形状大小不同，细胞核常不规则，胞质呈海绵状，核呈圆形或卵圆形，细胞向周围伸出 2~3 个或多个树枝状突起，突起可有分支，分支状突起可互相连接，同时向上伸向棘层和颗粒层。1 个黑色素细胞向周围约 36 个角质形成细胞输送黑色素颗粒，组成表皮-黑色素单元。

知识点 15：黑色素小体的分期

黑色素小体根据色素沉着的多少分为四期：第Ⅰ期黑色素小体为囊泡，无黑色素沉着。第Ⅱ期黑色素小体常为椭圆形或圆形，开始出现黑色素沉积。第Ⅲ期黑色素小体同样以椭圆形为主，有明显的黑色素沉积。第Ⅳ期黑色素小体大多数为圆形，已完全黑色素化，电子密度非常高，周围可见完整包裹的单位膜。从第Ⅰ期至第Ⅳ期黑色素小体，酪氨酸酶的活性从强到弱直至消失，而能降解黑色素小体的酸性磷酸酶则自无到有直至最强。

知识点 16：朗格汉斯细胞

朗格汉斯细胞光镜下观察细胞为多角形，位于棘层的棘细胞之间，占棘细胞的 3%~

5%，也可存在于真皮。

朗格汉斯细胞胞质透明，胞核较小，形状不规则，着色比周围的角质形成细胞深；细胞化学染色三磷腺苷酶与氨基肽酶都呈阳性，而多巴反应为阴性；具有 CD1a、CD6 和 S100 等表面标志，可借此和黑色素细胞区别。

知识点 17：电镜下的朗格汉斯细胞

电镜下朗格汉斯细胞不含角蛋白丝和黑素小体，无桥粒结构，有较多的线粒体、发达的高尔基复合体、内质网，并且有溶酶体。

知识点 18：郎格汉斯颗粒

朗格汉斯细胞的重要特征是胞质中有特征性的 Birbeck 颗粒，又称朗格汉斯颗粒，多存在于胞核凹陷附近的胞质内，长 150~300nm，宽约 40nm，呈杆状，中央有一细丝，上面有约 6nm 的周期性横纹，有时可见杆的一端有突出的球形泡，呈现网球拍状的结构，多认为它是由朗格汉斯细胞吞噬外来抗原时胞质膜内陷形成的，是一种消化细胞外物质的吞噬体或抗原储存形式。

知识点 19：Merkel 细胞

Merkel 细胞是圆形或长圆形具有短指状突的细胞，胞核呈圆形，经常有深凹陷或呈分叶状，存在于表皮基底层细胞之间，细胞的长轴与基膜平行，细胞顶部伸出几个较粗短的突起至角质形成细胞之间。HE 染色不易辨认，银和金浸染法可用于细胞分布及数量研究。

知识点 20：电镜下的 Merkel 细胞

电镜下 Merkel 细胞的细胞器丰富，中间丝较多，但通常不聚集成束，细胞和相邻的角质形成细胞间有桥粒连接，神经末梢和细胞之间有非桥粒型的连接。胞质中含许多神经内分泌颗粒，大小在 80~130nm，有膜包裹，内有致密的核心。这些分泌颗粒多聚集在细胞和神经末梢接触的一侧，也成群位于突起中。细胞和神经末梢相接触的部位，形成典型的化学性突触结构。

三、基底膜带

知识点 21：基底膜带

基底膜带（BMZ），是连接真皮与表皮的结缔组织，厚 0.5~1μm，PAS（过碘酸-雪夫）染色能够将其染成紫红色，银浸染法可将其染成黑色。皮肤附属器和真皮之间，血管周围也存在 BMZ。

基底膜带的作用是将真皮和表皮紧密连接，并且具有渗透和屏障功能。

电镜下，基底膜带由 4 部分组成：胞膜层、透明板、致密板、致密板下带。

知识点 22：胞膜层

胞膜层是由基底层细胞真皮侧胞膜和半桥粒构成，半桥粒与胞质中的张力细丝形成连接复合体，在 BMZ 和基底细胞的连接中起重要作用。

知识点 23：透明板

透明板位于半桥粒及基底层细胞基底浆膜下方，电子密度低而显透明，宽 20～40nm。内部有由基底细胞浆膜来的锚丝穿过并附着于其下的致密板。

透明板中的主要成分是板层素和其异构体缰蛋白（Kalinin）、K-板层素、表皮整联配体蛋白。Kalinin 是由基底细胞合成，其基因缺陷或产生自身抗体时，出现交界性大疱性表皮松解症和瘢痕性类天疱疮。

知识点 24：致密板

致密板位于透明板下方，电子密度高，宽 30～60nm，主要成分是Ⅳ型胶原。Ⅳ型胶原通过分子间的联系构成连续的三维网格，透明板的锚丝及致密板下的锚原纤维均附着在致密板。锚原纤维的另一端附着在真皮乳头层中不规则的电子致密物锚斑上，再反折将两个末端都附于致密板。

知识点 25：锚原纤维

锚原纤维粗 20～60nm，有周期性横纹，在附着于致密板和锚斑处呈扇状散开，真皮胶原纤维穿梭在锚原纤维反折的环状结构中，从而使致密板和真皮乳头紧密联在一起。

锚原纤维的主要成分是Ⅶ型胶原，由角质形成细胞与成纤维细胞合成。

知识点 26：真皮微原纤维束

真皮微原纤维束一端和致密板相连，另一端向下伸到乳头层深部。这种微原纤维束是由一种类似弹性纤维的原纤维组成。Ⅶ型胶原的基因突变可导致营养不良型大疱性表皮松解症，血清中抗锚原纤维抗体的存在可形成获得性大疱性表皮松解症。

第二节 真　　皮

知识点 1：真皮的分层

真皮由中胚层分化而来，由浅到深可分为乳头层和网状层，但两层之间并没有明确界限。

乳头层为凸向表皮底部的乳头状隆起，和表皮突呈犬牙交错样相接，内含丰富的毛细血管及毛细淋巴管，还有游离神经末梢与囊状神经小体。

网状层较厚，位于乳头层下方，其中有较大的血管、淋巴管、神经穿行。

知识点 2：真皮层

真皮在组织学上属于不规则的致密结缔组织，是由纤维、基质和细胞成分组成，其中以纤维成分为主，纤维之间有极少量的基质和细胞成分。

知识点 3：真皮的纤维成分——胶原纤维

真皮中胶原纤维含量最丰富，HE 染色呈浅红色。真皮乳头层、表皮附属器以及血管附近的胶原纤维较纤细，且没有一定的走向；真皮中下部的胶原纤维聚成走向几乎与皮面平行的粗大纤维束，相互交织成网，在不同水平面上自由延伸；真皮下部的胶原束最粗。

胶原纤维是由直径为 70~140nm 的胶原原纤维聚合而成，主要成分为 Ⅰ 型胶原，少量为Ⅲ型胶原。胶原纤维韧性大，抗拉力强，但缺乏弹性。

知识点 4：真皮的纤维成分——网状纤维

网状纤维并不是独立的纤维成分，仅是幼稚的、纤细的未成熟胶原纤维。HE 染色难以显示，银染呈黑色，所以又称嗜银纤维。

网状纤维主要分布在乳头层和皮肤附属器、血管以及神经周围。网状纤维由直径 40~65nm 的网状原纤维聚合而成，主要成分是Ⅲ型胶原。

知识点 5：真皮的纤维成分——弹力纤维

HE 染色不易辨认弹力纤维，醛品红将其染成紫色。电镜下弹力纤维较胶原纤维细，直径为 1~3nm，呈波浪状，相互交织成网，缠绕在胶原纤维束之间。

弹力纤维由弹力蛋白及微原纤维构成。正常真皮内弹力纤维数量较少，占 2%~4%。弹力纤维具有非常强的弹性。

知识点 6：细胞的分类

细胞主要分为成纤维细胞、肥大细胞、巨噬细胞、真皮树枝状细胞、朗格汉斯细胞以及噬色素细胞等，还有少量淋巴细胞和白细胞，其中成纤维细胞与肥大细胞是真皮结缔组织中主要的常驻细胞。

知识点7：细胞成分——成纤维细胞

成纤维细胞常呈梭形，胞质内可见明显的粗面内质网、游离核糖体和高尔基复合体等细胞器。成纤维细胞可以合成胶原纤维和基质氨基多糖，其功能处在静止状态时，细胞体积较小；反之细胞体积较大，细胞内粗面内质网的数目增多、体积增大。

知识点8：细胞成分——肥大细胞

肥大细胞可为圆形、斜方形、梭形或星状等不同形态。细胞膜上有皱褶，并且有许多绒毛，圆形或肾形的细胞核位居细胞中央，胞质内含有大量由单位膜包裹着的具有特征性的圆形颗粒。颗粒直径为0.2~0.6μm，由大小和密度不同的颗粒性物质组成，通常呈指纹状或层板状排列，其内含有许多血管活性物质和趋化性物质、蛋白酶和蛋白多糖。胞质颗粒间有粗面内质网及高尔基复合体。

知识点9：细胞成分——组织细胞

组织细胞又称为巨噬细胞，直径15~25μm，核大，染色浅，形态可呈圆形、肾形，可有深切迹或呈多叶状。胞质丰富，含有大量溶酶体、吞噬物与溶酶体融合形成的吞噬体。

知识点10：细胞成分——淋巴细胞

不同的淋巴细胞功能与大小不一，核染色质分布状态不同，核结构形态具有多样性。约80%为T细胞，20%为B细胞。通常小淋巴细胞具有致密核，有较多且较广分布的异染色质，核仁突出，胞质内富含多聚核蛋白体和粗面内质网。

知识点11：细胞成分——其他细胞

其他细胞包括中性粒细胞、嗜酸性粒细胞、浆细胞和嗜碱性粒细胞等。

知识点12：基质的概念

基质为填充于纤维、纤维束间隙及细胞间的无定形物质，主要成分是蛋白多糖。蛋白多糖以曲折盘绕的透明质酸长链作为骨架，通过连接蛋白结合许多蛋白质分子形成支链，后者还连有许多硫酸软骨素等多糖侧链，使基质形成许多微孔隙的分子筛立体结构。

知识点13：基质的特点

小于基质微孔隙的物质如水、电解质、营养物质以及代谢产物可自由通过孔隙，进行物质交换；大于孔隙者（如细菌等）则无法通过，被限制于局部，有利于吞噬细胞吞噬。

第三节 皮下组织

知识点：皮下组织

皮下组织位于真皮下方，其下和肌膜等组织相连，由疏松结缔组织和脂肪小叶组成，又称皮下脂肪层。

皮下组织含有血管、淋巴管、神经、小汗腺以及顶泌汗腺等。

第四节 皮肤附属器

知识点1：毛发种类

毛发分为毳毛和终毛两类。

毳毛是细而短的毛发，仅为数毫米长，分布在除手掌、足跖外的所有平滑皮肤上。

终毛是一种长且粗硬的毛发，睫毛、眉毛、胡须、腋毛、阴毛都是终毛。在部分人中，肩、小腿、前臂部的毛也可发育成为终毛。

知识点2：毛发分布部位和密度

人身体大部分皮肤表面是有毛的，但手掌、足跖、指（趾）侧面、足踝以下足的侧面、口唇、乳头、脐、龟头、阴蒂、小阴唇和大阴唇以及包皮内面无毛。头部、腋下、外阴部为毛发密集部位。

知识点3：毛发的颜色

黄种人毛发大多为较粗的圆柱形黑色直发；黑种人毛发为卷曲形的黑发，横切面是卵圆形，但一侧为平边，其毛小皮边缘明显地扭曲，因此易受外界因素的损伤；白种人毛发形态和颜色变化较多，可以是直的或波浪状，横切面呈卵圆形，颜色从黑色到黄色、棕色、红色，甚至几乎为白色。

知识点4：毛发的生长周期

毛发的生长周期分为生长期、退行期及休止期，周期分别为3年、3周及3个月。约有80%的毛发处在生长期，正常人每日可有70~100根头发脱落，同时也有等量的头发再生。头发生长速度是每天0.27~0.4mm，经3~4年可长到50~60cm。

知识点5：毛发的结构

毛发位于皮肤以外的部分叫作毛干，位于皮肤以内的毛发叫作毛根。毛根由毛囊包裹，毛根末端与毛囊共同组成膨大部分叫作毛球，真皮组织突进毛球部分叫作毛乳头。立毛肌的一端附着在毛囊上。立毛肌以下部分自下而上叫作球部和茎部，中间的峡部为自立毛肌附着处向上延伸到皮脂腺导管开口的部分。上部漏斗部从皮脂腺导管开口处直至毛孔。

知识点6：毛

毛是由同心圆状排列的角化上皮细胞构成，从内向外为髓质、皮质和毛小皮。毛髓质是毛的中轴，由未成熟的角蛋白网构成，由1~2层立方形的上皮细胞组成。皮质是由紧密排列的数层梭形角化细胞组成，细胞内有较多的黑色素细胞。毛小皮位于皮质周围，细胞排列呈现屋瓦状，覆盖方向向上。

知识点7：毛囊

毛囊由内至外分为内根鞘、外根鞘以及结缔组织鞘。内根鞘由内至外分为鞘小皮、Huxley层和Henle层。鞘小皮由覆盖方向向下的排列成屋瓦状覆盖重叠的扁平细胞构成；Huxley层由两排细胞组成，产生毛透明颗粒；Henle层仅为一层细胞厚。外根鞘由大量角化细胞组成，内含大量糖原。结缔组织鞘为一层均质的嗜酸性带。

知识点8：毛球

毛球是毛根末端和毛囊共同组成膨大部分，由毛母质细胞和黑色素细胞组成。

毛母质细胞呈柱状或立方形，胞核大，胞质中含有许多游离核糖体，线粒体较多，粗面内质网稀疏，高尔基体较小，有少量角蛋白丝，细胞相邻面有桥粒，是毛及内根鞘的生长中心。

知识点9：毛乳头

毛乳头是真皮结缔组织突进毛球的部分，基质内含有大量的酸性黏多糖，毛乳头有诱导及支持毛囊的生长作用。

知识点10：皮脂腺

皮脂腺是由腺泡与短的导管构成的全浆分泌腺。

除手外的其余部位皮肤中均有皮脂腺。前额、鼻、背上部的皮脂腺最多，叫作皮脂溢出部位。其余部位的较少，掌、足跖及足背无皮脂腺。身体大部分的皮肤平均每平方厘米有100个，面部及头皮可达每平方厘米400~900个。

皮脂腺是由分泌部和导管部组成。

皮脂中含有角鲨烯与蜡脂，有润滑皮肤、保护毛发的作用。

知识点11：汗腺的分类

根据汗腺的结构和功能的不同可分为小汗腺和顶泌汗腺。

知识点12：小汗腺

除唇缘、鼓膜、甲床、乳头、包皮内面、龟头、小阴唇及阴蒂等部位无小汗腺外，全身大部分皮肤中都有。总数有160万~400万个，密度为每平方厘米80~600个，小汗腺的分布因部位、遗传而有区别，手掌、足跖和腋窝最多，其次为头皮、躯干和四肢的皮肤。通常四肢屈侧较伸侧密集，上肢多于下肢，热带人比寒冷地带的人多。

小汗腺为单曲管状腺，由腺体和导管构成。腺体管径较粗并且高度盘曲，位于真皮深部和皮下组织中。腺腔面由两种分泌细胞构成，为明细胞和暗细胞。明细胞含丰富糖原、线粒体以及粗、滑面内质网，细胞基底面的质膜形成形状不一的内褶，游离面有较多的微绒毛，分泌包括糖原在内的大量水溶性物质。暗细胞含致密颗粒，分泌细胞的腔面长有大量绒毛，肌上皮细胞围绕分泌细胞，胞内有明显的高尔基体，有大量的游离核糖体、粗面内质网及黏多糖的分泌颗粒，相邻细胞之间有细胞间分泌小管，主要分泌黏多糖。

知识点13：顶泌汗腺

顶泌汗腺仅位于人的腋部、乳晕、脐周围、会阴部、肛门周围、包皮、阴囊、阴阜和小阴唇，偶有存在于面部、头皮和躯干的皮肤中。此外，外耳道的耵聍腺、眼睑的睫腺和乳晕的乳轮腺则属于此腺的变形。

顶泌汗腺由分泌部与导管组成。

顶泌汗腺的分泌方式有局部分泌、顶质分泌以及全质分泌三种。

知识点14：导管的结构

基底部导管位于皮下组织中，由单层分泌细胞构成，胞内有粗面内质网和高尔基体，大量核糖体、线粒体及溶酶体细胞的管腔面见许多分泌颗粒，包括明颗粒与暗颗粒。

暗颗粒有界膜包被，彼此融合形成直径5μm的大颗粒，含蛋白性物质、脂类、铁蛋白以及髓样体，属于溶酶体。

亮颗粒由线粒体演变得来，具有嵴和双层膜。

知识点15：甲的相关概念

甲位于指（趾）末端伸面，由多层致密的角化细胞组成，由外露部分甲板以及其周围和下面的组织构成。

甲板是透明的角质板，呈外凸的长方形，厚0.5~0.75mm。甲根处的新月状淡染区为甲半月，甲板周围叫做甲廓，两侧和近侧甲沟旁的皮肤形成褶，分别叫做侧甲襞和后甲襞，后甲襞上的角化层叫做甲上皮，由襞的腹侧面发生。甲板近端延伸进皮肤下面部分是甲根，甲板下面的皮肤为甲床，是鳞状上皮，其中位于甲根下方的为甲母质，是甲的生长区。甲弧影是白色的半月形区域，为甲母质生发细胞远侧的标志。

第五节 皮肤的血管、淋巴管、肌肉和神经

知识点1：皮肤的血管

皮肤中的血管丛，由深部组织的动脉分支得来，在皮肤中动脉和静脉交织、分支吻合，形成4个主要血管丛，分别是皮下血管丛、真皮下部血管丛、乳头下血管丛以及乳头内血管丛，前两种也称为深丛血管，后两种称为浅丛血管。这些血管丛大致呈层状分布，和皮肤表面平行，浅丛与深丛之间有垂直走向的血管相连接，形成丰富的吻合支。胶原原纤维分布在内皮下层和平滑肌细胞之间，与血管平行。皮下组织的小动脉与真皮深部较大的微动脉都具有血管的3层结构：①内膜：由内皮细胞与一层内弹性膜组成；②中膜：由几层平滑肌细胞与弹性纤维组成，小动脉还有外弹性膜；③外膜：由成纤维细胞、Ⅲ型胶原和弹性纤维组成。

血管腔从内到外依次由内皮细胞、周细胞、基膜等组成。内皮细胞有非常明显的核，有细胞器和杆状致密颗粒，相邻细胞以锯齿状紧密联接，围绕血管腔。基膜包绕在内皮细胞与周细胞的外侧。乳头层微血管的直径为18~23μm，仅有1~2层平滑肌细胞或周细胞，多数胶原原纤维呈单体形式满布在血管壁的边缘。真皮深层微血管直径为40~50μm，有4~5层平滑肌细胞或周细胞。

知识点2：皮肤淋巴管

皮肤淋巴管网和血管丛网相平行，其盲端起始于真皮乳头层的毛细淋巴管，渐汇合成管壁较厚的具有瓣膜的淋巴管，形成乳头下浅淋巴管网及真皮淋巴网，再连接到深部淋巴管。

毛细淋巴管管壁非常薄，仅由一层内皮细胞和极薄的结缔组织组成。

内皮细胞之间有非常大的通透性，皮肤中的游走细胞、细菌、肿瘤细胞都容易通过淋巴管到达淋巴结，最后被吞噬处理或是引起免疫反应。

知识点3：皮肤肌肉

皮肤肌肉有平滑肌与横纹肌两种类型。

立毛肌是皮肤中最常见的肌肉类型，属于平滑肌纤维，呈梭形，肌膜薄，其一端开始于真皮乳头层，另一端插入毛囊中部的结缔组织鞘中，此外，平滑肌纤维还见于汗腺周围、

血管壁肌层、阴囊肉膜及乳晕部的平滑肌。

横纹肌主要存在于面部表情肌和颈部的颈阔肌，肌纤维内有多个卵圆形的细胞核，处在肌纤维的边缘，肌原纤维有明暗相间的横纹。

知识点 4：皮肤的神经

皮肤中有丰富的神经分布，可分为感觉神经与运动神经，由神经纤维和神经末梢构成，能够感受环境刺激如触、压、振动、牵拉、毛发弯曲等，以及感受温度刺激和伤害性刺激。皮肤中含有感觉神经及自主神经。感觉神经大多为有髓神经，其终末广泛分布于皮肤各层中。

自主神经来源于交感神经的无髓神经纤维，分布在微动脉、立毛肌、汗腺肌上皮细胞和阴囊、小阴唇、会阴和乳头等处的真皮平滑肌。

自主神经的功能与腺体分泌以及平滑肌收缩有关，并通过调节血管运动和出汗而参与体温调节。

（1）有髓神经纤维：神经纤维平行排列成束，每条神经纤维的中央都有轴突，外包施万细胞形成的髓鞘，由一个施万细胞的轴突系膜围绕轴突形成板层结构，包绕一段轴突，这段结构称为结间体，是有髓神经的基本结构单位，结间体间有一环状的缩细部。

（2）无髓神经纤维：有较细的轴突构成，没有髓鞘。

（3）神经末梢：包括环层小体、触觉小体、梭形小体、球状小体。

知识点 5：皮肤的神经末梢

在皮肤中存在着不同的神经末梢器官，包括环层小体、触觉小体、梭形小体、球状小体。

（1）环层小体：位于皮下组织内，在掌跖部位分布最多，主要感受压觉，小体呈圆形或椭圆形，直径可达 1mm，中央是失去髓鞘的轴突，轴突内含有线粒体以及位于轴突下直径约 50nm 的致密核心小泡，外周为几十层结缔组织扁平细胞疏松排列所形成的同心板层的被囊，板层之间充满液体，被囊表面还有一层富于弹性纤维的鞘膜包裹。

（2）触觉小体：分布在真皮乳头内，用来感受触觉，在指尖密度最大，小体呈椭圆形。神经纤维进入触觉小体后立即失去髓鞘，在中间部盘绕，外围几层扁平的施万细胞，最外面包裹结缔组织鞘。

（3）梭形小体：存在于皮肤真皮、皮下组织的神经末梢，呈梭形小体，长 1~2mm，被囊的结缔组织板层很少，间隙内充以液体，并有成束的胶原纤维，神经纤维进入囊后立即失去髓鞘，分为许多小支环绕胶原纤维，能感受热觉。

（4）球状小体：结构和触觉小体相似，被囊由不规则排列的施万细胞组成，能感受冷觉。

第二章 皮肤的功能

第一节 皮肤的屏障功能

知识点1：皮肤对机械性损伤的防护作用

皮肤对机械性损伤（如摩擦、挤压、牵拉和冲撞等）有比较好的防护作用。角质层致密而柔韧，是主要的保护结构，在经常受摩擦和压迫部位，角质层可增厚进而加强对机械性损伤的耐受力；真皮内的胶原纤维、弹力纤维以及网状纤维交织成网状，使皮肤具有一定的弹性及伸展性；皮下脂肪层对外力具有缓冲作用，使皮肤具有一定的抗挤压、牵拉和对抗冲撞的能力。

知识点2：皮肤对电损伤的防护作用

皮肤对电损伤的防护作用主要是通过角质层完成，角质层含水量增多时，皮肤电阻减小，导电性增强，易发生电击伤。

知识点3：皮肤对光线的吸收

皮肤对光线的防护主要由吸收作用实现，皮肤各层对光线的吸收有选择性，比如角质层主要吸收短波紫外线（波长180~280nm），而棘层与基底层主要吸收长波紫外线（波长320~400nm）。黑色素细胞在紫外线照射后能够产生更多的黑色素，使皮肤对紫外线的屏障作用明显增强。

知识点4：皮肤对化学性刺激的防护

皮肤防护化学性刺激的最主要结构即为角质层。角质层细胞具有完整的脂质膜、丰富的胞质角蛋白和细胞间的酸性胺聚糖，有抗弱酸和抗弱碱作用。

知识点5：皮肤对微生物的防御作用

角质层细胞排列紧密，其他层角质形成细胞间也通过桥粒结构相互镶嵌排列，能机械性抵御微生物的侵入；角质层含水量较少和皮肤表面弱酸性环境，均不适合某些微生物生长繁殖；角质层生理性脱落，可清除一些寄居在体表的微生物；一些正常皮肤表面寄居菌

（如痤疮杆菌及马拉色菌等）产生的脂酶，可将皮脂中的甘油三酯水解成游离脂肪酸，后者对葡萄球菌、链球菌及白色念珠菌等有一定的抑制作用。

知识点6：皮肤防止营养物质流失的作用

正常皮肤的角质层具有半透膜性质，可避免体内营养物质、电解质的丢失，皮肤表面的皮脂膜也可大大降低水分丢失。正常情况下，成人经皮丢失的水分每天为240～480ml（不显性出汗），但若是角质层全部丧失，每天经皮丢失的水分将增多10倍以上。

第二节　皮肤的吸收功能

知识点1：经皮吸收的途径及影响因素

角质层是经皮吸收的主要途径，其次是毛囊、皮脂腺和汗腺。

影响皮肤吸收功能的因素有：皮肤的结构和部位、角质层的水合程度、被吸收物质的理化性质、外界环境因素以及病理情况。

知识点2：皮肤结构和部位对皮肤吸收功能的影响

皮肤的吸收能力和角质层的厚薄、完整性及通透性有关，不同部位角质层厚薄不同，吸收能力也不同，一般而言，阴囊>前额>大腿屈侧>上臂屈侧>前臂>掌跖。角质层破坏时，皮肤吸收能力增强，这时应注意避免因药物过量吸收而引起的不良反应。

知识点3：角质层的水合程度对皮肤吸收功能的影响

角质层的水合程度越高，皮肤的吸收能力也就越强。局部用药后密闭封包，药物吸收可增高100倍，原因即为封包阻止了局部汗液和水分的蒸发，角质层水合程度提高，临床上常用于肥厚性皮损。

知识点4：被吸收物质的理化性质对皮肤吸收功能的影响

完整皮肤只能吸收少量水分与微量气体，水溶性物质不易被吸收，而脂溶性物质和油脂类物质吸收良好，主要吸收途径是毛囊和皮脂腺，吸收强弱顺序为羊毛脂>凡士林>植物油>液状石蜡。另外，皮肤还能吸收多种重金属（如汞、铅、砷、铜等）及其盐类。

在一定浓度下，物质浓度与皮肤吸收率成正比，但某些物质（如苯酚）高浓度时可引起角蛋白凝固，反而使皮肤通透性下降，导致吸收不良。剂型对物质吸收亦有明显影响，如粉剂与水溶液中的药物很难吸收，霜剂可被少量吸收，软膏和硬膏可加强吸收。加入有机溶媒可明显提高脂溶性和水溶性药物的吸收。

知识点5：外界环境因素对皮肤吸收功能的影响

环境温度升高可使皮肤血管扩张、血流速度加快，加快已透入组织内的物质弥散，从而使皮肤吸收能力提高。环境湿度也将影响皮肤对水分的吸收，当环境湿度增大时，角质层水合程度加大，皮肤吸收能力增强。

知识点6：病理情况对皮肤吸收功能的影响

皮肤充血、理化损伤和皮肤疾患均会影响经皮吸收。

第三节 皮肤的感觉功能

知识点1：皮肤感觉的类型

皮肤的感觉可以分成两类，一类是单一感觉，另一类是复合感觉。

皮肤中感觉神经末梢与特殊感受器感受体内外的单一性刺激，转换成一定的动作电位沿神经纤维传入中枢，产生不同性质的感觉，比如触觉、痛觉、压觉、冷觉和温觉。

皮肤中不同类型的感觉神经末梢或感受器共同感受的刺激传输到中枢后，由脑综合分析形成如软、硬、潮湿、光滑等感觉。此外皮肤还有形体觉、两点辨别觉和定位觉等。

知识点2：痒觉

痒觉又称瘙痒，是一种引起搔抓欲望的不愉快感受，属于皮肤黏膜的一种特有感觉。

中枢神经系统的功能状态对痒觉有一定程度的影响，如精神舒缓或转移注意力可降低瘙痒感觉，而焦虑、烦躁或过度关注时，痒觉可加剧。

第四节 皮肤的分泌和排泄功能

知识点1：皮肤的分泌和排泄渠道

皮肤的分泌和排泄主要通过汗腺以及皮脂腺完成。

知识点2：小汗腺分泌和排泄的影响因素

小汗腺的分泌和排泄受体内外温度、精神因素以及饮食的影响。外界温度高于31℃时全身皮肤均可见出汗，叫作显性出汗；温度低于31℃时无出汗的感觉，但显微镜下可见皮肤表面出现汗珠，叫作不显性出汗。精神紧张、情绪激动等大脑皮质兴奋时，可引起掌跖、前额等部位出汗，叫作精神性出汗。进食（特别是辛辣、热烫食物）可使口周、鼻、面、颈、背等处出汗，称味觉性出汗。一般情况下小汗腺分泌的汗液无色透明，呈酸性（pH 4.5~5.5），大量冒汗时汗液碱性增强（pH 7.0 左右）。汗液中水分占 99%，其他成分只占 1%，后者包括无机离子、乳酸、尿素等。

知识点 3：顶泌汗腺分泌和排泄的影响因素

青春期顶泌汗腺分泌旺盛，情绪激动以及环境温度增高时，其分泌也增加。

顶泌汗腺新分泌的汗液是一种无味液体，经细菌分解后可使之产生臭味。

某些人的顶泌汗腺可分泌一些有色物质（可呈黄、绿、红或黑色），导致局部皮肤或衣服染色，称为色汗症。

知识点 4：皮脂腺分泌和排泄的影响因素

皮脂腺的分泌属于全浆分泌，即整个皮脂腺细胞破裂，胞内物全部排入管腔，分布在皮肤表面形成皮脂膜。

皮脂腺分泌受多种激素（如雄激素、孕激素、雌激素、糖皮质激素、垂体激素等）的影响，其中雄激素可加快皮脂腺细胞的分裂，使其体积增大、皮脂合成增多，雌激素可抑制内源性雄激素产生或直接作用在皮脂腺，减少皮脂分泌。禁食可使皮脂分泌减少或皮脂成分改变。

第五节 皮肤的体温调节功能

知识点 1：皮肤的体温调节作用

皮肤的体温调节作用主要有两方面：一方面皮肤可通过遍布全身的外周温度感受器（分别用来感受热、冷刺激）感受外界环境温度变化，同时向下丘脑发送相应信息；另一方面皮肤还可以接受中枢信息，通过血管舒缩反应、寒战或出汗等反应对体温进行调节。

知识点 2：皮肤体温调节的原理

皮肤能够调节体温是因为：皮肤覆盖全身，面积较大，且动静脉吻合丰富。冷刺激时交感神经兴奋，血管收缩，动静脉吻合关闭，皮肤血流量降低，皮肤散热减少；热刺激时动静脉吻合开启，皮肤血流量增加，皮肤散热加快。此外四肢大动脉也可通过调节浅静脉与深静脉的回流量进行体温调节，体温升高时，血液主要通过浅静脉回流增加散热量；体温降低时，主要通过深静脉回流以减少散热。

知识点3：皮肤的散热方式

体表散热主要通过辐射、对流、传导以及汗液蒸发实现。环境温度过高时主要的散热方式是汗液蒸发，每蒸发1g水即带走2.43kJ的热量，热应激情况下汗液分泌速度高达3~4L/h，散热量为基础条件下的10倍。

第六节 皮肤的代谢功能

知识点1：皮肤中的糖代谢

皮肤中的糖主要为糖原、葡萄糖及黏多糖等。

皮肤糖原含量在胎儿期最高，成人期含量明显下降。有氧条件下，表皮中50%~75%的葡萄糖通过有氧氧化补充能量；而缺氧时则有70%~80%通过无氧酵解提供。

糖尿病时，皮肤葡萄糖含量升高，容易发生真菌和细菌感染。

真皮中黏多糖含量丰富，主要有透明质酸、硫酸软骨素等，多与蛋白质形成蛋白多糖（或称黏蛋白），后者和胶原纤维结合形成网状结构，对真皮及皮下组织起支持、固定作用。黏多糖的合成与降解主要通过酶促反应完成，但某些非酶类物质（如氢醌、核黄素以及抗坏血酸等）也可降解透明质酸。此外，内分泌因素也可影响黏多糖的代谢，如甲状腺功能亢进可使局部皮肤的透明质酸及硫酸软骨素含量增加，形成胫前黏液性水肿。

知识点2：皮肤中的蛋白质代谢

皮肤蛋白质包括纤维性与非纤维性蛋白质，前者包括角蛋白、胶原蛋白以及弹性蛋白等，后者包括细胞内的核蛋白和调节细胞代谢的各种酶类。角蛋白是中间丝家族成员，是角质形成细胞及毛发上皮细胞的代谢产物和主要成分，至少包括30种。胶原蛋白包括Ⅰ、Ⅲ、Ⅳ、Ⅶ型，胶原纤维主要成分是Ⅰ型和Ⅲ型，网状纤维主要是Ⅲ型，基底膜带主要是Ⅳ型和Ⅶ型。弹性蛋白即为真皮内弹力纤维的主要成分。

知识点3：皮肤中的脂类代谢

皮肤中的脂类包括脂肪与类脂质，总量占皮肤总重量的3.5%~6%。脂肪的主要功能是储存能量以及氧化供能，类脂质是细胞膜的主要成分以及某些生物活性物质的合成原料。表皮细胞在分化的各阶段，其类脂质的组成有明显的差异，如由基底层到角质层，胆固醇、脂肪酸、神经酰胺含量逐渐升高，而磷脂则逐渐减少。表皮中最丰富的必需脂肪酸是亚油酸和花生四烯酸，后者在日光作用下可合成维生素D，有宜于预防佝偻病。

知识点4：皮肤中水和电解质代谢

皮肤中的水分主要分布在真皮内，当机体脱水时，皮肤可提供其水分的5%~7%，以维持循环血容量的稳定。

皮肤中含有各种电解质，主要储存于皮下组织中，其中 Na^+、Cl^- 在细胞间液中含量较高，K^+、Ca^{2+}、Mg^{2+} 主要分布在细胞内，它们对维持细胞间的晶体渗透压以及细胞内外的酸碱平衡起着重要作用；K^+ 可激活某些酶，Ca^{2+} 可维持细胞膜通透性与细胞间黏着，Zn^{2+} 缺乏可引起肠病性肢端皮炎等。

第七节　皮肤的免疫功能

一、皮肤免疫系统的细胞成分

知识点1：角质形成细胞

角质形成细胞主要位于表皮，具有合成分泌细胞因子、参与抗原呈递等功能。

角质形成细胞具有合成与分泌白介素、干扰素等细胞因子的作用，同时还可通过表达MHC-Ⅱ类抗原、吞噬及粗加工抗原物质等方式参与外来抗原的呈递。

知识点2：朗格汉斯细胞

朗格汉斯细胞主要位于表皮，具有抗原呈递、合成分泌细胞因子、免疫监视等功能。

朗格汉斯细胞为表皮中重要的抗原呈递细胞，此外还可调控T淋巴细胞的增殖及迁移，并参与免疫调节、免疫监视、免疫耐受、皮肤移植物排斥反应以及接触性超敏反应等。

知识点3：淋巴细胞

淋巴细胞主要位于真皮，具有介导免疫应答的功能。

皮肤内的淋巴细胞主要是T淋巴细胞，其中表皮内淋巴细胞以 $CD8^+$T 细胞为主，是皮肤淋巴细胞总数的2%。T淋巴细胞具有亲表皮特性，而且能够在血液循环和皮肤之间进行再循环，传递不同信息，介导免疫反应。

知识点4：皮肤免疫中的系统其他细胞成分

（1）内皮细胞：主要位于真皮血管，具有分泌细胞因子、参与炎症反应、组织修复等功能。

（2）肥大细胞：主要位于真皮乳头血管周围，具有Ⅰ型超敏反应功能。

（3）巨噬细胞：主要位于真皮浅层，有创伤修复、防止微生物入侵等功能。

（4）成纤维细胞：主要位于真皮，具有参与维持皮肤免疫系统自稳的功能。

二、皮肤免疫系统的分子成分

知识点5：皮肤免疫系统分子成分

皮肤免疫系统的分子成分包括细胞因子、黏附分子和其他分子。

知识点6：细胞因子

表皮内多种细胞均可在适当刺激下合成和分泌细胞因子，后者不但影响细胞分化、增殖、活化等，而且还参与免疫自稳机制以及病理生理过程。细胞因子既可以在局部发挥作用，也可通过激素样方式作用在全身。

知识点7：黏附分子

黏附分子可介导细胞和细胞间或细胞与基质间的相互接触或结合，后者是完成某些生物学过程的前提条件。黏附分子大多为糖蛋白，根据结构特点可分为四类：整合素家族、免疫球蛋白超家族、选择素家族以及钙黏素家族。某些病理状态下黏附分子表达增加，可当作监测某些疾病的指标。

知识点8：皮肤免疫系统中的其他分子

皮肤表面分布有分泌型IgA，后者在皮肤局部免疫中通过阻碍黏附、溶解、调理吞噬以及中和等方式参与抗感染和抗过敏；补体可通过溶解细胞、免疫吸附、杀菌和过敏毒素以及促进介质释放等方式，参与特异性与非特异性免疫反应；皮肤神经末梢受外界刺激后能够释放感觉神经肽如降钙素基因相关肽、P物质和神经激酶A等，对中性粒细胞、巨噬细胞等起到趋化作用，导致损伤局部产生风团和红斑反应。

第三章 皮肤组织病理学

第一节 皮肤组织病理学检查基本要求

知识点1：皮肤组织病理学适应证

（1）皮肤组织病理学一级适应证：包括皮肤肿瘤、癌前期病变、病毒性皮肤病、角化性皮肤病、某些红斑性皮肤病等一些有高度诊断价值者。

（2）皮肤组织病理学二级适应证：包括大疱性皮肤病、肉芽肿性皮肤病、代谢性皮肤病、结缔组织病等有诊断价值的疾病。

（3）皮肤组织病理学三级适应证：包括某些感染性疾病，如深部真菌病、麻风等光镜下可找到病原体的皮肤病。

（4）皮肤组织病理学四级适应证：包括各种诊断不明的疾病及需要加以鉴别的疾病。

知识点2：皮肤组织病理学皮损的选择

选择皮损时，一般应选取未经治疗的成熟皮损。大疱性皮肤病及感染性皮肤病需选择新鲜皮损，环状损害应选择活动边缘部分，结节性损害切取标本时需达到足够深度。取材时应包含一小部分正常组织，以便与病变组织对照。应尽量避免切取腹股沟、腋窝、关节以及面部等部位皮肤。

知识点3：皮肤组织病理学取材方法

手术切取法适用于各种要求和大小的皮肤标本，最为常用，应注意切缘锐利整齐，切口方向尽量和皮纹一致，足够深、足够大，尽量挟持切下组织的两端，防止挟坏组织影响观察。

环钻法只适用于较小损害或病变限于浅表处或手术切取有困难者。削切法极少采用，可用于脂溢性角化病等浅表皮损。

知识点4：皮肤组织病理学的标本处理

切下的标本应迅速放入10%甲醛液或95%乙醇中固定；若需做免疫荧光检查，分切后应立即将组织在4℃的温度下保存，尽快送冰冻处理；对怀疑与感染相关的疾病，应一同送真菌培养和（或）细菌培养；若为特殊病例，应留电镜标本（4%戊二醛固定），等到普通病理结果出来后决定是否需进一步的电镜观察。

第二节 皮肤病的基本病理变化

一、表皮病变

知识点1：角化过度

角化过度即为角质层过度增厚。如系角质形成过多所造成，则其颗粒层、棘层也相应增厚，如扁平苔藓。若系角质贮留堆积所致，则其下方的颗粒层和棘层并不随之增厚，如寻常型鱼鳞病。角化过度是由完全角化的细胞组成称正角化过度或角化亢进，角化亢进分为三种形式：①网篮型，见于汗斑；②致密型，见于神经性皮炎；③板层型，见于寻常型鱼鳞病。

知识点2：角质栓

角质栓是指在扩大的毛囊或汗管开口处角质明显增多，形成栓塞，可见于盘状红斑狼疮、硬化萎缩性苔藓。

知识点3：角化不全

角化不全是指角质层内有细胞核残留，如银屑病。在垂直与水平方向均见角化不全，毛发红糠疹可见。

知识点4：角化不良

角化不良是指过早成熟的角化细胞，表现为胞核浓缩深染，胞质红染。可分良性与恶性两型，良性角化不良如毛囊角化病（其圆体细胞与谷粒细胞是角化不良细胞）；恶性角化不良如鳞状细胞癌。

知识点5：颗粒层增厚

颗粒层增厚是指颗粒层的厚度增加，胞质内透明角质颗粒粗大色深。患有角化过度的疾病，如扁平苔藓、神经性皮炎等。

知识点6：颗粒层减少

颗粒层减少是指颗粒层细胞减少，如寻常型鱼鳞病及银屑病等。

知识点7：颗粒状变性

颗粒状变性又称表皮松解性角化过度，可见以下改变：①角化过度；②颗粒层增厚，过早并且过多地形成大而不规则的透明角质颗粒；③表皮细胞胞质皱缩，核周出现空泡化；④病变处细胞边界不明显，形态不规则，出现大小不等的腔隙，甚至形成表皮松解，主要表现在表皮松解性角化过度鱼鳞病等。

知识点8：棘层肥厚

棘层肥厚是指棘细胞层增厚，常伴有表皮突的延伸或增宽，如银屑病和慢性湿疹等。

知识点9：棘层松解

棘层松懈是指表皮细胞间失去粘连而呈松解状态，出现表皮内裂隙或水疱，如天疱疮和毛囊角化病等。

知识点10：疣状增生

疣状增生是指表皮角化过度、颗粒层增厚、棘层肥厚及乳头瘤样增生四种病理改变同时存在，表皮宛如山峰林立，如寻常疣和疣状痣。

知识点11：假上皮瘤样增生或假癌性增生

假上皮瘤样增生或假癌性增生表现为高度的棘层肥厚和表皮不规则向真皮内增生，增生的表皮有时深达真皮内汗腺区域，颇似鳞状细胞癌，但细胞分化好，无异型，常见于慢性肉芽肿疾病，如着色真菌病、寻常狼疮、坏疽性肉芽肿和慢性溃疡的边缘等。

知识点12：表皮萎缩

表皮萎缩表现在：①棘层细胞减少；②表皮变薄，表皮突变平，甚至消失，表皮呈扁平带状，如硬化萎缩性苔藓和红斑狼疮。

知识点13：表皮水肿

表皮水肿分为表皮细胞内水肿和细胞间水肿，两者通常不同程度地合并存在。①细胞内水肿，指棘层细胞内发生水肿，细胞体积增大，胞质淡染，如果高度肿胀的细胞呈气球状，叫作气球状变性，气球状变性是部分病毒性皮肤病病变的特点；如果细胞膨胀破裂，邻近残留的胞膜连成许多网状中隔，最后形成多房性水疱，叫作网状变性，见于湿疹；②细胞间水肿，指细胞间隙增宽，细胞间桥拉长并且清晰可见，甚似海绵，故又称海绵形成，见于湿疹。

知识点14：基底细胞液化变性

基底细胞液化变性指基底细胞空泡化或破碎，使原来基底细胞的栅状排列发生紊乱，重者基底层消失，使棘细胞直接与真皮接触，如扁平苔藓、红斑狼疮等。

知识点15：微脓肿

微脓肿是指表皮或表皮附属器内有中性粒细胞或淋巴细胞聚集的小团块。①Munro微脓肿在角质层内，由中性粒细胞聚集形成，银屑病可见；②Kogoj微脓肿处于颗粒层或棘层上部，在海绵形成的基础上中性粒细胞聚集形成的多房性脓疱，常见于脓疱型银屑病、连续性肢端皮炎、疱疹样脓疱病；③Pautrier微脓肿在棘细胞内，由三个以上淋巴细胞聚集而成，周围出现晕样改变，如蕈样肉芽肿。

知识点16：色素增多

色素增多是指棘层下部、基底层及真皮上部黑色素颗粒增多，见于固定性药疹、黄褐斑、黑变病以及炎症后的色素沉着。

知识点17：色素减少

色素减少是指基底层内黑色素减少或消失，见于白癜风、白化病。

知识点18：色素失禁

色素失禁是指基底细胞及黑色素细胞损伤后，黑色素脱落于真皮上部，或被吞噬细胞吞噬，或游离在组织间隙中，常见于色素失禁症、红斑狼疮、扁平苔藓等。

知识点19：细胞外移

细胞外移是指真皮内浸润细胞移入表皮或表皮附属器。常见于湿疹皮炎性疾病，如皮炎湿疹类疾病。

知识点20：亲向表皮性

亲向表皮性是指在有轻度或无海绵形成的表皮内有淋巴细胞的存在，见于蕈样肉芽肿。

知识点 21：空泡化

在黏膜上皮细胞中出现空泡化属于正常现象，但在皮肤表皮细胞内出现空泡化细胞则属异常，这时表皮细胞胞质透明，内有空泡出现，胞核固缩或肥大，为细胞损伤的典型表现，见于尖锐湿疣、扁平疣等。

知识点 22：角珠

角珠又称癌珠或鳞珠。鳞状细胞呈同心排列，接近中心位置逐渐出现角化，形成角珠，常见于Ⅰ级鳞癌或假癌性增生，溃疡边缘或癌变时也可见此现象。

知识点 23：胶样小体

胶样小体也称细胞样小体、透明蛋白小体或 Civatte 小体，通常为圆形或卵圆形，具有嗜伊红性和均质性外观，直径约 10μm，见于表皮下部或真皮上部，如扁平苔藓和红斑狼疮。

二、真皮病变

知识点 24：乳头瘤样增生

乳头瘤样增生是指真皮乳头不规则地向上增生，使表皮亦出现不规则增生，呈不规则波浪状起伏，常见于黑棘皮病、寻常疣等。

知识点 25：纤维蛋白样变性

纤维蛋白样变性是指在基质发生变性时，组织中产生碱性蛋白，和基质中的酸性黏多糖发生变化后，生成一种强嗜伊红的均质性物质，渗入胶原内，使受累部位表现为明亮的嗜伊红性均质外观，见于变应性血管炎、红斑狼疮等。

知识点 26：渐进性坏死

渐进性坏死是一种不完全性坏死，坏死区胶原纤维排列紊乱，均质化、淡嗜酸性染色，没有明显炎症，边缘常可见成纤维细胞、组织细胞或上皮样细胞呈栅栏状排列，常见于环状肉芽肿、类脂质渐进性坏死以及类风湿结节等。

知识点 27：嗜碱性变性

嗜碱性变性是指真皮上部结缔组织失去正常的嗜伊红性，呈现无结构、颗粒状或小片状嗜碱性变化，明显时亦表现为不规则排列的嗜碱性卷曲纤维，和表皮之间隔以境界带，见于日光性角化病等。

知识点28：黏液变性

黏液变性是指胶原纤维基质中黏多糖增多，胶原纤维束间的黏液物质沉积导致间隙增宽。HE染色呈浅蓝色，见于胫前黏液水肿。

知识点29：弹力纤维变性

弹力纤维变性是指弹力纤维断裂、破碎、聚集成团或粗细不匀呈卷曲状，需弹力纤维染色验证，见于弹力纤维假黄瘤。

知识点30：肉芽肿

肉芽肿是由各种原因所致的慢性增殖性改变，炎症局部形成以巨噬细胞增生为主的境界清楚的结节状病灶。除了含有淋巴细胞、单核细胞、巨噬细胞外，还有上皮细胞或多核巨细胞，或两者均包括，如结核、麻风、梅毒和各种深部真菌病等。

知识点31：真皮萎缩

真皮萎缩是整个真皮厚度的减少，由胶原纤维或弹力纤维减少所致。通常伴有毛囊和皮脂腺的萎缩或消失，见于麻风、萎缩性慢性肢端皮炎。

知识点32：透明变性

透明变性是指组织内或细胞内出现半透明的均匀物质，即透明蛋白，PAS阳性，耐淀粉酶，主要成分是糖蛋白。

知识点33：均质化变性

均质化变性是指真皮结缔组织无定形均匀一致的变化，胶原纤维肿胀，伊红染色浅，失去其轮廓，融合呈均质性的表现，可见于硬化萎缩性苔藓、闭塞性干燥性龟头炎、日光性弹力纤维病和慢性放射性皮炎等。

知识点34：黏液变性

真皮胶原纤维基质中，因为黏多糖增多或者由于其性质发生改变而引起的变化，称为黏液变性。病变是由于胶原纤维束间的黏液物质沉积而使间隙增宽，在HE染色为浅蓝色，PAS反应呈阳性（紫红色），见于胫前黏液水肿。

知识点35：弹力纤维变性

弹力纤维变性是指弹力纤维发生变性、破坏乃至消失。表现为纤维呈现出无定形、颗粒状、嗜碱性变化，重则断裂、破碎或聚集成团，见于弹力纤维假黄瘤和皮肤松弛症等。

知识点36：钙沉积

在真皮内可见无定形、深嗜碱性并且致密的颗粒沉积，有时也可为大块沉积，其周围经常有异物巨细胞反应，见于阴囊特发性钙盐沉着症。

知识点37：干酪样坏死

干酪样坏死是一种特殊类型的凝固性坏死。组织坏死后，局部所有结构均被破坏，形成无定形的颗粒状，其中含有大量类脂质，因此呈现灰黄色，质地松软或较硬，类似干酪样的块状。HE染色切片内干酪样坏死为嗜伊红染色，多见于结核和晚期梅毒，或是见于结核样型麻风的神经损害。

知识点38：肉芽组织

愈合期的创伤、溃疡以及慢性炎症过程中新生的水肿性胶原组织，显示许多成纤维细胞，新生的毛细血管（其走向和创面垂直），以及非常致密的淋巴样细胞、巨噬细胞和浆细胞等急、慢性炎症浸润。

知识点39：绒毛形成

水疱或裂隙底部的真皮乳头体向上伸长，有时伴随着增粗，其表面附有1~2层表皮细胞。此种表现非常像绒毛，故有此名，见于毛囊角化病、寻常型天疱疮以及家族性慢性良性天疱疮。

知识点40：境界带

境界带是指表皮与真皮之间有一条相对没有受病变累及的地带，形成一个境界明显的边缘带，见于淋巴细胞浸润症、皮内痣、胶样粟丘疹和瘤型麻风等。

知识点41：收缩间隙

收缩间隙是指在基底细胞癌的病变中，在增生肿瘤组织团块或束条周围和增生的纤维组织之间形成明显裂隙状的间隙，间隙的形成可能是组织固定和脱水造成的人工现象。这种现象对于鉴别基底细胞癌与鳞状细胞癌及附属器的肿瘤如毛发上皮瘤等，有极大的帮助。

知识点42：组织化生

组织化生是指由一种组织转变为另一种组织，如瘢痕中的骨质形成、钙化上皮瘤的骨化。

知识点43：核固缩

核固缩是指细胞核皱缩扭曲，细胞质呈空泡状，常见于急性烧伤或是一些发生表皮坏死的疾病，也可见于真皮内的浸润细胞。

知识点44：核碎裂

细胞核的破碎，是细胞死亡的象征，不仅表皮细胞可以发生，而且中性粒细胞也可碎裂呈嗜碱性的颗粒。后者又叫作白细胞碎裂，其细微的核染色质颗粒称为核尘，也发生淋巴细胞核尘。

知识点45：细胞发育不良

细胞发育不良是指细胞表现紊乱而不是异型，在某些患者中，发育不良是异型的前兆。

知识点46：间变

间变是指肿瘤细胞缺乏分化，异型性明显，细胞核大，深染，形态不规则，核仁往往非常明显，常可见不典型的丝状分裂，细胞可彼此不相连接。

三、皮下组织病变

知识点47：增生性萎缩

增生性萎缩是指由于炎症细胞的浸润而使脂肪组织和细胞发生变性、萎缩，甚至消失，结果脂肪组织被浸润细胞或纤维化的组织替代，以致皮下组织的体积未见减少，有时反而增加，如结节性红斑。

知识点48：脂膜炎

脂膜炎是指由于炎症反应而引起皮下脂肪组织不同程度的炎症浸润、水肿、液化或变性坏死，其中能见到较多泡沫的细胞，如狼疮性脂膜炎。

第二篇
皮肤病性病诊断技术

第一章　皮肤病发生原因及其影响因素

第一节　皮肤病发生的原因

知识点1：皮肤病发生的物理和化学因素

（1）皮肤病发生的物理因素：如温度过高引起的热激红斑，温度过低所致的冻疮、冻伤、寒冷性荨麻疹、冷球蛋白血症、冷凝集素综合征以及冷纤维蛋白原血症等；由于温度与湿度过高共同作用引起的痱子、浸渍足、皲裂；由于机械因素产生的鸡眼、胼胝、摩擦红斑、压疮、摩擦性苔藓样疹、黑踵（足跟淤斑）；异物反应，如文身、石蜡瘤等；由于光线引起的皮肤病日益增多，光化性损伤如晒斑、慢性光化性皮炎、多形性日光疹、放射性皮炎等。

（2）皮肤病发生的化学因素：主要有药物、染料、化学原料、塑料原料和制品等，可引发药物性皮炎、接触性皮炎等。

知识点2：病原微生物感染

如淋球菌所致的尿道炎与宫颈炎、结核杆菌所致皮肤结核病、疱疹病毒所致单纯疱疹或带状疱疹、真菌所致浅部或深部真菌病、衣原体所致泌尿生殖道感染、螨立克次体所致的立克次体痘疹、疥螨所致的疥疮、利什曼原虫所致的黑热病、桑毛虫所致的桑毛虫皮炎以及巴西钩虫和犬钩虫幼虫所致的匍行疹等。

引起性传播疾病的病原微生物也非常广泛，有细菌、病毒、衣原体、寄生虫、螺旋体等。

微生物除了直接致病以外，还能引发机体的免疫反应，如衣原体感染所致的Riter病。

知识点3：皮肤病发生的药物因素

药物造成的药物性皮炎，属于药物不良反应，在临床上的发生率不断升高。引起药物性皮炎的药物种类很多，其临床表现各异。常见药物主要有以下几类：①抗生素及磺胺类药物，是最常见的引发药疹的药物，特别是羟氨苄青霉素、氨苄青霉素和长效磺胺；②非甾体类抗炎药；③安眠镇静药和解痉药，包括苯妥英、苯巴比妥、卡马西平等；④血液制品和疫苗；⑤某些中药制剂。

知识点4：药物导致的过敏

（1）交叉过敏：机体被某药致敏后，再次使用和致敏药物化学结构相似的药物，可引起相似反应，这一现象称交叉致敏，如头孢菌素和青霉素。

（2）多元过敏：某些患者可同时对多种化学结构完全不同的药物产生过敏，称多元致敏。

知识点5：药物性皮炎发生机制的种类

药物性皮炎发生机制复杂，包括免疫和非免疫机制两大类。其中，免疫性机制引起的药疹在发病机制中占主导地位，而非免疫机制引发的药疹占次要地位。

知识点6：免疫机制

与药物性皮炎发生有关的免疫机制包括：①速发型超敏反应，引起荨麻疹、血管性水肿以及过敏性休克等；②细胞毒型超敏反应，引起血小板减少性紫癜、粒细胞减少症以及溶血性贫血；③免疫复合物型超敏反应，引起荨麻疹性血管炎、过敏性肺炎和肾小球肾炎；④迟发型超敏反应，引起剥脱性皮炎以及麻疹样或湿疹样药疹；⑤未确定型，如光敏性药疹、固定性药疹、药源性红斑狼疮样综合征和天疱疮与大疱性类天疱疮等；⑥肉芽肿型反应，可发生在局部用药者。

知识点7：药物机制引起的药物性皮炎特点

药物机制引起的药物性皮炎特点包括：①有一定的潜伏期，初次用药1~2周，平均7~9天，致敏者再次用药常在数分钟到48小时发病；②药疹发生与否与药物药理性质无关，且与药物剂量无平行关系；③痊愈后重复用药，将再次发病；④高敏状态下，可发生交叉过敏或多元过敏；⑤抗过敏治疗（糖皮质激素）有效。

知识点8：非免疫性机制

（1）效应途径的非免疫活化：阿司匹林等非甾体类抗炎药、阿片类药物、多黏菌素B以及造影剂等药物，可直接或间接引起组胺等炎性介质的释放，造成荨麻疹和（或）血管性水肿的发生。而血管紧张素转换酶抑制药可通过改变激肽代谢而诱发血管性水肿。

（2）原有皮肤病恶化：多种药物均能引起原有皮肤病恶化，如锂能以剂量相关方式加重痤疮及银屑病；β受体阻断药能诱导银屑病样皮炎；西咪替丁可造成皮肤红斑狼疮症状恶化。

（3）遗传性酶或蛋白缺陷：与药物代谢过程中形成毒性中间产物的代谢降解相关的酶的缺陷能够导致药疹的发生。例如，环氧化物水解酶是芳香族抗惊厥药，是苯妥英钠、卡马西平以及苯巴比妥衍生的毒性环氧化物代谢所必需的酶类。苯妥英超敏反应综合征往往发生在环氧化物水解酶缺陷的个体。磺胺诱发的皮肤反应可能也与类似酶缺陷造成活性中间代谢产物清除障碍有关。

（4）药物累积作用：药物反应呈剂量依赖性，与药物摄入总量有关，如米诺环素引起色素沉着。

知识点9：变态反应或超敏反应

在某些机体中免疫系统对一些抗原刺激发生异常、强烈的反应，造成组织、细胞损伤以及生理功能障碍。这种异常的免疫反应称为变态反应或超敏反应，皮炎、湿疹都属于变态反应性皮肤病。此外，如接触性皮炎、某些荨麻疹、血管性水肿、湿疹、遗传过敏性皮炎、自体敏感性皮炎、皮肤坏死性血管炎以及药物性皮炎等都属于此类皮肤病。

知识点10：自身免疫性疾病

某些个体能对自身抗原发生免疫反应并造成自身组织的损害，称为自身免疫性疾病，如系统性红斑狼疮、硬皮病、皮肌炎、结节性多动脉炎、自身免疫性大疱病、天疱疮以及类天疱疮等。

知识点11：变态反应性皮肤病的变应原

变态反应性皮肤病的变应原主要包括：①动物性，包括动物的毒素、昆虫的毒毛，如斑蝥、毛虫等；②植物性，某些植物的叶、茎、花、果等或其产物可导致接触性皮炎，常见的有漆树、荨麻、橡树、银杏、补骨脂、猫眼草、某些菊科或报春花属、少数瓜果、蔬菜、花粉等；③化学性，是接触性皮炎的主要病因，大多属于变态反应性，少数属于原发刺激，品种多，主要有生活用品如肥皂、洗衣粉、清洁养护产品、皮革、塑料、橡胶制品等；化妆品如化妆油彩、染发水、香膏等；外用药物如汞剂、磺胺药、抗生素软膏、清凉油等；杀虫剂、除臭剂；金属及其制品如铬、镍；各种化工原料如汽油、油漆、机油、染料等。

知识点 12：皮肤病发生的遗传性

遗传性皮肤病是由于遗传物质的改变导致的疾病，主要包括单基因遗传和多基因遗传。

单基因遗传是指单一基因突变引起的疾病。多基因遗传病指疾病的发生与两个以上的基因有关，这些基因之间没有显性和隐性之分，对该病的发生均有一定作用。常见的此类病有银屑病、特应性皮炎、系统性红斑狼疮以及白癜风等。

知识点 13：单基因遗传的分类

按照其致病基因所在的染色体及致病基因性质的不同，可分为三类。

（1）常染色体显性遗传病：约为单基因遗传性皮肤病的 70%。如寻常性鱼鳞病、毛囊角化症、家族性慢性良性天疱疮、单纯性大疱表皮松解症、大疱性鱼鳞病样红皮病以及先天性厚甲症等。

（2）常染色体隐性遗传病：如白化病、板层状鱼鳞病以及着色性干皮病等。

（3）性连锁遗传病：如性联鱼鳞病、色素失禁症等。

知识点 14：皮肤病发生的营养代谢因素

维生素不足或过量均会使机体发生疾病，产生相应的皮肤黏膜病变。造成维生素缺乏的原因有：①维生素摄入不足；②维生素吸收利用不良、合成减少、排泄增加；③机体对维生素需求量增加。常见的营养相关疾病包括维生素 A 缺乏病和烟酸缺乏病等。

知识点 15：系统性疾病

很多系统性疾病都伴有皮肤损害，如内分泌疾病甲状腺功能亢进所致的胫前黏液水肿、糖尿病的皮肤损害等；肝病常伴有的掌红斑、蜘蛛痣；胰腺疾病常伴有的脂膜炎；恶性肿瘤的皮肤瘙痒以及匍行性回状红斑；乳腺癌转移至皮肤的丹毒样癌等。

知识点 16：皮肤病发生的精神、心理、社会因素

生活中的应激反应会引起或加重银屑病；神经精神因素可致多汗症、咬甲癖、斑秃、神经性皮炎以及皮肤性病恐惧症等。

第二节 皮肤病发生的影响因素

知识点 1：皮肤病发生的影响因素——年龄

大多数皮肤病可发生在任何年龄段的人体，但某些皮肤病却通常发生在特定年龄组，如新生儿期可发生新生儿毒性红斑；婴儿期可发生婴儿湿疹、血管瘤以及大疱性表皮松解症等；儿童期极易发生色素性荨麻疹、特应性皮炎、脓疱疮等；青春期易发生寻常痤疮、脂溢性皮炎以及其他皮脂腺疾病；中老年时期易发生酒渣鼻、皮肤瘙痒症、角化病、自身免疫性大疱病以及皮肤癌等。

知识点 2：皮肤病发生的影响因素——性别

某些皮肤病是男性占多数，如痤疮、男性型脱发等；系统性红斑狼疮、结节性红斑、泛发性硬皮病等则以女性常见。

知识点 3：皮肤病发生的影响因素——遗传

多数银屑病患者有家族史。特应性皮炎患者中常有家族过敏史。

知识点 4：皮肤病发生的影响因素——种族

白种人皮肤缺乏色素，皮肤癌的发生概率较高。在黑种人中银屑病的发病概率则较低。

知识点 5：皮肤病发生的影响因素——气候与季节

多形性红斑、玫瑰糠疹易发生在春秋季；感染性皮肤病多发在夏季；银屑病、湿疹常在冬季加重。物理性皮肤病（如痱和冻疮）也和气候密切相关。

知识点 6：皮肤病发生的影响因素——职业

很多皮肤病和患者职业相关。化工厂工人常患化学性物质接触性皮炎；稻田农民经常发生浸渍擦烂性皮炎；演员易发生油彩皮炎等。

知识点 7：皮肤病发生的影响因素——疾病

身体内部的潜在性疾病能够导致某些皮肤病的发生或加重，如糖尿病患者易发生细菌及真菌感染。很多皮肤病的发生和感染病灶相关，如龋齿、扁桃腺炎、慢性中耳炎、盆腔炎以及阑尾炎等。这些病灶去除后，湿疹或皮肤瘙痒症等皮肤病的症状往往能够得到改善或痊愈。

知识点 8：皮肤病发生的影响因素——神经和精神因素

人体维持正常的生理功能受神经及体液调节。神经系统功能紊乱可改变机体的新陈代谢过程而造成皮肤病的发生，如斑秃和湿疹等。

知识点9：皮肤病发生的影响因素——社会因素

随着人们物质文化水平的升高，皮肤病逐渐减少。性传播疾病的传播和社会因素更为密切。在20世纪50年代新中国成立初期，因为采取措施积极防治性病，控制了性病的传播，但是近年来随着社会环境的变化，梅毒、淋病等性病死灰复燃，使性病防治面临着严峻的挑战。

第二章 皮肤病症状

第一节 主观症状

知识点1：瘙痒

瘙痒是皮肤病中最常见的自觉症状。它可轻可重，能够持续或间断发作，可泛发全身也可局限于某处。接触性皮炎、湿疹、慢性单纯性苔藓及荨麻疹等皮肤病常有较重的痒感。一些系统性疾病患者，如淋巴瘤、糖尿病、黄疸及肾功能不全等都可引起痒感。老年人冬季皮肤瘙痒较多，可能与皮肤干燥及过多洗涤有关。

知识点2：疼痛

疼痛可伴随感染或某些神经病变发生。疖的疼痛常局限于红肿处。带状疱疹侵犯神经节，会在受损神经节的神经分布区发生灼痛或刺痛。

第二节 客观症状

一、原发性损害

知识点1：斑疹

斑疹是有局限性的，既不高出皮面，也不凹下，色素变化性皮肤损害的范围不超过2cm，超过2cm者则称为斑片。斑疹分为炎症性斑疹，如红斑与淤斑；非炎症性斑疹，如黄褐斑、色素痣、白癜风、紫癜以及文身等。

知识点2：丘疹

丘疹是局限性的突出于皮肤表面的坚实性皮肤损害，范围为直径小于1cm，呈扁平、尖形、圆形及多角形。较大者称为斑块。丘疹多由真皮局限性细胞浸润、代谢异常以及表皮或真皮成分的局限性增殖所致。

知识点3：风团

风团是高出于皮面的暂时性的局限性水肿，呈现淡红或白色，小者直径仅3~4mm，大者直径可大于10cm，呈圆形、椭圆形或不规则形。常突然发生，数小时内自行消退，数目可从数个至数十个不等。如发生在真皮或皮下组织，肿胀明显、境界不清、消退缓慢，则称为血管性水肿。

知识点4：结节

结节为可触及的圆形、椭圆形或不规则形的局限性的坚硬皮损。其大小、形状、颜色和硬度常不一致。结节位于真皮深层和皮下组织中，有时可稍高于皮肤表面，但比丘疹深且大。结节可由炎症引起，也可由非炎症引起。

知识点5：水疱和大疱

为突出于皮面的含有液体的空腔性皮损，水疱直径一般小于1cm。超过1cm者称大疱。形状可以为圆锥形、半圆形、扁形或不规则形。疱内容物清澈或浑浊；若是血性则称为血疱。按其形成位置，可分为表皮内和表皮下两类。

知识点6：脓疱

脓疱是内含脓液的局限性空腔性皮损。脓疱颜色可呈黄色、黄绿色或黄白色。脓疱大小形状多样，可呈圆形、椭圆形、球形或中央有脐窝。脓疱深浅不一，浅者不留瘢痕，深者将留有瘢痕。脓疱可由细菌或病毒引起，或由非感染因素引起。

知识点7：囊肿

囊肿是真皮内或皮下组织的含有液体或半液体物质的囊性损伤，为球形或卵圆形，扪之有弹性。常见的有表皮囊肿和皮脂腺囊肿等。

二、继发性损害

知识点8：鳞屑

鳞屑是脱落的表皮细胞。在病理情况下，由于角化不全、角化过度和水疱、脓疱的干涸等，常发生脱屑。鳞屑可有不同形状，如粉状、糠秕状、云母状或长片状。有的干燥呈灰白色，有的油腻呈黄色。

知识点9：抓痕

抓痕是搔抓所致表皮的浅表缺失。皮损呈线状或点状。有血清或血液渗出时，干燥后有黄色痂或血痂，常见于各种瘙痒性皮肤病；有时摩擦也可引起类似损害。痂皮脱落后自愈。

知识点 10：角化

角化是堆集在皮肤上的角质细胞，常见的有鳞屑、棘刺、角化物以及毛孔的栓塞等。

角化可位于表皮和毛孔，罕见于汗孔，表皮角化可以和表皮平行排列（如鳞屑），或垂直排列（如棘刺）。

知识点 11：浸渍

皮肤长时间泡水或处于潮湿环境，皮肤变白、变软、起皱和肿胀为浸渍。久受浸渍的表皮极易脱落形成糜烂面，有疼痛感。

知识点 12：糜烂

表皮失去一部分或全部而露出的潮湿面，叫作糜烂。常由水疱、脓疱或浸渍后表皮脱落而引起，或是为丘疹或小结节表皮的破损所致。愈后不留瘢痕。

知识点 13：皲裂

皮肤出现线状裂隙，称为皲裂。常见于掌跖、关节伸侧、口角及肛门周围等处。主要由于皮肤干燥或慢性炎症，导致皮肤弹力减退或消失，加上外力而形成。皲裂有时和皮纹一致，短者 1cm，长的可超过 2cm，浅者伤及表皮，深者累及真皮，导致疼痛或出血。

知识点 14：坏疽

坏疽是边缘鲜明的黑紫色组织损害，常见于指（趾）末端。可造成组织坏死，由小动脉阻塞所致，局部疼痛明显。

知识点 15：溃疡

皮肤和黏膜表面缺损超过真皮或真皮以下时叫作溃疡。溃疡的大小、形状、颜色、边缘、基底深浅、分泌物以及发展过程随病因不同而异。

知识点 16：痂

痂是指皮损渗出的浆液、脓液或血液或坏死组织、药物等混合干涸而生成的物质。痂可薄可厚，柔软或脆，可呈黄褐色或暗红色等颜色，并且和皮肤粘连。

知识点17：苔藓样变

苔藓样变是指皮肤浸润肥厚，皮纹加深，增宽，似皮革或树皮状，主要由于反复搔抓所致。常见于神经性皮炎、湿疹或其他伴有瘙痒的疾病中。

知识点18：硬化

硬化是指局限性或弥漫性皮肤变硬。主要由于真皮及皮下组织水肿、细胞浸润和胶原纤维增殖所致。常见于硬皮病。表皮可能萎缩，并紧贴于其下组织上，整个皮肤触之坚硬、发亮，它可见于慢性淤积性皮炎及慢性淋巴水肿和瘢痕疙瘩。

知识点19：萎缩

萎缩可分为表皮及真皮，甚至皮下组织或相隔两层一起萎缩。表皮萎缩表现为表皮变薄、透明，伴表皮细胞数目的减少。正常的表皮纹理可保持或消失。

真皮萎缩是因为乳头层或网状层真皮结缔组织减少所致。皮肤或有凹陷，但表皮外观正常。皮纹依旧存在。表皮、真皮同时发生萎缩，如妊娠，库欣综合征中的萎缩纹，表皮较薄且透明，可见其下的血管，皮纹完全消失，皮肤容易推动。皮下组织萎缩，如脂肪营养不良，真皮与皮下组织均萎缩，有脂质渐进性坏死。

知识点20：瘢痕

瘢痕是真皮或深部组织因外伤或疾病所破坏后经新生结缔组织修复形成，其轮廓和先前存在的损害一致。其表皮甚薄，无正常皮纹或皮肤附属器。表面低凹者叫做萎缩性瘢痕；高于皮肤表面者叫做增生性瘢痕，系因胶原过度增生而形成，但不侵犯周围正常皮肤。

第三章　皮肤性病实验室诊断技术

第一节　真菌检查

一、直接检查

知识点1：真菌标本的采集

头癣可用拔毛镊子拔取脆且无光泽或带有白色菌鞘的病损部毛发；手足癣和体股癣宜用外科圆头钝刀轻轻刮取受损部边缘或指（趾）间皮屑，花斑癣刮取褐色的皱纹皮屑；甲癣应用小刀刮取病损指（趾）甲深层碎屑。皮肤和指甲病损部位，如果先经1∶10000苯扎溴铵（新洁尔灭）洗涤后再刮取标本更好。注意取到足够量的标本，同时为避免标本污染，尽量无菌操作。

知识点2：真菌标本片的制备

取少量标本于载玻片上，加1滴10%氢氧化钾溶液，盖上盖玻片，置火焰上微微加热（加速角质溶化，使标本透明），微微加压使成薄片，驱去气泡，用滤纸吸去周围液体。毛发标本勿加热及加压过甚，以保持其原形，利于鉴别。也可使用真菌染色法：取洁净的载玻片，滴加染液（结晶酚20g，乳酸20ml，甘油40ml，蒸馏水20ml，加温溶解后，加入棉蓝0.05g混匀而成）1滴，然后取培养物或标本少许放入其中，用接种针将其推匀，加盖玻片，微微加热并稍压盖玻片除去气泡后镜检；结果真菌呈蓝色。

知识点3：显微镜检查

通常先用低倍镜检查，检查有无真菌菌丝或孢子，然后用高倍镜观察菌丝与孢子的特征。皮屑和甲屑阳性标本常可查见分支菌丝。毛发标本如果是小孢子菌属感染，可见毛发外围有很多圆形小孢子，以镶嵌状排列；毛癣菌属紫色癣菌或断发癣菌感染，常可见发内有大量呈链状排列的孢子；黄癣感染，则发内常有不规则菌丝和空泡，花斑癣菌可见香蕉形短粗菌丝及成群孢子。

知识点4：真菌直接检查的注意事项

（1）检查真菌和孢子时，应注意与各种假菌丝，如纤维、表皮细胞间隙以及气泡、油点等的鉴别。

（2）镜检找到菌丝或孢子，常可诊断为癣症，但一次检查阴性结果，不能完全排除，有时应做多次检查。

（3）取材前皮损不应涂药。

（4）除少数菌种外，大部分真菌只根据镜下形态无法确定菌种，必要时可做进一步培养。

二、分离培养

知识点5：分离培养的方法

取标本（如毛发、皮屑、甲屑、耵聍等）在70%乙醇浸泡数分钟杀死杂菌后，用无菌操作接种于葡萄糖蛋白胨琼脂斜面培养基上，放在20℃左右孵育，每周观察2~3次，一般7~14天生长良好。某些标本应分别放在37℃和25℃培养。若疑为放线菌，需用不加抗生素的培养基，且需厌氧培养，至少观察2~3周。菌落出现后，须经常观察及检查。

知识点6：分离培养的菌种鉴定

根据菌落生长速度、大小、表面形态、质地、颜色是否产生色素以及有无下沉、边缘形状、镜下结构，尤其是孢子和产孢结构的特点可鉴定菌种；有时须配合其他鉴别培养基及生化反应方法决定。

知识点7：分离培养的注意事项

（1）严格无菌操作，尽量防止污染。

（2）培养阳性既可确定癣症的诊断，阴性者须孵育3周方可报告。

（3）同时培养数管或多次培养，以保证菌种的可靠性。

三、滤过紫外线检查

知识点8：滤过紫外线检查的方法

在紫外线灯上装上一种含镍的紫外线滤色片，得到320~400nm的长波紫外线。在暗室中用这种光线照射某些皮肤病的头发和皮损等，可以产生特殊的荧光，有利于这些皮肤病的诊断和治疗。

知识点9：滤过紫外线检查的临床意义

（1）头癣检查：在滤过紫外线灯下黄癣病发呈现暗绿色荧光，白癣的病发呈亮绿色荧光，黑癣没有荧光。

（2）其他真菌病与细菌病的诊断：在滤过紫外线灯下花斑癣菌患处皮肤呈现棕黄色，红癣菌患处皮肤呈红色或珊瑚色，腋毛癣菌则呈现暗绿色荧光，铜绿假单胞菌（绿脓杆菌）呈现黄绿色荧光。

（3）卟啉类物质的检查：呈现淡红、红色或橙红色荧光。

（4）有利于色素性皮肤病的诊断：在滤过紫外线灯下，某些皮肤病的色素减退斑较易和正常皮肤的颜色相区别。

知识点10：滤过紫外线检查的注意事项

（1）此种检查一定要在暗室进行。

（2）要注意外用药中某些无机或有机物，如凡士林、水杨酸、碘酊及角母蛋白等亦现荧光，白发也可呈现荧光，应注意鉴别。

（3）头癣患者检查前3天，最好停止擦药，避免误诊。

（4）检查时严禁患者眼睛直视紫外线灯，以免损伤眼结膜。

第二节　淋球菌检查

一、分泌物的涂片检查

知识点1：分泌物的涂片检查的作用和方法

分泌物涂片检查主要用于检查尿道分泌物、宫颈分泌物以及眼分泌物等。

用灭菌等渗盐水擦拭尿道口，戴消毒手套用手指捋出脓液，用接种环或棉拭子蘸取少量分泌物轻轻涂于载玻片上，使其薄而均匀。等到其自然干燥后，加热固定，做革兰染色，然后镜检。若脓液少，可用棉拭子轻轻插入尿道口取材。注意涂片时不得用力摩擦，以免菌从白细胞内逸出。

知识点2：分泌物的涂片检查的结果

急性患者在中性粒细胞内找到革兰阴性菌，表现为肾形对称的双球菌，常成对排列，相对面较平坦。慢性患者不易见到细胞内双球菌，细菌数量较少，在细胞外可见到单个、四联和八叠等形式的细菌。

知识点3：分泌物的涂片检查的注意事项

（1）涂片时用棉拭子在玻片上轻轻滚动，不得用力擦拭，以防细胞损伤变形。涂片厚薄要合适。

（2）女性宫颈分泌物，咽以及直肠标本由于杂菌较多，宜用培养法。

二、淋球菌的分离培养

知识点4：淋球菌的分离培养的方法

自男性患者尿道取材时，可用接种环或小棉拭子伸入尿道2~4cm，旋转后取出分泌物（应略带黏膜）。自女性患者取材时，先用鸭嘴器暴露宫颈口，用棉拭子揩去宫颈口的脓性分泌物后，用另一个棉拭子插入宫颈管1cm，转动并停留10~20s，让棉拭子充分吸附分泌物。标本取后迅速接种于培养基中。目前国内多用桂敏培养基或金鸡培养基。

初代培养分离时应选择5%~10%CO_2环境（烛缸），温度为35~36℃，相对湿度大于80%，培养24~48小时观看结果。

知识点5：淋球菌的分离培养的结果

淋球菌在培养分离后，可形成圆形、凸起、湿润、光滑、半透明或灰色黏性的菌落，边缘呈现花瓣状，直径0.5~1.0cm。继续培养，菌落表面毛糙，周边起皱，再继续将萎缩、脱落。

知识点6：淋球菌的分离培养的鉴定

（1）培养物涂片检查：接种2个、4个、8个革兰阴性双球菌。

（2）生化反应：①氧化酸试验，将0.5%~1.0%盐酸四甲基对苯二胺滴在菌落上，颜色变成紫黑色是阳性；②糖发酵试验，适用于咽和直肠部采样的标本，用来区别脑膜炎双球菌。

知识点7：淋球菌的分离培养的注意事项

（1）取材时伸入尿道或宫颈的深度一定要足够。

（2）标本离体时间越短越好。

（3）分离时应使用加抗生素的选择性培养基。

（4）对症状不典型的男患者，最好在晨起首次排尿前或排尿后2~3小时采集标本。

第三节 梅毒血清学检查

一、非梅毒螺旋体抗原血清试验

知识点1：非梅毒螺旋体抗原血清试验的原理

梅毒螺旋体进入人体破坏组织，体内释放出一种抗原性心磷脂，它能刺激机体产生抗体反应素，用心磷脂作为抗原，检查血清中的抗心磷脂抗体是非梅毒螺旋体抗原血清试验的原理。

知识点2：VDRL（性病研究实验室抗原试验）试验

VDRL试验是性病研究实验室玻片试验的简称。当用VDRL抗原（主要成分为心磷脂、卵磷脂及胆固醇）检查出人体血清中有反应素时，即可能是感染了梅毒。必要时，可用梅毒螺旋体作为抗原的特异性试验加以确证。

知识点3：VDRL抗原制备

吸取0.3ml缓冲盐水（含有中性甲醛0.5ml，NaH_2PO_4 0.037g，KH_2PO_4 0.17g，NaCl 10g，蒸馏水100ml），滴入小瓶或试管中。然后吸取0.3ml VDRL抗原（含有0.03%心磷脂、0.21%卵磷脂和0.9%胆固醇的无水乙醇），逐滴快速加入小瓶内，轻轻振动小瓶，使抗原与盐水混合。最后加入2.4ml缓冲盐水于小瓶内，摇匀后即为试验所用的VDRL抗原。

知识点4：VDRL试验的方法

VDRL试验的方法是：①将待查血清在56℃水溶液中灭活半小时，然后吸取0.05ml血清，滴在玻片的圆圈中（直径为14mm），使血清涂满整个圆圈；②在1ml注射器装上针头[垂直位置时每毫升抗原悬液可以滴注（60±2）滴]滴加抗原1滴；③启动机械转动器（转动直径约2cm），摇动玻片4分钟，每分钟约180次；④试验中应当以已知阳性血清做对照。

知识点5：VDRL试验的结果

试验结束立即根据下述标准判定结果。

++～+++（阳性）：肉眼可见大或中等大小的块状物，报告是阳性。

+（弱阳性）：肉眼可见小块状物，液体浑浊，需用显微镜放大100倍方能观察到块状物。

-（阴性）：只见微小颗粒，液体浑浊，均匀分布，无块状物。

在二期梅毒时，若出现弱阳性或可疑反应，为排除“前带现象”，需将血清进一步稀释，再次进行试验。

知识点6：不需加热血清反应素（USR）试验

不需加热血清反应素（USR）试验使用改良的VDRL抗原。由于抗原中加入了EDTA（乙二胺四乙酸）试剂，可使抗原在半年内不变性。加入的氯化胆碱能够起化学灭能作用，因而血清不必加热灭活，使用方便。

知识点7：USR试验的方法

（1）取待检血清0.05ml到载玻片的圆圈内（直径14mm），并使其涂满整个圆圈。以相同量的已知阳性血清作对照。

（2）在1ml注射器装上无斜面的专用针头［每1ml可滴（45±5）滴］，每份待检标本滴加1滴USR试剂。

（3）用手或振荡器摇动玻片4分钟，180次/分，摇匀后3分钟内观察结果。

知识点8：USR试验的结果判断标准

试验结束立即根据下述标准判定结果。

+++~++++：肉眼能够见到大的或较大的块状物，液体清亮，为强阳性反应。

++：肉眼可见小块状物，在显微镜下见到较大的块状物，为阳性反应。

+：在显微镜下能够看见小块状物，分布均匀，为弱阳性反应。

±：颗粒分布不均匀，或是细小的粗糙物，为可疑反应。

-：颗粒细小，分布均匀，没有块状物，为阴性反应。

知识点9：快速血浆反应环状卡片（RPR）试验

快速血浆反应环状卡片试验的基本原理和USR试验相同。优点是由于RPR抗原中加入了胶体炭，因此试验可在特制的白纸卡上进行。阳性时出现黑色的凝集颗粒或絮片，肉眼就可以观察结果。另一优点是也可用血浆进行检测。

知识点10：RPR试验的方法

RPR试验的方法是：①在每张印有10个圆圈的RPR卡片上编号，分别在每个圆圈中加入50μl待测血清，使其均匀铺满整个圆圈（直径18mm），用已知阳性血清作对照；②用注射或振荡器旋转振动8分钟（100次/分），立即观察结果。

知识点11：RPR试验的结果

阴性标本的血清不出现黑色聚集，阳性标本和阳性对照血清可见到黑色聚集颗粒或絮片。按照颗粒或絮片的大小记录++、+或±。必要时应再做TPHA或FTA-ABS试验确定。

如有必要，阳性标本也可做定量试验，PRP定量试验同USR。

二、梅毒螺旋体抗原血清试验

知识点 12：荧光梅毒螺旋体抗体吸收试验（FTA-ABS）

用间接免疫荧光技术检测血清中抗梅毒螺旋体 IgG 抗体，这个试验的敏感性以及特异性均高，应用较广泛。

知识点 13：梅毒螺旋体血细胞凝集试验（TPHA）

用被动血凝法检测抗梅毒螺旋体抗体，敏感性及特异性均高，操作比 FTA-ABS 试验简单。

知识点 14：梅毒螺旋体抗原血清试验的临床意义

用非螺旋体抗原试验做筛查，若为阴性，只有在怀疑患者为梅毒时才进一步做检查。若是阳性：①病史及体征符合梅毒，可以确诊；②病史及体检不符合梅毒，应进一步做螺旋体抗原试验。通常来说，后一种结果阳性可肯定梅毒的诊断；如果阴性，则非螺旋体抗原试验的结果是假阳性反应；应定期随访和复查。

知识点 15：梅毒血清假阳性反应

（1）技术性假阳性反应：因标本的保存、转送或实验室操作的技术所造成。

（2）生物学假阳性反应：因患者有其他疾病或生理状况发生变化所致。有急性与慢性两种。

知识点 16：非梅毒螺旋体抗原血清试验假阳性反应

非梅毒螺旋体抗原血清试验假阳性反应可发生在下列几种情况。

（1）某些胶原病或是伴有自身抗体的疾病。

（2）麻醉药成瘾的假阳性中绝大多数是静脉注射二醋吗啡（海洛因）者。

（3）少数孕妇和老年人。

知识点 17：梅毒螺旋体抗原血清试验假阳性反应

梅毒螺旋体抗原血清试验假阳性反应疾病包括红斑狼疮、类风湿关节炎、混合结缔组织病和硬皮病、生殖器疱疹、淋巴肉瘤、糖尿病、二醋吗啡成瘾及妊娠。

知识点 18：梅毒螺旋体抗原血清试验假阳性反应的注意事项

（1）若血清中抗心磷脂抗体量过多，将抑制血清阳性反应的出现，发生梅毒血清假阴性反应。若临床支持二期梅毒，可将血清稀释后再做血清学试验，即会出现阳性结果。

（2）技术性假阳性反应通过重复试验可排除。

（3）有条件时应做梅毒螺旋体抗原血清试验，若无条件时，可过3个月或6个月重复梅毒血清反应试验用来除外急性生物学假阳性反应。出现慢性生物学假阳性反应时，需对这些患者做全面检查，密切随访，注意有无自身免疫性疾病、麻风以及麻醉药成瘾等。

（4）对于孕妇，若血清反应阳性，但又不能排除梅毒，为了保护胎儿，需做抗梅毒治疗。

（5）某些患者在经过抗梅毒治疗后，非螺旋体抗原血清试验在一定时间内不转为阴性。对于这种患者，在经过详细的检查，尤其是除外神经、心脏及其他器官梅毒后，需停止治疗，定期随访。

第四节 梅毒螺旋体检查

知识点1：梅毒螺旋体检查的方法

（1）尽量选取发病时间短的损害之处，主要取硬下疳、二期梅毒疹，特别是扁平湿疣等皮肤黏膜损害以及增大的淋巴结，用消毒纱布或棉球蘸等渗盐水擦去损害表面的坏死组织及分泌物等，使损害处保持清洁，有血清渗出。血清渗出后，应用载玻片或盖玻片印取。取标本后立即观察结果，先用低倍镜和高倍镜做检查，必要时再用油镜观察。

（2）特殊部位的标本采集。①包皮龟头部：液状石蜡作为润滑剂，轻轻将包皮翻上去，暴露皮损部位，再用上述方法取之；②引流淋巴结穿刺：常规消毒皮肤，用注射器抽取约0.5ml等渗盐水，经皮刺入淋巴结，将盐水注入淋巴结内，再回吸，重复几次，最后将抽吸的液体注于载玻片上；③宫颈部位：依靠阴道窥器，清洁损害后，用长毛细吸管吸取标本，或用长棉拭子取标本；④皮疹：用70%乙醇消毒，待干燥后，用消毒手术刀刮破皮疹表面，取血清标本。

知识点2：梅毒螺旋体检查的结果判定

在暗视野显微镜下进行检查，若标本中看到细长梅毒螺旋体15~20μm，具有6~12个螺旋，折光性强，运动时绕长轴旋转，向前运动，伸缩螺旋间距离或呈蛇形状；运动缓慢，颇规则向前移动。其形态和运动符合螺旋体特征，结果即为阳性。

知识点3：梅毒螺旋体检查的临床意义

梅毒螺旋体检查敏感性、特异性比较大，一期梅毒、二期梅毒和先天早期梅毒均可查到梅毒螺旋体，阳性者结合临床即可诊断。阴性者不能除外此诊断。

知识点4：梅毒螺旋体检查的注意事项

（1）严格按照上述方法取材，取标本后马上观察结果。

（2）取材时应戴手套，手术完毕后。所有器械和敷料应严格消毒。

第五节 沙眼衣原体检测

知识点1：沙眼衣原体标本的采集

男性患者需用尿道拭子插入尿道2~4cm，略微用力旋转数周，停留1~2秒后拔出；女性患者采集时，先用鸭嘴器暴露宫颈管1cm（柱状上皮或柱状上皮-鳞状上皮移行处），用力旋转数周并停留10~20秒，让棉拭子充分吸附分泌物以取得充足的上皮细胞，拔出拭子。

知识点2：沙眼衣原体检测方法

（1）直接涂片染色法：标本涂片，等待自然干燥，甲醛固定5~10秒后，用当日配制的姬姆萨溶液染色1小时，然后用95%乙醇淋洗涂片、干燥。

（2）细胞培养法：将每份标本接种在3个培养瓶中，置37℃吸附2小时后，用维持液洗涤2~3次，最后加入生长液，37℃培养3~4天，取出盖玻片，用姬姆萨染色或直接荧光染色后镜检，查包涵体。

（3）衣原体抗原检测法：衣原体抗原检测法，简称C-C（衣原体抗原检测法）快速法。用试剂盒检测，根据试剂盒说明书规定进行操作，方便快捷，特异性高。

（4）免疫荧光法：将标本涂在玻片凹孔或圆圈中，自然干燥后，用丙酮或无水甲醛固定5分钟，漂洗，再次干燥，加入30μl荧光素标记的抗沙眼衣原体单克隆抗体试剂覆盖凹孔，玻片放在湿盒中于室温或37℃下作用15分钟，去掉溢出的试剂，用蒸馏水淋洗涂片，自然干燥，加一滴封固液，再加盖玻片，放在显微镜下检测。

知识点3：沙眼衣原体检测方法的结果判定

（1）直接涂片染色法的结果判定：油镜下阳性标本可以在上皮细胞质内找到1~3个或更多个呈蓝色、深蓝色或暗紫色的包涵体。

（2）细胞培养法的结果判定：阳性标本碘染色包涵体呈现棕黑色，姬姆萨染色呈红色。

（3）衣原体抗原检测法的结果判定：质控窗和结果窗都显示一条蓝带为阳性结果，阴性则结果窗无变化。阳性结果结合临床可确诊为沙眼衣原体感染，但阴性时也不能完全排除，可以细胞培养法再进行确定。

（4）免疫荧光法的结果判定：阳性标本在高倍镜下能够看见上皮细胞内的衣原体颗粒，为单一、针尖大小、明亮的绿色荧光。在油镜下是荧光均匀、边缘光滑的圆盘样结构，也可见网状体等其他形态的衣原体颗粒。

知识点 4：沙眼衣原体检测的注意事项

（1）男性患者在采集标本前需禁尿至少 1 小时，取材时适度用力以确保取得足够的上皮细胞。

（2）女性患者取材的拭子不得碰到阴道壁，以免影响结果。

（3）男性尿道的脓性分泌物不得用于培养。

第六节　生殖器疱疹的检测

知识点 1：生殖器疱疹标本的采集

用棉拭子擦拭或用手术刀刮取疱疹或疱疹破溃后的溃疡基底部细胞。

知识点 2：生殖器疱疹的检测方法

（1）组织培养法：发现单纯疱疹病毒与细胞病变。

（2）常规细胞学及电镜检查：镜下能够看见多核巨细胞或核内病毒包涵体。

（3）血清学检测：如酶联免疫吸附试验（ELISA）和单克隆抗体直接免疫荧光检测单纯疱疹病毒抗原等。

（4）分子生物学技术：如 HSV-PCR 与 DNA 分子原位杂交等。

其中用抗 HSV-Ⅱ单克隆抗体测定的泌尿生殖器 HSV-Ⅱ感染，特异性较强，且背景清晰，操作方法简单快捷。在荧光显微镜下细胞质内发现特异性亮绿色荧光是阳性结果。

知识点 3：生殖器疱疹检测的临床意义

生殖器疱疹检测的临床意义为阳性结果提示 HSV-Ⅱ感染。

知识点 4：生殖器疱疹检测的注意事项

（1）正确的取材直接影响检测结果的可靠性，应尽量在生殖器疱疹形成的早期采集标本，并确保取到足够量的感染细胞。

（2）结合临床表现及接触史做出客观准确的诊断，排除假阳性结果的干扰。

第七节　HIV 检测

知识点 1：HIV 检测的方法

检测人类免疫缺陷病毒（HIV）的方法有检测 HIV 抗原和检测 HIV 抗体两种。前者可用组织细胞培养法、核酸检测法和免疫酶标法；后者有凝集试验、免疫荧光试验、蛋白印迹试验以及放射免疫试验和免疫酶标技术等。目前世界上常用酶联免疫吸附试验（ELISA）间接法来做经典筛选试验，蛋白印迹试验作为确证试验。

知识点 2：ELISA 间接法检测 HIV 抗体

将待测的血清稀释后根据 HIV 酶标诊断试剂盒的说明进行操作；该法的特异性与敏感性强，操作简单、快速安全，比较适合大批量标本及筛选实验，但对 HIV 感染初期患者无法检测到抗体是其不足之处。

知识点 3：蛋白印迹试验方法

ELISA 法确诊的阳性标本需做蛋白印迹试验以确证。

（1）用十二烷基磺酸钠（SDS）把纯化后的 HIV 完整分子裂解为许多特定的片段（方法为 1% SDS 100℃水溶 10 分钟），通过聚丙烯酰胺凝胶电泳，使分子量不同的多肽片段自上而下因电泳的速度不同而分离。

（2）再经过一次由后向前的电泳，使多肽片段在原位转移至硝基纤维素膜上（印迹）。

（3）使用小牛血清白蛋白封闭硝基纤维素膜，再将其切成所需大小的细条，置于 4℃保存备用。

（4）检测时，首先将硝基纤维素膜细条恢复室温，然后与待检血清（用稀释液稀释后）共同浸泡，在 37℃孵育 60 分钟（需用振荡摇床）。

（5）取出硝基纤维素膜细条，再用洗涤液洗涤 5 次，每次 5 分钟（用振荡摇床）。

（6）加酶标记抗人 IgG 抗体，在 37℃孵育 60 分钟（需用振荡摇床）。

（7）洗涤同（5）。

（8）加酶底物，显色 10~20 分钟。终止反应（放置在室温观察）。

知识点 4：ELISA 间接法检测 HIV 抗体的结果判断

ELISA 间接法检测 HIV 抗体使用酶标测定仪测 OD 值或用肉眼根据底物颜色深浅观察判定结果。使用 OD 值判读结果可根据下列两种方法进行计算：①X 值<1.5 为阴性，X 值≥1.5 且<2.0 为可疑，X 值≥2.0 为阳性（X 值=标本 OD 值-空白对照 OD 值/阴性对照 OD 值-空白对照 OD 值）；②以标本的 OD 值大于阴性对照的平均 OD 值加 2 个标准差为阳性结果的阈值判读。

知识点 5：蛋白印迹试验法检测 HIV 抗体的结果判断

获得性免疫缺陷综合征（AIDS）患者血清中的抗 HIV 抗体和 HIV 的多肽片段（外膜蛋

白与核心蛋白）特异性结合后可生成多条蛋白区带。强阳性反应显示 HIV 几个基因组编码的全部蛋白带，弱阳性反应显示两条或数条显色较弱的蛋白带，阴性反应则无任何蛋白带显示。

知识点 6：HIV 检测的注意事项

（1）使用公认的 HIV 酶标诊断试剂盒，不同厂家的试剂盒有可能操作不同，应严格按照说明书操作；不同厂家的产品有不同的阳性判断标准，应根据说明书慎重判断。

（2）由于 HIV 及有关试验过程的特殊危险性，需严格规范实验室操作规程，增加试验的准确度；严格规范安全防范措施，防止感染；阳性结果需重复试验。

第八节　麻风杆菌检查

知识点 1：麻风杆菌检查的取材部位

麻风杆菌的检查一般查 6~8 处，其中包括皮肤、眶上、耳垂、颧部以及颌部。皮损取材应选浸润显著，色黄、红黄或红色位置，必要时做鼻黏膜查菌。通常取皮肤损害 6 处，加两鼻孔黏膜共 8 处，称为标准检查法。

知识点 2：麻风杆菌检查方法

（1）皮肤查菌法：取材部位用乙醇消毒后，用左手拇指与示指捏紧皮肤，使皮肤呈现苍白色，右手持消毒小尖刀，在捏紧的皮肤上割开一长约 5mm、深 2～3mm 的切口，然后用刀尖刮取切口底部及边缘的组织液，立即涂在载玻片上成一圆形薄膜，干燥固定后进行抗酸染色镜检。切口用干棉球止血。

（2）鼻黏膜菌法：取材部位以鼻中隔前下部较为适合。取材首先用生理盐水擦净鼻腔，为防止出血，可选用 1∶20000肾上腺素滴鼻；为避免疼痛，可使用普鲁卡因等麻醉药。用小刀刮取少量黏膜组织，不含血液为宜，然后涂片，干燥固定抗酸染色后镜检。消毒干棉球止血。

知识点 3：麻风杆菌检查的临床意义

在可疑皮损处检查出革兰阴性麻风杆菌，配合病史及体征，可以确定麻风的诊断。结核样型麻风（反应期除外）查菌常阴性，所以查菌阴性不能排除麻风。

知识点 4：麻风杆菌检查的注意事项

麻风杆菌检查时应注意：查菌时应戴手套，手术完毕，所有器械应严格消毒。

第九节 疥虫检查

知识点1：疥虫检查的方法

通常在手指间、腹股沟等处选择未经搔抓的皮损，用消毒针尖或刮刀类把疱挑破或把隧道盲端的小白点挑出；若未见隧道或小白点时，也可用刮刀轻轻刮出可疑角质层组织。将其放在载玻片上，加1滴10%~20%氢氧化钾溶液，覆以盖玻片，微加热，然后将盖玻片压紧。棉棒吸去周围多余溶液，用低倍显微镜检查。

知识点2：疥虫检查的临床意义

镜检发现疥虫、虫卵或疥粪，就能确定疥疮诊断。疥虫检查阴性，而临床症状和体征符合疥疮，则不能除外该诊断。

第十节 毛囊虫检查

知识点1：毛囊虫检查的方法

多选择面部鼻翼部位皮损；若鼻部无皮损，则选择潮红、丘疹、脓疱和毛细血管扩张等症状严重处皮损。使用乙醇消毒后，用刮刀轻轻刮取或用粉刺挤压器挤出毛囊内的皮脂样物，放在载玻片上，加1滴10%~20%氢氧化钾溶液，覆以盖玻片上，稍稍加热，再将盖玻片压紧，用棉棒吸去周围多余的溶液。用低倍镜检查，注意每个视野毛囊虫条数。

知识点2：毛囊虫检查的临床意义

毛囊虫阳性，能够指导临床有效地治疗酒渣鼻及酒渣样皮炎。如果镜检中偶见毛囊虫或数量极少，可认为是正常的寄生物，不必治疗。如果数量多，则须予以治疗。

第十一节 阴虱虫卵检查

知识点1：阴虱虫卵检查的方法

在患部体毛或皮面发现卵圆形灰色或红色的虱，或灰白色虱卵后，利用针尖挑起虱或拔下体毛，将其放在载玻片上，覆以盖玻片，用低倍镜直接观察。

知识点2：阴虱虫卵检查的临床意义

发现虱或虱卵就能确定阴虱的诊断。

第十二节　皮肤斑贴试验

知识点1：皮肤斑贴试验的试验物制备

（1）斑贴试验（斑试）标准筛选抗原系列的制备：因能够引起接触性皮炎的物质很多，有些患者无法提供可疑致敏原，所以不同国家或地区根据对周围环境中常见的致敏原的调查分析，组合成斑试抗原系列并实行标准化，称为标准筛选抗原系列，以供临床医生应用。我国部分地区已制备了这种抗原系列。

（2）可疑物品过敏试验物的制备：①必须依据患者提供的可疑致敏物的化学性质，用梯度浓度稀释法进行斑试；例如使用原接触物0.1%~1%浓度斑试，若阴性，再逐渐提高浓度斑试；若为刺激性物质，宜从更低浓度做起；②对日常接触物，如护肤化妆和及外用药制剂等，用原物直接斑试；③对纺织品、皮革和皮毛等，应将原物剪成碎屑，蒸馏水浸湿后直接使用；④稀释剂的选择，水溶性物质用蒸馏水，脂溶性物质应用植物油或液状石蜡，粉末则选择医用白凡士林。

知识点2：皮肤斑贴试验的应用

（1）试验部位通常选择上背部脊柱两侧正常皮肤，有时用前臂屈侧。

（2）斑贴过筛试验，将加有抗原的斑试器胶带贴在上背部脊柱两侧皮肤，并做标记。

（3）将受试物放在叠成4层$1cm^2$大小的纱布块上，贴敷在上背部脊柱两侧皮肤或前臂屈侧。在纱布块上盖上$4cm^2$大小的玻璃纸，然后四边用胶布固定在皮肤上。每两个斑试之间的距离至少应为4cm，并且设置对照。

知识点3：皮肤斑贴试验的结果判定

在贴敷斑试物后，48小时揭除试验物，在48、72和96小时各观察1次结果，必要时1周后继续观察结果，结果判断标准如下。

-（阴性反应）：贴敷部位无反应。

±（可疑反应）：只有微弱的（不清楚的）红斑。

+（弱阳性反应）：红斑、浸润，可能有小丘疹。

++（强阳性反应）：红斑、浸润、丘疹和小水疱。

+++（极强阳性反应）：红肿且有大疱。

IR（不同类型的刺激反应）。

知识点4：皮肤斑贴试验的临床意义

（1）阳性反应：一般表示患者对试验物过敏。真正的变态反应，在试验物除去后 24～48 小时通常是增强而不是减弱。如果试验物除去后，反应很快消退是假阳性。

（2）阴性反应：一般表示对试验无敏感性，但亦存在假阴性。

知识点 5：皮肤斑贴试验的应用范围

皮肤斑贴试验一般用于接触性皮炎、原因不明的皮炎湿疹或继发皮炎、职业性皮肤病以及特殊工种的招工体格检查。

知识点 6：皮肤斑贴试验的注意事项

（1）配制的受试物质，应质地纯净、浓度精确，且由低到高使用。所用斑试物浓度对正常人通常不引起反应。不用高浓度及有原发刺激的物质做试验。

（2）敷贴部位应无皮损。斑试期间不得洗澡、饮酒及搔抓斑试部位，不宜过度活动，出汗太多可造成斑试物移位或脱落。

（3）斑贴试验应在皮炎急性期过后 2 周以上进行。患者受试前 2 周及受试期间不得内服皮质类固醇激素，试验前 2 天及受试期间停用抗组胺类药物。

（4）观察和判断结果时应力求及时、正确且应详细记录，结果的判断需有统一标准，注意区别假阳性和假阴性反应。

（5）受试期间，如果敷贴局部剧痒或刺激，应及时去除受试物，并用清水清洗，对症处理。

第十三节　皮肤划痕试验

知识点 1：皮肤划痕试验的原理

根据真皮内可产生抗原抗体特异性反应原理，选用皮肤划痕方法来测定机体对某种致敏原是否过敏。

知识点 2：皮肤划痕试验的适应证

皮肤划痕试验适用于荨麻疹、异位性皮炎、药物性皮炎和食物过敏等。

知识点 3：皮肤划痕试验的方法

（1）选择受试的部位和局部清洁消毒与斑试同。

（2）常规消毒皮肤后，使用消毒针尖在皮肤上划长约 1cm 的条痕，划痕深度以不出血为度，再将试验物滴于其上。如同时用多种致敏原做试验，划痕间需有 4～5cm 的距离。试验时应有阴性对照。

知识点4：皮肤划痕试验的结果判断

通常20分钟检测结果，用消毒棉球轻轻拭去试验物，反应标准如下。

-（阴性）：无红斑或风团，和对照相同。

±（可疑）：水肿性红斑或风团，直径小于0.5cm。

+（弱阳性）：风团有轻微红晕，直径等于0.5cm。

++（中阳性）：风团有明显红晕，直径在0.5~1cm，无伪足。

+++（强阳性）：风团有明显红晕及伪足，直径大于1cm。

知识点5：皮肤划痕试验的临床意义

阳性反应表示患者对受试物过敏，需排除假阳性反应。

知识点6：皮肤划痕试验的注意事项

（1）受试物必须无菌和无刺激性。但受试材必须具有足以引起阳性反应的致敏原，而且不能改变其性质。

（2）有皮肤划痕症者不应做此试验。

（3）对高敏者可有危险性，禁止做此试验。

（4）对有过敏体质者，做试验时需密切观察局部及全身性反应。如有全身反应，应立即处理。因此，注射室应备好抢救药品。

第十四节 皮内试验

知识点1：皮内试验的方法

（1）选定受试部位和局部清洁消毒与划痕试验相同。

（2）将受试物配制成一定的浓度，在进行常规消毒皮肤后，用结核菌素注射器抽取抗原0.01ml，做皮内注射，使形成直径0.3~0.4cm大小的皮丘。

（3）同时用多种致敏原做试验时，每两个注射部位之间需有3cm左右的距离。试验同时应用稀释剂作对照。

知识点2：皮内试验的结果判断

（1）即刻反应：一般在注射后20分钟出现反应，如有风团发生，即为阳性，判断结果标准如下。

-（阴性）：红晕直径小于0.5cm，风团小于0.5cm。

±（可疑）：红晕直径在0.5~1cm，风团0.5~1cm。

+（弱阳性）：红晕直径在1.1~2cm，风团0.5~1.0cm。

++（中阳性）：红晕直径在2.1~3.0cm，风团0.5~1.0cm。

+++（强阳性）：红晕直径在3.1~4.0cm，风团1.0~1.5cm，有伪足。

（2）迟发反应：一般在几小时至24~48小时后才出现反应，如有浸润结节，即为阳性。

知识点3：皮内试验的临床意义

（1）即刻反应：与皮肤划痕试验相同。

（2）迟发反应：结核菌素试验是临床最常用的一种方法，有助于结核病的诊断。另外对某些皮肤病用于测定其细胞免疫功能。

知识点4：皮内试验的注意事项

（1）参见皮肤划痕试验。

（2）过敏体质者，应先做皮肤划痕试验，如阳性，不宜再做皮内试验，因为对高敏者，危险性比皮肤划痕试验更高。

（3）5岁以内儿童或显示某种物质高敏并且已有严重反应者，均应避免做此试验。

（4）注射试验物后出现强烈的局部或全身性反应时，按照过敏性休克处理。

（5）皮质类固醇激素可以抑制阳性反应的发生。

第十五节　麻风菌素试验

知识点1：麻风菌素试验的作用

麻风菌素试验是用来衡量机体对麻风杆菌抵抗力的一种试验方法。它可以部分地反映机体对麻风杆菌细胞免疫的强弱及有无，同时有助于麻风的分型。

知识点2：麻风菌素的种类

麻风菌素的种类包括：①完整麻风菌素（粗制麻风菌素），临床最常使用；②纯菌性麻风菌素（精制麻风菌素）；③蛋白性麻风菌素。

知识点3：麻风菌素试验的试验方法

在左侧前臂屈侧皮肤常规消毒后，皮内注射麻风菌素0.1ml（或注射风团的直径为6~

8mm)，使注射局部呈皮丘状隆起。

知识点4：麻风菌素试验的结果判断

(1) 早期反应：应在注射后48小时判断，观察注射处有无水肿性红斑或浸润性结节的大小。

-（阴性）：5mm以下。

±（可疑）：5~10mm。

+（阳性）：10~15mm。

++（中阳性）：15~20mm。

+++（强阳性）：20mm以上。

(2) 晚期反应：应在注射21天后判断，观察结节大小和有无溃破。

-（阴性）：与正常皮肤相同。

±（可疑）：3mm以下。

++（阳性）：3~5mm。

+++（中阳性）：5~10mm。

++++（强阳性）：10mm以上或有溃疡。

完整麻风菌素和纯菌性麻风菌素应判定早期反应与晚期反应，蛋白性麻风菌素只判断其早期反应。

知识点5：麻风菌素试验的临床意义

早期反应代表机体对麻风菌的敏感性，晚期反应代表机体对麻风菌的抵抗力。晚期反应的强度和机体对麻风菌的抵抗力强度成正比。麻风患者中，结核样型麻风患者麻风菌素试验90%以上是阳性，瘤型麻风患者麻风菌素试验90%以上为阴性。疥癣类麻风病人则由于其免疫力的不同而呈阴性和不同程度的阳性。因绝大多数健康接触者也为阳性，故反应阳性只用做麻风分型的部分依据，不作为诊断依据。

知识点6：麻风菌素试验的注意事项

(1) 每次注射时，必须将安瓿摇匀，吸入后及时注射，注射时必须准确注射于皮内。

(2) 注射后局部可产生瘙痒、臂部酸痛及腋下淋巴结增大，属正常反应，数日后就能消失。

(3) 注射局部如发生溃破红肿，在没有判定结果前，可用纱布保护，不要涂抹药膏，以免影响观察。

(4) 发生的红斑或结节，都能在1个月后逐渐消失。

(5) 对每一位注射者都应详细记录其反应情况，包括注射部位、剂量、注射日期、反应结果、菌素批号和第几次注射等。

（6）麻风菌素应放入冰箱或室内阴暗干燥处储存。

第十六节　结核菌素试验

知识点1：结核菌素试验的作用原理

结核菌素试验是对人接种旧结核菌素或接种纯结核杆菌蛋白衍化物用来测定其对结核菌素有无迟发型变态反应。目前作为测定细胞免疫功能的指标之一。

知识点2：结核菌素试验的方法

（1）皮肤接种法（分别划刺法）：将前臂屈侧的皮肤进行常规消毒后，用吸管吸取稀释的（1%、10%、50%）以及未稀释的旧结核菌素各1滴，分别滴在皮肤上（各点间距离4cm，并标记其浓度）；用消毒针头，通过滴液，划刺皮肤；再用0.5%苯酚生理盐水做对照；经5分钟后将残留的结核菌素用棉签吸去。接种后24、48、72小时检查反应结果，阳性反应可能出现丘疹或水疱，周围有充血带。

（2）皮内注射法：在前臂屈侧皮内注入旧结核菌素稀释液（1∶1000或1∶2000）0.1ml；注射后24、48、72小时观测反应结果，阳性反应时局部发生大小不等的红色浸润斑块。

知识点3：结核菌素试验的结果判断

-（阴性）：局部无红晕和硬结。

±（可疑）：红晕和硬结直径小于0.5cm。

+（弱阳性）：红晕和硬结直径小于1cm。

++（中阳性）：红晕和硬结直径小于2cm。

+++（强阳性）：红晕和硬结直径小于3cm，或有疱疹或淋巴管炎。

++++（极强阳性）：红晕和硬结直径大于3cm，或局部坏死，少数局部病灶恶化或发热等反应。

除局部反应外，强阳性与极强阳性者可有高热，全身倦怠无力及食欲缺乏等全身反应。

知识点4：结核菌素试验的临床意义

（1）乳幼儿无结核菌体征，若结核菌素试验为阴性，则表示未曾感染过结核病，但粟粒结核或严重的结核病患者也可呈阴性。

（2）若成人或乳儿结核菌素试验为阳性，则表示曾感染过结核菌。根据反应的强弱，结合临床症状，即能判断结核病的严重程度。

（3）在临床上，通常认为麻风菌与结核菌有交叉免疫作用，因此在卡介苗接种之前，应先做结核菌素试验，阴性者需做卡介苗接种，阳性则不宜做卡介苗接种。

知识点5：皮肤结核对结核菌素的反应情况

皮肤结核对结核菌素的反应情况的影响如下。

（1）对结核菌素高倍稀释度（1∶100000）呈阳性反应者（高度过敏者）有结核性苔藓、疣状皮肤结核以及寻常性狼疮。

（2）对中等稀释度（1∶10000~1∶100000）的结核菌素呈现阳性反应者（敏感度正常）例如寻常性狼疮、瘰疬性皮肤结核、疣状皮肤结核、少数丘疹坏疽性结核疹以及部分硬结性红斑。

（3）对低倍稀释度（1∶1000）结核菌素呈阴性或弱阳性反应者（过敏性低者）有少量散在丘疹坏疽性结核疹、少数肉样瘤，少数硬结性红斑以及播散性粟粒性狼疮。

（4）无反应者（无过敏性者）有皮肤结核原发性综合征的早期、少数肉样瘤和进行性粟粒结核。

知识点6：结核菌素试验的注意事项

（1）结核菌素需冷藏保存。

（2）注射必须严格做到无菌操作。

（3）健康儿童接种卡介苗试验时，可用1∶1000稀释度试验，成人不得用此稀释度开始。

（4）详细登记注射部位、方法、稀释度、剂量、注射日期以及结核菌素的种类、批号和反应情况等。

（5）注射液应在临用时新鲜配制，以免变质。

第十七节　红斑狼疮细胞检查

知识点1：形成狼疮细胞的条件

（1）隐藏在患者血清丙种球蛋白中的狼疮因子。

（2）受伤或死亡的白细胞，其衰退的细胞核受红斑狼疮因子的作用，形成一种圆形或椭圆形的均匀体。

（3）活的吞噬细胞（主要为中性多形核粒细胞）将上述的均匀体包围并吞噬后形成红斑狼疮细胞。

（4）整个过程必须在一定的温度及时间条件下才能形成。

知识点2：形成狼疮细胞的原理

狼疮因子作用在衰退的细胞核使其成为“云雾状的均匀体”，再被活的吞噬细胞所吞噬，而吞噬细胞的核被推向一边，即成为典型的红斑狼疮细胞。

知识点 3：红斑狼疮细胞检查方法

红斑狼疮细胞检查方法有很多种，如凝血块法、去纤维法、Snap-Per 法和改良的 Snap-Per 法等。其中以后者较好，方法简便，不需特殊设备，观察结果方便，出结果快，用血量少（耳血即可），且阳性率不低于其他方法而临床常用，具体做法如下。

（1）制备底物片，供给退化的细胞核：①用一直径 3～5mm 的橡皮管或塑料管切成高 2～3mm 的橡皮圈或塑料圈，将这个圈放在载玻片的中心；②用吸管取正常人的耳血，放在橡皮圈中，使之充满（如取静脉血，则 1 次可制备较多的底物片）；③将载玻片放在有湿润滤纸（或纱布）的加盖器皿中，以防血液干燥，放在 37℃孵箱中 1 小时；④取出后用镊子将橡皮圈轻轻夹起，载玻片上留下一层血膜，干燥后备用。

（2）红斑狼疮细胞检查：①将橡皮圈放在底物片有干血膜处，取患者血放在橡皮圈中干血膜上，使之充满；②将上述底物片放在潮湿器皿中，置 37℃孵箱中 1 小时；③取出载玻片，用镊子去除橡皮圈，同时除去血块；④干燥后用 Wright 法染色，镜检。

知识点 4：红斑狼疮细胞检查的结果

（1）阳性结果可见：①典型的红斑狼疮细胞，中性粒细胞内都含有均匀体，细胞核被挤向一边，整个细胞比正常多形核粒细胞大；②游离的均匀体；③花形细胞簇。即为 1 个圆形均匀体，四周有数个中性粒细胞。

（2）1 张片中有 2 个以上典型的红斑狼疮细胞，才可报告阳性。其他形态的细胞只能作为判断依据，须进一步检查。

知识点 5：红斑狼疮细胞检查的临床意义

（1）主要用来诊断系统性红斑狼疮。检查结果阳性，结合临床大多可以确诊。若为阴性，不能除外诊断，需重复送检。

（2）盘状红斑狼疮通常为阴性。

（3）其他结缔组织病和过敏性药物反应等，偶见阳性，所以不能单凭此阳性结果而肯定诊断。

（4）目前有更为敏捷和特异的各种自身抗体检测系统，因此红斑狼疮细胞检查已较少使用。

第十八节　光斑贴试验

知识点 1：光斑贴试验的方法

（1）采用高压汞气石英灯和水冷式石英灯等作为光源。

（2）可选择腹部或前臂屈侧先测定最小红斑量（MED）。

（3）以可疑光敏物在患者的背部皮肤一同做三处斑贴试验。

（4）24小时后去除三处斑贴试物，第一处去除后迅速用敷料覆盖，避免任何光线照射，作为不照光对照；第二处使用略低于MED的亚红斑量照射，主要为中波紫外线（UVB）；第三处使用普通窗玻璃滤过的光源照射，主要为长波紫外线（UVA）。

知识点2：光斑贴试验的结果判定

分别在照射后24、48、72小时观察结果，结果判定标准参考皮肤斑贴试验。

知识点3：光斑贴试验的临床意义

对于外源性光敏性皮炎，尤其是光敏性接触性皮炎，可以找到致病的光敏物质，同时能够鉴别光毒物或光变应原。

（1）在第二处皮肤（使用略低于MED的亚红斑量照射区）出现红斑为光毒性反应。

（2）在第三处皮肤（窗玻璃滤过的光源照射处）产生丘疹或湿疹样皮损为光变应性反应。

（3）第一处皮肤（未照光处）出现相同反应者，提示为接触过敏无光敏作用。

知识点4：光斑贴试验的注意事项

（1）个别的潜在光敏物可延迟直至96小时后才出现皮肤反应。

（2）使用的可疑光敏物的浓度必须为不引起接触刺激反应的浓度，通常为1或低于1。

第十九节　皮肤组织病理检查

知识点1：皮肤组织病理检查的适应证

（1）有高度病理诊断价值的皮肤病，如皮肤肿瘤，尤其是恶性皮肤肿瘤，不仅可以明确肿瘤的性质，还能够有助于判断肿瘤的恶性程度、范围及深度等。

（2）有重要病理诊断价值的皮肤病，如扁平苔藓、大疱性皮肤病、肉芽肿性皮肤病及结缔组织病等。

（3）具有病原体的皮肤病，如深部真菌病、皮肤黑热病、麻风以及皮肤结核等。

（4）诊断不清，具有明确皮肤损伤的皮肤病。

知识点2：皮肤组织病理检查的皮肤选择

（1）选择充分发展的并具有代表性的典型损害。

（2）尽量选择原发损害，同时取一部分正常皮肤，以便与病变组织做对比。

（3）对水疱性和脓疱性损害，应选择早期皮损，取材时应保持疱的完整性。

（4）环形损害应在边缘取材，同时存在多种损害时，应各取一部分做检查。

（5）为观察疗效，治疗后的标本需在治疗前取材的同一部位采取。

（6）取材最好能带有皮下组织。

知识点3：皮肤组织病理检查的取材方法

（1）取材部位应尽可能选择在日后形成瘢痕不易察见处。

（2）常规消毒后，用1%~2%盐酸普鲁卡因或0.5%~2%盐酸利多卡因进行局部麻醉。

（3）取材较深、较大的组织，选择外科手术法，以利刀做菱形切口。刀与皮面垂直，切口方向应和皮肤纹一致。取较小组织或外科手术取材困难者，选钻孔法。根据皮损大小选择合适孔径的钻孔器，通常多采用直径4mm的环钻。

（4）应尽可能不损伤组织，避免用镊子直接夹取皮损组织，用针挑起标本或小齿镊夹住标本边缘，将标本从底部切断。

（5）缝合切口，5~7天后拆线。

知识点4：皮肤组织病理检查的标本的处理

切下组织迅速放入4%甲醛溶液（10%福尔马林）固定。怀疑有病原体者，切一半做培养，若怀疑真菌感染的皮肤病，取材的一半做组织病理检查，另一半用做真菌培养。对大疱病及胶原病的皮损，取材的一半做组织病理检查，另一半用做直接免疫荧光检查。

知识点5：皮肤组织病理检查的染色种类

（1）普通染色法：即HE染色，适用于普通检查，最常采用。

（2）特殊染色法：①Van Gieson染色，平滑肌纤维呈黄色，胶原纤维呈现红色；②Weight染色，弹力纤维示暗蓝色到黑色；③PAS染色，真菌壁和基底膜表现红色或紫红色；④结晶紫染色，淀粉样蛋白呈紫红色；⑤刚果红染色，淀粉样蛋白为橙红色；⑥阿申蓝染色，酸性黏多糖呈蓝色；⑦姬姆萨染色，肥大细胞颗粒表现异染色性紫红色；⑧苏丹Ⅲ染色，需做冷冻切片，脂肪示橙红色。

知识点6：皮肤病组织病理诊断

在皮肤病理层面把皮肤病分为两类，即炎症性皮肤病与皮肤肿瘤。炎症又分为9种模式，包括浅层血管周围皮炎、浅层与深层血管周围皮炎、结节性与弥漫性皮炎、表皮内水疱与脓疱性皮肤病、表皮下水疱性皮肤病、毛囊炎和毛囊周围炎、纤维性皮炎、血管炎以及脂膜炎等；皮肤肿瘤分为表皮肿瘤、皮肤附属器肿瘤、皮肤囊肿、黑色素性疾病和黑色素细胞性肿瘤、神经组织肿瘤、血管肌肉脂肪与骨组织肿瘤、纤维结缔组织肿瘤、组织细胞和淋巴细胞肿瘤、转移癌等。

知识点7：皮肤组织病理检查的注意事项

（1）取材的大小、深浅应恰当，有些病变如结节红斑、硬红斑及脂膜炎，取材必须深达皮下组织。选择发育成熟的具备典型特点的皮损，尽量在原发部位取材。水疱、脓疱应选择早期皮损。材料面积要足够，应包括皮下组织。要同时取正常皮肤与皮肤皮损，利于进行对比。较小皮损沿其边缘全部取下即可，对于较大的皮损，切忌挤压和钳夹所取组织，水疱、脓疱要防止破裂。

（2）对需包括皮下组织的活检标本，采取外科手术切除，不应用环钻法。

（3）有的疾病的确诊应多次取材，如蕈样肉芽肿。

第二十节　皮肤CT检查

知识点1：皮肤CT检查的方法

反射共聚焦显微镜选用波长为830nm的激光，放大30倍，孔径为0.9的水晶物镜，激光器的功率在5~10mW，带聚合物口的金属环用医用级黏合剂附在皮肤上。转换物镜平行于皮肤表面，获得一组二维图像序列，用软件接缝起来实行图像拼合，显示大范围的视野。软件用8×8的图像拼接出4×4的视野，每个图像都是在30倍放大率下表现500μm的视野。

知识点2：皮肤CT检查的临床意义

（1）帮助皮肤病诊断、鉴别诊断或排除诊断。

（2）临床筛检的手段。

（3）动态随访疾病演变以及疗效的评估。

（4）为皮肤活检或其他检查治疗手段定位。

（5）用作皮肤病科研的检测仪器。

（6）白癜风等色素性疾病的治疗。

知识点3：皮肤CT检查的临床特点

（1）具备在体、原位、无创、动态、依从性高、高度的可重复性等特性，减少了传统病检的痛苦。

（2）准确度高，为病检提供强有力的依据。

（3）系统操作简单，数据容易存储，更方便患者资料的记录和查询。

第二十一节 生物共振查过敏原

知识点1：生物共振查过敏原的方法

首先让患者取下身上的金属物品，心情放松；开启设备，设置程序进行操作。检测出基础值，测试值在40~60，利用随机所带的1400种过敏原样本信息，检测人体不同的信息点，信息点即为检测时用探针放置的位置，多于指（趾）甲上的月牙线的延长线以及指（趾）甲最外缘切点的焦点上，即可获得机体重要部位的生物波信息，然后排除不同干扰，便可进行过敏原检测。分类分组测试，如果测试值高于100，定为过敏原。

知识点2：生物共振查过敏原的临床特点

（1）无痛、无创、无不良反应、无须抽血而且患者容易接受。

（2）检测准确，临床符合率高。

（3）可检测过敏原种类较多。

（4）可对药物过敏患者进行检测。

（5）可检测患者怀疑的过敏原，对各种诱发物进行确诊。

（6）检测时间短，可立即知道检测结果。

第二十二节 皮肤点刺试验

知识点1：皮肤点刺试验的工具及试剂

皮肤点刺试验的工具是一次性点刺针。

皮肤点刺试验的试剂包括组胺（阳性对照液）、生理盐水（阴性对照液）、屋尘螨、粉尘螨以及羽毛、花、海蟹、海鱼、胶乳、香烟、黄鳝、牛奶等。

知识点2：皮肤点刺试验的操作步骤

（1）选择左前臂掌侧皮肤进行点刺。

（2）用记号笔在左臂中部标记使用的点刺液名称，两种点刺液间的距离>5cm，以防止反应红晕融合，皮肤消毒。

（3）自下而上滴各种点刺液1小滴（比针尖大即可）。

（4）用一次性消毒点刺针垂直刺入每一液滴中，轻压刺破皮肤（以不出血为度），1秒后提起弃去，5分钟后将全部液滴拭去，30分钟后观察并记录皮肤反应。

知识点 3：皮肤点刺试验的临床意义

阳性结果判断标准以变应原和组胺（阳性对照液）所致风团面积比而定其反应级别。

-：无反应或是与阴性对照相同者。

+：比值是组胺风团（阳性对照）1/4 以上者。

++：等于或大于阳性对照范围的 1/2 者。

+++：与阳性对照相等者。

++++：大于阳性对照范围 2 倍者。

第三篇
皮肤病性病治疗技术

第一章　外用药物治疗

第一节　影响药物经皮吸收的因素

知识点1：影响药物经皮吸收的因素

（1）药物的化学结构不同，吸收能力也不一样：亲水亲脂性均好的药物结构，经皮吸收能力强，单纯亲水或单纯亲脂则不易吸收。

（2）药物和药物基质（即赋形剂）之间的相互作用：药物在表皮和基质之间的分配系数越高，药物释放速度越快，经皮吸收量也就越高。药物与基质成分发生作用或结合，将会影响药物的释放。例如，烃类软膏能增强角质层的水合能力，较油包水型乳膏强，较水包油霜更强。

（3）在基质中添加促渗剂（即经皮吸收增强剂）：如二甲基亚砜、二甲乙酰胺、二甲基甲酰胺。近来又有月桂氮酮，又称氮酮与脂质体，其他多种表面活性剂、丙二醇和乙醇等。

（4）角质层的结构因素：人体不同部位的角质层厚薄不一，皮肤病改变或破坏了角质层或是角质层被药物或其基质改变了。此外，婴儿皮肤角层很薄，屏障功能不完善，所以吸收能力明显增高，皮肤老化使角层水分与脂质减少，其经皮吸收降低，清除药物的能力也降低或丧失。

（5）其他因素：如皮肤表面的毛囊、皮脂腺和汗腺的密度，皮肤血流分布情况，皮肤表面的pH、温度同样会影响经皮吸收。

第二节 外用药物种类

知识点1：清洁剂

清洁剂可用来清除皮肤表面病变的污物、渗出物、鳞屑、结痂及残留的药物。

常被用作清洁剂的药物有：①水溶液，0.9%氯化钠溶液、温水肥皂、高锰酸钾溶液、2%~3%硼酸溶液、0.1%依沙吖啶溶液、0.02%呋喃西林溶液、3%过氧化氢溶液；②油类，各种植物油或液状石蜡。

知识点2：护肤药

护肤药具有保护皮肤、减少摩擦以及防止外来刺激等作用，性质温和，本身无刺激性。

粉类护肤药有氧化锌、滑石粉、炉甘石、碳酸钙、淀粉、高岭土等。多配制成粉剂、洗剂和面膜等。

植物油做护肤药有芝麻油、橄榄油、花生油、菜籽油、豆油和蓖麻油。最常用二甲硅油，配制1%~5%软膏、乳剂和洗剂等。

知识点3：保湿药

保湿药用于治疗干燥性、角化过度性皮肤病，如特应性皮炎、乏脂性湿疹和鱼鳞病等。

知识点4：止痒药——酚

酚可配制成0.5%~2%水溶液、洗剂、酊剂、软膏等。

知识点5：止痒药——麝香草脑

麝香草脑微溶于水，易溶于乙醇（1∶1），可配制成0.5%~1%的粉剂、软膏、乳剂、酊剂。

知识点6：止痒药——薄荷脑

薄荷脑微溶于水，易溶于乙醇（1∶0.2），可配制成0.5%~1%的粉剂、酊剂和软膏等。但应注意此药的乙醇溶液遇水则析出。

知识点7：止痒药——樟脑

樟脑微溶于水，易溶于乙醇（1∶1），此药有局部刺激并兴奋中枢神经的作用，可配制成 5%～10%酊剂治疗瘙痒，10%～20%软膏用于冻疮。

知识点 8：止痒药——盐酸达克罗宁

盐酸达克罗宁易溶于水或乙醇，可配制成 0. 25%～2%粉剂、乳剂、软膏等。

知识点 9：止痒药——黑豆馏油

黑豆馏油比其他焦油刺激性小，可配制成 2. 5%～10%乳剂、油膏、糊剂和硬膏等。除止痒外还有消炎、角化促成、角质剥离及促进吸收的作用。

知识点 10：止痒药——多塞平

多塞平的作用是在皮肤的靶部位阻闭 H_1 和 H_2 受体，其效价比盐酸苯海拉明强 775 倍，比羟嗪强 50 倍，有非常显著的止痒作用。可配制成 5%多塞平霜剂。常见不良反应为局部的烧灼感或刺痛、困倦及口干，但非常轻微。

知识点 11：止痒药——水合氯醛

水合氯醛是无色透明或白色结晶，有特臭味，极易溶于水（1∶0. 2）、甘油（1∶0. 5）。其作用机制为麻醉末梢神经、止痒、镇痛，可配制成 5%～10%水溶液、5%乳剂治疗皮肤瘙痒症。

知识点 12：止痒药——苯甲醇

苯甲醇是无色无臭液体，溶于水（1∶25），与乙醇、氯仿、乙醚任意混合。其作用机制是麻醉、防腐、止痛、止痒。可配制成酊剂、软膏、洗剂，其浓度为 5%～10%。

知识点 13：糖皮质激素类消炎药

糖皮质激素类药的见效迅速、疗效可靠，是临床最常用的止痒剂，限于短期局部使用，切忌长期大量全身使用。除氢化可的松不良反应小外，其他种类皮质类固醇长期应用，尤其是在皱襞部位及面部会引起萎缩、毛细血管扩张及萎缩纹。其他如紫癜或淤斑、伤口愈合缓慢、类固醇痤疮、类固醇酒渣鼻和口周皮炎、多毛症、感染，以及由于局部反应性改变而发生如隐匿的癣菌病、青光眼和白内障、色素失调等。外用导致下丘脑-垂体-肾上腺轴被抑制和外源性库欣征者，是在大面积用较强的皮质类固醇或大面积外用并且加封包，以及用极强的皮质类固醇每周用量大于 50g 者。

知识点14：非甾体类抗炎药

非甾体类抗炎药包括：甘草酸二钾、吲哚美辛、丁苯羟酸、乙氧苯柳胺、氟芬那酸丁酯、皮考布洛芬。

知识点15：消毒防腐药——氯碘喹啉

氯碘喹啉又称慰欧仿。不溶于水及乙醇，可配制成5%～10%粉剂、软膏或糊剂，不易致敏。

知识点16：消毒防腐药——碘

碘有强大的杀细菌、真菌和芽孢的作用。此剂能氧化细菌原浆活动基团，并与蛋白质氨基结合使其变性。此剂难溶于水，能溶于醇（1:10），可配制成2%碘酊用做术前消毒。新产品有碘伏，以0.75%水溶液或0.5%水溶液清洗或擦拭皮肤感染处。

此外有固体碘伏，是用表面活性剂聚乙烯吡咯烷酮为载体与碘结合而成。易溶于水，无臭无刺激性，在极短的时间内可以有效地杀灭甲肝、乙肝病毒、金黄色葡萄球菌、铜绿假单胞菌、流感病毒、淋病双球菌以及梅毒螺旋体等。适用口腔、眼、肠道、泌尿道、阴道和宫颈黏膜的消毒杀菌。用于污染伤口和烧伤创面的处理。用法需按消毒杀菌所需浓度配制，先加少量水浸泡15分钟，再加水稀释搅拌溶解后就能应用于性病自身消毒以及皮肤黏膜、伤口预防感染以及治疗。一般稀释500倍，坐浴或浸泡2分钟。

知识点17：消毒防腐药——呋喃西林

呋喃西林是广谱抗菌药物，可干扰菌体细胞生物氧化酶系统而产生强烈的杀菌作用。极微溶于水（1:4200）与乙醇（1:590），微溶于丙二醇（1:3500），可配制成0.2%～0.5%软膏、糊剂或霜剂，外用应注意有可能发生接触过敏。

知识点18：消毒防腐药——碘仿

碘仿难溶于水，能溶于醇或醚。可配制成4%～6%碘仿纱布和10%碘仿软膏，临床还有用纯粉敷伤口。具有防腐、除臭作用。

知识点19：消毒防腐药——盐酸黄连素

盐酸黄连素对某些杆菌和球菌等有抑菌作用，微溶于水（1:500），但易溶于热水，不溶于乙醇，可配制成1%～3%～10%软膏。

知识点20：消毒防腐药——过氧化苯甲酰

过氧化苯甲酰是苯甲酸的氧化物，溶于有机溶剂而不溶于水。外用后立即被皮肤角蛋白中的半胱氨酸还原，释放出游离氧和苯甲酸。游离氧使皮面及毛囊皮脂中的痤疮丙酸杆菌和其他菌体蛋白氧化，菌数减少，继而使细菌脂酶作用下产生的游离脂肪酸一同减少。

此剂同时具有广谱抗菌作用，在人皮肤上至少保持48小时，有角质剥脱作用与角质溶解作用。另外，此剂还可以刺激肉芽生成和上皮细胞增生，所以可治疗褥疮和溃疡。此剂可配制成霜剂、洗剂或凝胶剂，常用的浓度是2.5%~10%。

知识点21：消毒防腐药——甲硝唑

甲硝唑是硝基类化合物，在体外有抗革兰阴性与阳性厌氧菌的作用。对兼性厌氧菌也有抗菌作用。对厌氧原虫包括阴道毛滴虫、溶组织阿米巴同样有抗菌杀虫效能。可配制成3%~5%霜剂外用或是500mg塞入阴道制剂，1%新霉素和甲硝唑霜治疗痤疮。对一些厌氧菌造成的化脓性感染亦可应用。

知识点22：消毒防腐药——甲紫

甲紫又称龙胆紫，易溶于乙醇（1∶10），微溶于水，对革兰阳性菌杀菌力强。可配制成1%~2%水溶液、0.5%~1%酊剂、2%~10%糊剂和软膏，可用于白色念珠菌病、脓疱疮以及湿疹继发感染等。

近年研究发现它有极强的致癌性。紫药水中的龙胆紫是阳离子碱性染料，是潜在的致癌剂。只能用于局部未破损的皮肤，而禁止内服，严禁涂抹于口腔、肛门、尿路等黏膜处或破损的皮肤伤口上，防止诱发癌症。

知识点23：消毒防腐药——依沙吖啶

依沙吖啶溶于水（1∶70），以0.25%~0.5%水溶液洗涤创面和黏膜感染，0.1%~0.2%糊剂或软膏用于治疗脓皮病，1∶10000~1∶5000水溶液可做湿敷。

知识点24：消毒防腐药——高锰酸钾

高锰酸钾是强氧化剂，有除臭、防腐、消毒、杀菌以及收敛等作用，易溶于水（1∶16），配制成1∶10000~1∶2000溶液用作冲洗、湿敷和坐浴等。

知识点25：消毒防腐药——过氧化氢

过氧化氢为强氧化剂，有防腐、除臭和清洁作用，3%溶液用于清洗创面及含漱。

知识点 26：腐蚀剂——三氯醋酸

三氯醋酸为无色结晶，有腐蚀和吸湿性，极易溶于水（1∶0.1）和乙醇。可刺激色素增生。1%溶液作为收敛剂，用于多汗。25%水溶液用于白癜风。30%～50%水溶液用于胼胝、鸡眼、睑黄疣以及疣类的腐蚀。

知识点 27：腐蚀剂——氢氧化钠（钾）

氢氧化钠或氢氧化钾易溶于水（1∶1，同时放出热量），为强腐蚀剂。5%～10%软膏用于鸡眼和胼胝等。

知识点 28：腐蚀剂——硝酸银

10%以上的硝酸银水溶液和硝酸银棒有腐蚀作用。用以腐蚀过度生长的肉芽、疣赘和鸡眼等。对长期不愈的慢性溃疡，沿其边缘轻轻涂擦可加快愈合。

知识点 29：腐蚀剂——乳酸

5%～20%浓度的乳酸与水杨酸可配制成胼胝粉。

知识点 30：角质促成剂

一些药物有轻度的兴奋与刺激作用，但不产生迅速破坏或迅速脱皮，在反复使用之后，可使角质层正常化，称为角质促成剂。

知识点 31：角质促成药——水杨酸

0.5%～2%（甚至5%）的水杨酸糊剂或软膏，有角质形成和稳定作用。

知识点 32：角质促成药——硫黄

硫黄浓度在5%以下可使不正常角化过程正常化，并且还原为硫化物，使细胞蛋白的巯基（-SH）氧化变成二硫基（-S-S-），对角蛋白的形成是极为重要的步骤。这可能是它加速角化的机制。

知识点 33：角质促成药——煤焦油

煤焦油是烟煤干馏的副产品，黑色液体，微溶于水，含苯酚和煤酚等。配制时常用其粗制品。1%～5%的煤焦油具有轻度的兴奋及刺激作用，刺激基底细胞增殖，加速生成正常角质层。

知识点34：角质促成药——地蒽酚

地蒽酚又称蒽林。它是蒽酚的衍生物，即二羟蒽酚。此药为黄色粉末，易溶于氯仿、苯以及二甲苯，其次为乙醚、丙酮和乙醇，其作用机制可能是强还原剂的作用或引发局部炎症作用。还原作用是夺去组织氧，使表皮细胞无法利用，从而降低增殖，使肥厚的棘层恢复。

其不良反应是可使皮肤和指甲染为红褐色，故不用于面、手以及头皮。可刺激皮肤发生红斑，尤其是小腿屈面、腹部皱褶部位及腹股沟。也可引起严重的眼结膜炎，所以应注意避免由手间接将此剂接触眼部。此外，此剂也有一定的毒性，不得用穿透性强的基质，以免全身吸收中毒。毒性症状为呕吐、腹泻或肾脏刺激，大量的蒽林可使肝、肠和神经系统中毒。

知识点35：角质促成药——间苯二酚

间苯二酚有角质形成和止痒作用，高浓度具有角质溶解与腐蚀作用，并可抗真菌和细菌。0.25%~1%苯二酚溶液有角质促成及止痒作用，5%~10%糊膏剂可治疗痤疮，浓度20%以上能够治疗扁平疣、毛囊角化等。

知识点36：角质剥离剂

角质剥离剂可以祛除角质层或使角质层变薄。药物能够将表皮水分吸去，使已经松解、干燥而堆积在表面上的角层脱落，或使液体进入表皮使角层浸渍、肿胀，然后脱落。

知识点37：角质剥离剂——鱼石脂、黑豆馏油、煤焦油、松馏油

鱼石脂、黑豆馏油、煤焦油、松馏油浓度在10%~20%有角质剥离作用。

知识点38：角质剥离剂——醋酸

醋酸能与水、乙醇、甘油任意比例混合。浓度10%~30%有角质剥离作用。

知识点39：角质剥离剂——水杨酸

水杨酸是通过溶解角层细胞间结合物而使角层松解及脱屑的。浓度5%以上的水杨酸对角质层有快速的角质松解作用，最后形成剥脱。

知识点 40：角质剥离剂——维 A 酸类药

维 A 酸类药最常用的维 A 酸类制剂包括：①维 A 酸可配制成 0.025%、0.05%、0.1% 的软膏、霜剂和胶剂；②维胺酯；③异维 A 酸；④阿达帕林是维 A 酸第三代产品，可配制成 0.1%凝胶，此剂遇光稳定性强，对粉刺溶解性强，刺激性小，可用于治疗轻、中度寻常性痤疮。

知识点 41：角质剥离剂——尿素

尿素是最早人工合成的有机化合物，易溶于水，它具有抗菌、使蛋白质溶解和变性、增加蛋白质的水合作用，并可止痒以及促进皮肤的穿透性。10%尿素霜治疗鱼鳞病和其他角化过度性皮肤病均有很好的效果，20%尿素溶液治疗各类瘙痒性疾病，有迅速止痒作用。40%尿素溶液用来治疗黑毛舌，每天涂 1 次，停数分钟后拭去，对去除角化过度十分有效。

知识点 42：角质剥离剂——尿囊素

尿囊素为白色、无臭、无味的结晶粉末，在干燥空气中比较稳定。它以 1∶190 溶于水，1∶500 溶于乙醇，不溶于乙醚。其作用机制是和角层细胞的粘连物质连接，促进其水合能力，也直接作用在角蛋白，使其结合水的能力增加，从而吸收更多水分。

此药是脲基海因，其尿素部分具有角质松解与皮肤软化作用，0.2%尿囊素的角质松解活性和 10%～20%尿素相等，而且无尿素的刺激性。

此药的另一特点是能结合各种物质形成金属盐类以及加成化合物，其所形成的化学结合加成产物不破坏各个成分原有的治疗作用。若与对氨基苯甲酸或磺胺类结合，则此化合物不仅有尿囊素的作用，而且有对氨基苯甲酸（PABA）的遮光作用或磺胺的抗菌作用。结合后降低了 PABA 和磺胺的过敏反应。可配制成 5%尿囊素凡士林治疗郁积性溃疡和鱼鳞病。

知识点 43：抗细菌感染药——金霉素

金霉素是广谱抗生素，对立克次体、大多数的杆菌（特别是革兰阴性菌）及球菌等有显著抑菌作用。此药对脂溢性皮炎有感染者、化脓性皮肤病及痤疮等有良效，不良反应少，通常可配制成 1%～2%的软膏。

知识点 44：抗细菌感染药——四环素

四环素为广谱抗生素，可配制成 0.5%～1%软膏、酊剂或霜剂，经证实口服和外用治疗痤疮疗效相等。外用有时可产生皮肤的轻度发黄、暂时刺痛和烧灼感。

知识点45：抗细菌感染药——红霉素

红霉素难溶于水，1ml水只能溶2mg；易溶于醇，可配制成0.5%~1%的软膏。治疗痤疮对年龄较大者比年轻者更加有效。Frank（1977年）以红霉素0.5g、基质用95%乙醇12.5g、丙二醇12.5g、蒸馏水稀释2.5倍治疗痤疮获得良效。

知识点46：抗细菌感染药——硫酸新霉素

硫酸新霉素易溶于水（1:1），微溶于乙醇，配制成0.5%~1%软膏或霜剂。可用于革兰阳性菌和阴性菌的感染，亦可用于铜绿假单胞菌、放线菌、阿米巴以及螺旋体等感染。虽然效果显著，但有致敏作用，为较常见的接触致敏物质，并且与庆大霉素有交叉过敏。

知识点47：抗细菌感染药——克林霉素

克林霉素为林可霉素的衍生物，对葡萄球菌、溶血性链球菌等均有作用，主要特点是可抑制痤疮棒状杆菌。

知识点48：抗细菌感染药——莫匹罗星

莫匹罗星又称假单胞菌酸A，对需氧革兰阳性菌有强抗菌活性，特别对金黄色葡萄球菌、表皮葡萄球菌以及其他与皮肤感染有关的β溶血性链球菌属的病原菌抗菌活性强。对皮肤正常菌群抑制较弱，对铜绿假单胞菌、厌氧菌及真菌无作用，通常配制成2%的软膏。

知识点49：抗细菌感染药——第三代喹诺酮类药

第三代喹诺酮类药抗菌谱广，对革兰阳性和阴性菌均有较强的抗菌活性，特别对铜绿假单胞菌更强，毒性低，性质稳定。国内产品的抗菌强度由低至高依次为：①1%诺氟沙星乳膏；②1%环丙沙星乳膏；③0.5%~1%氧氟沙星乳膏；④0.5%洛美沙星乳膏。第三代喹诺酮类药物的适应证：毛囊炎、脓疖和烧伤，特别对铜绿假单胞菌感染显著强于磺胺嘧啶银。

知识点50：抗真菌药——苯甲酸

苯甲酸又称安息香酸，微溶于水（1:350），易溶于乙醇（1:3），配制成6%~12%浓度和水杨酸配制成软膏或酊剂。

知识点51：抗真菌药——间苯二酚

间苯二酚有杀细菌、真菌以及止痒作用，易溶于水、醇及其他有机溶媒中。浓度为0.25%~1%可用于角化促成，5%可用于角质松解，20%~40%用于角质剥脱，40%以上则用于腐蚀。

知识点 52：抗真菌药——水杨酸

水杨酸易溶于乙醇（1∶4），溶于沸水。浓度为 1%～2%可用于角质促成，3%时止痒，质量分数不大于 0.03%对革兰阳性与阴性细菌、致病性酵母菌、皮肤真菌等有抑菌作用。水杨酸是目前最常应用的一种安全的、耐受良好的、无色的皮肤抗菌剂。

知识点 53：抗真菌药——硫代硫酸钠

硫代硫酸钠极易溶于水（1∶0.5），不溶于乙醇，可配制成 40%～60%水溶液治疗汗斑及疥疮。

知识点 54：抗真菌药——硫黄

硫黄不溶于水与乙醇，略溶于植物油。此药分为三种，即升华硫黄、精制硫黄以及沉降硫黄。此剂有杀细菌、杀真菌、杀疥虫、止痒、脱脂和角质形成作用。此剂的抑制或杀细菌以及真菌的作用是与皮肤接触后变为硫化氢和五硫黄酸后所致，可配制成 5%～10%软膏、糊剂、乳剂、洗剂等。

知识点 55：抗真菌药——烯酸

烯酸几乎不溶于水，能和乙醇等量混合。可配制成 2%～15%粉剂、酊剂、软膏用于皮肤真菌病。用于黏膜的浓度不大于 1%。

知识点 56：抗真菌药——烯酸锌

烯酸锌几乎不溶于水和乙醇，可配制成 20%软膏用于表皮癣菌病。

知识点 57：抗真菌药——乌洛托品

乌洛托品易溶于水及乙醇，在酸性溶液中水解产生甲醛而发挥作用。用于治疗癣菌病时可配制成 20%～40%溶液或 10%的酊剂。用于去臭时先将腋下用热肥皂水清洗，用湿毛巾擦至近干，用此药 3～4g 撒布，以手摩擦使腋下发生潮湿为止，然后再撒此粉，夹紧，休息 20～30 分钟。每隔 2 天重复 1 次。

知识点 58：抗真菌药——冰醋酸

冰醋酸具有抗真菌、杀菌、止痒以及角质溶解作用，1%冰醋酸水溶液可以止痒；7%冰醋酸水溶液用于治疗手足多汗症；10%水溶液治疗鳞屑角化型手足癣，20%~30%水溶液，用于治疗甲真菌病，其原液可腐蚀胼胝和鸡眼，但要注意高浓度对正常皮肤产生刺激作用。

知识点59：抗真菌药——克霉唑

为化学合成的广谱抗真菌药物，它同时抗毛滴虫。可配制成1%~5%软膏或霜剂。治疗股癣、足癣、皮肤念珠菌病以及汗斑，疗效显著，不良反应少。

知识点60：抗真菌药——咪康唑

咪康唑又称异吡唑、亚胺唑。可配制成1%~5%软膏或霜剂。对浅部真菌感染、皮肤念珠菌病均有效。其2%软膏比等量制霉素与两性霉素B的制剂更好，而且疗效快，局部耐受好，少数患者用于治疗阴道有局部刺激症状，产生烧灼感及瘙痒。

知识点61：抗真菌药——益康唑

益康唑化学结构和咪康唑相似，对皮肤真菌有效，抗革兰阳性细菌的作用比咪康唑为强，对菌丝型以及双相型真菌也有效。对白色念珠菌感染的疗效可与制霉菌素相媲美，对革兰阳性细菌的作用可以与青霉素G相媲美。

知识点62：抗真菌药——酮康唑

酮康唑配制成0.5%~3%酮康唑二甲基亚砜溶液，无色透明，注意此药放置过久变为棕红，效力下降。其2%霜剂可治疗汗斑，2%洗剂用于头部脂溢性皮炎。

知识点63：抗真菌药——联苯苄唑

联苯苄唑是氮取代性不含卤素的咪唑类衍生物。亲脂性极强，迅速溶解在乙醇、二甲基甲酰胺、二甲基亚砜中，可配制成1%~2%乳膏剂、乳剂及溶液、凝胶剂与粉剂。

知识点64：抗真菌药——特比萘芬

特比萘芬可配制成1%霜剂，外用皮肤癣菌病和某些酵母菌感染。其疗效明显强于1%联苯苄唑。此药除抑真菌与杀真菌作用外，尚有抗炎作用。

知识点65：抗真菌药——制霉菌素

制霉菌素对白色念珠菌感染治疗有效。不溶于丙酮，难溶于水。外用浓度一般为10万U/g（ml）。

知识点66：抗真菌药——杀念珠菌素

杀念珠菌素不溶于水，对念珠菌的抑菌浓度是0.5～50μg/ml，对真菌性阴道炎效果最好。

知识点67：抗真菌药——庐山霉素

临床用庐山霉素去氧胆酸钠的复盐和国外两性霉素B为同一物，其抗菌谱和最低抑菌浓度均与两性霉素B相同，可配制成0.3%庐山霉素溶液外用，每天3次，治疗真菌性阴道炎有很好的效果。

知识点68：抗真菌药——多菌灵

多菌灵又称棉萎灵，化学性质稳定，系高效、低毒、吸收性强的广谱抗真菌药。其作用机制为化学结构和嘌呤相似，故可影响菌体内DNA合成而起到抗菌作用。可配制成多菌灵酊剂外用治疗股癣、体癣、手足癣等。其配方是多菌灵0.5g，二甲基亚砜27ml，95%乙醇225ml。

知识点69：抗真菌药——氯化铝

30%氯化铝溶液既有收敛作用，又有抑菌以及一定的杀菌作用。

知识点70：抗真菌药——巯氧吡啶锌

巯氧吡啶锌是巯基吡啶的衍生物。具有很好的抗真菌、抗细菌作用。曾用于治疗头皮屑，其所以有效，可能是其抗卵圆形糠秕孢子菌的原因。临床上1%～2%巯氧吡啶锌的洗发乳剂用于治疗汗斑，每晚涂病患处，保留5分钟，然后洗除，疗效显著。

知识点71：抗真菌药——硫化硒

硫化硒可降低皮脂中脂肪酸的含量，以及杀真菌、寄生虫及抑制细菌的效力。用此剂配制成2.5%洗发乳剂治疗脂溢性皮炎，每周1次，用法同巯氧吡啶锌洗发乳剂，治愈率达95%，对汗斑治愈率高达100%。国内产品为2.5%硫化硒洗剂。

知识点72：抗真菌药——碘化钾

碘化钾极易溶于水及甘油，有抗真菌溶甲作用，配制成10%软膏可用于放线菌病，与等量羊毛脂配制成脱甲软膏。

知识点73：抗病毒剂——碘苷

碘苷对单纯疱疹病毒、牛痘病毒和腺病毒均有抑制作用，一般以0.5%~1%配在90%二甲基亚砜和10%水中效果更好。

知识点74：抗病毒剂——酞丁安

酞丁安配制成0.1%混悬液，外用治疗带状疱疹，止痛、涸疱有效；用0.1%~3%霜剂治疗尖锐湿疣，应厚涂。此外有酞丁安擦剂，是此剂加入渗透剂氮酮，其浓度为0.5%时效果增强。

知识点75：抗病毒剂——阿昔洛韦

阿昔洛韦对单纯疱疹或带状疱疹有很好的疗效。对单纯疱疹病毒有高度的选择性抑制，对正常细胞毒性极小。其抗疱疹病毒活性比阿糖腺苷强160倍，比碘苷强10倍。此剂可配制成2%~3%的霜剂。

知识点76：抗病毒剂——利巴韦林

利巴韦林商品名为病毒唑，此药为白色粉末，溶于水，性质稳定，为强单磷酸次嘌呤核苷脱氢酶的抑制剂，能阻止病毒核酸的合成，为广谱抗病毒药，对DNA、RNA型病毒均有抑制作用。可配制成2%~10%霜。对单纯疱疹有效。

知识点77：收敛剂

对蛋白质有凝固及沉淀作用，是能使水肿消退、渗出减少、炎症消退的局部外用药。

（1）鞣酸：鞣酸极易溶于水，3%水溶液可用于口腔炎洗涤，5%~20%的软膏及糊剂用于皮肤溃疡、压疮，配制成10%~20%粉剂外用于手足多汗。

（2）醋酸铅：醋酸铅易溶于水（1∶2），可配制成0.1%~0.3%水溶液做冷湿敷，0.5%水溶液用来汗疱型手足癣的浸泡。

（3）碱式醋酸铝：碱式醋酸铝有收敛、防腐、消炎、止痒等作用。可配制成1%~8%水溶液用做湿敷，又可配制成醋酸铝溶液。

（4）硝酸银：硝酸银极易溶于水（1∶0.5），1%~2%溶液有恢复上皮功效，2%~5%溶液有收敛作用，0.1%~0.3%水溶液用于湿敷。

（5）明矾：明矾易溶于水（1∶7.5），不溶于乙醇。水溶液为酸性。5%明矾粉剂和2%溶液用于治疗多汗。

（6）次碳酸铋：次碳酸铋可配制成20%~40%油剂或5%~10%乳剂，用于皮肤溃疡、湿疹。

（7）硫酸锌：硫酸锌极易溶于水（1∶0.6）。可配制成0.1%~0.5%水溶液湿敷，用于急性皮炎。2.5%软膏制剂治疗压疮及下肢溃疡。

（8）氧化镁：氧化镁微溶于水（1∶600），不溶于酒精，可配制成6%腋臭粉。

知识点78：杀虫剂——百部酊

以百部60g加白酒500ml，浸泡1~2天，取浸液涂擦，每天2~3次，可治疗头虱及阴虱。其5%~10%水煎液可以浸泡衣服灭虱。以百部、紫草各20g，凡士林100g配制成软膏，每晚涂肛周1次，可用于治疗蛲虫病。以百部25g加75%乙醇100ml配制成酊剂，可止痒及灭虱。

知识点79：杀虫剂——六氯苯

六氯苯是无色、无臭的结晶性粉末，不溶于水，昆虫接触此药或吃入、吸入均可引起中毒而死。其杀灭疥螨药理作用是破坏疥螨的中枢以及周围神经系统，使之中毒死亡。婴幼儿和孕妇慎用。

知识点80：杀虫剂——苯甲酸苄酯

苯甲酸苄酯不溶于水及甘油，可与醇任意比例混合，灭疥效力强，刺激性小，可配制成25%洗剂供用。配方：先以三乙醇胺（5g）及硬脂酸（20g）互相作用，制成胺皂作为乳化剂，然后加入的苯甲酸苄酯（250ml）乳化为乳剂型洗剂（连水共1000ml），用以灭疥；亦可配制成乳剂，取25ml苯甲酸苄酯、25g软肥皂共研磨至匀，再加乙醇和蒸馏水（各25ml）研匀即得，用以灭疥。

知识点81：杀虫剂——克罗米通

克罗米通商品名为优力肤。是无味、无色、淡黄或白色油状液体，能溶于400份水中，可与95%乙醇、苯以及乙醚混合，是杀疥、虱药。其作用机制是经昆虫体表、呼吸器进入虫体内，作用在神经系统，先出现痉挛，最后麻痹而死亡。

知识点82：杀虫剂——甲硝唑

甲硝唑又称灭滴灵。抗滴虫药，用作杀螨剂。具有抗厌氧菌作用，对滴虫、毛囊虫、阿米巴原虫、疥螨等有强大杀灭作用，是治疗滴虫病首选药。1%~5%乳膏、酊剂用于痤疮和酒渣鼻等。

知识点83：抗变态反应药

（1）苯海拉明：组胺 H_1 受体阻断剂，能对抗组胺所引起的毛细血管扩张以及通透性增加，具止痒和局麻作用。止痒持续时间是4~6小时。皮肤科用于治疗过敏性疾病。1%乳膏外用治疗神经性皮炎、虫咬皮炎、瘙痒症、过敏性皮炎以及湿疹等。

（2）马来酸氯苯那敏：马来酸氯苯那敏又称扑尔敏。1%乳膏用来治疗各种过敏性疾病、虫咬皮炎等。临床少用。

（3）多塞平：多塞平又称多虑平。有阻断组胺 H_1 与 H_2 受体作用。口服吸收完全，迅速，耐受性好。用于治疗慢性荨麻疹、神经性皮炎和瘙痒症等。制成0.5%~5%乳膏、软膏。

知识点84：细胞毒类药

（1）氟尿嘧啶：氟尿嘧啶是胸腺嘧啶核苷酸合成酶的抑制剂，可抑制DNA的合成。5% 5-Fu霜治疗面、颈部弥漫性日光角化病以及老年角化病、Bowen病、浅表性基底细胞癌，此剂的不良反应包括局部疼痛、水肿、糜烂、过敏反应、流泪、色素沉着及化脓等。应用时要密切观察以及注意潜在性光毒反应。

（2）盐酸氮芥：此剂治疗蕈样肉芽肿是用10~30ml水稀释10~14mg氮芥之后，迅速涂在皮损上，用一块纱布或直接戴塑料手套揉进去。依据皮肤对治疗的反应决定用药次数。如果耐受好，则每天涂1次，涂药1周，然后用温和性霜剂或皮质类固醇霜数周，如此交替进行。治疗白癜风是以50mg加在75%~95%乙醇溶液100ml中，用棉签蘸此溶液轻轻涂白斑，每天2次，黏膜、阴部皱襞部位不得应用。由于此药可引起接触性皮炎，用时要密切注意，及时停药进行适当处理。

知识点85：遮光剂

防止曝晒，避免引起急性皮炎和保护皮肤不发生光敏，但更重要的是防止慢性日光性皮炎与皮肤恶变。通常以氧化锌糊剂作为物理性遮光剂为最好。

（1）5%对氨基苯甲酸：其75%乙醇溶液最好，由于它能和角层结合或吸收，其作用不致因沐浴与出汗而减弱。此药虽可引起致敏，但应用仍较广，亦较安全。

（2）二氧化钛：无臭、无味，不溶于水，为避光可配制成5%二氧化钛软膏、乳剂，用于日光性皮炎、日光性湿疹以及红斑狼疮等。

（3）水杨酸苯酯：水杨酸苯酯又称萨罗，能吸收紫外光，不溶于水，溶于乙醇，配制成10%~20%软膏用于光感性皮肤病。

（4）吲哚美辛：吲哚美辛是前列腺素合成酶的强抑制剂，可阻断花生四烯酸合成前列腺素，是日晒斑的重要介质，所以有抗炎抗晒斑的作用，此药有防止紫外线（290~320nm）的效果，能够减轻局部红斑、发热、疼痛，疗效明显优于高效皮质类固醇霜。配制成2.5%吲哚美辛溶液，减少日晒发红，维持24小时，比皮质类固醇好。

（5）二苯甲酮类：二苯甲酮类药物中有羟甲氧苯酮和二羟苯酮。有广谱紫外线吸收作用。6%~10%吸收UVB与UVA，很少发生过敏反应。

（6）喹啉：喹啉是无色油状液体，溶于乙醇，3%霜剂有防光作用，可避免日光皮炎。

知识点86：抗汗与去味剂

革兰阳性菌属能够引起腋窝的气味，因此菌有分解大汗腺汗液的能力，新霉素可以抗此菌族而去味。另外，治疗多汗的药物有10%乌洛托品酊剂、1%三氯醋酸水溶液、5%~10%甲醛乙醇溶液、2%明矾溶液以及15%氯化铝溶液。

知识点87：脱色剂

（1）氢醌：又称对苯二酚，是由苯胺氧化成对苯醌再经还原而制得。为无色晶体或白色粉末，易溶于乙醇，也溶于水。可配制成2%~5%软膏及乳剂，治疗黄褐斑、雀斑及色素沉着性皮肤病。此药极易氧化变色，在碱性溶液中尤甚，可加入抗氧剂亚硫酸钠（0.1%）。其作用机制可能是阻断了合成黑色素的酪氨酸及酪氨酸酶的通路。

（2）壬二酸：又称杜鹃花酸，是无色至淡黄色晶体或结晶粉末，稍溶于水，较易溶于热水和乙酸。高浓度无毒，能抑制多巴与酪氨酸酶起反应，从而有抑制黑色素细胞的作用。可配制成20%壬二酸霜剂外用，要注意有刺激性。

（3）超氧化物歧化酶：是重要的超氧阴离子清除剂。有抗炎、灭菌、抗衰老以及预防色素沉着等作用，对黄褐斑有效。

知识点88：抗氧化剂

易氧化的药物制剂中必须加入抗氧剂，阻止或延缓主药的氧化。常用的抗氧药及其浓度：焦亚硫酸钠0.1%~0.2%；无水亚硫酸钠0.1%~0.2%；亚硫酸氢钠0.1%~0.2%；依他酸二钠0.03%~0.05%；硫代硫酸钠0.1%；硫脲0.05%~0.1%。

知识点89：米诺地尔

米诺地尔又称敏乐定，是一种强效的末梢血管扩张剂，增加皮肤血流量，可以促进毛发生长。可配制成5%的溶液。对斑秃及男性型脱发有一定疗效。

知识点90：色甘酸二钠

为肥大细胞膜的稳定剂，可配制成2%色甘酸二钠（DSCG）软膏，治疗坏疽性脓皮病及异位性皮炎。

知识点 91：己烯雌酚

己烯雌酚是白色结晶性粉末，无臭，不溶于水，溶于乙醚、植物油。可配制成0. 25%~0. 5%乳剂、软膏、酊剂，治疗寻常痤疮、脂溢性皮炎、脂溢性脱发以及更年期女阴瘙痒。

知识点 92：甲睾酮或丙睾酮

可配成 0. 25%~0. 5%乳剂、软膏，治疗老年瘙痒、斑秃及硬化性萎缩性苔藓。

知识点 93：维生素 E

其醋酸盐是淡黄色黏稠油状液，溶于乙醚、乙醇及脂肪，为抗氧化剂，增强毛细血管的抗力作用，对低温抗力增强，可以改善血液循环。可配制成 2%的溶液治疗冻疮、硬皮病等。配制成乳剂（水/油）软膏，每克基质含 20mg，可治疗慢性溃疡、放射皮炎以及大疱性表皮松解症。

知识点 94：卡泊三醇

卡泊三醇是维生素 D_3 类似物。作用机制与维生素 D_3 活性代谢物骨化三醇相似。它作用在细胞周期的 S 期和 G_2 期，从而抑制表皮细胞的增殖。它对鼠的钙代谢影响比骨化三醇最少低 100 倍。经研究发现卡泊三醇（CP）对轻、中度银屑病优于倍他米松软膏，可用作寻常型银屑病的斑块状皮损外用疗法的第一线药，耐受性好，几乎无不良反应。少数皮损周围有轻度刺激，没有高钙血症。

知识点 95：骨化三醇

骨化三醇的分子式为 1, 25-［OH］$_2$$D_3$，是维生素 D_3 经肝脏、肾脏、羟化，最后成为骨化三醇。每克制剂中含有 3~60μg 骨化三醇，对脱屑性红斑及斑块状银屑病有效。

知识点 96：他卡西醇

他卡西醇的分子式为 1, 24-［OH］$_2$$D_3$，其与维生素 D 受体亲和力及体外功能与骨化三醇强度相同。其诱发高血钙比骨化三醇略好些，用此剂 1μg/g、2μg/g 或 4μg/g 软膏，每天外用 1 次，1 个月之内使银屑病皮损改善，其疗效和 0. 1%倍他米松戊酸酯相似。

知识点 97：辣椒辣素

辣椒辣素的化学名顺-8-甲基-N-香草基-6-壬烯酰胺。现认为皮肤化学的诱发痛是由 P 物质所介导。此药能阻止或抑制其再积聚，从而阻断痛觉从末梢向中枢神经系统传递，起到治疗作用。辣椒辣素的用法：①0.075%辣椒素（capsaicin）霜涂至疼痛部位，每天3次，2周后62%患者疼痛缓解，对照组31%痛减轻，6周后77%患者痛减，而对照组无改善；②0.025%此药霜治疗瘙痒，也是抑制P物质再聚集，起到止痒效果。

知识点98：螺内酯

螺内酯又称安体舒通。此药竞争性抑制二氢睾酮与外周靶器官受体结合，拮抗皮肤内雄激素作用，可以减少皮脂分泌，可治疗痤疮、多毛、雄激素脱发。此药与5α-还原酶抑制剂（黄体酮）联合外涂具有协同的抗雄激素作用。

第三节 局部外用药的剂型

知识点1：散剂

散剂是指药物和适宜辅料粉碎、均匀而制成的干燥粉末状制剂，分为内服散剂和局部用散剂。常用散剂基质包括：①矿物性粉剂，如氧化锌、滑石粉、炉甘石以及高岭土等；②植物性粉剂，如淀粉、麦粉等；③动物性粉剂，如贝壳粉、乌龟骨粉等。通常多以两种以上粉末混合制成。

知识点2：溶液剂

外用溶液剂通常是指非挥发性的澄明溶液，大多为水溶液。清洁皮肤，有消炎、收敛、散热、渗透、吸附以及保护作用，用于渗出糜烂性、感染性皮肤病。

知识点3：洗剂

洗剂是指含药物的溶液、乳状液、混悬液，供清洗或涂抹无破损皮肤用的液体制剂。其具有清凉、止痒、收敛、消炎和保护作用。此剂涂于皮损上，水分蒸发时，皮肤血管逐渐收缩，从而缓解炎症。水分蒸发后所含粉剂留在皮肤上，继续发挥粉剂的作用。用前摇匀，擦拭患处。不宜用于毛发部位。对皮肤干燥的患者不能较长时间使用，否则皮肤更为干燥。不能用于结痂和湿润的糜烂面。

知识点4：酊剂和醑剂

酊剂指药物用规定浓度的乙醇浸出或溶解而制成的澄清液体制剂。醑剂指挥发性药物的高浓度乙醇浸出液。酊剂和醑剂具有清凉、干燥、去脂、消炎、杀菌、止痒以及增强主药药效的作用。酊剂和醑剂适用于无糜烂、渗液及结痂性亚急性及慢性病变。随主药性质不同而用途不同。严禁用于有渗出糜烂性病变。干燥、皲裂性皮损和外生殖器等皱褶部位不宜用。

知识点5：搽剂

药物用乙醇、油或适宜的溶剂配制的溶液、乳状液或混悬液，供无皮损皮肤外用液体制剂。具有消炎、杀菌、止痒、镇痛等作用，用于瘙痒性皮肤病、角化肥厚性皮肤病。破损处、黏膜部位以及浸润性皮肤禁用。

知识点6：软膏剂

软膏剂指药物与油脂性或水溶性基质混合制成的半固体外用制剂。具有较强的穿透性，作用深入且持久，同时能软化痂皮、祛除鳞屑、保护创面、防止感染、避免干燥、润泽皮肤，并能促进上皮和肉芽生长。用于慢性浸润肥厚性病变、角化过度性病变、较深在的炎症、慢性溃疡以及结痂性病变。糜烂渗出性及分泌物多的皮肤病禁用。

知识点7：乳膏剂

乳膏剂指药物溶解或分散于乳剂型基质中形成的半固体外用制剂。乳膏剂根据基质不同，有水包油型、油包水型以及多重型乳膏剂。乳剂性质缓和、洁白细腻、清洁舒适。糜烂、渗出皮损禁用。

知识点8：糊剂

糊剂指大量固体粉末均匀分散在适宜基质中所组成的半固体外用制剂。常用的油剂性基质为凡士林、石蜡、液状石蜡、硅油和羊毛脂等；水溶性基质为聚乙二醇；粉末类基质主要有淀粉、氧化锌、滑石粉以及高岭土等。不能用于头皮及其他多毛部位，不得用于急性皮炎。

知识点9：油剂

油剂指药物溶解或混悬于植物油、矿物油或用植物油提制中药而成的外用油状制剂。常用的溶媒为茶油、菜籽油、芝麻油、蓖麻油、花生油、大豆油以及其他植物油，液状石蜡与其他适宜的矿物油类。毛发密集部位慎用。

知识点10：膜剂

膜剂指药物与适宜的成膜材料经加工制成的膜状制剂。取适宜的大小膜剂贴敷于病变部位。

知识点 11：涂膜剂

涂膜剂指药物溶解或分散于含成膜材料溶剂中，涂搽患处后形成薄膜的外用液体制剂。

知识点 12：凝胶剂

凝胶剂指药物与能形成凝胶的辅料制成均一、混悬或乳状液型的稠厚液体或半固体制剂。凝胶剂具有保护、润泽作用，涂后局部感觉舒适、凉爽、无黏腻感、无刺激性，并使得主药作用持久。根据主药不同性质，可用于治疗多种皮肤病。过氧苯甲凝胶用于治疗痤疮，蒽林凝胶用于治疗银屑病，干扰素凝胶治疗单纯疱疹、带状疱疹，糖皮质激素用于治疗变态反应性疾病。糜烂渗出性皮肤病忌用。

知识点 13：气雾剂

气雾剂指含药溶液、乳状液或混悬液与适宜的抛射剂共同装封于具有特制阀门系统的耐压容器中，使用时借助抛射剂的压力将内容物呈雾状喷出，用于肺部吸入或直接喷至腔道、皮肤及空间消毒的制剂。皮肤科外用于治疗急慢性皮炎或感染性皮炎。长期大面积使用需注意药物过量及不良反应；防止喷入眼内，不慎喷入后应迅速用水清洗；冷天时如大面积使用应注意保暖。

知识点 14：喷雾剂

喷雾剂指不含抛射剂，借助手动泵的压力将内容物以雾状等形态释出的制剂。按使用方法分为单剂量与多剂量喷雾剂；按分散系统分类为溶液型、乳剂型和混悬型。皮肤科使用外用喷雾剂，一般常使用带有加压装置的普通塑料瓶，用于急慢性皮炎或感染性皮炎。长期大面积使用需注意药物过量及不良反应；防止喷入眼内，不慎喷入后应迅速用水清洗；冷天时如大面积使用应注意保暖。

知识点 15：贴剂

贴剂指可粘贴在皮肤上，药物可产生全身或局部作用的一种薄片状制剂。皮肤科称为硬膏剂、贴膏剂。为黏柔带韧性的固体制剂，将药物溶解或混入适当的基质中，涂于白布或适当的裱褙材料上制备。基质一般由脂肪酸盐、树脂、橡胶等组成。通常将其分为两种：氧化锌橡皮膏，主要用于黏着敷料；药物硬膏，是在氧化锌硬膏中加入治疗性药物，如肤疾宁硬膏。取相应皮损大小硬膏贴敷，更换贴膏应间隔 4～8 小时；有刺激或过敏反应时应立即移去贴膏；毛发部位禁用。

第四节 外用药物治疗原则

知识点1：药物的选择

根据病因、临床表现选择恰当的药物。如细菌或真菌感染，应选用抗细菌或抗真菌的药物；如变应性皮肤病应选用抗过敏性药物；瘙痒性皮肤病，除对因治疗外，还需加用止痒剂；角化过度性皮肤病，选用角质剥脱剂等。

知识点2：剂型的选择

根据皮损的特点，选择相应的剂型。例如急性炎症性皮损，表现为红斑、丘疹、水疱而无糜烂，渗出时，应使用粉剂、洗剂或乳剂；亚急性炎症性皮损，可使用油剂、糊剂或乳剂；慢性炎症性皮损使用软膏，硬膏、乳剂、涂膜剂、酊剂等；单纯性瘙痒则使用酊剂、醑剂、搽剂、气雾剂、喷雾剂或乳剂等。

知识点3：用药方法的选择

不同剂型外用药物，随不同疾病，其使用方法也不同，如软膏和乳剂，根据病变的不同性质，选择不同的方法，对表浅性皮损可采用涂抹法；有一定程度浸润可用涂搽法；明显浸润肥厚、苔藓化，可用封包法；对溃疡性病变可选用贴敷法；溶液、洗剂可根据病情采用涂搽、湿敷、浸浴等方法。

知识点4：药物浓度的选择

外用药物的浓度不同，其疗效有明显的差异。如水杨酸在低浓度可有止痒及轻度角质形成作用；中等浓度具有角质松解作用；高浓度则有腐蚀作用。

知识点5：根据病变性质和部位选择药物

炎症病变需选择温和无刺激性药物；显著浸润肥厚、苔藓化病变可用一定刺激性药物；对于面部和皮肤薄嫩部位，如乳房下、腋窝、外阴部不宜用刺激性强的药物；面部不应应用含高氟的糖皮质激素类药。

知识点6：患者的个体差异

不同年龄、性别，机体反应性不同，用药应有所不同，对小儿、妇女、老年人以及皮肤敏感性强者应选用低浓度、刺激性小的药物。

知识点 7：用药时间及种类

每一种剂型中所含药物种类不得过多，以免发生过敏或刺激现象。一种药物不宜使用过久，一段时间后可酌换另一种有同等功效的药物，以免发生耐药性。

知识点 8：停药时机

在局部症状完全消退后才能停药，以免病情反复。也不可无限期用药，造成耐药性及浪费。

知识点 9：局部处理

如局部有痂皮或陈旧药物，需先用清洁剂除去后，再行用药，一般可根据具体情况选择液状石蜡、0.9%氯化钠溶液、液体肥皂等清洗。

知识点 10：药物不良反应

用药过程中注意不良反应的发生，若有刺激或过敏反应，应立即停用，做适当处理。

知识点 11：注意卫生及饮食

应用药物同时，需告知患者注意皮肤卫生，正确的洗浴方法，以免搔抓，避免烟酒、辛辣食物还有诱发加重病情的食物。

第二章 内用药物治疗

第一节 抗菌药物

一、青霉素类

知识点1：青霉素

（1）作用：本品主要在细菌的繁殖期起到杀菌作用，通过抑制细菌的转肽酶，使细胞壁合成出现障碍，导致细菌破裂而死亡。主要对革兰阳性球菌、阴性球菌作用较强，对革兰阳性杆菌、梅毒螺旋体亦有良好作用。

（2）适应证：青霉素可用于治疗脓疱疮、深脓疱疮、疖、痈、梅毒、淋病、丹毒、类丹毒、蜂窝织炎、气性坏疽、皮肤炭疽、毛囊炎、猩红热、放线菌病、莱姆病以及萎缩性慢性肢端皮炎等。

（3）禁忌证：对青霉素过敏或是青霉素皮试阳性者禁用。

（4）不良反应：过敏反应通常表现为药热、药疹、关节痛、血管性水肿、多形性红斑等。严重者可出现过敏性休克。

（5）注意事项：①用前应做过敏试验；②丙磺舒0.5g，每8小时口服1次，可延缓青霉素类药物的排泄，联合应用可使青霉素血药浓度升高；③梅毒患者在第一次使用青霉素治疗时，会出现赫氏反应。

（6）合理用药：①普通感染：成人每次40万~80万U，每日2~4次，肌内注射；儿童每日2.5万~5万U/kg，分为2~4次，肌内注射；②重症感染：每日1000万~2000万U，分2次静脉滴注。

知识点2：普鲁卡因青霉素

（1）作用：本品为青霉素G的普鲁卡因盐。特点为溶解度小，在体内吸收排泄缓慢。深部肌内注射后逐渐游离出青霉素，因而起效缓慢，但较持久，属于长效制剂，24小时后仍能保持一定的血药浓度。

（2）适应证：普鲁卡因青霉素适用于各期梅毒。

（3）禁忌证：对青霉素G或普鲁卡因过敏者禁用普鲁卡因青霉素。

（4）不良反应：偶可在注射时或之后不久引起心悸、头晕、幻觉等，一般不需特殊处理，症状持续1~2小时能够自行恢复正常。

（5）注意事项：使用普鲁卡因青霉素前应做过敏试验。

（6）合理用药：肌内注射：成人每次 40 万~160 万 U，儿童每次 20 万~40 万 U，每日 1 次。

知识点 3：苄星青霉素

（1）作用：肌内注射后渐渐游离出青霉素而起作用。

（2）适应证：对青霉素 G 敏感菌导致的轻度或中度感染者或需长期使用青霉素做预防治疗的患者，如预防风湿热复发，梅毒的治疗。

（3）禁忌证：对苄星青霉素和青霉素过敏者禁用。

（4）不良反应：长期应用将影响肠内 B 族维生素的合成，宜同时用复合 B 族维生素。

（5）注意事项：①用药前需做过敏试验；②不得静脉给药；③本品用灭菌注射用水稀释成混悬液应用。

（6）合理用药：肌内注射。①早期梅毒：每次 240 万 U，每周 1 次，1~3 周为一疗程；②晚期梅毒：每次 240 万 U，每周 1 次，3 周为一疗程；③妊娠梅毒：每次 240 万 U，每周 1 次，2 周为一疗程；④先天梅毒：一次肌内注射 5 万 U/kg。

知识点 4：苯唑西林

（1）作用：本品是半合成青霉素，因耐青霉素酶，对产酶的金黄色葡萄球菌株有效果。在胃酸中稳定，可供口服。

（2）适应证：苯唑西林主要用于耐青霉素 G 的金黄色葡萄球菌感染以及表皮葡萄球菌的周围感染。

（3）禁忌证：对苯唑西林和青霉素过敏者禁用。

（4）不良反应：口服给药后，部分患者能够出现上腹部不适、腹胀、恶心、呕吐、腹痛、腹泻和血清谷丙转氨酶升高；大剂量注射时将引起抽搐等神经中毒反应；婴儿用药后会出现血尿、蛋白尿等急性间质性肾炎。

（5）注意事项：①与青霉素有交叉过敏反应，用前必须先做青霉素过敏试验；②不应与庆大霉素、四环素、磺胺嘧啶、去甲肾上腺素、间羟胺、B 族维生素、维生素 C、水解蛋白等配伍；③对肝肾功能不良者和新生儿应慎用。

（6）合理用药：成人：每次 0. 5~1. 0g，每 4~6 小时 1 次，宜空腹服用。肌内注射：每次 0. 25~1. 0g，每 4~6 小时 1 次。静脉注射：每次 1. 0g，每日 3~4 次。

知识点 5：氯唑西林

（1）作用：氯唑西林对产酶金黄色葡萄球菌有抗菌作用，口服 1 小时后，肌内注射 30 分钟达峰值。能渗入骨组织、关节腔以及胸腔积液中，能透过胎盘屏障，不易透过血脑屏障。

（2）适应证：用于产酶金黄色葡萄球菌或葡萄球菌导致皮肤软组织感染、肺炎、心内膜炎、骨髓炎、败血症等。

（3）禁忌证：对氯唑西林和青霉素过敏者禁用。

（4）不良反应：偶见皮疹、消化道反应。

（5）注意事项：①用前必须先做青霉素过敏试验；②肝功能不良者慎用；③宜空腹服用；④和丙磺舒合用可提高血药浓度。

（6）合理用药：①成人：每次 0.5~1.0g，每日 4~6 次，口服或肌内注射；②儿童：每日 0.05~0.1g/kg，分 4~6 次给药。

知识点 6：氨苄西林

（1）作用：广谱杀菌剂，但不耐青霉素酶。比较耐酸，可以口服，最好饭前空腹服用。

（2）适应证：氨苄西林适用于泌尿生殖系统感染，皮肤软组织感染等。

（3）禁忌证：对本品以及青霉素过敏者禁用。

（4）不良反应：极少数有轻度胃肠不适、皮疹、药热。

（5）注意事项：①用前必须先做青霉素过敏试验；②传染性单核细胞增多症、巨细胞病毒感染和淋巴瘤等患者应用易发生皮疹。

（6）合理用药：①成人：每次 0.25~1.0g，每日 4 次，口服，或是每日 2.0~6.0g，分 4 次肌内注射或静脉注射；②儿童：每日 0.02~0.08g/kg，分为 4 次口服，或每日 0.05~0.15g/kg，分为 4 次肌内注射或静脉注射。

知识点 7：阿莫西林

（1）作用：广谱药物，耐酸，但不耐酶，和氨苄青霉素有交叉耐药性。

（2）合理用药：①成人：每次 0.3~0.6g，每日分 3 次口服；②儿童：每日 20~40mg/kg，分 3 次口服。

二、头孢菌素类（先锋霉素类）

知识点 8：头孢唑啉钠

（1）作用：第一代半合成头孢菌素，对于革兰阴性菌作用较强，具有耐酸、高效、低毒的优点。

（2）适应证：头孢唑啉钠适用于敏感菌所致的各种感染。

（3）禁忌证：对头孢唑啉钠以及其他头孢类和青霉素过敏者禁用。

（4）不良反应：偶见皮疹、荨麻疹、嗜酸性粒细胞增多症、发热，肌内注射时局部可有疼痛，静脉注射后能够出现静脉炎，少数可有血清谷丙转氨酶升高、蛋白尿。

（5）注意事项：①过敏体质者慎用；②肾功能不全者慎用。

（6）合理用药：①成人：每次 0.5g，每日 2~4 次，肌内注射或是静脉注射，严重感染可加倍；②儿童：每日 0. 02～0. 05g/kg，分次给药。

知识点 9：头孢克洛

（1）作用：头孢克洛是第一代头孢菌素，对革兰阳性和阴性菌均敏感，用于多种感染。

（2）合理用药：①成人每日 1～3g，3～4 次口服；②儿童每日 20～100mg/kg，3～4 次口服。

知识点 10：头孢拉定

（1）作用：头孢拉定是第一代头孢菌素，对革兰阴性菌作用较弱，对耐药性金黄色葡萄球菌及多种链球菌、大肠杆菌、变形杆菌和克雷伯肺炎杆菌有较强杀菌作用。

（2）适应证：头孢拉定适用于治疗泌尿系统感染及皮肤软组织感染。

（3）禁忌证：①对本品及其他头孢类和青霉素过敏者禁用；②急性卟啉病患者禁用。

（4）不良反应：①除偶有胃肠道反应及皮肤反应外，肌内注射可使局部疼痛，静脉注射可导致血栓性静脉炎，可出现尿糖假阳性；②长期服用可导致菌群失调、维生素缺乏、二重感染等；③与青霉素有交叉过敏反应。

（5）注意事项：①肾功能不全者慎用。②注射用头孢拉定不宜与其他抗生素混用。

（6）合理用药：①成人：每次 0. 25～0. 5g，每日 4 次，口服或肌内注射均可；②儿童：每日 0. 05～0. 1g/kg，分次给药。

知识点 11：头孢呋辛

（1）作用：头孢呋辛是第二代半合成头孢菌素，具有广谱抗菌作用。对耐药菌的 β 内酰胺酶高度稳定，血浆蛋白结合率较低，组织渗透性高，肾毒性低，对革兰阳性、阴性菌以及厌氧菌都有抗菌活性。

（2）适应证：头孢呋辛用于治疗敏感菌造成的严重感染、皮肤软组织感染、淋病及外科感染的疾病。

（3）禁忌证：对头孢呋辛以及其他头孢类和青霉素过敏者禁用。

（4）不良反应：①可有过敏反应；②用药后出现严重腹泻。

（5）注意事项：①早孕及哺乳期妇女慎用；②急性卟啉病慎用；③与高效利尿药联合使用可致肾损害；④与丙磺舒联用可提高血药浓度。

（6）合理用药：成人每次 0. 5～0. 75g，肌内注射或静脉注射，严重感染应用量加倍。

知识点 12：头孢美唑

（1）作用：头孢美唑为第二代头孢菌素，对革兰阳性与阴性菌均有较强的抗菌作用，对 β 内酰胺酶稳定。

（2）合理用药：①成人每日 1~2g，分 2 次静脉注射；②儿童每日 25~100mg/kg，2~4 次给药。

知识点 13：头孢噻肟

（1）作用：头孢噻肟是第三代头孢菌素，具有广谱、低毒、高效、耐酶以及可进入脑脊液。性质稳定，不被 β 内酰胺酶破坏。

（2）适应证：头孢噻肟适用于败血症、呼吸道感染、泌尿道感染、软组织感染。

（3）不良反应：皮疹、药热、消化道反应、静脉炎、白细胞减少以及血清谷丙转氨酶升高。

（4）合理用药：①成人每次 1g，一日 2 次，严重感染剂量加倍，肌内注射或静脉注射；②儿童每日 18~25mg/kg，分为 2~3 次注射。

知识点 14：头孢哌酮钠

（1）作用：头孢哌酮是第三代广谱头孢类抗生素。

（2）适应证：头孢哌酮适用于败血症，呼吸道、胆道、尿道、软组织感染，淋病。

（3）注意事项：①严重肝肾功不全、孕妇、乳母以及新生儿慎用；②治疗期间避免饮酒及使用含乙醇的制剂；③静脉注射时速度需尽量缓慢。

（4）合理用药：成人每次 0.5~1.0g，每日 2 次，使用生理盐水或 0.5%利多卡因溶液 3ml 溶解后深部肌内注射，或者每次 2g，每日 2 次，加 5%葡萄糖液静脉缓慢推注或滴注。

知识点 15：头孢曲松

（1）作用：头孢曲松是半合成第三代长效头孢菌素，广谱，耐酶。

（2）适应证：头孢曲松适用于淋病、梅毒、软下疳等。

（3）禁忌证：①对本品以及其他头孢类和青霉素过敏者禁用；②孕妇禁用。

（4）不良反应：偶有药物热以及药疹、腹泻，肌内注射局部疼痛，白细胞减少、多形性红斑、荨麻疹等。

（5）注意事项：头孢曲松应慎用于早产儿。

（6）合理用药：成人每日 0.5~2.0g，肌内注射或是静脉注射。

知识点 16：头孢他啶

（1）作用：头孢他啶是第三代广谱头孢类抗生素，对大多数细菌感染，包括铜绿假单胞菌及耐药菌株均有抗菌活性，抗菌作用强。

（2）不良反应：偶有局部静脉炎、皮疹、药热等过敏反应及恶心、腹泻等。

（3）注意事项：妊娠早期和婴幼儿、哺乳期慎用。

（4）合理用药：①成人每日 1~6g，分成 2~3 次肌内注射或静脉注射；②儿童每日 30~100mg/kg，分成 2~3 次给药。

三、四环素类抗生素

知识点 17：四环素

（1）作用：四环素抗菌谱广，通过抑制蛋白质合成而产生抑菌作用，对革兰阳性与阴性细菌有效，对衣原体、支原体以及立克次体亦有抑制作用。

（2）禁忌证：①对本品以及四环素类药过敏者禁用；②肝肾功能不全或孕妇、哺乳妇女及儿童禁用。

（3）不良反应：消化道反应，皮疹、药热等过敏反应，影响牙釉质和骨骼生长发育。

（4）注意事项：①疗程超过 1 周者，需补充维生素 B_2；②不宜与青霉素合用，不宜与卤素、碳酸氢钠、含多价金属离子药物、凝胶类药以及牛奶等同服。

（5）合理用药：成人每日 1~2g，分成 3~4 次口服，或每日 1g，分 2 次静脉注射。儿童不适于使用。

知识点 18：多西环素

（1）作用：多西环素是第二代四环素，抗菌谱与四环素相同，但是作用比四环素强 2~10 倍。

（2）禁忌证：①8 岁以下儿童、孕妇和哺乳期妇女禁用；②对本品过敏者禁用。

（3）不良反应：胃肠道反应较四环素强，应饭后服用。

（4）注意事项：①避免与青霉素合用；②不能同时合用含铅、钙、镁、铁等金属离子的药物。

（5）合理用药：①成人首次 0. 2g，之后每日 0. 1g；②儿童首次 4mg/kg，之后每日 2~4mg/kg。

知识点 19：米诺环素

（1）作用：米诺环素是半合成第二代长效、高效、广谱抗生素，抗菌作用比四环素强，口服吸收好。

（2）适应证：米诺环素适用于淋病、梅毒、毛囊炎、寻常痤疮、阴道炎、宫内感染、非淋菌性尿道炎、膀胱炎、前列腺炎和附睾炎等。

（3）禁忌证：①对四环素过敏者禁用；②8 岁以下儿童、孕妇和哺乳期妇女禁用。

（4）不良反应：偶有头晕、恶心、乏力、食欲缺乏、腹胀以及光敏反应。

（5）注意事项：①肝肾功能不全者和食管通过障碍者慎用；②服用本品需多饮水；③服药后避免日晒。

（6）合理用药：①成人首次 0. 2g，之后一次 0. 1g，每日 2 次；②儿童 2mg/kg，首次加倍。

四、大环内酯类抗生素

知识点 20：红霉素

（1）作用：红霉素通过抑制细菌蛋白质合成而产生抗菌作用，抗菌谱和青霉素相似，但作用不如青霉素强，且易产生耐药性。对大多数革兰阳性与阴性菌均有很强的抗菌活性，对螺旋体、沙眼衣原体、解脲支原体以及杜克雷嗜血杆菌也有效，对革兰阳性厌氧菌敏感。

（2）适应证：红霉素适用于白喉、丹毒、红癣、皮肤炭疽、寻常痤疮、猩红热、淋病、梅毒、非淋菌性尿道炎、软下疳以及金黄色葡萄球菌性皮肤感染等。

（3）禁忌证：对本品以及其他大环内酯类药物过敏者禁用。

（4）注意事项：①肝功减退者慎用；②片剂是肠溶片，应整吞不可咬碎。

（5）合理用药：①成人每次 0.2~0.5g，每日 3~4 次口服，或每次 0.3~0.6g，每日 3~4 次，肌内注射或静脉注射；②儿童每日 20~30mg/kg，分 3~4 次给药。

知识点 21：阿奇霉素

（1）作用：阿奇霉素抗菌谱比红霉素广，对于大多数革兰阳性菌和部分革兰阴性菌有效，对支原体、衣原体及螺旋体亦有治疗作用。

（2）适应证：阿奇霉素适用于治疗寻常痤疮、脓疱疮、梅毒、丹毒、继发性脓皮病、皮肤软组织感染、淋球菌性或非淋菌性尿道炎或阴道炎、宫颈炎以及软下疳等。

（3）禁忌证：对本品和其他大环内酯类药物过敏者禁用。

（4）不良反应：偶有胃肠道反应，如恶心、腹泻、胃痛，呕吐和胃肠胀气。

（5）注意事项：①肝肾功能不良者、孕妇、哺乳期妇女慎用；②本品应在饭前 1 小时或饭后 2 小时服用；③勿与麦角、抗酸剂同服。

（6）合理用药：口服：淋病、非淋菌性尿道炎以及其他性传播疾病，单剂量口服 1g。皮肤及软组织感染：第 1 天 0.5g，第 2~5 天每日 0.25g，儿童第 1 天 10mg/kg，以后第 2~5 天 5mg/(kg·d)，均饭前 1 小时或饭后 2 小时服用，每日 1 次。寻常痤疮：第 1 周每日 0.8g，以后每日 0.2g，3 周为一疗程。其他感染：总剂量 1.5g，每次 0.5g，每日 1 次，3 天为一疗程。儿童酌减。

知识点 22：罗红霉素

（1）作用：罗红霉素是第一代半合成大环内酯类抗生素，抗菌谱广，半衰期 13 小时，耐酸，具有较高的血浓度，组织渗透力较强，对衣原体、支原体感染疗效优于红霉素。

（2）适应证：罗红霉素适用于治疗脓皮病、淋病、非淋菌性尿道炎。

（3）禁忌证：①对本品和红霉素或其他大环内酯类药过敏者禁用；②卟啉症患者禁用；③妊娠期和哺乳期妇女禁用。

（4）不良反应：主要表现在胃肠道反应，偶见皮肤过敏反应，肝损害以及嗜酸性粒细胞增多。

（5）注意事项：肝功能不全者慎用。

（6）合理用药：①成人：每日0.3g，分1~2次口服；②儿童：每日5~10mg/kg，分2次口服。

五、磺胺类药物

知识点23：磺胺嘧啶

（1）作用：磺胺嘧啶的优点是抗菌效果好，排泄较慢，半衰期约为（12±6）h，属中效磺胺，对大多数革兰阳性和阴性菌均有较强的抗菌作用。

（2）合理用药：每次0.5~1.0g，每日2次，口服。宜与等量小苏打同时服用。或每次0.5~1.0g，每日1~2次，用葡萄糖盐水稀释成5%溶液静脉滴注。

知识点24：磺胺甲噁唑

（1）作用：磺胺甲噁唑和甲氧苄啶合用（SMZ）时其抗菌效果可增强数倍到数十倍。抗菌谱广，半衰期为11小时，属中效磺胺。

（2）合理用药：①成人：每次1.0g，每日2次，加等量小苏打口服；②儿童：每次25mg/kg，每日2次。

知识点25：复方新诺明

（1）作用：每片含磺胺甲噁唑0.4g，甲氧苄啶0.08g，其抗菌效果要比SMZ强数倍到数十倍，抗菌谱广。

（2）合理用药：成人每次1~2片，每日2次，口服。

知识点26：磺胺甲氧嘧啶

（1）作用：磺胺甲氧嘧啶是长效磺胺类中较好的药物之一。

（2）合理用药：成人每次0.5~1.0g，每日1次，口服，首次剂量加倍。儿童每次15~20mg/kg，每日1次，首次加倍。

知识点27：磺胺间甲氧嘧啶

（1）作用：此剂抗菌活性大，作用强，且对肾脏的损害轻，口服吸收好而快，血药浓度高，维持时间较长，半衰期36~48小时，每日给药1次即可。

（2）合理用药：①成人每次0.5~1.0g，每日1次，口服，首次剂量加倍；②儿童每次

15mg/kg，每日 1 次，首剂加倍。

知识点 28：甲氧苄啶

（1）作用：此药为二氢叶酸还原酶抑制剂，是广谱抗菌药，抗菌谱和磺胺药相似，对革兰阳性和阴性菌均有效，与磺胺药联合应用，其抗菌作用可增强数倍到数十倍，与四环素、庆大霉素及多黏菌素联合应用也有协同作用。本品单独使用易产生耐药性。

（2）合理用药：成人每次 0.1～0.2g，每日 2 次，口服。

六、氨基糖苷类

知识点 29：链霉素

（1）作用：链霉素主要作用于革兰阴性菌，对某些革兰阳性菌也有作用，对结核分枝杆菌作用更好。口服不吸收，长期使用时可引起头晕、口麻，损伤第 8 对脑神经引起永久性耳聋，还可引起肝肾损害及过敏性休克。

（2）合理用药：①成人每日 0.75～1.0g，分 1～2 次肌内注射；②儿童每日 15～25mg/kg，分 1～2 次肌内注射。

知识点 30：庆大霉素

（1）作用：庆大霉素对革兰阴性杆菌作用强，对革兰阳性菌也有效。主要不良反应为第 8 脑神经损害后引起的永久性耳聋及肾毒作用，少见的不良反应有皮疹、肝酶升高和粒细胞减少等。

（2）合理用药：①成人每日 16 万～24 万单位，分 3～4 次肌内注射或静脉滴注；②儿童每日 3000 万～5000 万单位/kg，分 3～4 次给药。

知识点 31：卡那霉素

（1）作用：卡那霉素对革兰阴性菌杀菌作用强，对革兰阳性菌也有作用。主要不良反应为耳蜗损伤引起永久性耳聋及肾脏损害。

（2）合理用药：①成人每日 1.0～1.2g，分 2～3 次肌内注射或静脉滴注，疗程不超过 10 天；②儿童每日 20～30mg/kg，分 2～3 次给药。

七、喹诺酮类

知识点 32：诺氟沙星

（1）作用：诺氟沙星是第三代喹诺酮类药物，广谱抗菌活性。半衰期为 4 小时，属短效喹诺酮类药物。

（2）适应证：诺氟沙星适用于皮肤及软组织感染及尿路感染。

（3）禁忌证：①对本品过敏者禁用；②孕妇、哺乳期妇女以及青春期前儿童禁用；③严重肾功能不全者禁用。

（4）不良反应：偶有胃肠道反应，偶见皮疹，周围神经刺激症状，暂时性血清谷丙转氨酶升高。

（5）注意事项：①有惊厥史者慎用；②与利福平、氯霉素、呋喃坦啶有配伍禁忌；③对衣原体、解脲支原体的效力较弱，对梅毒螺旋体无效；④中度肾功能不全者每天用量应小于 0.4g。

（6）合理用药：口服：每次 0.1~0.2g，每日 3 次，1~2 周为一疗程。

知识点 33：依诺沙星

（1）作用：第三代合成喹诺酮类药物，抗菌谱和抗菌活性与诺氟沙星相似。对沙眼衣原体无明显作用。不被进食影响。

（2）适应证：依诺沙星适用于急性、慢性尿路感染，细菌性痢疾、伤寒、淋巴管炎、甲沟炎、毛囊炎、疖、丹毒、蜂窝织炎、脓疱疮以及皮肤脓肿等。

（3）禁忌证：①对本品和喹诺酮类药物过敏者禁用；②孕妇、哺乳期妇女及小儿禁用。

（4）不良反应：偶见过敏反应，白细胞降低，胃肠道反应。

（5）注意事项：①严重肾功能不全和有癫痫病史慎用；②勿与诺氟沙星及氨茶碱配伍应用。

（6）合理用药：成人每日 300~600mg，分 3 次口服。

知识点 34：环丙沙星

（1）作用：第三代喹诺酮类，具有抗菌谱广和作用强等特点。

（2）适应证：用于治疗淋菌性尿道炎、宫颈炎、直肠炎、咽炎、非淋菌性尿道炎、软下疳、细菌性肠炎以及皮肤软组织感染等。

（3）禁忌证：①孕妇、哺乳期妇女、婴幼儿禁用；②对本品和辅料过敏者禁用。

（4）不良反应：消化道反应，神经系统反应，过敏反应，血清谷丙转氨酶升高。

（5）注意事项：①患中枢神经系统疾病者慎用；②用药时多喝水；③用药期间尽量避免紫外线照射。

（6）合理用药：口服：每次 0.25~0.5g，每日 2 次，7~10 天为一疗程。

知识点 35：氧氟沙星

（1）作用：第三代喹诺酮类，抗菌谱和作用强度与诺氟沙星相似。

（2）适应证：用于淋病、非淋菌性尿道炎、前列腺炎、附睾炎以及盆腔炎。对皮肤组织感染、疖肿等均有效。

（3）禁忌证：对本品和喹诺酮类药物过敏者禁用。

（4）不良反应：胃肠道反应、神经系统反应、变态反应等。

（5）注意事项：①重度肾功能损害者及严重血管硬化患者慎用；②利福平与氯霉素可部分抵消氧氟沙星作用。

（6）合理用药：成人每日 0.3~0.6g，分 2~3 次口服。

知识点 36：洛美沙星

（1）作用：洛美沙星是一种新型第三代含双氟喹诺酮类抗菌药。对革兰阳性菌和阴性菌有很强抗菌作用，对部分厌氧菌有效。

（2）适应证：用于治疗软下疳、前列腺炎、淋病、非淋菌性尿道炎、毛囊炎、脓疱疮、寻常痤疮、丹毒、疖以及皮下脓肿等。

（3）禁忌证：①对本品及喹诺酮类过敏者禁用；②孕妇、哺乳期妇女和儿童禁用。

（4）不良反应：洛美沙星的不良反应有胃肠道反应、神经系统症状、过敏、皮疹、血清谷丙转氨酶升高以及白细胞下降等。

（5）注意事项：①肝肾功能不全者慎用；②避免和含铅、镁的药物同服。

（6）合理用药：成人每次 100~200mg，每日 2~3 次口服。

知识点 37：左氧氟沙星

（1）作用：左氧氟沙星是新型喹诺酮类抗菌药物，对革兰阴性和阳性菌均有用，且毒性低。

（2）适应证：左氧氟沙星用于治疗膀胱炎、前列腺炎、附睾炎、淋菌性以及非淋菌性尿道炎、宫颈炎、前庭大腺炎和毛囊炎、疖、丹毒、脓疱疮、蜂窝织炎、化脓性甲沟炎等。

（3）禁忌证：①对本品及喹诺酮类过敏者禁用；②孕妇、哺乳期妇女和儿童禁用。

（4）不良反应：胃肠道反应、过敏反应、中枢神经系统反应等。

（5）注意事项：肾功能不全及高龄者慎用。

（6）合理用药：口服：每次 0.1g，每日 2~3 次，重症 1 次 0.2g，每日 3 次，7~14 天为一疗程。静脉滴注：每次 0.1g，每日 2 次。

八、其他抗菌药物

知识点 38：克林霉素

（1）作用：克林霉素属于林可胺类抗生素，为林可霉素半合成衍生物，通过结合细菌的核糖体从而抑制细菌的蛋白质合成。

（2）适应证：可全身用药或外用治疗寻常痤疮、酒渣鼻以及细菌性阴道病、脓皮病、弓形虫病和人型支原体感染等。

（3）禁忌证：①对本品过敏禁用；②孕妇、新生儿和肝肾功能不全者禁用。

（4）不良反应：偶有轻度的胃肠道反应、过敏反应，如药疹、荨麻疹等。停药几周后可能出现严重腹泻或结肠炎。

（5）注意事项：克林霉素和红霉素有拮抗作用。

（6）合理用药：口服：每次 0.15g~0.3g，每日 3 次；小儿 10~20mg/(kg·d)，胶囊剂需用 1 满杯水送服。肌内注射、静脉滴注：每日 0.6~1.8g，分 2~3 次。

知识点 39：盐酸大观霉素

（1）作用：盐酸大观霉素是链真菌产生的一种氨基环醇类抗生素，性质和氨基糖苷类抗生素相似。是 20 世纪 70 年代上市的世界上第一种专治淋病的抗生素，对革兰阴性菌与阳性菌都有抑制作用，对产酶淋球菌的作用格外明显，与青霉素和头孢菌素之间无交叉耐药性，亦不存在交叉过敏反应。

（2）适应证：盐酸大观霉素适用于淋菌性尿道炎、宫颈炎、眼炎、直肠炎以及有并发症的淋病。

（3）禁忌证：①对本品过敏者和严重肾功能不全者禁用；②孕妇、哺乳期妇女以及新生儿不宜使用。

（4）不良反应：注射部位疼痛，可有眩晕、恶心、发热、寒战、失眠及荨麻疹等。大剂量较长期使用，偶可出现肝肾功能受损或红细胞、白细胞减少。

（5）注意事项：①本品附 5ml 苯甲醇注射液，溶后猛力震荡，呈混悬液状时用粗针头注入臀上部外侧深部肌肉内，不得静脉注射；②淋球菌性咽炎不宜用本品，因唾液中药物浓度很低，很难清除咽部淋球菌感染。

（6）合理用药：肌内注射：无并发症淋病，每次肌内注射 2~4g，必要时每隔 3~5 天重复 1 次。成人淋球菌性眼炎：每次 2g，每日 2 次，5 天为一疗程。新生儿淋球菌性眼炎：每次 40mg/kg，每日 1 次，7 天为一疗程。有并发症淋病：每次 2g，每日 1 次，10 天为一疗程。儿童淋病：每次 40mg/kg。孕妇淋病：一次性治疗，用量 4g，分两侧臀部同时肌内注射。软下疳：一次性肌内注射 2g。

知识点 40：异烟肼

（1）作用：异烟肼是高效、低毒、价廉、使用方便的第一线抗结核药。对结核杆菌有很强的抑制及杀灭作用，对细胞内外的结核杆菌同样有效。易通过血脑屏障，疗效极佳。对麻风杆菌也有一定的抑制作用。

（2）适应证：异烟肼适用于各型肺结核及各型皮肤结核。

（3）不良反应：①胃肠道反应；②血液系统症状；③中枢神经症状；④周围神经症状；⑤肝损害及皮疹、药热。

（4）注意事项：①有肝功能不良、精神病和癫痫病史及孕妇慎用；②抗酸药不宜一同服用；③服维生素 B_6 能够减少神经炎的发生。

（5）注意事项：口服：每日 0.3g，早晨一次顿服或 1 次 0.1g，每日 3 次；小儿 10～20mg/(kg·d)，分 3 次服。肌内注射疗效不及口服效果好。

知识点 41：对氨基水杨酸钠

（1）作用：对氨基水杨酸钠对结核菌的对氨基苯间酸合成起抑制作用，常与异烟肼、链霉素合用，以增加疗效并避免细菌产生耐药性，还有较强的降血脂作用。

（2）适应证：对氨基水杨酸钠适用于各型结核病。

（3）不良反应：①主要对胃肠道有刺激症状；②偶有结晶尿、蛋白尿、血尿等；③大剂量时能够抑制肝凝血酶原的生成，偶有肝损害；④偶见皮疹、白细胞减少、静脉滴注处静脉硬化以及静脉炎。

（4）注意事项：①肝肾功能不全者慎用；②忌与水杨酸类同服，以免胃肠刺激；③静脉滴注时药品用避光袋保护。

（5）合理用药：口服：每次 2g～3g，小儿 0.2～0.3g/(kg·d)，每日 3～4 次。静脉滴注：4～12g 以 0.9%氯化钠注射液或 5%葡萄糖注射液溶解后，配制成 3%～4%浓度，2～3 小时滴完。

知识点 42：盐酸乙胺丁醇

（1）作用：盐酸乙胺丁醇对结核分枝杆菌及其他分枝杆菌有较强的作用。对其他细菌作用不显著。与其他抗结核药物间无交叉耐药性。但结核分枝杆菌对本品也可渐渐产生耐药性。本品是抑菌剂，只对生长繁殖期细菌有作用，对静止期细菌几乎无影响。

（2）适应证：盐酸乙胺丁醇属于二线抗结核药，用于经其他抗结核药治疗无效的患者，常和其他抗结核药联合应用，以增强疗效并延缓细菌耐药性产生。

（3）禁忌证：下列情况不适合使用盐酸乙胺丁醇：①乙醇中毒者禁用；②婴幼儿禁用。

（4）不良反应：①主要不良反应是球后视神经炎；②胃肠道反应有呕吐、恶心及腹泻等；③偶见过敏反应、肝功能损害、下肢麻木、关节炎、粒细胞减少以及高尿酸血症、精神症状。

（5）注意事项：①糖尿病患者必须在控制血糖的基础上方可使用本品，已发生糖尿病性眼底病变者慎用，避免眼底病变加重；②肾功能不良者减量慎用。

（6）注意事项：口服：开始用量是 25mg/(kg·d)，分 2～3 次服，服药到第 8 周后，减量为 15～20mg/(kg·d)，分成 2 次口服。长期联合用药方案中，每次 50mg/kg，每周 2 次；儿童：10～15mg/(kg·d)，顿服。

知识点 43：利福平

（1）作用：利福平是半合成利福霉素衍生物。对一些分枝杆菌抑菌作用非常强，为第一线抗结核药。

（2）适应证：利福平主要用于肺结核与麻风病，也可治疗皮肤结核。

（3）禁忌证：①对本品或利福霉素过敏者禁用；②严重肝功能不全和胆道阻塞者禁用；③怀孕3个月内的孕妇禁用。

（4）不良反应：利福平毒性低，偶见皮疹、胃肠道反应、白细胞减少、血尿、肌力减退、神经异常以及低血钙等。

（5）注意事项：①老年人、幼儿及体弱者慎用；②服药期间定期检查肝肾功能与血象；③单用易产生耐药菌株，多与异烟肼联合应用；④服药后尿液、唾液、汗液等排泄物都可显橘红色，应告知患者。

（6）合理用药：口服：每日0.45~0.6g，儿童10~15mg/(kg·d)，应在早餐前1小时或餐后2小时顿服，或2次分服，疗程可能长达6个月。

九、抗麻风药

知识点44：氨苯砜

（1）作用：氨苯砜的抗菌谱与作用机制均与胺类药物相似，具有抗菌作用，对麻风杆菌有较强的抑制作用，大剂量有杀菌效果。口服吸收好，但排泄较慢，有蓄积作用。

（2）适应证：氨苯砜是治疗各型麻风病的首选药物。也可治疗多种皮肤病。

（3）禁忌证：对本品及砜类药物过敏者禁用。

（4）不良反应：溶血、贫血和发绀，胃肠道反应以及皮疹、药热、头痛、失眠、中毒性精神病等，停药后可恢复。剂量过大可损伤肝功能和致剥脱性皮炎。

（5）注意事项：①溃疡病患者、精神病患者慎用；②用药期间应加服铁剂与复合维生素B、叶酸；③与丙磺舒同服可提高本品的血药浓度，应适当减量；④在治疗麻风时，应采用本药和其他抗麻风药利福平、氯苯吩嗪联合治疗，提高疗效，缩短疗程，避免耐药菌株的产生；⑤长期应用宜定期查血及肝肾功能。

（6）合理用药：口服：多菌型麻风，每日0.1g，分2次服，至少24个月为一疗程。少菌型麻风，每日0.1g，6个月为一疗程。其他皮肤病，一般每日50~200mg，待症状控制后逐渐减量，维持量为每日25~100mg，服药6天停1天，每服3个月，停药15天。

知识点45：沙利度胺

（1）作用：沙利度胺具有免疫抑制作用，免疫调节作用，稳定溶酶体膜和抑制中性粒细胞趋化性，非特异性抗炎作用，抗前列腺素作用，抗组胺以及抗5-羟色胺作用等。对麻风病没有治疗作用，可与抗麻风药合用减少不良反应。

（2）适应证：沙利度胺是控制麻风反应的有效药物，但是对麻风病无效，对瘤型麻风反应疗效明显，对结核样型和界线类麻风反应疗效差。可用于治疗多种皮肤病，如慢性盘状红斑狼疮与亚急性皮肤型红斑狼疮、天疱疮、家族性慢性良性天疱疮、血管炎、肉样瘤病、贝赫切特（白塞）病、特应性皮炎、带状疱疹后遗神经痛、结节性痒疹、多形性日光疹、光线性痒疹、成人色素性荨麻疹、坏疽性脓皮病、结节性脂膜炎、多形红斑、增殖性皮肤病、混合结缔组织病以及皮肤黑热病等。

（3）禁忌证：禁用沙利度胺的情况有：①孕妇禁用；②对本品过敏者禁用。

（4）不良反应：①有较强致畸作用，妊娠早期服用可导致胎儿畸形，成为短肢海豹儿；②胃肠道不适、头晕和倦怠，偶有过敏而发生药疹；③可形成多发神经炎；④口干、口苦、便秘、食欲缺乏、头晕以及倦怠等，严重者需停药并给予对症治疗。

（5）注意事项：生育期妇女服用沙利度胺一定要采取避孕措施。

（6）合理用药：口服：每日 0.1～0.2g，分 4 次服用，反应控制后渐减为每日 25～50mg，对重症可酌情增至每日 0.3～0.4g。治疗其他皮肤病每次 50mg，每日 3 次，10 天为一疗程。可用 2～6 个疗程。

第二节　抗病毒类药物

知识点 1：阿昔洛韦的作用

阿昔洛韦是核苷类新的广谱抗疱疹病毒药，能够和病毒 DNA 聚合酶结合，抑制其活性，同时也能够掺入病毒 DNA 片段，使其 DNA 链合成中断，抑制病毒的复制。本品用药后起效快。在体内可进入到所有组织，可以通过血脑屏障及胎盘，也可进入乳汁，在肾组织中浓度最高。代谢后经肾由尿排泄，体内无蓄积。

知识点 2：阿昔洛韦的适应证

阿昔洛韦适用于单纯疱疹病毒Ⅰ型、单纯疱疹病毒Ⅱ型、水痘带状疱疹病毒、EB 病毒以及巨细胞病毒的感染。

知识点 3：阿昔洛韦的禁忌证

对本品及其辅料过敏者禁用。

知识点 4：阿昔洛韦的不良反应

本品毒性低，口服几乎没有不良反应，应用中未见致畸和致癌作用。口服常有恶心、头痛、呕吐或腹泻等，有时血肌酐升高、皮疹，静脉给药可见静脉炎，外用偶有皮肤刺激症状，但都可以很快消失。

知识点 5：阿昔洛韦的注意事项

（1）妊娠和哺乳期妇女、精神异常、肝肾功能不全患者慎用。

（2）注射给药应用灭菌注射用水或0.9%氯化钠注射液溶解，并用0.9%氯化钠注射液稀释后静脉滴注，不宜和5%~10%葡萄糖注射液及葡萄糖氯化钠注射液配伍，避免析出沉淀，损害肾小球。

（3）静脉滴注要缓慢。

（4）禁止肌内注射及皮下注射。

（5）肝肾功能表现异常，需酌情减量、减速或停药。

（6）要避免与肾毒性药物联用。

知识点6：阿昔洛韦的合理用药

静脉滴注：2.5~7.5mg/kg，每日3次，5~7天为一疗程，对单纯疱疹性脑炎可用30mg/(kg·d)。口服：每次0.2g，每日5次。对于复发性单纯疱疹，可连续服3~6个月。

知识点7：伐昔洛韦的作用

伐昔洛韦是新一代广谱抗病毒药，是阿昔洛韦的左旋缬氨酸酯，属于阿昔洛韦前体物质，其水溶性比阿昔洛韦提高150倍，吸收更迅速，生物利用度提高。

知识点8：伐昔洛韦的适应证

伐昔洛韦适用于水痘、带状疱疹及带状疱疹后遗神经痛，Ⅰ型、Ⅱ型单纯疱疹病毒感染，对于器官移植有预防病毒感染作用。

知识点9：伐昔洛韦的禁忌证

禁用伐昔洛韦的情况有：①对本品及阿昔洛韦过敏者禁用；②孕妇禁用。

知识点10：伐昔洛韦的不良反应

伐昔洛韦的不良反应表现为：偶见胃部不适、恶心、腹痛、头晕、乏力、皮疹，不良反应较轻，患者多能耐受，无须中断治疗。

知识点11：伐昔洛韦的注意事项

（1）肾功能不全者、儿童以及哺乳期妇女慎用。

（2）服药期间多饮水。

知识点12：伐昔洛韦的合理用药

口服：每次0.3g，每日2次。单纯疱疹服7天，带状疱疹服10天。

知识点13：更昔洛韦的作用

更昔洛韦是脱氧鸟苷类似物，体外对HSV-1、HSV-2、VZV、CMV等都有明显的抑制作用。因为毒性较大，所以目前仅用于艾滋病、器官移植、恶性肿瘤患者严重的巨细胞病毒（CMV）感染所致的肺炎、肠炎以及视网膜炎。

知识点14：更昔洛韦的禁忌证

（1）对本品以及阿昔洛韦过敏者禁用；

（2）中性粒细胞小于500/μl或血小板计数小于2500/μl禁用。

知识点15：更昔洛韦的不良反应

更昔洛韦的不良反应表现为：骨髓抑制所致的粒细胞和血小板减少、全身不适、胃肠道综合征、皮肤瘙痒、荨麻疹、脱发等。

知识点16：更昔洛韦的注意事项

（1）小儿、孕妇、哺乳期妇女、精神病患者慎用。

（2）用药期间应定期复查血常规。

（3）本品和齐多夫定有重叠毒性作用。

知识点17：更昔洛韦的合理用药

静脉滴注每日5~10mg/kg，分2~3次连用，14~21天为一疗程。也可使用维持量，每次50mg/kg，通常1周用药5~7天。

第三节　抗真菌类药物

知识点1：伊曲康唑的作用

伊曲康唑是继酮康唑后另一个有效的抗真菌药，是在酮康唑的1,3-二草酸氢盐环上以N_1替代并进行改进，所获得的三唑类抗真菌药物，具有广谱抗真菌活力的优点，对浅表真菌及深部真菌有抗菌作用。通过抑制细胞膜重要成分——麦角固醇的合成，造成真菌死亡。

知识点2：伊曲康唑的适应证

伊曲康唑适用于治疗深部真菌引起的系统感染，如球孢子菌病、着色真菌病、孢子丝菌病、组织胞质菌病以及皮炎芽生菌病等。还可用于浅部皮肤真菌病，如头癣、体癣、股癣、手足癣、甲癣等，还有念珠菌病、曲真菌病和真菌性角膜炎的治疗。

知识点3：伊曲康唑的禁忌证

禁用伊曲康唑的情况有：①对本品过敏者禁用；②甲癣并伴有充血性心力衰竭表现或充血性心力衰竭病史患者禁用；③妊娠期或计划妊娠的甲癣患者禁用。

知识点4：伊曲康唑的不良反应

有时出现胃肠道反应及血清谷丙转氨酶升高，长期大量用药可导致低血钾、水肿、排尿困难等，停药后可恢复正常，本品比酮康唑毒性低，更没有酮康唑的肝毒性。

知识点5：伊曲康唑的注意事项

（1）本品与利福平、苯巴比妥、苯妥英钠联用，血浓度降低，不适于共用。

（2）对吡咯类有过敏者需慎用。

知识点6：伊曲康唑的合理用药

浅表真菌感染：每日0.1g，餐时同服或餐后顿服。甲真菌病：每次0.2g，每日2次，餐后服，连服1周，停3周，指甲感染以2个月为一疗程，趾甲感染3个月为一疗程；也可连续治疗，即每次0.2g，每日1次，3个月为一疗程。汗斑、阴道念珠菌病及真菌性角膜炎：每日0.2g，分别连服5天、3天及3周。全身性真菌病：每日0.2~0.4g，儿童：3~5mg/(kg·d)。危及生命真菌感染：口服，每次0.2g，每日3次，共3天，继之维持量，每日0.2g，至少3个月。静脉滴注，每次0.25g，每日2次，共4次，以后0.25g，每日1次。一次静脉滴注时间需大于1小时。

知识点7：氟康唑的作用

氟康唑是新型三唑类广谱抗真菌药，能较强地抑制真菌的固醇合成及真菌生长。口服吸收较好，体内分布广泛，脑脊液中可达血中的60%~80%。80%仍旧以原形从肾脏排出。

知识点8：氟康唑的适应证

氟康唑适用于念珠菌病、隐球菌病、球孢子菌病及芽生菌病。亦用于艾滋病（AIDS）患者的隐球菌脑膜炎、口腔念珠菌感染。

知识点 9：氟康唑的禁忌证

禁用氟康唑的情况有：①对本品过敏者禁用；②禁止与特非那定、西沙必利联用。

知识点 10：氟康唑的不良反应

（1）一般耐受性好，常见的有恶心、头痛、皮疹、腹痛、呕吐以及腹泻等。
（2）对肝有一定毒性，出现血清谷丙转氨酶升高以及肌酐一过性升高。

知识点 11：氟康唑的注意事项

（1）孕妇、哺乳期妇女、儿童慎用。
（2）静脉滴注速度 1 分钟不得超过 10ml。

知识点 12：氟康唑的合理用药

口服或静脉滴注：每日 0.05～0.1g，继而每日 0.1g，2～3 周为一疗程：皮肤癣菌病、汗斑、皮肤念珠菌病，每周 0.15g 或每日 50mg，顿服，2～6 周为一疗程；严重念珠菌病或隐球菌性脑膜炎，口服或静脉注射 0.4g，以后每日 0.2g，待脑脊液培养阴性，连续用药 10～12 周。肾功能正常者全身感染，口服 3mg/(kg·d)，浅表念珠菌感染 1mg/(kg·d)。

知识点 13：特比萘芬的作用

特比萘芬是广谱丙烯胺类抗真菌药物。可以特异性地干扰真菌麦角固醇的早期生物合成，高选择性抑制真菌的角鲨烯环氧化酶，导致真菌细胞膜的形成受阻，从而达到抑菌与杀菌的双重作用。低浓度特比萘芬对皮肤癣菌、真菌、双相真菌有杀灭作用，对于致病性酵母菌，则根据菌种不同可呈杀菌或抑菌作用。本品有高度亲脂性及亲角质性，服药 2 天内药物在角质层的浓度就能够接近血浆峰值，在停药 3 周后仍可维持高于杀皮肤癣菌的浓度，吸收、分布、聚集迅速并具有后效应，停药后症状继续好转。

知识点 14：特比萘芬的适应证

特比萘芬适用于皮肤癣菌引起的感染，如手癣、足癣、体癣、头癣、甲癣以及念珠菌引发的皮肤感染；口服对汗斑无效，外用有效。

知识点 15：特比萘芬的禁忌证

对特比萘芬以及外用赋型剂过敏者禁用。

知识点16：特比萘芬的不良反应

本品口服耐受性好，不良反应轻，通常为一过性。常见的有胃肠道反应或食欲减退，产生皮疹或荨麻疹，偶见味觉改变。

知识点17：特比萘芬的注意事项

严重肝功能不全或肾功能不全者，口服剂量需减少。

知识点18：特比萘芬的合理用药

口服：每次0.25g，每日1次或每次125mg，每日2次；儿童根据体重酌减。体癣、股癣2周；手足癣3周；头癣4周；甲癣6~8周，严重者遵医嘱，适度延长治疗时间。

知识点19：卡泊芬净的作用

卡泊芬净是一种多肽类抗真菌药，可以抑制1,3-β-D-葡聚糖合成酶。该酶作用于细胞膜，能够催化转运尿苷二磷酸中的葡聚糖基生成1,3-β-D-葡聚糖。1,3-β-D-葡聚糖合成酶是真菌生长所必需，抑制该酶可使细胞壁结构异常，导致细胞破坏，细胞内容物泄漏。卡泊芬净具备广谱抗真菌活性，对耐氟康唑的念珠菌、曲真菌、孢子菌等真菌具有较好的抑制活性。

知识点20：卡泊芬净的适应证

卡泊芬净适用于念珠菌病、曲菌病、孢子丝菌病。

知识点21：卡泊芬净的禁忌证

对卡泊芬净过敏者禁用。

知识点22：卡泊芬净的不良反应

卡泊芬净的不良反应表现为发热、输液反应、头痛、恶心、肝脏转氨酶升高和组胺类反应。

知识点23：卡泊芬净的注意事项

（1）孕妇慎用。

（2）合用可引发卡泊芬净血浆浓度下降的药物有卡马西平、地塞米松、苯妥英钠以及利巴韦林等。

（3）合用可增加卡泊芬净血浆浓度的药物有环孢菌素与他克莫司。

知识点 24：卡泊芬净的合理用药

首次静脉注射 70mg，维持量为每日 50mg，治疗时间取决于患者的状态和临床效果。

知识点 25：碘化钾的作用

碘化钾是治疗孢子丝菌病的首选药，体外试验不具有抗孢子丝菌的能力，说明此剂不直接作用于真菌。抗真菌可能是通过提高机体特异性或非特异性免疫力而起到防御作用，其作用机制至今不明。此外，尚有抗炎作用。

知识点 26：碘化钾的适应证

碘化钾是用于治疗孢子丝菌病的首选药，对一些真菌性肉芽肿也是一种辅助治疗药物。

知识点 27：碘化钾的禁忌证

禁用碘化钾的情况有：①对于碘化钾过敏者禁用；②孕妇禁用。

知识点 28：碘化钾的不良反应

（1）偶有发热、皮疹、喉头水肿以及类似感冒的症状。

（2）流涕、流泪、咽痛、胃肠反应，减量或停药时可消失。

知识点 29：碘化钾的注意事项

（1）活动性肺结核患者应慎用。

（2）本品遇酸性药物，如阿司匹林、橙皮糖浆以及复方甘草合剂等游离出碘，遇甘汞能使之变为金属汞和汞盐，毒性增加，在服用时应注意。

知识点 30：碘化钾的合理用药

口服：10%碘化钾溶液每次 5~10ml，每日 3 次，饭后服。儿童 20~50mg/(kg·d)，治愈后仍需继续服 6 周，通常治疗要连续几个月。

第四节　抗组胺类药物

知识点 1：马来酸氯苯那敏的作用

马来酸氯苯那敏具有较强抗组胺作用，为 H_1 受体拮抗剂。

知识点 2：马来酸氯苯那敏的适应证

马来酸氯苯那敏适用于瘙痒性、变态反应性皮肤病，如湿疹及皮炎、荨麻疹、瘙痒症等，由于其用量小，不良反应小，尤其适用于小儿。

知识点 3：马来酸氯苯那敏的禁忌证

（1）高空作业、操纵自动化机器的工人、驾驶员禁用。

（2）癫痫患者、新生儿、早产儿以及明显前列腺肥大、幽门十二指肠梗阻时禁用。

知识点 4：马来酸氯苯那敏的不良反应

（1）嗜睡、口干等，但较苯海拉明轻。

（2）可诱发癫痫。

（3）小儿过量会出现幻觉、不安及语无伦次，水合氯醛处理可恢复。

知识点 5：马来酸氯苯那敏的注意事项

老年人酌情减量，孕妇和哺乳期妇女慎用。

知识点 6：马来酸氯苯那敏的合理用药

口服：每次 4～8mg，每日 1～3 次。肌内注射：每次 10～20mg，每日 1 次。小儿用量 0.35mg/(kg·d)。

知识点 7：盐酸赛庚啶的作用

盐酸赛庚啶是六氢吡啶类抗组胺药。具有较强的 H_1 受体拮抗作用，有轻、中度抗 5-羟色胺作用和抗胆碱作用。此外，尚有刺激食欲作用，服用一定时间后可见体重增加。

知识点 8：盐酸赛庚啶的适应证

盐酸赛庚啶适用于急性荨麻疹、丘疹性荨麻疹、湿疹和过敏性皮炎、多形红斑、瘙痒症、神经性皮炎、过敏性鼻炎以及支气管哮喘。

知识点 9：盐酸赛庚啶的禁忌证

下列状况不适于使用盐酸赛庚啶：①青光眼、消化道溃疡、尿潴留、幽门梗阻等禁用；②早产儿、新生儿和2岁以下儿童禁用；③对本品及辅料过敏者禁用。

知识点10：盐酸赛庚啶的不良反应

盐酸赛庚啶的不良反应表现为：嗜睡、头晕、乏力以及口干等。应用本品每天超过20mg，可发生精神错乱与共济失调。

知识点11：盐酸赛庚啶的注意事项

（1）驾驶员、操纵机械的工人、高空作业者慎用。
（2）孕妇及哺乳期妇女慎用。
（3）用药期间应避免长期暴露于阳光下或日光灯下。

知识点12：盐酸赛庚啶的合理用药

口服：每次2~4mg，每日2~3次。

知识点13：盐酸异丙嗪的作用

盐酸异丙嗪属于抗组胺药，为H_1受体拮抗剂。镇静作用持久，有明显的中枢镇静作用，还有镇吐作用，能增强麻醉药、催眠药、镇痛药作用。

知识点14：盐酸异丙嗪的适应证

盐酸异丙嗪适用于荨麻疹、妊娠呕吐、药物过敏以及晕车晕船，也可作为全麻的辅助用药。

知识点15：盐酸异丙嗪的禁忌证

禁用盐酸异丙嗪的情况有：①驾驶员、操纵机械工人、癫痫患者以及高空作业者禁用；②肝功能不全者禁用；③早产儿和新生儿禁用。

知识点16：盐酸异丙嗪的不良反应

（1）口干、恶心、嗜睡以及胃肠不适。
（2）静脉滴注偶尔引起血压下降。

知识点 17：盐酸异丙嗪的注意事项

（1）不宜和氨茶碱混合注射。

（2）因其有刺激性，只能静脉注射，不得皮下注射。

知识点 18：盐酸异丙嗪的合理用药

口服：每次 12.5~25mg，每日 1~3 次。肌内注射、静脉注射：每次 25~50mg。

知识点 19：盐酸西替利嗪的作用

盐酸西替利嗪是羟嗪在人体内的代谢物。对 H_1 受体有较强的选择性，不影响多巴胺 D_2 受体、α-肾上腺素受体以及钙通道，也无抗 5-羟色胺或乙酰胆碱介导的平滑肌收缩活性。盐酸西替利嗪的作用特点是抑制组胺介导的变态反应早期，并进一步减少和变态反应晚期相关的炎症嗜酸性粒细胞移行和介质释放，对 H_1 受体的选择性比特非那定高，起效速度比阿司咪唑快。本品可经乳汁排泄。

知识点 20：盐酸西替利嗪的适应证

盐酸西替利嗪适用于慢性特发性荨麻疹（包括人工性荨麻疹、寒冷性荨麻疹、日光性荨麻疹和压力性荨麻疹）、花粉症（枯草热）、结膜炎、哮喘、特应性皮炎、嗜酸性脓疱性毛囊炎以及常年性变态反应性鼻炎等。

知识点 21：盐酸西替利嗪的禁忌证

禁用盐酸异丙嗪的情况有：①孕期和哺乳期妇女禁用；②对本品及其辅料过敏者禁用。

知识点 22：盐酸西替利嗪的不良反应

通常无困倦及嗜睡等不良反应，少数有一过性较轻的口干、激动和头痛等。

知识点 23：盐酸西替利嗪的注意事项

12 岁以下儿童慎用盐酸西替利嗪。

知识点 24：盐酸西替利嗪的合理用药

口服：成人和 12 岁以上儿童每次 10mg，每日 1 次。肾功能不全者，每日 5mg。

知识点 25：氯雷他定的作用

本品是一种强力长效的三环抗组胺药，对于周围组胺 H_1 受体亲和力高，其抗组胺活性强于特非那定和阿司咪唑。很难进入中枢神经系统，因此无中枢抑制作用。对 H_2 受体无活性，所以对胃酸分泌和心脏功能无影响，亦无抗胆碱作用。本品吸收速度快，30 分钟之内开始缓解症状，一次给药半衰期大约为 8～11 小时，其主要代谢产物去羟甲乙氧基氯雷他定，半衰期为 17～24 小时，其代谢物从尿中排出。

知识点 26：氯雷他定的适应证

氯雷他定适用于急性或慢性荨麻疹、过敏性鼻炎及其他过敏性皮肤病。

知识点 27：氯雷他定的禁忌证

对本品以及其辅料过敏者禁用。

知识点 28：氯雷他定的不良反应

没有明显不良反应，仅个别患者出现荨麻疹、血管性水肿，少见乏力、头痛、口干等反应，无服药后体重增加的不良反应。

知识点 29：氯雷他定的注意事项

2 岁以下儿童、孕妇和哺乳期妇女慎用。

知识点 30：氯雷他定的合理用药

口服：成人及 12 岁以上儿童每次 10mg，每日 1 次；2～12 岁儿童，或体重大于 30kg 者，每次 10mg，每日 1 次；体重≤30kg 者，每次 5mg，每日 1 次。

知识点 31：盐酸非索非那定的作用

盐酸非索非那定是 H_1 受体拮抗剂，体内与体外实验均显示其可抑制肥大细胞释放组胺，比特非那定有更强的选择性。可明显降低上皮细胞间黏附分子的表达，浓度依赖性减少白介素 6 的释放；可显著降低由嗜酸性粒细胞诱导的白介素 8、粒细胞-巨噬细胞集落刺激因子与可溶性黏附分子的释放；并可显著地抑制组胺诱发的风团和潮红。因为它不易透过血脑障碍，故无镇静和抗胆碱作用。

知识点32：盐酸非索非那定的适应证

盐酸非索非那定适用于急性或慢性荨麻疹、过敏性鼻炎、虫咬皮炎、湿疹、皮肤瘙痒症等。

知识点33：盐酸非索非那定的禁忌证

对本品、特非那定以及辅料过敏者禁用。

知识点34：盐酸非索非那定的不良反应

通常耐受良好，偶有头痛、多汗，口干及轻度胃肠不适。

知识点35：盐酸非索非那定的注意事项

（1）孕期及哺乳期妇女慎用。

（2）勿与酮康唑、伊曲康唑、红霉素同服，以免损害肝脏。

知识点36：盐酸非索非那定的合理用药

口服：成人及12岁以上儿童，每次60mg，每日2次；6~12岁儿童，每次30mg，每日2次；3~5岁儿童，每次15mg或1mg/kg，每日2次。

知识点37：咪唑斯汀的作用

咪唑斯汀是一种强效特异性外周H_1受体拮抗剂，比特非那定、西替利嗪或氯雷他定的亲和力高出10~20倍。能抑制肥大细胞释放组胺，抑制组胺诱导的毛细血管通透性增强、水肿和支气管痉挛，抑制中性粒细胞聚集，抑制受累皮肤部位细胞间黏附分子的释放以及抗血小板活化因子等；它对5-脂氧合酶活性有抑制作用，因此抑制了由花生四烯酸诱发的炎症，咪唑斯汀既作用于即刻期，又作用于晚期，所以具有抗组胺和抗过敏的双重特征。

知识点38：咪唑斯汀的适应证

咪唑斯汀主要应用于慢性特发性荨麻疹、过敏性鼻炎，对急性荨麻疹，尤其对寒冷性荨麻疹也有良好疗效。近期，经对照研究证明，咪唑斯汀可延迟和减少寒冷诱发的风团反应。

知识点39：咪唑斯汀的不良反应

咪唑斯汀的安全性好，不良反应少，偶有头痛、嗜睡、疲倦、体重增加等现象，不抑制钾离子通道，无Q-T间期延长，对心脏安全性极佳。

知识点40：咪唑斯汀的注意事项

（1）个别患者中可见咪唑斯汀有轻微延长Q-T间期的可能性，但不伴随心脏节律的紊乱。

（2）有心脏病、心源性不适或心悸病史者慎用。

（3）在驾驶或完成需要精神集中的工作时禁用。

（4）老年人慎用。

知识点41：咪唑斯汀的合理用药

口服：每次10mg，每日1次。

知识点42：地氯雷他定的作用

地氯雷他定是一种新型抗组胺H_1受体拮抗剂，与H_1受体的结合能力更强（强于阿司咪唑及特非那定，和扑尔敏相似），对受体的选择性强，并能阻止细胞间黏附分子的表达以及可溶性黏附分子的释放；阻止IgE和非IgE介导的组胺从末梢血嗜碱性粒细胞的释放，并且可抑制组胺从肥大细胞释放。

知识点43：地氯雷他定的适应证

地氯雷他定主要用于治疗慢性特发性荨麻疹和季节性过敏性鼻炎，也能解除哮喘的症状。

知识点44：地氯雷他定的禁忌证

禁用地氯雷他定的情况有：①对本品和对氯雷他定过敏者禁用；③严重肝功能不全者禁用。

知识点45：地氯雷他定的不良反应

地氯雷他定的不良反应表现轻微，最常见为头痛，其他有咽炎、口干、痛经和嗜睡，症状都属轻到中度，对中枢神经系统、心血管系统和胃肠道系统无不良反应，没有明显的药物相互作用，可与细胞色素P450酶系抑制剂合用。

知识点 46：地氯雷他定的合理用药

口服：每次 5mg，每日 1 次。

知识点 47：依巴斯汀的作用

依巴斯汀是属于哌啶类的 H_1 受体拮抗剂，选择性地阻断 H_1 受体，明显抑制由组胺引起的红斑和风团，药物进入体内后几乎全部转化为有药理活性的代谢产物——羟酸代谢物卡巴斯汀，它具有极强的抗组胺作用，本药及其代谢产物均不能穿过血脑屏障，所以无中枢镇静作用。

知识点 48：依巴斯汀的适应证

依巴斯汀适用于慢性特发性荨麻疹、过敏性鼻炎（季节性和常年性）。

知识点 49：依巴斯汀的禁忌证

对本品及其辅料过敏者禁用。

知识点 50：依巴斯汀的不良反应

依巴斯汀的不良反应表现为：头痛、口干和嗜睡较常见，少见的有腹痛、恶心、消化不良、乏力、咽炎、鼻出血、鼻炎以及失眠等。已确定当依巴斯汀与酮康唑或红霉素联合应用时，有药代动力学和药效动力学方面的相互作用，使 Q-T 间期延长。偶有困倦、头痛、头晕，极少见皮疹、水肿。

知识点 51：依巴斯汀的注意事项

应用依巴斯汀应注意：①有肝功能不全者禁用；②老年人酌情减量。

知识点 52：依巴斯汀的合理用药

口服：成人用量每次 10mg，每日 1 次；6~12 岁儿童 5mg，每日 1 次。

知识点 53：左西替利嗪的作用

盐酸左西替利嗪是盐酸西替利嗪的 β 异构体，已知西替利嗪由两种等量的异构体即 β 异构体与 S 异构体组成，在健康志愿者研究中发现，西替利嗪抗组胺介导的风团与红斑效应主要依赖 β 异构体左西替利嗪，而 S 异构体无抗组胺作用，口服 5mg 左西替利嗪和口服

10mg 西替利嗪疗效相似。在体内，西替利嗪两种异构体都不经肝脏代谢，多以原形从尿中排泄。β 异构体在体内吸收及排泄不受 S 异构体干扰，其血药浓度大约为 S 异构体的 2 倍，而分布容积较 S 异构体小，因此选择性地应用左西替利嗪不但可提高西替利嗪的抗组胺作用，改善药物的体内代谢，而且安全性也有保证。

知识点 54：左西替利嗪的适应证

左西替利嗪的适应证同西替利嗪，如慢性特发性荨麻疹、过敏性鼻炎以及特应性皮炎等。

知识点 55：左西替利嗪的禁忌证

禁用左西替利嗪的情况有：①对本品和西替利嗪、羟嗪过敏者禁用；②孕妇和哺乳期妇女禁用。

知识点 56：左西替利嗪的不良反应

左西替利嗪的不良反应比西替利嗪低，以口干和嗜睡为主，无明显心脏毒性，对造血系统和肝肾功能都无显著影响，总的不良反应发生率为 14%，不良反应均可自动缓解，无须停药或减量。

知识点 57：左西替利嗪的注意事项

肾功能不全者慎用本品，老年患者用本品需监测肾功能。

知识点 58：左西替利嗪的合理用药

口服：成人每次 5mg，每日 1 次。

知识点 59：曲尼司特的作用

曲尼司特是新型抗变态反应药物。可稳定肥大细胞及嗜碱性粒细胞的细胞膜，阻止脱颗粒，从而抑制组胺与 5-羟色胺过敏物质的释放。能有效阻止哮喘发作，防治过敏性皮肤病，还能抑制局部过敏坏死反应。

知识点 60：曲尼司特的适应证

曲尼司特适用于特应性皮炎、急性荨麻疹、血管性水肿、过敏性鼻炎以及支气管哮喘。

知识点 61：曲尼司特的禁忌证

①孕妇、哺乳期妇女和小儿禁用；②对本品过敏者禁用。

知识点 62：曲尼司特的不良反应

偶有食欲不振、恶心、呕吐、腹痛、头痛、血细胞和血红蛋白减少及膀胱炎等。通常无嗜睡现象。

知识点 63：曲尼司特的注意事项

（1）肝病或有肝病史者慎用。
（2）用药期间需定期查血象。
（3）糖皮质激素依赖性者使用此剂时，用量应缓慢减量，不可突然停药。

知识点 64：曲尼司特的合理用药

口服：每次 0.1g，每日 3 次：儿童 5mg/kg，每日 3 次。

知识点 65：西咪替丁的作用

西咪替丁是组胺 H_2 受体拮抗剂，能可逆性抑制组胺对 H_2 受体的作用。故能抑制基础胃酸和各种刺激引起的胃酸分泌，预防消化道溃疡。能增强细胞免疫功能，对抑制性 T 细胞的活性起到抑制作用，对淋巴细胞有免疫刺激作用，尚有抗雄激素作用，能阻断二氢睾酮和毛囊受体的结合，抑制皮肤腺体分泌。还有抗病毒、止痒以及止痛作用。

知识点 66：西咪替丁的适应证

皮肤科和 H_2 受体拮抗剂联合应用治疗皮肤划痕征、妇女多毛症、皮肤瘙痒症、荨麻疹、寻常痤疮、水痘、男性型脱发、血管性水肿、色素性荨麻疹、带状疱疹、扁平疣以及过敏性紫癜等；也可用于治疗银屑病。内科用于治疗消化道溃疡、出血。

知识点 67：西咪替丁的禁忌证

禁用西咪替丁的情况有：①孕妇、哺乳期妇女以及小儿禁用；②对本品过敏者禁用；③慢性萎缩性胃炎患者禁用。

知识点 68：西咪替丁的不良反应

西咪替丁的不良反应轻微，少数患者有头痛、头晕、嗜睡、腹泻、肌痛和出汗等，长期大量应用可导致男性乳房发育、阳痿、精子数减少、女性溢乳、皮肤干燥和皮疹，停药后可以恢复。静脉注射偶见血压骤降，心脏骤停，使用时应提高警惕。

知识点 69：西咪替丁的注意事项

肝肾功能不全者慎用西咪替丁。

知识点 70：西咪替丁的合理用药

口服：每次 0.2g，每日 3 次。

知识点 71：盐酸雷尼替丁的作用

盐酸雷尼替丁是强效 H_2 组胺受体拮抗剂。作用比西咪替丁强，且作用持久，可以有效地抑制组胺、五肽胃泌素及氨甲酰胆碱刺激引起的胃酸分泌，降低胃酸与胃液分泌。不引起男性乳房分泌和性功能障碍。

知识点 72：盐酸雷尼替丁的适应证

皮肤科用本品和 H_1 受体拮抗剂联用，用于治疗荨麻疹、湿疹和皮肤瘙痒症等。内科用于治疗消化道溃疡和出血。

知识点 73：盐酸雷尼替丁的禁忌证

禁用盐酸雷尼替丁的情况有：①孕妇、哺乳期妇女和婴儿、8 岁以下儿童禁用；②对本品过敏者禁用；③青光眼患者应禁用。

知识点 74：盐酸雷尼替丁的不良反应

（1）偶见头晕、嗜睡、便秘或腹泻。
（2）注射后少数患者出现恶心、出汗及面部烧灼感。

知识点 75：盐酸雷尼替丁的注意事项

肝功能不全和严重肾衰竭者慎用。

知识点 76：盐酸雷尼替丁的合理用药

口服：每次 0.15g，每日 2 次。静脉注射或静脉滴注：每次 50mg。肌内注射：每次 50mg。

知识点 77：法莫替丁的作用

本品是新型强效 H_2 组胺受体拮抗剂。比西咪替丁强 10~148 倍，比雷尼替丁强 6~10 倍，作用时间比西咪替丁与雷尼替丁长 30%，无抗雄激素作用。

知识点 78：法莫替丁的适应证

皮肤科和 H_2 组胺受体拮抗剂联用，用于治疗荨麻疹、湿疹及皮肤瘙痒症等。内科用于治疗胃和十二指肠溃疡病及出血。

知识点 79：法莫替丁的禁忌证

禁用法莫替丁的情况有：①对本品过敏者以及严重肾衰竭者禁用；②孕妇与哺乳期妇女禁用。

知识点 80：法莫替丁的不良反应

法莫替丁不良反应常见的有头痛、头晕、便秘、腹泻、口渴、恶心、呕吐、皮疹、白细胞减少以及肝功能异常。

知识点 81：法莫替丁的注意事项

长期用药需检查肾功能，排除胃癌后才能用药。

知识点 82：法莫替丁的合理用药

口服：每次 20mg，每日 2 次，早、晚餐后或睡前服。静脉注射或静脉滴注；无法口服的患者可缓慢注射或静脉滴注，每次 20mg，溶入 0.9%氯化钠注射液或 5%葡萄糖注射液 20ml，每日 2 次。

第五节 糖皮质激素类药物

知识点 1：氢化可的松的作用

本品是短效糖皮质激素类药，有影响糖代谢作用。具有抗炎、抗休克、抗毒素、抗纤维化以及抑制免疫等药理作用。其醋酸酯做局部外用药。

知识点2：氢化可的松的适应证

皮肤科用于治疗过敏性休克、结缔组织病、天疱疮、剥脱性皮炎、脓疱型和红皮病型银屑病、重型药疹等。

知识点3：氢化可的松的禁忌证

下列情况不适于使用氢化可的松：①对本药及其成分或其他糖皮质激素过敏者禁用；②严重的精神病史，活动性胃溃疡和十二指肠溃疡，新近的胃肠吻合术后，骨质疏松症，糖尿病，严重高血压以及青光眼，白内障，不能用抗菌药物控制的病毒、细菌及真菌感染者禁用。

知识点4：氢化可的松的不良反应

大量长期应用氢化可的松可引起骨脱钙、骨折、肥胖、低血钾、多毛症、痤疮样疹、血糖升高、出血、水钠潴留以及出现结核、消化道溃疡，继发细菌、真菌和病毒感染等。对不良反应务必注意。

知识点5：氢化可的松的注意事项

（1）孕妇、高血压、糖尿病、出血性疾病患者慎用。

（2）细菌、真菌和病毒感染者需配合有效的抗感染药，必要时可谨慎应用。

知识点6：氢化可的松的合理用药

口服：每次10~80mg，每日3~4次，维持量每日20~40mg。静脉滴注：每次0.1~0.2g，用5%葡萄糖注射液或0.9%氯化钠注射液稀释到0.2mg/ml，每日1~2次，同时加维生素C 0.5~1.0g静脉滴注。严重过敏反应及休克，游离醇型每次0.1g或选用氢化可的松琥珀酸钠135mg静脉滴注，可用0.3~0.5g，疗程为3~5天。

知识点7：醋酸泼尼松的作用

本品是糖皮质激素类药，有免疫抑制作用，能减少肥大细胞脱颗粒，减少循环中的淋巴细胞，大剂量时可以减少5%~10%，其中T淋巴细胞下降大于B淋巴细胞；可以抑制结缔组织增生，降低毛细血管壁和细胞膜的通透性，减少炎性渗出，并且能够抑制组胺及其毒性物质的形成与释放；还能促进蛋白质分解转变为糖，降低葡萄糖的利用，因而使血糖及尿糖增加；并可增加胃液分泌及食欲。其抗炎、抗过敏、抗毒以及抗休克作用强，潴钠排钾作用低于可的松。

知识点8：醋酸泼尼松的适应证

醋酸泼尼松适用于严重的过敏性疾病、药疹、湿疹、天疱疮、剥脱性皮炎、血小板减少性紫癜、风湿及类风湿、结缔组织病、肾病综合征以及各种肾上腺皮质功能不全症等。

知识点9：醋酸泼尼松的禁忌证

（1）对本药及其他糖皮质激素过敏者禁用。

（2）严重的精神病史，活动性胃和十二指肠溃疡，新近的胃肠吻合术后，骨质疏松症，糖尿病，严重高血压以及青光眼，白内障，不能用抗菌药物控制的病毒、细菌及真菌感染者禁用。

知识点10：醋酸泼尼松的不良反应

醋酸泼尼松将影响水和电解质平衡，产生潴钠排钾。

知识点11：醋酸泼尼松的注意事项

（1）孕妇应慎用。

（2）严重肝功能不良者不得使用。

（3）长期使用者，同时给予促皮质素、钾盐以及高蛋白饮食。

（4）停药时应逐渐减量，不宜骤停。

（5）使用本品可能引发带状疱疹病毒感染全身泛发，因此要谨慎使用。

知识点12：醋酸泼尼松的合理用药

口服：一般每日10~60mg，分3次服或早晨顿服，显效后逐渐减量，维持量每日或隔天10mg，早晨顿服，也可根据病情酌定疗程用量，疗效长达数月。

知识点13：甲泼尼龙的作用

甲泼尼龙是合成中效糖皮质激素，但水钠潴留作用弱，无排钾不良反应。具有抗炎、抗过敏和抑制免疫反应等作用。

知识点14：甲泼尼龙的适应证

皮肤科应用甲泼尼龙的范围和泼尼松相同，并用于器官移植排异反应以及肾上腺皮质功能不全。

知识点 15：甲泼尼龙的禁忌证

甲泼尼龙的禁忌证与氢化可的松相同。

知识点 16：甲泼尼龙的不良反应

水钠潴留较泼尼松少，将诱发感染、消化道溃疡、寻常痤疮、血糖升高、满月脸、多毛症以及精神异常等。

知识点 17：甲泼尼龙的注意事项

注射液在紫外线及荧光下易分解破坏，故应避光保存。其余参见氢化可的松。

知识点 18：甲泼尼龙的合理用药

口服：每日 16~40mg，晨顿服，维持量每日 4~8mg。静脉注射：用甲泼尼龙琥珀酸钠，溶于葡萄糖注射液中，危重患者、红斑狼疮等每日 1g，持续 1~5 天或每日 40~80mg，每日 1 次；器官移植可在 24~48 小时静脉给药 0.5~2g，一般不超过 48~72 小时。关节腔内注射和肌内注射用甲泼尼龙醋酸酯混悬注射液，每次 10~40mg。

知识点 19：曲安西龙的作用

曲安西龙比氢化可的松、泼尼松作用均强。水钠潴留作用则较轻微，几乎不产生水肿，不良反应较泼尼松小。患者体态改变、毛发增多以及体重增加等不良反应低。对患者肝肾功能没有影响，不引起血压升高。

知识点 20：曲安西龙的适应证

曲安西龙适用于类风湿关节炎、红斑狼疮、皮肌炎和硬皮病等结缔组织病，肾病综合征等免疫性肾脏疾病以及特发性血小板减少性紫癜等免疫性血液病；亦用于泼尼松、地塞米松所适于治疗的其他疾病，如药疹、严重的过敏性皮炎、湿疹、天疱疮和大疱性类天疱疮等。

知识点 21：曲安西龙的禁忌证

曲安西龙的禁忌证与氢化可的松相同。

知识点 22：曲安西龙的不良反应

（1）可引起厌食、眩晕、头痛和嗜睡等，不引起高血压、水肿及满月脸等。

（2）长期应用可导致胃溃疡、血糖升高、骨质疏松、肌肉萎缩、肾上腺功能减退以及诱发感染等。

知识点 23：曲安西龙的注意事项

曲安西龙的注意事项参见氢化可的松。

知识点 24：曲安西龙的合理用药

口服：每次 4mg，每日 2~4 次；维持量 1~4mg，每日 1~2 次，通常不超过每日 8mg。如用双醋酸酯，每日 10~20mg；肌内注射：每次 40~80mg，1~4 周 1 次。皮下注射：每次 5~20mg。

知识点 25：地塞米松的作用

地塞米松是合成的长效糖皮质激素，具有抗炎、抗过敏作用，效力比泼尼松约强 10 倍。可以抑制结缔组织的增生，降低毛细血管壁和细胞膜的通透性，降低炎性渗出，并能抑制组胺及其他毒性物质的形成及释放。抗炎作用约为氢化可的松的 25 倍，对糖代谢作用强约 30 倍，抗风湿作用强约 29 倍。

知识点 26：地塞米松的适应证

地塞米松适用于药疹、湿疹、神经性皮炎及其他过敏性皮肤病。

知识点 27：地塞米松的禁忌证

地塞米松的禁忌证于氢化可的松相同。

知识点 28：地塞米松的不良反应

（1）长期大量使用将继发细菌、真菌感染，局部可发生痤疮、酒渣样皮炎、皮肤萎缩以及毛细血管扩张。

（2）药物储存过久或药液温度过低，注入后能够引起面色潮红等症状。

（3）引起水肿、高血压和肌无力等极少见，但易引起精神症状。

知识点29：地塞米松的注意事项

地塞米松的注意事项与氢化可的松相同。

知识点30：地塞米松的合理用药

口服：每日0.75~6mg，分2~3次服，维持量每日0.5~0.75mg。肌内注射：每次2~10mg，每日1次，病情严重者，可酌情加量。静脉滴注：地塞米松磷酸钠注射液每日2~20mg。

知识点31：曲安奈德的作用

曲安奈德具有抗炎、抗瘙痒以及收缩血管的作用；其抗炎、抗过敏作用较氢化可的松、泼尼松均强并且持久。局部使用时耐受性极佳，皮肤涂搽，封包疗法由皮肤吸收，以不同程度和血浆蛋白结合，经肝代谢，由肾排出，除皮肤病外还能够治疗类风湿关节炎。

知识点32：曲安奈德的适应证

口服曲安奈德用于治疗结缔组织病、重型药疹、剥脱性皮炎等；外用可以治疗神经性皮炎、脂溢性皮炎、特应性皮炎、接触性皮炎以及湿疹、银屑病、扁平苔藓和类风湿关节炎、肛门与外阴瘙痒等；局部注射用于类风湿关节炎、瘢痕疙瘩、疥疮结节和斑秃等。

知识点33：曲安奈德的禁忌证

曲安奈德的禁忌证于氢化可的松相同。

知识点34：曲安奈德的不良反应

（1）长期大量内服、肌内注射、局部注射能够引起全身一系列不良反应。

（2）长期外用可导致皮肤萎缩、毛细血管扩张、酒渣样皮炎、口周皮炎以及痤疮样疹等。

知识点35：曲安奈德的注意事项

孕妇和肝肾功能不全等患者慎用。

知识点36：曲安奈德的合理用药

皮下或关节腔内注射：每次2.5~5mg，每次剂量不多于20mg，1周不超过75mg。皮损内注射：治疗痤疮结节，可用此剂混悬注射液加 2 倍量 2%普鲁卡因注射液后，少量注射结节基底部；治疗囊肿型痤疮，混悬注射液加上等量克林霉素注射液囊内注射；用于斑秃和神经性皮炎可将混悬注射液加 1%利多卡因注射液稀释 3 倍，缓慢多点注入皮损处，每部位约 0. 2~0. 3mg，每处 1 次不超过 0. 5mg，1~2 周 1 次。

知识点 37：复方倍他米松注射液的作用

本品是溶解性很强的倍他米松磷酸酯与微溶性二丙酸倍他米松的复合剂，药效发挥快，维持时间长，连续产生作用。具有抗炎、抗过敏及抗风湿病的作用。

知识点 38：复方倍他米松注射液的适应证

复方倍他米松注射液适用于变态反应性皮肤病，如血管性水肿、花粉症（枯草热）、药物反应、血清病及昆虫叮咬；非细菌性骨和关节疾病；神经和软组织疾病；特应性皮炎、神经性皮炎、瘢痕疙瘩、银屑病、天疱疮、疱疹性皮炎以及囊肿型痤疮；盘状红斑狼疮、硬皮病、皮肌炎和结节性血管周围炎等。

知识点 39：复方倍他米松注射液的禁忌证

复方倍他米松注射液的禁忌证与氢化可的松相同。

知识点 40：复方倍他米松注射液的不良反应

复方倍他米松注射液的不良反应和其他糖皮质激素类药物相同，与用药剂量及疗程有关。

知识点 41：复方倍他米松注射液的注意事项

应用复方倍他米松注射液应注意：①禁止静脉和皮下注射；②细菌性疾病、真菌感染、结核病和癌症患者慎用；③长期应用时需与促皮质激素同时应用，并慢慢减量或停药。

知识点 42：复方倍他米松注射液的合理用药

给药应个体化。肌内注射：用于全身用药，开始剂量为 1~2ml，臀部深部肌内注射，必要时重复给药。皮损内注射：每次 0. 2ml/cm²，用结核菌素针均匀注射在皮损真皮内。关节腔注射：大关节每次为 1~2ml，中关节每次为 0. 5~1ml，小关节每次为 0. 25~0. 5ml。1 周总量不多于 1ml。

第六节 免疫抑制剂与抗肿瘤药、生物制品

知识点1：盐酸氮芥的作用

盐酸氮芥通过抑制 DNA 的合成，影响细胞的有丝分裂，具有较强的细胞毒作用。

知识点2：盐酸氮芥的适应证

盐酸氮芥适用于治疗皮肤 T 细胞淋巴瘤、霍奇金病和狼疮肾炎、组织细胞增生症 X、多中心网状细胞瘤、扁平苔藓以及神经性皮炎等。外用治疗银屑病、白癜风、斑秃、蕈状肉芽肿等。

知识点3：盐酸氮芥的禁忌证

孕妇以及对本品过敏者禁用。

知识点4：盐酸氮芥的不良反应

骨髓抑制，导致白细胞和血小板减少、脱发、头晕、乏力、睾丸萎缩。

知识点5：盐酸氮芥的注意事项

（1）应用本品需停止哺乳。
（2）全身用药仅静脉注射用，勿溢出血管外，防止局部组织坏死。
（3）长期应用有致癌性。

知识点6：盐酸氮芥的合理用药

静脉滴注：治疗皮肤 T 细胞淋巴瘤的肿瘤期和霍奇金病，每次 5mg，1 周 1 次；治疗狼疮肾炎，第 1 次 3mg，第 2 次 4mg，之后 5mg，隔天每晚 1 次，10～14 次为一疗程，总量为 50mg。

知识点7：环磷酰胺的作用

环磷酰胺的作用是破坏 DNA 的结构和功能，抑制细胞的分裂，对体液免疫和细胞免疫均有抑制作用，还有抗炎作用。

知识点8：环磷酰胺的适应证

环磷酰胺适用于治疗红斑狼疮、天疱疮、大疱性类天疱疮、皮肌炎、皮肤癌、蕈样肉芽肿、贝赫切特（白塞）病、霍奇金病、组织细胞增生症X、银屑病、坏疽性脓皮病、系统性硬皮病、结节性多动脉炎、黏液水肿性苔藓、系统性坏死性血管炎以及多中心网状组织细胞增生症等。

知识点9：环磷酰胺的禁忌证

禁用环磷酰胺的情况有：①孕妇禁用；②肝肾功能不全和血象低下者禁用；③对本品过敏者禁用。

知识点10：环磷酰胺的不良反应

（1）可有胃肠反应，骨髓抑制或粒细胞减少等反应。

（2）大量易诱发出血性膀胱炎，多饮水补液能够预防。

（3）可致肺纤维化、脱发、色素沉着、月经失调以及中毒性肝炎等。

知识点11：环磷酰胺的注意事项

（1）有致癌性，勿长期使用。

（2）滴注时间应超过1小时。

（3）配制成溶液后存放时间不宜超过3小时。

知识点12：环磷酰胺的合理用药

口服：1~3mg/(kg·d)，一般每次50mg，每日2~3次，2~6周为一疗程。静脉注射：每次0.2g，隔天1次，2~6周是一疗程。静脉滴注：每次0.1~0.2g，每日1次。

知识点13：甲氨蝶呤的作用

甲氨蝶呤属于叶酸拮抗剂，主要抑制DNA、RNA及蛋白质的合成，阻止细胞的分裂。

知识点14：甲氨蝶呤的适应证

甲氨蝶呤用于治疗红皮病型银屑病、关节病型银屑病与脓疱型银屑病、皮肌炎、硬皮病、红斑狼疮、天疱疮、大疱性类天疱疮、贝赫切特（白塞）病以及毛发红糠疹等。

知识点15：甲氨蝶呤的禁忌证

禁用甲氨蝶呤的情况有：①孕妇禁用；②肝肾功能不全、血液病和感染等患者禁用；③对本品过敏者禁用。

知识点16：甲氨蝶呤的不良反应

（1）常见胃肠道反应及骨髓抑制，肝硬化和肝纤维化。

（2）还可引起脱发、头痛、眩晕、月经不调、药疹以及肺纤维化。

（3）妊娠前服药可导致畸胎。

知识点17：甲氨蝶呤的注意事项

（1）应用本品24小时内给适量甲酰四氢叶酸钙，能够对抗其毒性，而不影响免疫抑制作用。

（2）与水杨酸盐或磺胺药同用可使疗效和毒性增加。

（3）一般应从小剂量开始，再逐步增大剂量。

（4）用药5天需复查血常规和肝功。

知识点18：甲氨蝶呤的合理用药

口服：治疗银屑病每次2.5~7.5mg，每日2次，36小时内共服3次，以后1周同样方法给药，用作免疫抑制剂，1周口服10~15mg，3天内分次连续服，7~14天是一个疗程。肌内注射或静脉滴注：每次10~15mg，每周1次，显效后减量为每月1次。

知识点19：羟基脲的作用

羟基脲是核苷酸还原酶抑制剂，抑制DNA合成，而不干扰RNA或蛋白质的合成，是作用在细胞周期的特异性药物，对分化增殖的细胞较敏感，毒性也比较低。本品尚有免疫抑制作用。

知识点20：羟基脲的适应证

皮肤科用羟基脲治疗银屑病、尤其是脓疱型银屑病、天疱疮、大疱性类天疱疮、恶性黑色素瘤、恶性淋巴瘤以及皮肤鳞癌等。肿瘤科用于各种癌和白血病。

知识点21：羟基脲的禁忌证

禁用羟基脲的情况有：①孕妇禁用；②水痘、带状疱疹以及各种严重感染者禁用。

知识点 22：羟基脲的不良反应

有骨髓抑制，偶有胃肠道反应、脱发、无力、眩晕以及皮肤色素沉着等。

知识点 23：羟基脲的注意事项

老年患者酌减，肾功能不全、痛风、尿酸盐结石者慎用，停药 3 个月到 1 年接种疫苗，服药期间多饮水，用以增加尿酸的排泄，严密观察血象。

知识点 24：羟基脲的合理用药

口服：一般 25~40mg/(kg·d)，每日 2~3 次，连用 4~6 周，或每次 50~80mg/kg，每周 2 次，连用 6~7 周。治疗皮肤病用小剂量，治疗肿瘤用大剂量。

知识点 25：环孢素的作用

本品是真菌的代谢产物，为第三代新型免疫抑制剂，是由 11 个氨基酸组成的环状多肽化合物，多蓄积在皮肤和脂肪组织中。环孢素目前已分出 9 种成分，其中环孢素 A、环孢素 C、环孢素 G 具有免疫抑制功能。主要是由于其可以选择性地通过细胞膜上的受体，对淋巴细胞发挥较强的抑制作用。

知识点 26：环孢素的适应证

环孢素适用于多种组织器官移植的排斥反应的预防及一些免疫性疾病的治疗，也可用于肾病、再生障碍性贫血、难治性溃疡性结肠炎。在皮肤科用于顽固、难治性皮肤病，疗效最好的是严重型银屑病（包括寻常型、脓疱型、红皮病型以及关节病型）；疗效好的皮肤病包括贝赫切特病、坏疽性脓皮病、扁平苔藓以及获得性大疱性表皮松解症等；中等疗效的疾病包括普秃、特应性皮炎、慢性光线性皮炎、光线性类网织细胞增多症、成人线状大疱性皮炎、天疱疮和大疱性类天疱疮（后两种病需与糖皮质激素合用）。另外，对艾滋病、系统性红斑狼疮、鱼鳞病、皮肌炎、白癜风和甲亢、男性型脱发、系统性硬皮病、毛发红糠疹、掌跖脓疱病、黏液水肿性苔藓和丘疹性黏蛋白沉着病、皮肤细胞淋巴瘤、泛发性稽留性肢端皮炎以及渐进性坏死性黄色肉芽肿、泛发性环状肉芽肿等也有效。

知识点 27：环孢素的禁忌证

下列情况不适于使用环孢素：①对本品过敏者禁用；②恶性肿瘤史、未控制的高血压、心脏严重病变以及肾功能不全、免疫缺陷、有活动性感染、血象低下、3 个月内接受环磷酰胺等治疗、嗜睡和吸毒者禁用；③孕妇及哺乳期妇女禁用；④1 岁以下婴儿禁用。

知识点 28：环孢素的不良反应

环孢素的不良反应表现为肾毒性、肝毒性、高血压，还可发生多毛症、乏力、肌无力、精神紊乱以及胃肠功能障碍等。

知识点 29：环孢素的注意事项

（1）肝胆病可影响本品代谢，易导致中毒。

（2）外用除涂糖皮质激素外，与其他种免疫抑制剂及多种影响肝酶活性的药物配伍均可增加其毒性，应避免合用。

知识点 30：环孢素的合理用药

口服：治疗皮肤病剂量通常在 5～12mg/（kg · d），剂量依个体情况和病种不同而异。静脉注射：仅用于不能口服者，剂量同前。

知识点 31：硫酸羟氯喹的作用

抗疟药具有免疫抑制作用与抗紫外线吸收作用、抗炎作用、抑制某些酶的活性以及与核蛋白结合等作用。

知识点 32：硫酸羟氯喹的适应证

硫酸羟氯喹适用于疟疾、原虫引起的肝病、类风湿关节炎、红斑狼疮、皮肌炎、干燥综合征、多形性日光疹以及扁平苔藓等。

知识点 33：硫酸羟氯喹的禁忌证

禁用硫酸羟氯喹的情况有：①有视网膜病变者，及对 4-氨基喹啉类药物过敏者、妊娠妇女和儿童禁用；②对本品过敏者禁用。

知识点 34：硫酸羟氯喹的不良反应

应用硫酸羟氯喹产生的不良反应有：①中枢神经反应；②神经肌肉反应；③眼部视网膜病变，出现视物模糊；④血液学改变；⑤有致畸胎的可能性。

知识点35：硫酸羟氯喹的注意事项

（1）有肝脏疾病患者治疗时应定期检查血常规和眼底。

（2）银屑病、卟啉症患者应用本药会加重病情。

知识点36：硫酸羟氯喹的合理用药

口服：开始剂量每次0.2g，每日2次；维持量：每次0.1~0.2g，每日2次，每次随餐或牛奶服用。

知识点37：雷公藤多苷的作用

雷公藤多苷有较强抗炎作用与免疫抑制作用。

知识点38：雷公藤多苷的适应证

雷公藤多苷适用于红斑狼疮、狼疮型肾炎、紫癜型肾炎、血管炎、贝赫切特病、日光性皮炎、特应性皮炎、红皮病、泛发型湿疹、掌跖脓疱病、复发性口疮、多形性红斑以及各型银屑病、斑秃等。

知识点39：雷公藤多苷的禁忌证

禁用雷公藤多苷的情况有：①严重心、肝、肾和造血系统疾病患者禁用；②对本品过敏者禁用；③孕妇和哺乳期妇女禁用。

知识点40：雷公藤多苷的不良反应

雷公藤多苷的不良反应表现为胃肠道反应，偶见白细胞及血小板减少，能引起月经紊乱，精子活性降低，数目减少，面部色素沉着。

知识点41：雷公藤多苷的注意事项

应用雷公藤多苷应注意：①服药期间需避孕；②大量误服可致中毒死亡。

知识点42：雷公藤多苷的合理用药

口服：每次10mg，每日3次，1个月为一疗程。症状控制后减量、停药或间歇治疗。

知识点43：干扰素的作用

干扰素是人体一种正常细胞被病毒感染或接触病毒后所产生的一种细胞因子，具有多种生物活性的小分子，可以抑制病毒复制的非特异性免疫活性物质、糖蛋白，无抗原性。内源性或外源性干扰素作用在未受感染细胞膜的受体，诱导生成多种胞质酶。抑制病毒蛋白质合成，从而发挥抗病毒作用。本品主要生物作用是调节机体免疫功能，增加 NK 细胞、T 细胞杀伤力；增加巨噬细胞吞噬能力；直接抑制或杀伤肿瘤细胞，具有光谱抗病毒、抗肿瘤的生物效应。外用会影响角质形成细胞的增生分化，有轻度角质剥脱作用。

知识点 44：干扰素的适应证

干扰素适用于各种病毒感染性皮肤病、皮肤肿瘤以及各型红斑狼疮、天疱疮、疱疹样皮炎、泛发型扁平苔藓和肥大细胞增生症等。

知识点 45：干扰素的禁忌证

禁用干扰素的情况有：①严重心脏病、肝病、肾病、癫痫及中枢神经系统功能不良者禁用；②对本品过敏者禁用。

知识点 46：干扰素的不良反应

干扰素的不良反应较多并且较广泛，主要有发热、寒战、乏力、肌肉痛、关节痛、食欲减退以及睡眠障碍等。严重不良反应有骨髓抑制、血小板和白细胞下降，还可出现自身免疫反应、心力衰竭和肾衰竭等。

知识点 47：干扰素的注意事项

（1）长期使用，定期检查血常规和肝功能。

（2）为降低使用干扰素的不适感，可在用前 1 小时使用吲哚美辛和阿司匹林等。

知识点 48：干扰素的合理用药

干扰素的肌内注射、皮下注射：每次 100 万 U，1 周 2 次，治疗带状疱疹连用 3~6 次，治疗尖锐湿疣每周 1 次或 1~2 天肌内注射 1 次，连用 3 周。

知识点 49：转移因子的作用

转移因子是由正常人致敏的 T 淋巴细胞提取的一种淋巴因子，是一种双螺旋 RNA 或多核苷酸和多肽复合物，能特异性地将供体的细胞免疫能力转移给受体，从而增强受体的细胞免疫能力。

知识点 50：转移因子的适应证

转移因子适用于先天性或固有免疫缺陷患者，病毒性、细菌性或真菌性感染性皮肤病，自身免疫病和细胞免疫缺陷病，银屑病，白癜风，皮肤恶性肿瘤等。

知识点 51：转移因子的禁忌证

对转移因子过敏者禁用。

知识点 52：转移因子的不良反应

转移因子的不良反应表现为可有注射处酸、胀、疼痛感，偶有皮肤瘙痒，短暂发热。

知识点 53：转移因子的注意事项

使用大剂量抗肿瘤药物或糖皮质激素可使本品作用降低或消失，本品浑浊或变色勿用。

知识点 54：转移因子的合理用药

皮下注射：注射于上臂内侧或大腿腹股沟下端，一次 4U，1 周 1~2 次，1 个月后变为 2 周 1 次，对于带状疱疹，只需注射 1 次。口服：每次 6~10ml，每日 1 次。

知识点 55：卡介菌多糖核酸的作用

卡介菌多糖核酸是新型非特异性生物免疫调节剂，能促进单核-巨噬细胞增生，有效地激活巨噬细胞，提高其吞噬和消化异物的能力，能激活 T 淋巴细胞，使之释放各种淋巴因子，从而增强机体细胞免疫以及调节体液免疫，能抑制细胞脱颗粒，起到对抗 I 型变态反应的作用。

知识点 56：卡介菌多糖核酸的适应证

卡介菌多糖核酸适用于小儿湿疹、慢性湿疹、特应性皮炎、慢性荨麻疹、银屑病、尖锐湿疣和寻常疣等。

知识点 57：卡介菌多糖核酸的禁忌证

禁用卡介菌多糖核酸的有：①对本品过敏者禁用；②急性传染病患者禁用。

知识点 58：卡介菌多糖核酸的不良反应

卡介菌多糖核酸的不良反应为注射局部红肿，过敏性皮炎等。

知识点 59：卡介菌多糖核酸的注意事项

注射液不应有摇不散的凝块和异物。

知识点 60：卡介菌多糖核酸的合理用药

肌内注射：每次 1ml，每周 2~3 次，3 个月为一疗程。小儿用量酌减。

第七节　维生素类药

知识点 1：脂溶性维生素

脂溶性维生素包括：维生素 A 类、维生素 D 类、维生素 E 类及维生素 K 类。

知识点 2：维生素 A 类

维生素 A 类主要存在于肝、奶、蛋黄中，尤以海洋鱼类肝油含量最丰富。植物中只含有维生素原，如 β-胡萝卜素、玉米黄色素等。维生素 A 类有维生素 A_1 与维生素 A_2 两种。

知识点 3：维生素 D 类

维生素 D 类的化合物有 10 多种，临床主要用于治疗佝偻病，其中最重要的是维生素 D_2 及维生素 D_3。

知识点 4：维生素 E 类

维生素 E 类的生理功能是影响生育。多存在于植物组织中，在麦胚油、豆类以及蔬菜中含量最丰富。已知的维生素 E 类有 8 个化合物。

知识点 5：维生素 K 类

维生素 K 类广泛存在于绿色植物中，具有促进凝血作用，多数微生物能合成。常见的维生素 K 类有维生素 K_1、维生素 K_2、维生素 K_3 和维生素 K_4 等，它们都具有甲奈醌结构，可看作是 2-甲奈醌的衍生物。其中维生素 K_2 生物活性最强，而维生素 K_1 作用快并且持久。

知识点 6：水溶性维生素

水溶性维生素有：维生素 B_1 类、维生素 B_2 类、维生素 B_6 类、烟酸和烟酰胺、维生素 B_{12}类、维生素 C 及维生素 H。

知识点 7：维生素 B_1 类

米糠、麦麸和酵母等是维生素 B_1 的天然来源，亦可通过化学合成获得。其主要生理功能是维持糖代谢以及神经传导与消化的正常功能。临床用于治疗多发性神经炎、脚气病与胃肠疾病。

知识点 8：维生素 B_2 类

维生素 B_2 类在体内经磷酸化生成核黄素单核苷酸与核黄素腺嘌呤二核苷酸后，才有生物活性。临床用来治疗维生素 B_2 缺乏症，如唇炎、舌炎、脂溢性皮炎等。

知识点 9：维生素 B_6 类

维生素 B_6 类是具有辅酶作用的一种四取代吡啶衍生物。临床上用于治疗妊娠呕吐、放射性呕吐、异烟肼中毒、脂溢性皮炎以及糙皮病等。

知识点 10：烟酸及烟酰胺

烟酸是维生素 B 类的一种，主要存在于肝脏、肉类、米糠、酵母、鱼、番茄。它具有促进细胞的新陈代谢，扩张血管作用。临床上主要用于防治糙皮病及类似的维生素缺乏症。现多使用其合成品。其衍生物烟酰胺的作用和烟酸相同，但无血管扩张的不良反应。

知识点 11：维生素 B_{12}类

维生素 B_{12}主要存在于肝、鱼粉、蛋、乳、黄豆中，也存在于某些藻类和豆科植物中。它在某些放射线菌、真菌的菌丝体以及土壤、污泥中含量很丰富。维生素 B_{12}除天然存在之外，还有维生素 B_{12a}与维生素 B_{12b}，它们都是分子中氰基被羟基取代的产物，不同之处是后者多一分子结晶水。本品是造血过程的生物催化剂，可以促进血液中有形物质的成熟。主要用于治疗恶性贫血以及其他营养性巨幼细胞贫血。

知识点 12：维生素 C

维生素 C 参与了机体的代谢，能促进胆固醇的转化，降低毛细血管脆性，增强机体的抵抗力。临床用于防治坏血病，预防冠心病，大量静脉注射用于治疗克山病。本品在各种维生素中用量最大，除药用之外，还可以利用其还原能力对食品进行保鲜；另可用做化学聚合反应的促进剂和调节剂。

知识点 13：维生素 H

维生素 H 用来治疗维生素 H 缺乏症，主要是婴儿脂溢性皮炎。

第八节　维 A 酸类药物

知识点 1：维 A 酸类药物的作用

维 A 酸类药物的作用是抑制角化；免疫调节；减少皮脂腺分泌；预防及抑制肿瘤的作用；对胚胎发育有致畸作用；影响细胞分裂及调节细胞分化；稳定溶酶体膜；影响前列腺素、RNA 与蛋白质合成；抑制某些酶的产生或减少其活性等。

知识点 2：维 A 酸类药物的适应证

（1）炎症性疾病：包括寻常型银屑病、脓疱性银屑病、红皮病型银屑病、银屑病性关节炎、扁平苔藓、掌跖脓疱病、掌跖角化性湿疹、结节性痒疹、角层下脓疱性皮病、硬化萎缩性苔藓、环状肉芽肿以及皮肤型肉样瘤病等。

（2）角化性疾病：包括毛发红糠疹、毛囊角化病、以及多种鱼鳞病、多种掌跖角化病、进行性对称性红斑性角化病、可变性红斑角化病、汗孔角化症等。

（3）皮肤附属器疾病：包括寻常痤疮、尤其囊肿性和结节性痤疮、酒渣鼻。

（4）肿瘤类疾病：包括瘢痕疙瘩、口腔黏膜白斑、日光性角化病、角化棘皮瘤、毛发上皮瘤、疣状痣、恶性黑色素瘤、淋巴瘤、脂溢性角化病、疣状表皮发育不良、鲍温病、基底细胞癌和鳞状细胞癌等。

（5）其他疾病：包括黑棘皮病和反应性穿通性胶原病等。

知识点 3：维 A 酸类药物的不良反应

（1）皮肤、黏膜、毛发、指甲症状和剂量相关，剂量愈大，疗程越长，这方面的不良反应也就越多。

（2）中枢神经系统症状：严重头晕目眩，戒酒样反应及假性脑肿瘤症状等。

（3）有致畸作用。

（4）对血脂的影响：三酰甘油升高。

（5）长期应用可引起肌肉、骨骼疼痛以及关节疼痛。结合膜炎、视物模糊、角膜炎。粒细胞减少、贫血、血小板减少或增多等。

知识点4：维A酸类药物及其应用

（1）阿维A：口服开始剂量为每日30mg或每日0.6mg/kg，以此为基础，调整用量，以达到临床效果满意且不良反应又小，可维持治疗3~6个月。

（2）维胺酯：每日1~2mg/kg，分次口服。成人25~50mg，每日3次。

（3）异维A酸：口服开始剂量为每日0.5mg/kg，4周后调整剂量，耐受差者，每日0.1mg/kg，16周为一疗程，停药后药效仍可持续一段时间。若进行下一疗程，必须停药8周，然后再进行。

（4）阿达帕林：0.1%阿达帕林局部应用刺激性比0.025%维A酸小。用于痤疮治疗。

（5）他扎罗汀：配制成凝胶，局部外用，浓度为0.05%~0.1%，起效迅速，外用1周后可见效，可持续外用1~2个月，停药后疗效仍需巩固数周，复发率低，复发时间延长。

第九节 光致敏药物

知识点1：光致敏药

光致敏药是能促使发生光敏反应的物质，能够引起光敏性疾病，有些药物亦可利用其光敏作用治疗白癜风、银屑病。

知识点2：常见光过敏物质

（1）药物：包括磺胺、四环素、保泰松、氯丙嗪、异丙嗪、灰黄霉素、奎宁、核黄素、水杨酸、补骨脂素等。

（2）染料：包括伊红、亚甲蓝、荧光素等。

（3）生化产物：包括卟啉、血紫质等。

（4）煤焦油类：包括苯、甲苯、蒽、酚等。

（5）无机元素：包括金、银、砷、镉等。

（6）木质油：包括香橡油、香柏油等。

（7）中草药：包括补骨脂、白芷、无花果叶等。

（8）其他：包括某些植物、化妆品等。

知识点3：光致敏药的作用

口服或外用光敏剂后用紫外线照射人体，可增强机体对光线的吸收，增强光生物学效应。

第三章 物理治疗

第一节 冷冻疗法

知识点1：冷冻疗法的材料

目前临床常用液氮作为冷冻材料，液氮是无色无臭的液体，制冷温度-196℃。

知识点2：冷冻疗法的作用

将低温作用在人体组织，引起细胞的炎症、变性和坏死，以此达到治疗目的。

知识点3：冷冻疗法的适应证

冷冻疗法适用于各种皮肤癌瘤、痣、寻常疣、尖锐湿疣、扁平疣、跖疣、传染性软疣、结节性痒疹、肥厚性扁平苔藓以及汗孔角化症等。

知识点4：冷冻疗法的应用方法

（1）棉签法：用棉签蘸液氮后，迅速放置在皮损上进行冷冻，反复冻融2次，就完成治疗。适用于小的表浅性损害。

（2）接触法：液氮经导管由内喷射在冷冻头上，使之冷却，然后将冷冻头放置在皮损上进行冷冻。本法适用于较为深在的损害。

（3）喷法：此法是由治疗器中液氮蒸发时产生的压力，将液氮从喷嘴直接喷在皮损上达到治疗目的。治疗时为了保护周围正常组织，可以用较厚的纸板剪1个皮损大小的洞，然后放置在皮肤上。

治疗时间视病种、皮损厚度、性别、年龄和部位而有所不同，通常为30~150秒，次数一般为1~3次，每次间隔时间为1~3周或更长。

知识点5：冷冻疗法的禁忌证

不适于使用冷冻疗法的有：严重的寒冷型荨麻疹、冷球蛋白血症、冷纤维蛋白血症、雷诺现象（雷诺病）以及年老体弱对冷冻治疗不能耐受者。

知识点6：冷冻疗法的注意事项

（1）治疗后局部组织肿胀或起水疱，可用0.1%依沙吖啶（雷佛奴尔）溶液湿敷。

（2）治疗后可引起局部组织疼痛，多在1~2天自行消失，如疼痛剧烈可服索米痛（去痛片）。

（3）需再次治疗者，必须在痂皮脱落后进行。

知识点7：冷冻疗法的不良反应及并发症

冷冻疗法的不良反应和并发症包括：疼痛、水肿、水疱、皮下气肿、色素脱失、色素沉着、感染以及瘢痕形成等。

第二节　激光疗法

一、连续式二氧化碳激光

知识点1：连续式二氧化碳激光的作用

连续式二氧化碳（CO_2）激光的波长为10 600nm，是不可见中红外激光，连续输出，常用功率是10~40W。作用较表浅，主要产生热效应，随着温度的升高其作用在皮肤组织上可有热刺激、红斑、变性、凝固以及炭化、气化等生物学作用。

知识点2：连续式二氧化碳激光的适应证

连续式二氧化碳激光适用于病毒性疣、疣状痣、皮脂腺痣、皮角、脂溢性角化、色素痣、皮赘以及基底细胞癌、鳞癌、皮肤原位癌、湿疹样癌（Paget病）等浅表性局限性的皮肤恶性肿瘤。

知识点3：连续式二氧化碳激光的治疗方法

（1）治疗区常规消毒、麻醉等处理。

（2）$1cm^2$内的皮损可以一次性烧灼治疗，面积较大的皮损可分区分次治疗。

（3）有蒂的损害可选用焦点处光束切割法治疗，慢性炎症或软组织损伤的修复可以选用扩束散焦治疗，每次20分钟，以皮肤有温热感为宜，每周2~3次。

（4）治疗后创面涂抗菌药物软膏或烫伤膏，每日1~2次，直到创面愈合。

知识点4：连续式二氧化碳激光的注意事项

烧灼后的创面要保持干燥，不得沾水；待痂皮干燥自动脱落，不得人为剥脱，以免留瘢痕。

二、脉冲式二氧化碳激光

知识点5：脉冲式二氧化碳激光的作用

脉冲式二氧化碳激光的波长10600nm，单脉冲能量100~1500mJ，脉冲持续时间100μs~1ms，光斑直径为3、5、6、9mm，脉冲频率1~20Hz。由于脉冲持续时间小于皮肤热弛豫时间，因此对治疗靶周围皮肤组织的热损伤较少。

知识点6：脉冲式二氧化碳激光的适应证

脉冲式二氧化碳激光适用于：面部或暴露部位的皮肤浅表性、局限性和良性皮肤肿瘤，如雀斑、色素痣、脂溢性角化、毛发上皮瘤、汗管瘤以及睑黄疣、扁平疣、丝状疣等；痤疮等引起的萎缩性瘢痕还有皮肤皱纹等。

知识点7：脉冲式二氧化碳激光的治疗方法

（1）根据损害大小，将脉冲持续时间调到0.5~1ms，能量密度为0.1~1cm。

（2）成片密集的损害间隔开来或分批治疗，间隔距离0.5~1cm。

（3）治疗后创面涂敷抗生素软膏或烫伤膏，每日1~2次。

知识点8：脉冲式二氧化碳激光的注意事项

（1）小而浅、数量少的损害尽量不做局麻，以免影响治疗效果。

（2）术中及时用生理盐水或新霉素溶液的棉签或纱布清除烧灼后的炭化物。

（3）保持创面干燥直到落痂，避免日晒。

三、氦-氖激光

知识点9：氦-氖激光的作用

氦-氖激光的波长632.8nm，是可见的红色光，输出功率10~40mW。可改善皮肤局部微循环，加强新陈代谢，促进组织愈合以及毛发生长；能消除炎症，加强吸收，较轻炎症区域充血或水肿，提高局部免疫功能；能加速致痛的化学物质（钾离子、氨类物质等）的吸收，所以有镇痛作用。

知识点10：氦-氖激光的适应证

（1）多种原因导致的皮肤黏膜溃疡，如烫伤、烧伤、化学灼伤、电击伤、外伤以及糖尿病伴发的皮肤溃疡等。

（2）带状疱疹、单纯疱疹、疖肿以及甲沟炎等感染。

（3）斑秃、全秃。

（4）冻疮、冷性多形红斑、雷诺现象和局限性硬皮病。

知识点 11：氦-氖激光的应用方法

（1）局部照射：每次治疗剂量是 0.5～1.0J/cm^2，每次 10 分钟，10 次为 1 个疗程。

（2）穴位照射：用光纤输出，作为光针用于穴位照射。

知识点 12：氦-氖激光的注意事项

应用氦-氖激光应注意：①疗程之间休息 3～5 天为宜；②恶性肿瘤、急性感染不得照射；③眼睛不能直视光束。

四、氩激光

知识点 13：氩激光的作用

氩激光的波长为 488nm 及 514.5nm，输出功率 2～10W。该光谱被色素与血红蛋白吸收较多，对浅表性血管损害能够起到封闭、凝固作用，且在皮肤组织上作用浅表，故多用于浅表的色素增生性皮肤病及浅表的毛细血管增生性皮肤病。

知识点 14：氩激光的适应证

雀斑、咖啡斑、脂溢性角化、文身等色素性疾病以及毛细血管扩张、酒渣鼻、草莓状血管瘤、蜘蛛痣等血管性损害。

知识点 15：氩激光的应用方法

（1）色素性疾病用 488nm 的绿光治疗，具体剂量依病种而定。

（2）血管性损害用 514.5nm 的黄光治疗，脉冲或连续式输出。

知识点 16：氩激光的注意事项

氩激光的注意事项与氦-氖激光相同。

五、铜蒸气激光

知识点 17：铜蒸气激光的作用

铜蒸气激光的波长为 510.6nm（绿光）和 578.2nm（黄光），输出光为混合光，黄绿光比率为 1∶2。功率是 1~6W。主要为血红蛋白的吸收峰值，能量大部分进入真皮，作用深度比氩激光为深。

知识点 18：铜蒸气激光的适应证

铜蒸气激光适用于化脓性肉芽肿、酒渣鼻、蜘蛛痣、鲜红斑痣、红色文身等。

知识点 19：铜蒸气激光的应用方法

（1）脉冲式适于治疗鲜红斑痣等，根据皮损颜色深浅，重复治疗 2~4 次。光斑直径为 2~3mm，功率密度 7~111J/cm^2。

（2）连续式适用于治疗化脓性肉芽肿，以光纤照射至损害凝固或炭化。

知识点 20：铜蒸气激光的注意事项

使用铜蒸气激光应避免剂量过大，出现水疱而致瘢痕。

六、掺钕钇铝石榴激光

知识点 21：掺钕钇铝石榴激光的作用

掺钕钇铝石榴激光的波长 1060nm，常用功率 10~80W，是近红外光谱。在皮肤组织上作用主要是热效应，因为该波长的光在水分中引起散射，所以在皮肤组织的深度可达到 1~6mm，比二氧化碳激光深。

知识点 22：掺钕钇铝石榴激光的适应证

掺钕钇铝石榴激光适用于海绵状血管瘤、淋巴血管瘤、血管角皮瘤、化脓性肉芽肿以及血管内皮瘤等。

知识点 23：掺钕钇铝石榴激光的应用方法

（1）匀速照射皮损直至苍白或灰褐色，隆起的损害即刻平复或凹陷收缩。

（2）结节状的损害可适当增加功率或延长照射时间，烧灼治疗。

（3）创面涂敷抗生素软膏或烫伤膏。

知识点 24：掺钕钇铝石榴激光的注意事项

大而深在的血管性损害的治疗的间隔期间，必须防止痂膜脱落出血。

七、脉冲染料激光

知识点 25：脉冲染料激光的作用

脉冲染料激光的波长 510nm（绿光）是黑色素颗粒的吸收峰值，波长 585nm（黄光）是血红蛋白的吸收峰值，均可透过表皮作用到真皮，且脉冲形式输出可限制光照对靶外组织的损害。

知识点 26：脉冲染料激光的适应证

（1）波长 510nm（绿光）用于治疗雀斑、咖啡斑、脂溢性角化和 Becker 痣。

（2）波长 585nm（黄光）用于治疗鲜红斑痣、毛细血管扩张和血管角皮瘤、酒渣鼻、蜘蛛痣以及肥厚性瘢痕等。

知识点 27：脉冲染料激光的应用方法

（1）绿光常用脉宽为 400~500μs，能量密度为 1.5~6J/cm^2，光斑直径为 3~5mm，脉冲频率为 1Hz。

（2）黄光常用脉宽为 300~450μs，能量密度为 4~10J/cm^2，光斑直径为 2、3、5、7、10mm，脉冲频率为 1Hz。

（3）光斑重叠 10%~25%。

（4）治疗次数及剂量根据患者年龄、性别、损害性质、部位等情况而有区别。一般 1~4 次，可间隔 3~6 个月。

知识点 28：脉冲染料激光的注意事项

（1）治疗时有轻微疼痛，通常不需麻醉。治疗后有短暂的红肿、紫癜，无须特殊处理，能够自然消退。

（2）痂膜脱落前，每日薄涂抗生素软膏 1~2 次，防止进水、揉擦、敷面膜、化妆及剧烈运动。

（3）痂膜脱落后尽可能地避免日晒，以免色素沉着。

八、调 Q 铒激光

知识点 29：调 Q 铒激光的作用

调Q铒激光的波长2940nm，单脉冲能量为0.06~2.0J，脉冲持续时间为300μs，光斑直径为1、6、3、5mm，脉冲频率为1~20Hz。脉冲持续时间小于皮肤组织热弛豫时间，对靶外邻组织的热损伤大大降低；比常用的CO_2激光皮肤组织吸收更好，作用更浅表。

知识点30：调Q铒激光的适应证

调Q铒激光的适应证与脉冲式CO_2激光相同。

知识点31：调Q铒激光的应用方法

调Q铒激光的应用方法和其他激光方法无异，对大面积损害，需分区分次进行。

知识点32：调Q铒激光的注意事项

（1）术后将出现1~2天的创面红肿，属正常反应，可自然消退。
（2）面部损害区照射后不可化妆、敷面膜，且避免日晒。

九、调Q紫翠宝石激光

知识点33：调Q紫翠宝石激光的作用

调Q紫翠宝石激光的波长为755nm，治疗剂量为4~10J/cm²，光斑直径为3mm，脉冲持续时间为0.5~1ms，脉冲频率为1~15Hz。为色素颗粒吸收波段，能够透入真皮深层，脉宽小于黑色素小体的热弛豫时间，对周围正常组织无损伤。

知识点34：调Q紫翠宝石激光的适应证

调Q紫翠宝石激光适用于治疗太田痣、伊藤痣、雀斑样痣、文身、异物色素沉着等。

知识点35：调Q紫翠宝石激光的应用方法

（1）常用脉宽为50~100ns，能量密度为4~10J/cm²。太田痣为0.75~8J/cm²，3~6个月治疗1次，通常需5次左右。文身为7.5~8J/cm²，3~6个月治疗1次，2~3次可痊愈，治疗效果黑色优于蓝绿色，红色效果欠佳。
（2）光斑重叠10%~20%。

知识点36：调Q紫翠宝石激光的注意事项

痂皮脱落后色素的消退过程缓慢，可长达半年至1年，尽可能避免日晒。

十、调 Q 红宝石激光

知识点 37：调 Q 红宝石激光的作用

调 Q 红宝石激光的波长 694nm，输出能量为 1~98J/cm^2，光斑直径为 2~8mm，调 Q 脉宽为 20~40ns，长脉宽为 1~2ns，脉冲频率 1Hz。为真皮黑色素细胞吸收，脉宽小于黑色素小体的热弛豫时间，对于周围正常组织热损伤较少。

知识点 38：调 Q 红宝石激光的适应证

调 Q 红宝石激光适用于治疗口周色素沉着-肠道息肉综合征、雀斑样痣、雀斑、太田痣、伊藤痣、文身、蓝痣、毛痣以及多毛症等。

知识点 39：调 Q 红宝石激光的应用方法

（1）根据色素深浅定剂量，通常 3~10J/cm^2，半个月至 6 个月治疗 1 次，3~5 次可去除 1/2 以上的色素。面积大、颜色深者将需 10 次以上。

（2）毛发性损伤的脉冲持续时间 270ns，光斑直径 6mm，功率密度 30~60J/cm^2 的剂量治疗。

（3）口周色素沉着-肠道息肉综合征的黏膜色素斑，选用光斑直径 5~6.5mm、持续时间 12~20ns 的剂量治疗。

知识点 40：调 Q 红宝石激光的注意事项

调 Q 红宝石激光的注意事项与调 Q 紫翠宝石激光相同。治疗后产生的短暂色素沉着或减退，通常可自然恢复。

第三节 水 疗

知识点：水疗

水疗利用水的温度和清洁性能，加入药物作用达到治疗皮肤病的目的。常用的水疗方法有淀粉浴、温泉浴、人工海水浴、高锰酸钾浴、中药浴等。水疗适用于治疗银屑病、慢性湿疹、瘙痒症、红皮病等。

第四节 高频电刀疗法

知识点 1：高频电刀疗法的作用原理

电流通过震荡电路，在靶组织瞬间产生电热火花，使病变组织出现电干、电凝，从而可起到切割、干燥、凝结、气化、炭化以及封闭小血管淋巴管等效果。

知识点 2：高频电刀疗法的适应证

高频电刀疗法适用于治疗雀斑、肉芽肿、疣类表皮赘生物、皮脂腺痣、粟丘疹、皮角、瘢痕增生、皮下囊肿、汗管瘤和单纯性血管瘤、腋臭、睑黄疣以及跖疣等，尚可穿耳孔和永久性拔毛。

知识点 3：高频电刀疗法的使用方法

局部常规消毒、麻醉后，接好输出插头，按手术要求调好所需的功率，接通电源，按下总开关，这时输出针尖接触靶组织即可实施手术。术后处理与电烙疗法相同。

知识点 4：高频电刀疗法的注意事项

（1）仪器使用必须按操作程序进行。
（2）接通电源后，操作者不得接触输出针极部分，以防灼伤。
（3）治疗过程中不得用乙醇擦洗患部。

第五节　紫外线疗法

知识点 1：长波紫外线疗法（UVA）的作用

UVA 的其生物学作用较弱，有显著的色素沉着作用，引起红斑反应的作用很弱，可引发一些物质（如荧光素钠、四环素、硫酸奎宁、血卟啉、铜绿假单胞菌的绿脓素及某些真菌的产物）产生荧光反应。还可引起光毒反应与光变态反应等。

知识点 2：中波紫外线疗法（UVB）的作用

UVB 是紫外线生物学效应最活跃部分。红斑反应的作用较强，有促使维生素 D 原转化为维生素 D，促进上皮细胞生长、黑色素产生以及抑制变态反应等作用。

知识点 3：窄谱紫外线疗法

窄谱紫外线疗法是通过放出有效波长（311～312nm）的紫外线，消除传统紫外线治疗仪输出光谱中多余的部分，能够安全地提高照射强度、延长治疗时间，提高疗效并且缩短疗程。

第六节　光化学疗法

知识点1：光化学疗法的概念

光化学疗法是一种内服或外涂光敏药物结合长波紫外线照射来治疗疾病的方法。

知识点2：光敏剂

常用皮肤光敏剂是甲氧沙林（8-甲氧补骨脂素，8-MOP）与三甲氧补骨脂素。

知识点3：光化学疗法的作用

光化学疗法的作用如下：①抑制表皮细胞DNA合成；②影响色素生成；③可能改变机体的免疫力。

知识点4：光化学疗法的适应证

光化学疗法适用于治疗银屑病、蕈样肉芽肿、异位性皮炎、白癜风、毛发红糠疹、斑秃、多形日光疹以及色素性荨麻疹等。

知识点5：光化学疗法的禁忌证

下列情况不适合使用光化学疗法：对光敏感，活动性肺结核、心肝肾功能不全、甲状腺功能亢进以及进行期银屑病。

知识点6：光化学疗法的应用方法

（1）内服法：甲氧沙林的剂量按照每千克体重0.5~0.6mg计算，服药2小时后进行光疗。

（2）外用法：通常用0.1%~0.5% 8-甲氧补骨脂素或三甲氧补骨脂素乙醇溶液局部外涂，涂药30~60分钟后开始光疗。

（3）光疗：采用长波紫外线（UVA 320~400nm），又称黑光照射，照射剂量以轻度的皮肤光毒反应或亚光毒反应为宜，每日或隔日1次，治疗过程中，逐渐增加照射剂量，如皮损消失彻底则递减，直至数周1次即停止。

知识点7：光化学疗法的不良反应

光化学疗法的不良反应表现为：胃肠道反应，如恶心、呕吐等。红斑以及瘙痒。可诱发皮肤癌，需慎重使用。对眼睛有损伤。

知识点8：光化学疗法的注意事项

（1）治疗期间患者需避免强烈日晒，外出应戴墨镜。

（2）外用8-MOP，应从0.1%开始，逐渐增加，一旦出现红斑及水疱反应，应暂停治疗做对症处理。

第七节　红外线疗法

知识点1：红外线疗法的原理

红外线是不可见光，光波长为760nm～400μm。治疗主要用产生的温热作用。

知识点2：红外线疗法的作用

红外线疗法能够改善局部血液循环，增强新陈代谢，促进炎症消散，加快细胞的再生及修复，并能解痉和止痛。

知识点3：红外线疗法的适应证

红外线疗法适用于疖、毛囊炎、化脓性汗腺炎、慢性溃疡、冻疮及静脉炎等。

知识点4：红外线疗法的使用方法

红外线疗法常采用局部治疗，根据患者感觉以及皮损出现的红斑反应来确定照射剂量，加大或缩短灯和皮肤的距离。以患者有舒适的温热感觉和皮肤上产生均匀的红斑为准。治疗时间通常是每次30～60分钟，每日1～2次。

知识点5：红外线疗法的注意事项

（1）可引起眼的损害，所以治疗时应避免对眼直接照射。如必须治疗面部时可用湿纱布遮盖眼睛。

（2）对局部感觉障碍的患者，需避免烫伤的发生。

第八节　电　疗　法

知识点1：电解术

电解术是用电解针对较小的皮损进行治疗的方法，如毛细血管扩张治疗及电解脱毛。通常用 6V、1.5mA 的直流电。

知识点 2：电干燥术

电干燥术也称为电灼术，选用较高电压、较小电流强度的高频电源烧灼病理组织，用于治疗较小寻常疣、化脓性肉芽肿等。

知识点 3：电凝固术

电凝固术是比电干燥术电压低且电源强度较大的另一种高频电疗，可使较大而深的病理组织凝固坏死，适用于治疗稍大的良性肿瘤或增生物。使用起搏器的患者禁用上述两种疗法。

知识点 4：电烙术

电烙术用电热丝烧灼皮损的方法，常用于各种疣和新生物，如寻常疣、化脓性肉芽肿以及较小的良性肿瘤。治疗后应保持局部干燥、清洁。一周内勿用水洗。

第九节 微波疗法

知识点：微波疗法

微波电流使得组织中电解质偶极子和离子随微波的频率变化而发生趋向运动，在高速振动及转动中互相摩擦产生热效应和非热效应。

微波疗法主要适用于治疗各种疣、皮赘、血管瘤、淋巴管瘤、汗管瘤等，治疗时一般需进行局部麻醉。

第十节 放射疗法

知识点 1：放射疗法原理

放射疗法是用射线照射病变部位，达到治疗某些恶性肿瘤或一些良性皮肤病的目的。

知识点 2：放射源——X 射线

X 线能够抑制细胞的生长，治疗时应根据病变组织深度选择相应穿透深度的 X 线。为使体表皮肤浅部和皮下的剂量均等，在 X 线管的线束输出窗处应放置滤过板（通常为铝或铜制成），以达到最佳治疗效果。

知识点3：放射源——放射疗法常用的核素

常用的核素是仅产生穿透力弱的β射线的^{32}磷（^{32}P，半衰期为14.3天，穿透皮肤平均深度为1mm）和^{90}锶（^{90}Sr，半衰期约20年，穿透力为1~3mm）等，由于穿透力弱，照射面积小，只用于治疗极浅表的小病灶。

知识点4：放射源——放射疗法常用的加速器

常用的加速器是电子直线加速器，其产生的电子束穿透力可以调节。此种射线在皮肤表面剂量较皮下低，所以在治疗皮肤浅部病变时应放置0.5cm厚的有机玻璃板，用来代替组织将射线的高剂量区校正到皮肤浅层。常用剂量为4~6MeV，此能量的射线在皮下2~3cm处剂量骤减，不会造成患者全身的损伤。全身电子束照射能够治疗皮肤广泛浸润的疾病。

知识点5：放射治疗的适应证

（1）各种增殖性皮肤病：包括血管瘤（特别是草莓状和海绵状血管瘤为佳）、瘢痕疙瘩等。

（2）瘙痒性皮肤病：包括瘙痒症、慢性单纯性苔藓、慢性湿疹。

（3）恶性肿瘤：包括基底细胞癌、鳞状细胞癌、蕈样肉芽肿。

（4）其他：包括脱毛、止汗等。

知识点6：放射治疗的注意事项

治疗中应当注意放射剂量，恶性肿瘤的放射治疗需为短间隔大剂量，4~6周内给予50~70Gy（1kg组织吸收1J的X线是1Gy）；良性疾病应为长间隔小剂量，4~6周内给予6~15Gy，以降低放射性损伤。在阴囊、胸腺、甲状腺、乳腺等部位进行治疗时，必须要注意对腺体的保护。

第四篇 皮肤病性病各疾病

第一章 病毒性皮肤病

第一节 单纯疱疹

知识点1：单纯疱疹（HSV）的病因和发病机制

HSV根据病毒蛋白抗原性不同，可分为Ⅰ型（HSV-1）与Ⅱ型（HSV-2），两者基因组同源性为47%~50%。HSV可存在于感染者的疱液、口鼻以及生殖器分泌物中。

HSV-1型初发感染多出现在5岁以下幼儿，通过接吻或其他生活密切接触感染，主要引起生殖器以外的皮肤黏膜和脑部感染；HSV-2型初发感染主要出现在青年人或成人，通过密切性接触传播，引发生殖器部位感染。病毒侵入皮肤黏膜后，先在局部增殖，产生初发感染，之后沿神经末梢上行至支配皮损区域的神经节内长期潜伏，当出现诱因（如发热、受凉、曝晒、劳累、机械刺激等）时，处于潜伏状态的病毒可被激活并沿神经轴索移动至神经末梢分布的上皮，形成疱疹复发。

知识点2：初发型单纯疱疹的临床表现

初发型皮损范围较宽，自觉症状明显，病程稍长。

（1）疱疹性龈口炎：比较常见，绝大多数由HSV-1引起，多见于1~5岁儿童，多发生在口腔、牙龈、舌、硬腭、咽等部位。皮损表现为快速发生的群集性小水疱，很快破溃形成表浅溃疡，也可能开始即表现为红斑、浅溃疡。疼痛较明显，可伴有发热、咽痛以及局部淋巴结肿痛。自然病程1~2周。

（2）新生儿单纯疱疹：70%患者由HSV-2型所致，多经产道感染。一般出生后5~7天发病，表现为皮肤（特别是头皮）、口腔黏膜、结膜出现水疱、糜烂，严重者可出现发热、呼吸困难、黄疸、肝脾大、意识障碍等。可分为皮肤-眼睛-口腔局限型、中枢神经系统型与播散型，后两型病情危险，病死率高达15%~50%。

（3）疱疹性湿疹：又名Kaposi水痘样疹，常发生在患有湿疹或特应性皮炎的婴幼儿，HSV-1与HSV-2均可引起。多见于躯干上部颈部和头部。特征为原皮损处突然发生的簇集脐窝状水疱或脓疱。病情严重者将在1周内泛发全身，并伴有发热等全身症状。

（4）接种性疱疹：皮损只发生在接触部位，表现为群集性水疱。发生于手指者，表现为位置较深的疼痛性水疱，叫做疱疹性瘭疽。发生于摔跤运动员时，表现为皮肤接触感染引起的水疱，叫做格斗性疱疹。

（5）疱疹性角膜结膜炎：角膜可发生树枝状或深在圆板状溃疡，严重者可发生角膜穿孔导致失明，伴有结膜充血与水肿。可合并眼睑水疱和耳前淋巴结增大，常复发。

知识点3：复发型单纯疱疹的临床表现

复发型指部分患者原发感染消退后，在诱发因素刺激下，在同一部位反复发作，多发生于成人。好发于口周、鼻周、外阴，也可见于口腔黏膜等部位。发作早期局部常自觉灼热，然后出现红斑、簇集状小丘疹和水疱，可相互融合，数天后水疱破溃形成糜烂、结痂最后愈合。病程1~2周。在外阴复发通常称为生殖器疱疹，属于性传播疾病。

知识点4：单纯疱疹的诊断及鉴别诊断

根据簇集性水疱、好发于皮肤黏膜交界处和易复发等特点，一般可作出诊断。

本病应与带状疱疹、脓疱疮以及手足口病等进行鉴别。

知识点5：单纯疱疹的系统药物治疗

目前核苷类药物是公认的抗HSV最有效的药物。

（1）初发型：阿昔洛韦每次200mg，每日5次，或每次400mg，每日3次口服；或盐酸伐昔洛韦500mg，每日2次口服；或泛昔洛韦每次250mg，每日3次口服。疗程均为7~10天。

（2）复发型：采用间歇疗法，应出现前驱症状或皮损出现24小时内开始治疗。阿昔洛韦每次200mg，每日5次，或每次400mg，每日3次口服；或伐昔洛韦每次500mg，每日1~2次口服；或泛昔洛韦每次125mg，每日2次口服。疗程一般为5天。

（3）频繁复发型（1年复发6次以上）：为降低复发次数，可采用持续抑制疗法，即阿昔洛韦每次400mg，每日3次口服，或伐昔洛韦每次500mg，每日1次口服；或泛昔洛韦每次250mg，每日2次口服。一般需连续口服6~12个月。

（4）原发感染症状严重或皮损泛发者：阿昔洛韦5~10mg/kg，每日3次静注，疗程一般为5~7天。

（5）阿昔洛韦耐药的患者：静脉注射膦甲酸，40mg/kg，每日2~3次，连用2~3周或直至皮损治愈。

知识点6：单纯疱疹的外用药物治疗

以收敛、干燥以及防止继发感染为主。可选用3%阿昔洛韦软膏、1%喷昔洛韦乳膏或炉甘石洗剂；继发感染时可使用0.5%新霉素霜、莫匹罗星软膏；对疱疹性龈口炎需保持口腔清洁，并用1∶1000新洁尔灭溶液含漱。

第二节 带状疱疹

知识点1：带状疱疹（VZV）的病因和发病机制

VZV是人疱疹病毒Ⅲ型（HHV-3），病毒呈砖形，有立体对称的衣壳，内含有双链DNA分子，只有一种血清型。

人是VZV的唯一宿主。病毒经过呼吸道黏膜进入血液形成病毒血症，发生水痘或呈隐性感染，同时病毒潜伏在脊髓后根神经节或颅神经感觉神经节内。某些诱因（创伤、疲劳、恶性肿瘤、病后虚弱等）导致患者抵抗力减弱时，潜伏病毒被激活，沿感觉神经轴索下移，到达该神经所支配区域的皮肤内复制，产生水疱，且受累神经发生炎症、坏死，产生神经痛。本病愈后有免疫，一般不会再发。

知识点2：带状疱疹的典型临床表现

（1）发疹前有轻微乏力、低热等全身症状，患处皮肤自觉灼热或灼痛，触碰有明显痛觉，持续1~5天，也可无前驱症状即发疹。

（2）好发部位依次为肋间神经、颅神经及腰骶神经支配区域。患处常先出现潮红斑，然后出现粟粒至黄豆大小丘疹，簇状分布而不融合，之后迅速变为水疱，疱壁紧张发亮，疱液澄清，外周绕以红晕，各簇水疱群间皮肤正常。

（3）皮损沿着某一周围神经呈带状排列，多发生在身体的一侧，通常不超过正中线，但也有一些皮损超过皮节的上、下界限。在发病前或伴随皮损可能会出现神经痛，老年患者常较为剧烈。

（4）病程通常为2~3周，老年人为3~4周，水疱干涸、结痂脱落后会留有暂时性淡红斑或色素沉着。

（5）皮损表现多样，和患者机体抵抗力差异有关。可表现为顿挫型（不出现皮损只有神经痛）、不全型（仅出现红斑、丘疹不发生水疱就消退）、大疱型、出血型、坏疽型以及泛发型（同时累及2个以上神经节产生对侧或同侧多个区域皮损）。

知识点 3：带状疱疹的特殊临床表现

（1）眼带状疱疹：病毒侵犯三叉神经眼支，疼痛剧烈，可连累到角膜形成溃疡性角膜炎，多发于老年人。

（2）耳带状疱疹：病毒侵犯面神经及听神经所致，表现为耳道或鼓膜疱疹。膝状神经节受累并侵犯面神经的运动和感觉神经纤维时，可出现面瘫、耳痛以及外耳道疱疹的三联征（Ramsay-Hunt 综合征）。

（3）播散性带状疱疹：指在受累的皮节外出现 20 个以上的皮损，主要出现在机体抵抗力严重低下的患者。

（4）并发于 HIV 感染：HIV 感染者并发带状疱疹的概率是正常人群的 30 倍，病情较重，或表现深脓疱疮样皮损，易引起眼部与神经系统并发症，可复发。

知识点 4：带状疱疹相关性疼痛

带状疱疹在发疹前、发疹时和皮损痊愈后均可伴有神经痛。皮损消退后（一般 4 周后）神经痛持续存在者，称带状疱疹后神经痛。

知识点 5：带状疱疹的诊断和鉴别诊断

本病根据典型临床表现可作出诊断，疱底刮取物涂片找到多核巨细胞和核内包涵体有利于诊断，必要时可用 PCR 检测 VZV DNA 和病毒培养予以确诊。

本病前驱期或无疹型应和肋间神经痛、胸膜炎、阑尾炎、坐骨神经痛、尿路结石、偏头痛以及胆囊炎等进行鉴别诊断，发疹后有时需和单纯疱疹、脓疱疮等进行鉴别诊断。

知识点 6：带状疱疹的系统药物治疗

（1）抗病毒药物：早期、足量抗病毒治疗，有利于减轻神经痛，缩短病程。一般在发疹后 48～72 小时内开始抗病毒治疗。阿昔洛韦每次 800mg，每日 5 次口服；或伐昔洛韦每次 1000mg，每日 3 次口服；或泛昔洛韦每次 500mg，每日 3 次口服；或溴夫定，每日 125mg，每日 1 次。疗程均为 7 天。

（2）镇静止痛：急性期疼痛可以选用三环类抗抑郁药（如阿米替林），开始每晚口服 25mg，根据止痛效果逐渐增加，最高剂量每晚单次口服 100mg，60 岁以上患者剂量酌减。亚急性或慢性疼痛可以选用单用加巴喷丁，开始每次 100mg，一天 3 次，可以逐渐增加到每次 600～900mg，每日 3 次；或普瑞巴林，每次 75～150mg，每日 2 次。

（3）糖皮质激素：及早合理应用能够抑制炎症过程，缩短急性期疱疹相关性疼痛的病程，但对于带状疱疹患者无肯定的预防作用。主要应用在病程 7 天以内、无禁忌证的老年患者，可以口服泼尼松 30～40mg/d，疗程 7～10 天。

知识点7：带状疱疹的外用药物治疗

（1）外用药物：以干燥、消炎为主。疱疹没破损可外用炉甘石洗剂、阿昔洛韦乳膏或喷昔洛韦乳膏；疱疹破损后可酌情用3%硼酸溶液或1∶5000呋喃西林溶液湿敷，或是外用0.5%新霉素软膏或2%莫匹罗星软膏。

（2）眼部处理：若合并眼部损害需请眼科医生协同处理。可外用3%阿昔洛韦眼膏和碘苷（疱疹净）滴眼液，局部禁用糖皮质激素外用制剂。

知识点8：带状疱疹的物理治疗

带状疱疹可采用紫外线、频谱治疗仪、红外线等局部照射的物理治疗方法，可促进水疱干涸以及结痂，缓解疼痛。

第三节 传染性软疣

知识点1：传染性软疣的病因和发病机制

传染性软疣病毒（MCV）属于痘病毒，目前以MCV-1最常见。儿童患者几乎都是由MCV-1型所致，免疫功能低下者（特别是HIV感染者），约60%由MCV-2型所致。皮肤直接接触是主要传播方式，也会通过性接触或公共设施（如游泳池）传播。

知识点2：传染性软疣的临床表现

本病多发于儿童、性活跃人群以及免疫功能低下者。潜伏期1周~半年。皮损可发生于任何部位，儿童好发于手背、四肢、躯干和面部，成人经性接触传播者，可见于生殖器、臀部、下腹部、耻骨部以及大腿内侧等。典型皮损为直径3~5mm大小的半球形丘疹，呈现灰色或珍珠色，表面有蜡样光泽，中央有脐凹，内含乳白色干酪样物质就是软疣小体。

知识点3：传染性软疣的诊断及鉴别诊断

本病根据典型临床表现可确诊，必要时结合病理检查。

本病对于儿童主要和幼年性黄色肉芽肿、Spitz痣等进行鉴别，对于成人较大的皮损有时需和角化棘皮瘤、尖锐湿疣、皮肤附属器肿瘤以及基底细胞癌等进行鉴别。

知识点4：传染性软疣的治疗

本病可采用局部刮除、人工挤压和液氮等物理方法治疗，可在无菌条件下用齿镊或弯曲血管钳将软疣夹破，挤出其中内容物，然后外用碘酊等防止细菌感染。外用药物有维 A 酸软膏、斑蝥素或 1%西多福韦软膏，具有无痛和无创伤特点，儿童及其家长容易接受，但起效缓慢。合并细菌感染时可先外用 2%莫匹罗星软膏，感染控制后再进行上述治疗。

第四节 寻 常 疣

知识点 1：寻常疣的病因和发病机制

寻常疣大多由 HPV（人乳头瘤病毒）-1，2，4，7 型引起。通过直接或间接接触传染。

知识点 2：寻常疣的临床表现

（1）寻常疣初起为针尖大的丘疹，渐渐增大到豌豆大或更大，半圆形或多角形丘疹，表面粗糙角化，乳头样增生，状如花蕊或刺状，触之硬固，灰黄、污褐或正常肤色，初发大多为单个，可因自身接种而增多至数个或数十个。偶尔数个损害融合在一起。

（2）多见于儿童和青少年，无自觉症状，偶有压痛，好发于手指、手背以及足缘等处。

（3）疣生长形态不同而出现的特殊类型。①甲周疣：发生在甲缘，有触痛，易致皲裂而感染；②丝状疣：好发生在颈部、眼睑或颏部等处，为单个细软的丝状突起，呈正常肤色或棕灰色；③指状疣：在同一柔软基础上产生参差不齐的多个指状突起，尖端为角质物质，数目多少不定。

知识点 3：寻常疣的诊断及鉴别诊断

根据好发于手背、手指、足等易受损部位的多角形丘疹与结节，表面粗糙，角化明显，触碰感觉坚硬等特点，容易作出诊断。

寻常疣偶尔需要和疣状皮肤结核鉴别。跖疣需与鸡眼和胼胝相鉴别。主要依据病史、临床特点，必要时应进行组织病理学检查。

知识点 4：寻常疣的治疗

（1）全身治疗：全身治疗疗效很难肯定，可酌情选用：①左旋咪唑和胸腺素片等口服；②阿维 A 酸口服。

（2）局部治疗：①用刮匙将疣刮除，然后 CO_2 激光、电烙或液氮冷冻；②腐蚀剂如纯水杨酸、乳酸、纯苯酚（石炭酸）以及氢氧化钾外涂，但注意保护周围健康皮肤；③疣体内注射，可使用 2.5%碘酊、盐酸平阳霉素普鲁卡因稀释液以及硫酸博来霉素等；④维 A 酸软膏、2%～4%甲醛溶液、10%水杨酸软膏、5%氟尿嘧啶软膏或 0.2%喜树碱霜外搽。

第五节 扁 平 疣

知识点1：扁平疣的病因和发病机制

扁平疣好发生在青少年，又称青年扁平疣。多由 HPV-3，5，8，9，10 和 11 型引起。扁平疣的发病和机体的细胞免疫功能状态失调有关。

知识点2：扁平疣的临床表现

（1）青少年多见，好发于颜面、手背或前臂，大多突然发生。

（2）皮疹为针帽到绿豆或稍大的扁平疣状丘疹，呈圆形、椭圆形或多角形，质硬，正常皮色或淡褐色。通常无自觉症状，偶有微痒，常由搔抓而自体接种，沿抓痕呈现串珠状排列。

（3）慢性经过，如果出现剧烈瘙痒和发红，往往为治愈的征兆。

知识点3：扁平疣的诊断及鉴别诊断

根据好发部位和皮损的特点容易作出诊断。

个别患者需要和汗管瘤、毛发上皮瘤相鉴别，后两者好发生在眼睑附近，但皮损外观不同，组织病理特点也不同。

知识点4：扁平疣的治疗

（1）全身治疗：可酌情使用胸腺素、维胺酯、左旋咪唑、双嘧达莫口服，聚肌胞、板蓝根注射液和转移因子、干扰素皮下或肌内注射。

（2）局部治疗：①选用1%～5%氟尿嘧啶霜、0.1%维A酸霜、0.5%鬼臼毒素、3%酞丁安液、3%甲醛溶液以及0.1%苯扎溴铵溶液等外搽；②通过液氮冷冻、电干燥疗法、电灼法、电解法或是透热法治疗；要注意治疗的深度达到真皮浅层即可，防止留瘢痕；③免疫疗法，2，4-DNCB 丙酮液外用。

第六节 手 足 口 病

知识点1：手足口病的病因和发病机制

手足口病是在手掌、足和口腔内发生小水疱为特征的一种病毒性传染病。主要发生在儿童。

其病因主要为柯萨奇 A_{16}病毒，也可能为柯萨奇 A_5、A_{10}、A_7、A_9、B_2、B_5 或埃可等病

毒引起。主要通过飞沫由呼吸道直接传染，亦可通过污染食物、衣服或用具等经由消化道间接感染。在水疱液、咽部分泌物或粪便中皆可分离出此种病毒。

知识点2：手足口病的临床表现

（1）多见于5岁以下儿童，特别是以1~2岁的幼儿最多，成年人偶有感染，多在夏秋季流行，潜伏期通常为4~7天。全身症状轻微，发疹前可有低热、头痛、食欲减退等症状。病程大约为1周，很少复发。

（2）手足损害：主要发生在手、足、指（趾）背或侧缘，尤其是指（趾）甲的周围以及足跟的侧缘发生米粒至豌豆大小水疱，圆形或椭圆形，疱壁薄，内容澄清，呈现乳白色。水疱偶发于掌跖及指的掌侧，其长轴和皮纹的走向一致。

（3）疼痛性口腔炎，硬腭、颊黏膜、舌、唇以及牙龈等处发生粟粒大小水疱，疼痛，快速破溃呈灰白色糜烂或浅溃疡，绕以红晕。

（4）心肌炎、无菌性脑膜炎和脑炎。

（5）周围血象淋巴细胞增加，血清学试验柯萨奇病毒抗体滴度升高。

知识点3：手足口病的诊断及鉴别诊断

根据口腔、掌跖、指（趾）发生散在性水疱等临床症状容易做出诊断，必要时可进行病毒分离。

本病需和一些口腔有水疱的病毒性疾病，如单纯疱疹、阿弗他口腔炎、疱疹性咽峡炎、多形红斑以及药疹等进行鉴别。

知识点4：手足口病的治疗

对症治疗，可选用抗病毒药物如利巴韦林等，重症可使用干扰素。口腔溃疡用金霉素软膏、2%甲紫溶液或是2%利多卡因外用。

第七节　小儿丘疹性肢端皮炎

知识点1：小儿丘疹性肢端皮炎的病因和发病机制

本病最初被认为和乙型肝炎病毒感染有关，后来发现其他病毒，比如柯萨奇病毒A组与Epstein-Barr病毒、呼吸道合胞病毒、轮状病毒、牛痘病毒、脊髓灰质炎病毒以及腺病毒等感染与本病的发生也有一定关系。

知识点2：小儿丘疹性肢端皮炎的临床表现

（1）本病多为春季发病，多见于2~6岁小儿，一般无前驱症状而突然发疹。

（2）皮肤损害：为针帽到绿豆大扁平充实性丘疹，暗红、紫红或淡褐色，好发生在四肢末端、手、足背等部位，逐渐扩展至股、臀、上肢伸侧及面部，躯干常不受累。皮疹大多对称性分布，散在而不融合，有时可见皮疹在膝、手、足背呈线状排列（Koebner现象），皮疹连续20~40天可轻度脱屑而消退。无瘙痒。

（3）系统损害：皮疹出现时全身淋巴结增大，皮疹出现的同时或1~2周后，引发急性无黄疸型肝炎，肝大，但无压痛。血清转氨酶值明显增高，但血胆红素不升高。皮疹发生数日后，血清HBsAg抗原呈阳性。

知识点3：小儿丘疹性肢端皮炎的诊断及鉴别诊断

根据面部、四肢无瘙痒的红斑丘疹，连续20~25天，不复发。表浅淋巴结反应性增大。急性肝炎经常无黄疸，至少持续2个月，亦可迁延数月或数年。皮疹发生后数月出现HBsAg阳性可诊断。

临床上本病需和丘疹性玫瑰疹、急性扁平苔藓药疹和摩擦性苔藓样疹鉴别。

知识点4：小儿丘疹性肢端皮炎的治疗

本病采取对症治疗，如果有瘙痒，可采取外用安抚或止痒软膏和口服抗组胺药物治疗，避免外用及口服糖皮质激素。

第八节 水 痘

知识点1：水痘的病因和发病机制

水痘是由水痘-带状疱疹病毒所致。其病毒存在于患者的呼吸道分泌物、疱液以及血液中，可经飞沫或直接接触疱液而传染，造成流行。本病传染性强，从发病前一日直至全部皮疹干燥结痂均有传染性。

知识点2：水痘的临床表现

（1）潜伏期通常为14~16天。起病较急，可有发热、全身倦怠等前驱症状。发病24小时内出现皮疹，首先发生在躯干，逐渐波及头面部及四肢，呈向心性分布。

（2）初起为红色针头大小的斑疹，然后迅速变成丘疹，数小时后变成绿豆大小圆形或椭圆形水疱，绕有红晕，疱液清晰，疱壁薄而易破，瘙痒。过2~3天干燥结痂，痂脱而愈，没有瘢痕，皮疹相继分批出现，可同时见到各阶段皮损。

（3）重症者可有大疱型、出血型以及坏疽型。口咽部、眼结合膜和外阴部黏膜常受累。伴有淋巴结增大，病程约2周。

知识点3：水痘的诊断及鉴别诊断

根据发热、皮肤分批出现斑疹、水疱、结痂以及向心性分布，黏膜可受累等特点容易做出诊断。

本病需与丘疹性荨麻疹、脓疱疮等加以鉴别诊断：

（1）丘疹性荨麻疹是纺锤状坚实的水肿性风团样损害，顶部有丘疹或水疱，剧痒，疱周没有红晕，无黏膜损害，无发热。

（2）脓疱疮好发生在面部、四肢等暴露部位，初起水疱，继而脓疱，结较厚密黄色痂。

知识点4：水痘的治疗

（1）系统治疗：①抗病毒药物：应在发病初期及早应用，儿童可口服阿昔洛韦，每次20mg/kg，每日4次（每日总量不大于3200mg），用5天；成人剂量为每次800mg，每日4次，连用7天；对有脑炎、肺炎等并发症者，可静脉应用阿昔洛韦，每次10mg/kg，每8小时给药一次；②对症处理：高热者可服用退热药，但不宜用阿司匹林和其他水杨酸盐类解热镇痛药，防止增加患Reye综合征的风险；瘙痒明显者可口服抗组胺药。继发感染时可使用抗生素。

（2）局部治疗：以干燥、止痒及消炎为主。可用1%依沙吖啶炉甘石洗剂，水疱破者可使用2%甲紫溶液，有脓疱时用1%新霉素、莫匹罗星等。亦可应用阿昔洛韦霜和喷昔洛韦霜等抗病毒药。

第九节　Kaposi水痘样疹

知识点1：Kaposi水痘样疹的病因和发病机制

大多数Kaposi水痘样疹是由单纯疱疹病毒（HSV-1型与HSV-2型）感染所致。其发病机制尚不清楚，机体的细胞免疫和体液免疫功能缺陷可能在发病中起一定作用。和单纯疱疹患者直接接触是诱发本病的重要因素。

知识点2：Kaposi水痘样疹的临床表现

（1）本病多发于3岁以内的儿童，也可发生于成年人。

（2）感染单纯疱疹病毒后，经5~9天的潜伏期，可产生高热、全身不适、嗜睡等中毒症状。

（3）第2天出现皮疹，多数密集的水疱，立刻变为脓疱。基底明显红肿，部分疱顶有脐窝状凹陷。

（4）2~3天后损害融合连在一起。附近淋巴结增大疼痛，经8~14天皮疹渐渐干燥结痂，留有色素沉着和浅表瘢痕而愈，全身症状也逐渐减轻而消失。

知识点3：Kaposi 水痘样疹的诊断及鉴别诊断

好发于儿童，有异位性皮炎、湿疹等皮肤病史，有单纯疱疹接触史，原有皮损基础上突发多数脐窝状水疱和脓疱，并伴有全身症状等，临床诊断即可成立。从皮疹中分离出 HSV 或检测到 HSV 抗原或 DNA 就能证实诊断。

本病需与水痘、脓疱疮等加以鉴别诊断：

（1）水痘：无原发湿疹等皮肤病，发疹前全身症状不明显。

（2）脓疱疮：脓疱散落分布，有蜜黄色脓痂，不呈脐窝状，无全身症状。

知识点4：Kaposi 水痘样疹的治疗

（1）系统性治疗：①抗病毒药物：选用阿昔洛韦 15mg/(kg·d)，分3次静脉滴注，连用5天或至皮疹愈合；或口服阿昔洛韦 200～400mg，每日5次，连用10～14天或至皮疹愈合；②抗生素：针对细菌培养应用抗生素，合并葡萄球菌感染较常见；③丙种球蛋白：病情严重者可使用丙种球蛋白或胎盘球蛋白 3～6ml/d，每日1次或隔日1次。

（2）局部治疗：以抗菌、消炎、收敛和防止继发感染为原则，可用0.5%～1%依沙吖啶溶液湿敷或外用1%新霉素软膏、金霉素软膏和莫匹罗星软膏等。

第十节　幼儿急疹

知识点1：幼儿急疹的病因和发病机制

该病的病原体为人类疱疹病毒6型，是一种双链 DNA 病毒。婴幼儿时发生原发性感染，通常无症状，而后病毒潜伏在淋巴细胞和单核细胞以及一些组织细胞中，如唾液腺与支气管上皮细胞等。此外，HHV7 也可能引起幼儿急疹。

知识点2：幼儿急疹的临床表现

（1）本病冬春两季多见，发生在6个月至2岁的婴幼儿。潜伏期7～17天。多无前驱症状，常突发高热，体温39～40℃或更高，可伴有惊厥，患儿精神良好，枕后、颈、耳后淋巴结增大，体温维持3～5天后骤降，24小时内降至正常。

（2）退热时或退热后出疹子，为淡红色斑疹、斑丘疹，直径2～3mm，散在，一般发生于颈部及躯干，面及四肢近端稀少，24小时内皮疹达高峰，1～2天消退，无脱屑和色素沉着。病程中白细胞总数减少，淋巴细胞分类增高。

知识点3：幼儿急疹的诊断

幼儿急疹的诊断主要根据临床特点与发病年龄，2岁内幼儿突发高热，持续3~5天，热退时冒出红色斑丘疹，一般状况良好，应考虑本病。血清中检测出HHV6特异性IgG抗体或是PCR检测外周血淋巴细胞HHV6 DNA阳性即可确诊。

知识点4：幼儿急疹的鉴别诊断

本病需与麻疹、风疹、药疹等加以鉴别诊断：

（1）麻疹：上呼吸道卡他症状严重，病初口腔黏膜有科氏斑，发疹和发热可一同存在。

（2）风疹：出疹前已发热，颈后与枕后淋巴结增大。

（3）药疹：有服药史，末梢血淋巴细胞数量不高。

知识点5：幼儿急疹的治疗

（1）一般治疗：患儿应卧床休息，多饮水，进食易消化食物，适当补充维生素B和维生素C等。

（2）对症治疗：高热时物理降温或吃退热药，如有惊厥可给予苯巴比妥钠或水合氯醛，可适当补液。

第十一节　鲍温样丘疹病

知识点1：鲍温样丘疹病的病因和发病机制

鲍温样丘疹病指发生于生殖器的褐色扁平丘疹。

鲍温样丘疹病发病和HPV-5，10，16，18，31等感染有关，其中以HPV-16及HPV-18为主。HPV16/18为高危型乳头瘤病毒，和鳞癌、鲍温病及鲍温样丘疹病等的发病密切相关。因患者细胞免疫存在某种异常，对人乳头瘤病毒易感性增加从而发病。

知识点2：鲍温样丘疹病的临床表现

（1）青壮年好发。

（2）皮损多发生在男性的阴茎和龟头，女性的大小阴唇及肛周。

（3）典型损害是多发的扁平丘疹，2~3mm，褐色或黑色，境界清楚，表面光亮或呈绒状。

（4）皮疹常群集性或是融合成网状。

（5）无症状或自觉瘙痒。

（6）病程慢性，部分患者皮损能够自行消退，但可复发。

知识点3：鲍温样丘疹病的诊断及鉴别诊断

鲍温样丘疹病根据好发年龄、好发部位以及多部位发生的典型皮疹等形态学特点，结合组织病理检查发现而作出诊断。

需要和本病鉴别的疾病主要是鲍温病和尖锐湿疣，此外还要与脂溢性角化、扁平苔藓及色素痣等疾病鉴别。鉴别要点在于皮损及其分布的特点以及组织病理检查发现有重要鉴别价值。

知识点4：鲍温样丘疹病的治疗

鲍温样丘疹病以保守治疗为主。个别患者病程较长，在皮损处可能产生浸润性癌，所以需要长期随访，如无条件随访可手术切除。

（1）物理治疗：选用 CO_2 激光清除病灶即可，无需扩大范围治疗。也可选用冷冻、电灼和微波等方法治疗。

（2）干扰素：可与物理治疗相配合应用。

（3）5-氨基酮戊酸（ALA）光动力治疗：此种治疗方法是近年来国际上新兴的一种新型肿瘤消融疗法，能够选择性杀灭肿瘤细胞以及增生旺盛的细胞。用新鲜配制的20% ALA霜涂抹在皮损及周围0.5cm皮肤、黏膜上，封包3小时后用波长为630nm的He-Ne激光照射，使总能量为100mJ/cm^2，每周1次，治疗4次后判定疗效。

第十二节 疣状表皮发育不良

知识点1：疣状表皮发育不良的病因和发病机制

疣状表皮发育不良和先天性细胞免疫缺陷有关，其中由HPV5型造成的皮损会恶变，是一种癌前期病变。

知识点2：疣状表皮发育不良的临床表现

（1）多自幼年发病，但也可初发于任何年龄。

（2）好发于面、颈、手背和前臂，数目众多，广泛对称分布，严重者可泛发全身。

（3）皮损为米粒到黄豆大扁平疣状丘疹。呈现黯红、紫红或褐色。由HPV5型引起的皮损可见鲜红色或红棕色以及脱色斑，轻微角化附鳞屑，排列分布似花斑癣，常伴掌跖角化、指甲改变、雀斑样痣以及智力发育迟缓。少数除典型皮疹外，手足大片角质增殖至疣状。

（4）病程长，可持续终生不退，大约20%患者皮损经过10~30年的潜伏期发生癌变，多发生在暴露部位。

知识点3：疣状表皮发育不良的诊断及鉴别诊断

疣状表皮发育不良根据全身泛发扁平疣样皮损，结合组织病理可作出诊断。

疣状表皮发育不良的主要鉴别诊断包括下列几种。

（1）疣状肢端角化症：在手背、足背、膝以及肘等处出现扁平疣状丘疹，手掌有弥漫性增厚和小的角化，病理检查表皮上部细胞无空疱形成。

（2）扁平苔藓：为紫红色斑丘疹，有瘙痒，经常有明显的黏膜损害，病理有其特异性改变。

（3）花斑癣：皮损发生在胸背部时与花斑癣相似，但是后者无扁平疣样增生和暴露部位扁平疣样皮损。

知识点4：疣状表皮发育不良的治疗

本病目前尚无满意疗法，可采用下列方法参考治疗。

（1）可用治疗扁平疣的疗法，例如外用5% 5-Fu软膏、液氮冷冻等。

（2）可试用干扰素和转移因子等。避免日晒等诱因预防癌变。

（3）阿维A可试用于本病的治疗，常获得满意效果。起始剂量通常为1mg/(kg·d)，疗效和剂量相关，停药后常复发。

（4）一旦发生恶变，需早期切除。

第十三节　麻　　疹

知识点1：麻疹的病因和发病机制

麻疹病原体是由副黏病毒中的麻疹病毒引起。主要经飞沫，通过呼吸道及眼结膜相互传染。5岁以下儿童发病数最高，而6个月以内的婴儿由于从母体得到的免疫力尚未消失，所以不易感染。病后2周，体内即产生循环抗体且有持久的免疫力，再次发病者极少。

知识点2：麻疹的临床表现

（1）潜伏期9~11天，前驱期4天，表现出高热、眼结膜充血、畏光、分泌物增多。流涕，呈黏液脓性，咳嗽，甚至有时出现呕吐、腹泻。起病2~3天后，在第二臼齿对侧的颊黏膜上，长出蓝白色或紫色小点，周围有红晕，称为Koplik斑。此种黏膜斑可视为麻疹早期的特征。

（2）起病后第4天开始出疹子，先出现于耳后、发际、颜面，后迅速蔓延到颈部、上肢、躯干和下肢，为一种玫瑰色的斑丘疹，压之褪色，疹盛时可相互融合，疹间皮肤正常。皮疹在2~5天出全。发疹时体温可达41℃左右，中毒症状加重，颈淋巴结及肝、脾都有些增大。

（3）出疹5~7天后，体温下降，全身中毒症状减弱，皮疹按出疹顺序逐渐消退，消退后留有棕褐色色素沉着斑并有细小的糠秕状脱屑，整个病程约2周。

知识点3：麻疹的诊断

在流行期间，对有接触史的易感儿童，例如出现上呼吸道卡他症状时，应密切观察。若发现口腔有Koplik斑，则可确诊。

知识点4：麻疹的鉴别诊断

本病应与风疹、幼儿急疹、药疹、猩红热等疾病鉴别诊断。

（1）风疹：前驱症状轻微，持续1~2天后出疹，皮疹稀疏，可有枕骨下和耳后淋巴结增大。

（2）幼儿急疹：多见于婴幼儿，高热约4天后热退发疹，皮疹1~2天消退，症状较轻。

（3）药疹：多见于成年人，通常先出皮疹，皮疹加重后发热，有服药史。

（4）猩红热：患病后1天出疹，呈弥漫性细小密集的红斑，皮肤褶皱处可见深红色淤点状线条，面部呈弥漫性潮红。抗生素有效。

知识点5：麻疹的治疗

（1）对症支持治疗：①高热时可服用小剂量退热药，或物理降温；②咳嗽剧烈时服用镇咳药等；③体弱病重者可早期给予丙种球蛋白肌注，少量多次输血或血浆；④进食少者适当补液以及支持疗法；⑤抗病毒治疗，可使用利巴韦林、阿昔洛韦等；⑥对于2岁以下患儿，可选用大剂量维生素A治疗。

（2）并发症治疗：①肺炎：按照一般肺炎处理，继发细菌感染选用抗菌药物，重症可考虑短期使用肾上腺皮质激素；②喉炎：给予1~2种抗菌药物蒸汽吸入，每日数次，以抗炎、稀释痰液；重症可口服泼尼松或采用地塞米松静脉滴注；喉梗阻进展迅速者，应及早考虑气管插管或进行切开术；③心血管功能不全：心力衰竭时立即应用毒毛花苷K（毒毛旋花子苷K）或去乙酰毛花苷（毛花强心丙）治疗，并且同时应用呋塞米（速尿）利尿；控制补液总量及速度，维持电解质平衡，循环衰竭按休克处理；④脑炎：重点在于对症治疗；高热者降温，惊厥时用止惊药，昏迷者加强护理。

第十四节 风　疹

知识点1：风疹的病因和发病机制

病原体为风疹病毒，仅能使人和猿猴致病，早期患者的血液及咽部分泌物可分离出此病毒。主要通过飞沫传染，进入人体后，在上呼吸道及颈淋巴结处生长繁殖，之后通过血液而播散到身体其他部位。发疹可能是由于抗体-病毒复合物产生的一种炎症反应，而不是病毒侵犯血管内膜所致。

知识点2：风疹的临床表现

（1）潜伏期2~3周，平均18天。

（2）前驱症状较轻，持续1~2天，可出现枕骨下和耳后淋巴结增大，还可出现口腔黏膜疹，通常为散在于软腭、悬雍垂等处的玫瑰色斑疹或出血点或淤点，针尖大或稍大，有利于早期诊断。

（3）前驱期后1~2天自头面部发疹，迅速播散至颈部，躯干和四肢。

（4）皮疹稀疏，通常为粉红色斑及斑丘疹，背部皮疹可融合。皮疹自第二天即开始消退，4~5天退完，不留瘢痕。

知识点3：风疹的诊断及鉴别诊断

本病主要根据临床表现和血清学检查作出诊断。

风疹需与麻疹和猩红热鉴别。

（1）麻疹：通常具有高热、上呼吸道感染卡他症状和眼结膜充血等前驱症状和口腔黏膜Koplik斑，皮疹为全身性紫红到棕红色斑丘疹，皮疹退去后有色素沉着斑与糠秕状鳞屑。

（2）猩红热：通常具有高热、咽痛等前驱症状，可见环口苍白区和“杨梅样”舌，皮疹是全身性猩红色斑疹，在红色皮肤上出现点状损害，皮肤皱褶处，皮疹密集，连成深红色线条，皮疹消退后有大量糠秕状鳞屑，特别是手足部位。

知识点4：风疹的治疗

（1）以对症为主，卧床休息，多饮水，进食易消化食物，可外用炉甘石洗剂止痒保护。

（2）可口服清热解毒的中药。孕妇应注意避免传染上此病。

（3）孕妇一旦接触风疹患者，需在1周内注射丙种球蛋白或胎盘球蛋白。

（4）患者通常隔离至出疹后即可。

第十五节　传染性红斑

知识点1：传染性红斑的病因和发病机制

传染性红斑的病原是人类细小病毒B_{19}。好发于4~12岁的儿童，也可见于青少年与成人，多见于冬末春初。男女发病比例相当，但女性患者容易出现关节症状。经由呼吸道飞沫传播。

知识点2：传染性红斑的临床表现

（1）潜伏期4~14天，有人可长达20天。志愿者感染证实，传染性红斑的皮疹发生在暴露后17~18天。

（2）典型的临床表现分为四期。前驱期：低热、咽部不适以及轻度咳嗽等上感症状。发疹第Ⅰ期：颜面部显现对称性、弥漫性玫瑰色水肿性斑片，边界清楚，表面无鳞屑，形似蝶形，自觉瘙痒及微痛等症状。发疹第Ⅱ期：面部发疹1~2天后或同时四肢（特别是伸侧面）躯干发疹，多形性呈特征网状花斑性斑丘疹。也可表现为荨麻疹样、丹毒样或猩红热样疹。发疹第Ⅲ期：大约有1/3的患者一度皮疹消退，在剧烈运动、日光照射、温度骤变和精神异常兴奋下引起再发。

知识点3：传染性红斑的诊断及鉴别诊断

传染性红斑根据面颊部有蝶形水肿性片状红斑和躯干部的花边状或网状斑丘疹，儿童全身症状较轻，很容易诊断。也可通过电镜和DNA分子杂交的方法检测病毒，亦可通过检测血清中特性的IgM抗体来诊断。

传染性红斑需与风疹、麻疹、药疹以及猩红热等相鉴别。

知识点4：传染性红斑的治疗

传染性红斑的治疗为患儿应隔离直至皮疹完全消退为止，一般可不必服药。重症者可服凉血消风散，局部可涂擦炉甘石洗剂。

第二章 细菌性皮肤病及衣原体、立克次体和螺旋体感染性皮肤病

第一节 脓疱疮

知识点1：脓疱疮的病因和发病机制

脓疱疮的病因以金黄色葡萄球菌为主，然后是乙型溶血性链球菌，或两者混合感染。温度较高、出汗较多以及皮肤浸渍可促进细菌在局部的繁殖。瘙痒性皮肤病患者的搔抓可破坏皮肤屏障，有助于细菌侵入。

本病可通过直接接触或自身接种进行传播。细菌主要侵犯表皮，引起化脓性炎症；凝固酶阳性噬菌体Ⅱ组71型金葡菌将产生表皮剥脱毒素，引起毒血症以及全身泛发性表皮松解坏死；抵抗力较弱的患者，细菌可入血引起菌血症或败血症，或骨髓炎、关节炎、肺炎等；少数患者将诱发肾炎或风湿热，主要与链球菌感染有关。

知识点2：接触传染性脓疱疮的临床表现

接触传染性脓疱疮可发生于任何部位，但以面部等暴露部位为多。皮损初起是红色斑点或小丘疹，迅速转变成脓疱，周围有明显红晕，疱壁较薄，易破溃、糜烂，脓液干燥后形成蜜黄色厚痂；经常因搔抓使相邻脓疱向周围扩散或融合。陈旧的痂通常于6~10天后脱落，不留瘢痕。病情严重者可有全身中毒症状伴淋巴结炎，甚至引发败血症或急性肾小球肾炎。

知识点3：深脓疱疮的临床表现

深脓疱疮好发生在小腿或臀部。皮损初起为脓疱，渐向皮肤深部发展，表面有坏死以及蛎壳状黑色厚痂，周围红肿明显，去除痂后可见边缘陡峭的碟状溃疡。患者自觉疼痛显著。病程2~4周或更长。

知识点4：大疱性脓疱疮的临床表现

大疱性脓疱疮好发于面部、躯干及四肢。皮损初起为米粒大小水疱或脓疱，快速变为大疱，疱液先清澈后浑浊，疱壁先紧张后松弛，直径大约1cm，疱内可见半月状积脓，疱周红晕不明显，疱壁薄，容易破溃形成糜烂结痂，痂壳脱落后产生暂时性色素沉着。

知识点 5：新生儿脓疱疮的临床表现

新生儿脓疱疮皮损是广泛分布的多发性大脓疱，尼氏征阳性，疱周有红晕，破溃后形成红色糜烂面。可伴有高热等全身中毒症状，易并发败血症、肺炎和脑膜炎而危及生命。

知识点 6：脓疱疮的诊断及鉴别诊断

本病根据病史及临床表现诊断，必要时结合细菌学检查，不难做出判断。

寻常型脓疱疮有时需与丘疹性荨麻疹和水痘等进行鉴别；SSSS 应与非金葡菌导致的中毒性表皮坏死性松解症进行鉴别。

知识点 7：脓疱疮的治疗

脓疱疮的治疗通常以外用药物治疗为主，皮损泛发或病情严重患者可以系统药物辅助治疗。

（1）外用药物治疗：以杀菌、消炎和干燥为原则。脓疱未破者可外用10%炉甘石洗剂，脓疱较大时需抽取疱液，脓疱破溃者可用1∶5000 高锰酸钾液或 0.5%新霉素溶液清洗湿敷，然后外用莫匹罗星软膏等。SSSS 治疗应加强眼、口腔、外阴的护理，注意保持创面干燥。

（2）系统药物治疗：皮损泛发、全身症状较重者需及时使用抗生素，可选择金葡菌敏感的头孢类抗生素，必要时根据药敏试验选择用药。同时应注意水电解质平衡，必要时可输注血浆或是人血丙种免疫球蛋白。

第二节　毛囊炎、疖与疖病

知识点 1：毛囊炎、疖与疖病的病因和发病机制

本组皮肤病多由凝固酶阳性金葡菌感染引起，偶可为表皮葡萄球菌、链球菌、假单孢菌属和大肠杆菌等单独或混合感染，也可由真菌性毛囊炎（如糠秕马拉色菌）继发细菌感染导致。高温、多汗、搔抓、卫生习惯不良、全身性慢性疾病、器官移植和长期应用糖皮质激素等为常见诱发因素。

知识点 2：毛囊炎的临床表现

毛囊炎是仅局限于毛囊口的化脓性炎症。好发于头面部、颈部、臀部和外阴。皮损初起为红色毛囊性丘疹，数天内中央出现脓疱，周围有明显红晕，脓疱干涸或破溃后形成黄痂，痂脱落后通常不留瘢痕。发生于头皮且愈后留有脱发与瘢痕者，称为秃发性毛囊炎；发生于胡须部称为须疮；发生于颈项部，呈乳头状增生或是形成瘢痕硬结者，称为瘢痕疙

瘩性毛囊炎。

知识点 3：疖与疖病的临床表现

疖和疖病初起为毛囊性炎症丘疹，逐渐增大形成炎症性硬结，局部有红肿、热痛。经 2~4 天后硬结中心有波动感，皮肤表面出现小黄点，破溃后排出脓栓和坏死组织及脓液。1~2 周后炎症消退而痊愈。皮损好发于头、面、颈以及臀部，有时四肢和躯干也可受累。可伴有发热、全身不适与局部淋巴结增大。

疖可以成批发生，每批发生时可以有间歇期也可无间歇期。有些发病可以持续数月或数年，称为慢性疖病。

知识点 4：毛囊炎、疖与疖病的诊断

本病诊断主要是临床皮损的特征改变，必要时结合细菌学检查与组织病理。如反复发作应寻找皮损局部与全身因素，如糖尿病、中性粒细胞减少症、肿瘤等因素。

知识点 5：毛囊炎、疖与疖病的治疗

（1）外用药物治疗：早期疖未化脓者可外用 20%鱼石脂软膏和 3%碘酊，也可外用莫匹罗星软膏。

（2）系统药物治疗：可选用耐酶青霉素类、头孢类以及大环内酯类或喹诺酮类抗生素，也可依据药敏试验选择抗生素。疖病患者应积极寻找基础疾病或诱因，同时给予相应治疗。

（3）物理治疗：疾病早期可用超短波、远红外线以及紫外线理疗。

（4）手术治疗：晚期已化脓破溃的疖需及时切开引流，切忌挤捏和早期切开，特别是发生在鼻孔及上唇“危险三角区”者。

第三节　化脓性汗腺炎

知识点 1：化脓性汗腺炎的病因和发病机制

病原菌主要为金黄色葡萄球菌，多发生于青年及中年妇女。可能和女性顶泌汗腺较发达有关。出汗过多，皮肤脏污，或是摩擦、搔抓等，可为本病的诱因。

知识点 2：化脓性汗腺炎的临床表现

（1）多见于青壮年女性，好发于腋窝和外生殖器。

（2）皮损为皮下结节，比豌豆大，表面红肿，有疼痛和压痛感，有些结节顶端有小

脓疱。

（3）病程进展迟缓，经过数周或数月后形成不规则成群结节，可形成脓肿、窦道或瘘管。

（4）病程可长达数年。一般在夏季出汗多时病情复发或加重。可伴有聚合性痤疮和臀部等部位毛囊炎。

知识点3：化脓性汗腺炎的诊断及鉴别诊断

根据其发生硬性结节和潜行性溃疡、交通性瘘道以及发生于腋窝、腹股沟等部位，不难诊断。

化脓性汗腺炎需要与皮肤瘰疬性结核、腹股沟肉芽肿、性病淋巴肉芽肿以及梅毒性淋巴结增大等进行鉴别，可做细菌学和血清学的检查，必要时可做活检。

知识点4：化脓性汗腺炎的治疗

（1）早期急性损害可采用广谱抗生素，如四环素每日2g，共10天可获效果。

（2）可酌情口服皮脂类固醇激素如泼尼松，20mg/d，1周为1疗程，也可皮损内注射皮脂类固醇激素。

（3）口服维A酸制剂，首选异维A酸。有脓肿生成时切开引流。病情顽固、严重且局限者可采用浅部X线照射治疗。

第四节　麻　　风

知识点1：麻风的病因和发病机制

麻风分枝杆菌（简称麻风杆菌）是革兰阳性（G^+）细菌，长2~6μm，宽0.2~0.6μm，呈短小棒状或稍弯曲，无鞭毛、荚膜以及芽胞，抗酸染色时呈红色。麻风杆菌对外界抵抗力较强，分泌物离体自然干燥后仍然可存活2~9天，在0℃时可存活3~4周，但煮沸8分钟或日光照射2~3小时可使之丧失繁殖力。本病存在遗传易感性。

知识点2：未定类麻风的临床表现

（1）未定类麻风是麻风的早期表现，临床表现轻微，常被忽视。

（2）典型皮损为单个或数个浅色斑或淡红色斑，表面光滑没有浸润，呈圆形、椭圆形或不规则形，境界清楚或不清楚。

（3）局部轻度至中度感觉障碍，神经症状较轻，可有浅神经粗大但极少产生运动障碍和畸形。

（4）多数患者查菌呈阴性，麻风菌素晚期反应可呈阳性或阴性。

（5）本型可自愈，也可转变为其他型。

知识点3：结核样型麻风的临床表现

（1）此型麻风患者机体免疫力较强，所以皮损常局限，数目少，比较稳定。不对称累及面、肩、臀和四肢等少汗易受摩擦的部位。

（2）典型皮损是较大的红色斑块，境界清楚或稍隆起，表面干燥粗糙，毳毛脱落，可覆盖鳞屑。皮损附近可摸到粗硬的皮神经，周围神经也可粗大，并导致神经功能障碍，伴有明显的感觉与出汗障碍、肌肉萎缩、运动障碍及畸形。通常不累及黏膜、眼和内脏器官。

（3）查菌阴性，麻风菌素晚期反应大多呈强阳性。

（4）一般经治疗后皮损消退较快，预后较好，少数患者能够自愈。

知识点4：瘤型麻风的临床表现

本型麻风患者机体抵抗力较差，故皮损数目多且对称，发展较快，受累组织器官范围较广。皮损处可检查出大量细菌，麻风菌素试验阴性。

（1）早期：皮损呈浅色、浅黄色或淡红色斑，边界模糊，广泛而对称分布于四肢伸侧、面部及躯干等。浅感觉正常或稍迟钝，有蚁行感。鼻黏膜有可能充血、肿胀或糜烂。

（2）中期：皮损分布更广泛，浸润也更加明显，少数皮损可形成结节。浅感觉障碍，四肢呈套状麻木，眉和发脱落明显，周围神经普遍受累，除浅感觉障碍外还可产生运动障碍及畸形。足底可见营养性溃疡，淋巴结、肝、脾等增大，睾丸也可受累。

（3）晚期：皮损呈深在性、弥漫性浸润，常伴有暗红色结节，面部结节或斑块可融合成大片凹凸不平的损伤，双唇肥厚，耳垂肿大，形如狮面；眉毛脱落，头发部分或大部分脱落。伴明显浅感觉和出汗障碍，周围神经受累导致面瘫、手足运动障碍和畸形、骨质疏松以及足底溃疡等。淋巴结、睾丸、眼和内脏器官受累严重，睾丸可萎缩，经常引起阳痿、乳房胀大、不育等。

知识点5：麻风的临床表现——麻风反应

某些患者病程中可骤然出现原有皮损或神经炎加重，同时出现新皮损及神经损害，并伴有畏寒、发热、乏力、全身不适、食欲减退等症状，称为麻风反应。常见诱因有气候变化、药物、精神因素、内分泌变化（月经前后或妊娠后）、预防接种、酗酒、过度劳累、营养不良、外伤以及手术治疗等。常增加患者痛苦，甚至畸形。

知识点6：麻风的诊断

麻风的诊断必须根据病史、临床表现、细菌检查以及组织病理学检查等综合分析、慎重诊断。诊断依据：①皮损伴有感觉障碍和闭汗，或有麻木区；②周围神经受累，表现为神经干粗大伴有相应功能障碍；③皮损组织切片或组织液涂片检查出麻风杆菌；④病理可见特征性病变。符合上述4条中的2条或2条以上者，或符合第3条者通常可确立诊断。

知识点7：麻风的鉴别诊断

麻风皮损呈多形性，易和其他皮肤病相混淆，但多数皮肤病有瘙痒而无麻木、闭汗、神经粗大，麻风杆菌检查呈阴性。需进行鉴别的皮肤病包括寻常狼疮、白癜风、花斑糠疹、玫瑰糠疹、固定型药疹、多形红斑、结节性红斑、体癣、原发性皮肤T细胞淋巴瘤、环状肉芽肿、局限性硬皮病以及鱼鳞病等。麻风的感觉障碍需和某些神经科疾病如股外侧皮神经炎、多发性神经炎、面神经麻痹、脊髓空洞症以及周围神经损伤等进行鉴别。

知识点8：麻风的治疗

本病以系统药物治疗为主，多数患者对联合化疗方案比较敏感。

（1）联合化疗（MDT）：世界卫生组织推荐的治疗麻风的MDT方案。其中多菌型成人方案是利福平600mg每个月1次，氨苯砜100mg/d，氯法齐明300mg每个月1次或50mg/d，疗程为12～18个月；少菌型成人方案为利福平600mg每个月1次，氨苯砜100mg/d，疗程为6个月。完成治疗的患者应继续接受防治机构做定期监测，每年做1次临床和细菌学检查，至少随访5年。

（2）麻风反应的治疗：首选糖皮质激素，可选用泼尼松30～60mg/d分次口服，随着病情缓解逐渐减量；也可用沙利度胺，剂量可增加至300～400mg/d，分3～4次口服，通常1～3天可控制症状，症状控制后可逐渐减到维持量25～50mg/d。

第五节 皮肤结核病

知识点1：皮肤结核病的病因和发病机制

本病可为人型或牛型结核分枝杆菌引起。感染途径包括外源性和内源性两种，前者主要经由皮肤黏膜轻微损伤直接感染，后者则由体内器官或组织已存在的结核病灶通过血行、淋巴系统或直接扩散到皮肤。

结核分枝杆菌的致病性和细菌在组织细胞内大量繁殖引起的炎症反应、菌体成分的毒性作用以及机体对某些菌体成分产生的超敏反应有关。

知识点2：皮肤结核病的临床表现

（1）寻常狼疮：最常见，好发于面部，其次是颈部、臀部及四肢。皮损初起为鲜红或红褐色粟粒大小的结节，触碰它质软，稍隆起，结节表面薄嫩，用探针稍用力即能刺入，容易贯通（探针贯通现象）；玻片压诊呈现棕黄色，如苹果酱颜色（苹果酱现象）。结节将增大增多，并相互融合成大片红褐色浸润性损害，直径长达10~20cm，表面高低不平，可覆有鳞屑。结节可自行吸收或破损后形成萎缩性瘢痕，在瘢痕上又可出现新皮损，和陈旧皮损并存，是该病的另一临床特征。本病病程缓慢，可迁延数年或数十年不愈。

（2）疣状皮肤结核：多累及成年男性的手背和指背，其次为足、臀、小腿等暴露部位。皮损一开始为黄豆大小的紫红色质硬丘疹，单侧分布，丘疹逐渐扩大可形成斑块，表面增厚，粗糙不平可呈现疣状增生，皮损表面有较深沟纹相隔，挤压时会有脓液从裂隙中渗出。皮损中央逐渐结痂脱落，留下萎缩性网状瘢痕，边缘的痂或鳞屑慢慢向外扩展形成环状或弧形边缘，外周绕以暗红色晕。中央网状瘢痕、疣状边缘以及四周红晕成为“三廓征”。病程可达数年至数十年。

知识点3：皮肤结核病的诊断及鉴别诊断

根据皮肤结核的临床特点，结合组织病理学检查通常不难诊断。

寻常狼疮有时需和盘状红斑狼疮进行鉴别，疣状皮肤结核应和疣状扁平苔藓及着色芽生菌病等进行鉴别。

知识点4：皮肤结核病的治疗

本病应用系统药物治疗，应以“早期、足量、规则、联合及全程应用抗结核药”为原则，通常使用2~3种药物联合治疗，疗程一般不少于6个月。常用药物和成人剂量为：①异烟肼：5mg/(kg·d)，或300mg，每日1次顿服；②乙胺丁醇：15mg/(kg·d)，或750mg，每日1次顿服；③硫酸链霉素：1.0g/d，分2次肌内注射，或750mg/d，1次肌内注射，用前先做皮试，用药后应注意听神经损害；④利福平：450~600mg/d，每日1次顿服。

第六节　葡萄球菌性烫伤样皮肤综合征

知识点1：葡萄球菌性烫伤样皮肤综合征的病因和发病机制

葡萄球菌性烫伤样皮肤综合征是由噬菌体Ⅱ组（3A、3B、3C、55和71型）葡萄球菌所致。其菌分泌一种表皮松解毒素，可能直接作用在桥粒或作为超抗原引起表皮松解，造成表皮剥脱。大多数发生在婴儿期，偶见于成年人。

知识点2：葡萄球菌性烫伤样皮肤综合征的临床表现

本病多发生在出生后3个月内婴儿，突然发病，常有上呼吸道感染、脓疱疮或葡萄球菌皮肤感染史。初在口周或眼睑周围发生红斑，2~3天后迅速蔓延至全身，触痛明显。红斑上伴有表皮层起皱褶或为松弛性大疱，皮损处尼氏征阳性，外观未受累，皮肤也呈阳性，稍摩擦表皮即脱落，露出鲜红色糜烂面，似烫伤样。手、足皮肤如手套或袜子样剥脱。患病后 1~2 天口周痂皮脱落，可见放射状破损。口腔、鼻黏膜、眼结膜亦将受累。可伴发热等全身症状。一般 1~2 周痊愈。病情重者可继发败血症和支气管肺炎而导致死亡。多数患者除有唇炎、口腔炎及结膜炎外，无明显黏膜损害。通常都有发热、厌食、呕吐、腹泻等全身症状。

知识点 3：葡萄球菌性烫伤样皮肤综合征的诊断及鉴别诊断

根据发生在新生儿，广泛红斑、大面积表皮剥脱、烫伤样外观和细菌培养等，诊断不难。

本病需与下列疾病鉴别诊断：

脱屑性红皮病，常见于 1 岁以内婴幼儿，以头皮反全身反复脱屑为主；中毒性表皮松解症（TEN）：TEN 大多为药物过敏，无家族史，主要是见于成年人，皮损像多形红斑，触痛比较轻，尼氏征只在皮损处阳性，常有口腔黏膜损害。

知识点 4：葡萄球菌性烫伤样皮肤综合征的治疗

早期依据药敏试验选择抗生素，耐 β-内酰胺酶半合成青霉素常有良效。亦可采用新型青霉素Ⅱ、氨苄西林和第二代或第三代头孢菌素，要注意水、电解质平衡以及补充营养。局部治疗可用 0. 1%依沙吖啶液和新霉素软膏等外搽。慎用皮质激素，因其能够加重病变。

第七节 鼠 咬 热

一、小螺菌引起的鼠咬热

知识点 1：小螺菌引起的鼠咬热的病因和发病机制

病原体为小螺菌，又称鼠咬热螺旋体。经由啮齿动小螺菌导致的鼠咬热物所咬伤口侵入淋巴系统，在淋巴结内繁殖，产生局部淋巴结炎，以后进入血液循环形成菌血症，出现一系列急性发作的临床症状。原发病灶周期性复燃并释放病原体进入血液循环时，将引起临床症状间歇性的反复发作。

知识点 2：小螺菌引起的鼠咬热的临床表现

人体被病鼠咬伤后若无继发感染伤口将很快愈合。经 1~4 周的潜伏期后患者突发寒战、发热、乏力、头痛、肌痛以及呕吐等，在原咬伤部位又出现肿痛，可形成下疳样溃疡，其上留有黑色痂皮，发生引流区域淋巴管炎，局部淋巴结增大、有压痛。在四肢、躯干或面部产生暗红色斑丘疹，类似于玫瑰疹，皮损增大，变为紫红色，形成广泛的硬结样斑块。

发热通常持续3~6天后迅速下降，此时患者全身症状消失，皮疹也渐渐消退。经过3~7天的间歇期，体温再度上升，上述症状与体征重复出现，如此反复，呈现回归热型间歇发作。多关节炎较念珠状链杆菌型鼠咬热少见。可出现腹泻、呕吐、关节痛、神经痛或中枢神经系统症状。

知识点3：小螺菌引起的鼠咬热的诊断

根据鼠咬伤史、原发病灶和间歇性发热等症状，结合实验室查到血液中或原发病灶中的小螺菌可以作出诊断。

知识点4：小螺菌引起的鼠咬热的鉴别诊断

本病需与下列疾病鉴别诊断：

（1）与念珠状链杆菌引起的鼠咬热鉴别。

（2）回归热：由虱或蜱叮咬所致，发热急起骤退，间断数日可再次发热，有全身疼痛和肝脾大等。血及骨髓涂片可检出回归热包涵体。

（3）疟疾：典型疟疾临床表现为间歇性寒战、高热、大量出汗。由蚊虫叮咬引起，无鼠咬伤史，血液或骨髓涂片可检查出疟原虫。

（4）落基山斑点热：在流行区特别是要排除该病。该病由蜱咬传播，立克次体血清学检查阳性。

知识点5：小螺菌引起的鼠咬热的治疗

治疗方面，首选青霉素，成人每日120万U，分为2次肌内注射，连用7~10天。对青霉素过敏者可选用四环素，每日2g，分4次口服，连用7~10天。此外需对咬伤部位进行清创以及预防破伤风等对症处理。

二、念珠状链杆菌引起的鼠咬热

知识点6：念珠状链杆菌所致的鼠咬热的病因和发病机制

病原体是念珠状链杆菌，经由鼠咬伤或摄入被病原体污染的食物引起感染。

知识点7：念珠状链杆菌所致的鼠咬热的临床表现

本型鼠咬热潜伏期较短，只有1~2天，但个别病例潜伏期可长达3周。人体被病鼠咬伤后若无继发感染伤口可很快愈合，经污染食物感染者则没有局部伤口。潜伏期后患者突发寒战、发热、乏力、头痛、肌痛以及呕吐等，发热为间歇性或不规则形，持续2~5天缓解，但会再度上升。四肢尤其是掌跖部出现散在斑点状皮疹，压之褪色，有时呈全身性散布。严重者可出现紫癜或脓疱。可出现多处关节红肿、疼痛以及关节腔内渗液，多累及大关节。少数患者可出现心内膜炎、肺炎和脑脓肿。

知识点8：念珠状链杆菌所致的鼠咬热的诊断

根据鼠咬伤史或污染食物摄入史及临床症状，结合实验室检查可以诊断。

知识点9：念珠状链杆菌所致的鼠咬热的治疗

首选青霉素，成人每日120万U，分为2次肌内注射，连用7~15天。对青霉素过敏者可选用红霉素，每日1.5~1.8g，口服，连用7天。此外需对咬伤部位进行清创及预防破伤风等对症处理。如伤口未愈合，应选用0.02%呋喃西林、0.2%依沙吖啶或0.1%~0.2%新霉素溶液局部湿敷。

知识点10：念珠状链杆菌所致的鼠咬热的并发症的诊断、治疗和预防

心内膜炎是最常见也是病死率最高的念珠状链杆菌所致的鼠咬热的并发症。患者除了有鼠咬热症状外，还会出现心脏杂音、心律失常、皮肤淤点、Osler结节、肝脾大以及贫血等症状，心脏彩超可显示瓣膜赘生物，血培养念珠状链杆菌阳性。

治疗需给予大剂量的青霉素，联合应用链霉素或庆大霉素。青霉素的剂量为成人：药敏测试MIC值在0.1μg/ml及其以下，则予普鲁卡因青霉素480万U/d（4.8g），肌内注射；若药敏测试MIC值在0.1μg/ml以上，则予青霉素2000万U/d（12g）。儿童剂量是160000~240000U/(kg·d)［96~144mg/(kg·d)］，最大量为2000万U/d（12g）。联合使用链霉素或庆大霉素可增强疗效。成人治疗4周，儿童治疗6周。

第八节　丹　　毒

知识点1：丹毒的病因和发病机制

丹毒的致病菌是A族β-溶血性链球菌，多由皮肤黏膜微小损伤处侵犯真皮内网状淋巴管所致，也可由血行感染。鼻炎和足癣常是引起面部丹毒和小腿丹毒的主要诱因，糖尿病、营养不良以及全身抵抗力低下等均为本病促发因素。丹毒很少扩展至真皮下，但蔓延很快，通常不化脓，很少有组织坏死。

知识点2：丹毒的临床表现

（1）丹毒多发于面部及头皮，四肢及生殖器也常受累。发病急，常先有畏寒、发热、头痛、恶心以及呕吐等全身中毒症状。原发皮损为鲜红色水肿性红斑，表面灼热，紧张发

亮，并且境界清楚。红肿向四周蔓延，中央红色消退、脱屑、呈棕黄色，边缘隆起，有时损伤尚可发生水疱或血疱。自觉灼痛，局部淋巴结常增大。

（2）复发性丹毒因为诱因未消除，或病原菌潜伏于淋巴管内，常在原部位复发。导致皮肤淋巴管受损阻塞，发生象皮肿，尤多见于小腿。如眼睑、颊以及其他部位的持续肿胀则致假性象皮病，也称慢性链球菌性淋巴水肿。

知识点3：丹毒的诊断及鉴别诊断

根据发病急骤，境界清楚的水肿性红斑和伴有全身中毒症状，诊断不难。

丹毒需与下列病症鉴别。

（1）类丹毒：属于红斑丹毒丝菌革兰阳性杆菌感染，常发生于手与手指。皮损无发热、无触痛，颜色不及丹毒鲜红。常有切猪肉、洗鱼史。

（2）丹毒样癌：表现为局部潮红、广泛水肿以及类似丹毒，但局部温度不高，质地较硬，并且患者常有乳腺癌病史，病理检查可资鉴别。

（3）蜂窝织炎：红肿境界不清，中央部位红肿比较显著，边缘部炎症逐渐减轻，浸润较深，化脓现象明显。

知识点4：丹毒的治疗

（1）面部丹毒患者需寻找鼻咽、口腔等处有无病灶，并给予相应治疗。由足癣感染引起的下肢丹毒，还需治疗足癣，防止再发。

（2）对重症者，需给予支持疗法。抗生素以青霉素较好，每日480万~800万U，静脉滴注；0.2%环丙沙星，同样静脉滴注，每日2次；口服0.2%泰利必妥，每日2次；先锋霉素V号，每日6g，亦静脉滴注；其他头孢菌素，一般用药需要坚持2周左右。

（3）中医药治疗可选用黄连解毒汤、普济消毒饮和五味消毒饮等加减。局部治疗用50%硫酸镁溶液湿热敷。如有疱，需抽出疱液，用0.02%呋喃西林液或0.1%雷弗奴尔湿敷。慢性复发性丹毒，可选择紫外线照射。

第九节　莱　姆　病

知识点1：莱姆病的病因和发病机制

硬蜱是莱姆病的主要传播介质，蜱叮咬时，病原体通过蜱肠内容物反流、唾液或粪便进入人体。狗可将蜱带入家中成为重要的传染源。本病发病机制和螺旋体直接感染有关，但感染因子所激发的异常免疫反应亦是重要因素。

知识点2：莱姆病的临床表现

临床上通常分为三期。

第1期：经3~30天的潜伏期，在叮咬部位出现一个或数个慢性移行性红斑，为本期的典型标志。开始时是红色斑疹或丘疹，直径数毫米，逐渐缓慢地呈离心性扩展，中央消退，呈环形或靶形，直径长达15cm以上。皮损好发于躯干和四肢近端，以大腿内侧和腋下常见，伴有轻度烧灼感、疼痛或瘙痒。皮损初发时伴有乏力、头痛、发热以及肌痛等全身症状。一般经2~3周，皮损自行消退，偶留有瘢痕及色素沉着。

第2期：起病后1~4个月，多伴有神经系统、心脏和眼部症状。神经系统表现有脑膜炎、脑炎以及颅神经损害，出现脑膜刺激征、嗜睡、昏迷、面瘫、三叉神经痛等。少数患者将发生多发性神经根炎、脊髓炎。心脏受累则表现为不同程度的房室传导阻滞以及心包炎、心肌炎。眼部损害多表现为结膜炎和虹膜睫状体炎。

第3期：开始于发病后3~5个月或更长时间，慢者超过2年。主要表现为慢性关节炎、慢性神经系统以及皮肤异常。

知识点3：莱姆病的诊断

主要根据蜱叮咬史和临床表现诊断。慢性游走性红斑是早期感染的最敏感证据，具诊断意义，只少数患者不出现此皮疹。血清抗伯氏疏螺旋体抗体IgM及IgG的测定是诊断本病最灵敏及特异的检查方法。必要时结合病理活检做诊断。

知识点4：莱姆病的鉴别诊断

慢性游走性红斑应和二期梅毒疹、多形红斑、离心性环状红斑、环状肉芽肿等相鉴别。

(1) 二期梅毒：先前发生硬下疳，少数能够与硬下疳同时出现。皮损暗视野显微镜检查能够找到梅毒螺旋体，梅毒血清学检查阳性。

(2) 多形红斑：有药物、食物、日光及某些疾病等诱发因素，常伴发黏膜损害，容易复发。可依据组织病理及伯氏疏螺旋体血清学检查进行鉴别。

(3) 离心性环状红斑：可由虫咬、感染、药物、恶性肿瘤等引起。红斑在数日内离心性扩大成环状，以每天2~5mm的速度扩展，经常反复发作。可依据组织病理和伯氏疏螺旋体血清学检查进行鉴别。

(4) 环状肉芽肿：本病中儿童和青年占多数。皮损好发于四肢远端的伸侧，复发率较高，复发皮疹消退迅速。组织病理学特征为局灶性胶原纤维变性、炎症反应以及纤维化。

(5) 此外，还需和鼠咬热、恙虫病等鉴别。鼠咬热由鼠咬传播引起，病灶组织能够分离出小螺菌或念珠状链杆菌。恙虫病由恙螨叮咬所致，可有焦痂，变形杆菌OX_K抗原凝集反应阳性。

知识点5：莱姆病的治疗

(1) 主要选用抗生素，如盐酸四环素500mg，每日4次；或多西环素100mg，每日2

次；或使用红霉素 500mg，每日 4 次；或普鲁卡因青霉素 80 万 U，肌内注射，每日 1 次；以上都是以 10 天为 1 个疗程。

（2）9 岁以下儿童需用阿莫西林治疗，剂量为 20mg/(kg·d)，分次给药，连用 14~21 天；青霉素过敏儿童可用红霉素 30mg/(kg·d)，分次给药，连用 10~30 天。

（3）早期局限性莱姆病的孕妇选用阿莫西林治疗，但若存在播散性感染，则应用青霉素 2000 万 U/d，持续使用 10~30 天。

（4）对心脏、神经以及关节受累的患者，常需静脉使用青霉素，500 万 U/d，每 6 小时 1 次，或头孢曲松 2g，每日 1 次，静脉注射或肌内注射，持续 30 天。

（5）发生慢性萎缩性肢端皮炎患者，选用青霉素 150 万 U，每日 3 次，或多西环素 100mg，每日 2 次，持续 30 天。

知识点 6：莱姆病的并发症的诊断、治疗和预防

（1）早期莱姆病治疗后大多数不发生并发症，故及时治疗，保证抗生素治疗的有效性对避免出现皮肤外系统症状具有重要的意义。

（2）对出现晚期皮损的患者，医生需认真体检察看有无其他异常，尤其是神经体征。

（3）神经系统并发症主要为神经系统实质性损害，以脑炎、脑神经炎、运动以及感觉神经炎、脑脊髓膜炎最常见，治疗不及时还可导致痴呆。

（4）治疗常需静脉选用青霉素，500 万 U/d，每 6 小时 1 次，或头孢曲松 2g，每日 1 次，静脉注射或肌内注射，持续 30 天。

第十节 战 壕 热

知识点 1：战壕热的病因和发病机制

本病病原体是五日热巴通体，通过体虱而传染给人，进入人体后侵犯血管内皮细胞和红细胞，在其中增殖并引起菌血症，同时激活致炎细胞因子影响其正常凋亡，刺激血管生成素 2 的产生，导致血管增生。

知识点 2：战壕热的临床表现

（1）起病突然，有发热、头痛、畏光、疲乏等症状。多数患者呈回归热型，大约每隔 5 天发作，所以称五日热。

（2）大多数患者在发热时出现躯干部玫瑰疹样皮疹，然后蔓延至颈部及近端肢体，持续 1~2 天消退，再次发热时皮疹再现。伴有胫骨痛、腰背痛，活动时加剧。可出现慢性淋巴结病和心内膜炎。

（3）免疫正常患者的杆菌性血管瘤典型皮损是一个或多个丘疹，逐渐变为小结节，呈红色、紫色或无色，在皮肤浅层或皮下，可移动或固定于下方组织。患者通常不会发热。

免疫缺陷患者皮损通常分布更广泛，且极易累及内脏器官，如肝、脾和胃肠道。

知识点3：战壕热的诊断

早期诊断主要根据病史和临床表现，随后结合血清学检查、PCR 检测等进一步明确诊断。

知识点4：战壕热的鉴别诊断

（1）伤寒：临床表现为持续发热、相对缓脉、全身中毒症状与消化道症状、玫瑰疹、肝脾大以及白细胞减少。玫瑰疹多见于病程7~13天，直径2~4mm，压之褪色，通常在10个以下，分批出现，多在2~4天内消退。肥达反应为阳性，血培养、骨髓培养可检出伤寒沙门菌。而战壕热皮疹通常与发热同时出现，可反复出现，肥达反应和伤寒沙门菌培养阴性。

（2）流行性斑疹伤寒：属于立克次体感染性疾病，多数患者起病7~8天后出现皮疹，呈淡红色斑疹，由腋窝、躯干两侧迅速蔓延到身体其他部位，不累及掌跖部，1周后斑疹变为紫癜样损害，皮疹不随发热反复出现。特异性补体结合试验能够明确致病的立克次体为普氏立克次体。

（3）布鲁杆菌病：全身性布鲁杆菌病患者初起时有头痛、背痛和间歇性发热，部分患者亦有玫瑰疹样皮疹。但布鲁杆菌病患者有牛、羊、猪接触史，能够分离出布鲁杆菌，特殊血清凝集素反应阳性。

知识点5：战壕热的治疗

除了对症处理，病原体治疗使用抗生素，疗程7~14天。

多西环素：成人100mg，口服或静脉注射，每日2次；儿童：8岁以下者不推荐使用，8岁以上者：2~5mg/(kg·d)，每日总量不超过200mg，口服或静脉注射，1次给药或是分2次给药。

头孢曲松：成人2g，静脉注射，每日1次；儿童50~75mg/(kg·d)，每日总量不多于4g，静脉注射，1次给药或是分2次给药。

知识点6：战壕热的并发症的诊断、治疗和预防

战壕热患者出现心内膜炎时有伴有发热、心脏杂音等表现。多累及左侧心，导致二尖瓣关闭不全的收缩期杂音与（或）主动脉瓣关闭不全的舒张期杂音。超声心动图能够显示瓣膜赘生物。通过 PCR 检测出瓣膜赘生物中的五日热巴通体 DNA 为诊断免疫正常患者五日热巴通体性心内膜炎的必要条件。推荐治疗方案如下：多西环素，100mg，每日2次，口服6周，同时联合应用庆大霉素，3mg/(kg·d)，静脉给药，每日1次，连续14天。

第十一节　雅　司　病

知识点1：雅司病的病因和发病机制

病原体是细弱密螺旋体。传染源主要是雅司病患者，健康人通过碰触破损皮肤或黏膜接触到含有雅司螺旋体的渗出液而被感染，也有报道蝇类能够传播该病。

知识点2：雅司病的临床表现

雅司病的潜伏期3~4周，偶有头痛等一些轻度的全身症状。临床表现分为3期，其中一期、二期是早期，三期是晚期，各期之间隔以无症状的潜伏期。

（1）一期：潜伏期后接种部位出现单个丘疹，扁平或半球状隆起，逐渐增大，直径可达1~5cm，表面结黄褐色痂皮，除掉痂皮可看见淡红色肉芽组织，状似杨梅，质地柔软，其中含有大量的细弱密螺旋体，自觉瘙痒，此即为母雅司，可伴有发热、关节痛，局部淋巴结增大，无压痛。数月后母雅司自行消退，遗留轻度萎缩与色素脱失。

（2）二期：皮疹最初表面光滑，随后分泌物增加形成黄褐色痂皮，痂皮增厚可呈蛎壳状。皮疹呈群集性分布，中央皮疹消退，周围皮疹发展融合呈环形，称为癣样雅司。腋窝、肛周和腹股沟处皮疹痂皮脱落后出现扁平湿疣样损害。足背可形成肥厚角化斑块，发生皲裂，患者常因疼痛而呈蟹样步态。掌跖部可出现与梅毒相似的斑点状角化过度性皮损。二期雅司疹在数周或数月后能够自行消退，不留痕迹或有色素沉着斑，也可反复发作，长达5年，复发性皮损多位于口周、肛周及腋窝处。

（3）三期：部分患者在感染5~10年后发展成晚期，出现类似梅毒的树胶肿性损害，表现是无痛性溃疡，边缘陡峭或缘下穿凿，匍行性发展，并有相互融合的倾向，分泌物中检查不到螺旋体，愈合后形成萎缩性瘢痕。

知识点3：雅司病的诊断

根据本病的流行区、感染史、典型皮疹以及渗出液暗视野显微镜下检查出细弱密螺旋体即可诊断。

知识点4：雅司病的鉴别诊断

（1）梅毒：主要通过性接触传播，初发皮损为硬下疳，好发生在生殖器。雅司病非性接触传播，初发皮损多发于四肢和面部等暴露部位。二期梅毒引起皮肤黏膜和系统性损害，而二期雅司病不侵犯黏膜，无脱发和眼部损害。三期雅司病比三期梅毒全身症状要轻，一般无神经系统及内脏损害。

（2）孢子丝菌病：孢子由外伤处植入产生初发皮损，呈多形性，可见丘疹、脓疱、溃疡、疣状结节以及肉芽肿样等皮损，也可发生自身接种，早期组织病理也呈肉芽肿表现。也可由血行播散侵犯骨骼和眼等器官。孢子丝菌病患者有植物或土壤接触史，常见的是皮肤淋巴管型，皮损沿淋巴管向心性出现，排列成串。

（3）掌跖角皮症：二期、三期雅司在掌跖部发生角化过度性皮损，呈典型的斑驳状外观，需和掌跖角皮症鉴别。掌跖角皮症大多是先天性，常有家族史，大多在青少年期之前发病，可伴发其他器官的缺陷。没有雅司疹，梅毒血清学检查阴性。

（4）发生鼻咽损害的还应与鼻孢子虫病、鼻硬结病、南美芽生菌病以及黏膜皮肤利什曼病等鉴别。病变组织涂片、病理活检及培养可检出相应的致病菌。

知识点5：雅司病的治疗

治疗雅司病首选青霉素。成人肌内注射苄星青霉素120万U，能够使早期损害消失。晚期患者需每日注射1次，7~10天是1个疗程，可用3~5个疗程，青霉素总量为600万~1200万U。青霉素过敏者可选用红霉素或四环素，每日口服4次，每次0.5g，疗程2周。

知识点6：雅司病的并发症的诊断、治疗和预防

未经治疗病例慢性化，出现皮肤、骨以及关节的损毁。三期雅司病的溃疡需局部使用防腐敷料。已致畸者需进行外科整形手术。

第十二节　品　他　病

知识点1：品他病的病因和发病机制

本病病原体是品他病密螺旋体，主要由皮肤密切接触传染，某些蝇类也可传播此病，未见有垂直传播。

知识点2：品他病的临床表现

品他病的皮肤损害主要是色素改变及过度角化。

（1）一期（初疹）：经1~3周后在接种部位出现小的红色丘疹，即初疹，在以后的2~3个月慢慢增大、形成红斑鳞屑性斑块，周围出现卫星灶斑疹或丘疹，并且融合扩大，伴轻微痒感。初疹好发于暴露部位，暗视野检查可呈阳性。本病不产生梅毒下疳样糜烂或溃疡。本期患者梅毒血清反应为阴性。

（2）二期（泛发性皮疹）：感染后5个月至1年或更久，此期皮疹称为品他疹，开始是小的红斑鳞屑性丘疹，逐渐增大融合，多呈环状，类似于银屑病、体癣、湿疹或梅毒，对称性分布在四肢及面部。经过一段时间发生炎症后色素沉着。此期多数患者梅毒血清反应呈阳性。

（3）三期（晚期）：感染后2~5年，其特点是发生色素变化。色素沉着表现为不规则排列且多种色泽的斑疹，呈点状杂色斑。色素减退类似白癜风表现，色素减退斑多见于面部和身体的骨突部位，有时可见到播散性皮损。还可见角化过度性皮损，好发生在腿部、前臂、肘、膝、踝部，也可见于掌跖部。晚期出现皮肤萎缩，常出现于大关节附近。品他病晚期没有全身症状，不侵犯心血管及中枢神经系统。此时几乎所有患者梅毒血清学反应呈阳性。

知识点3：品他病的诊断

根据本病的流行区、色素减退与色素沉着相杂的斑点以及暗视野显微镜查找到螺旋体可以诊断。

知识点4：品他病的鉴别诊断

（1）其他螺旋体感染主要是梅毒和雅司。品他病非性接触传播，不发生梅毒下疳样糜烂或溃疡，无全身症状，不产生骨骼、神经系统等损害，仅发生皮肤损害，主要是色素改变以及角化过度，根据这些容易跟梅毒、雅司鉴别。

（2）二期品他疹类似于体癣、银屑病、湿疹，需注意鉴别。体癣有明显瘙痒，真菌学检测阳性。银屑病皮损有蜡滴现象、薄膜现象和点状出血，病理表现为角化过度伴角化不全，可看见Munro微脓肿。湿疹皮损呈多形性、对称性，有渗出倾向、剧烈瘙痒，易反复发生，慢性期皮肤浸润肥厚。梅毒血清学检查均为阴性。

（3）色素减退性皮损需与白癜风、白色糠疹及麻风鉴别。白癜风典型皮损是色素完全脱失斑，中央有散在色素岛，进展期可发生同形反应，病程缓慢迁延；白色糠疹好发于儿童面部，皮损呈圆形或椭圆形，上覆细小鳞屑；麻风浅色斑有感觉改变，有神经粗大、出汗障碍以及眉毛脱失等其他麻风症状。梅毒血清学检查均为阴性。

知识点5：品他病的治疗

治疗品他病首选青霉素。可选用苄星青霉素240万U，肌内注射。青霉素过敏者可使用四环素或红霉素，每日口服4次，每次0.5g，疗程2周。

第十三节　类　丹　毒

知识点1：类丹毒的病因和发病机制

类丹毒是由猪丹毒杆菌感染所致的感染性皮肤病。从事屠宰业、水产业以及食品加工业的工作者，主炊的主妇发病率高。

知识点2：类丹毒的临床表现

（1）发病前有外伤史，接触肉类和鱼类史。

（2）本病潜伏期最短为8小时，超过1周者罕见，平均2天。

（3）损害好发于手指。皮损初为红斑，之后扩大为边界清楚的黯红色斑块，水肿性，境界清晰，不化脓，不破溃，偶可发生水疱。

（4）局部症状轻，痒痛感，通常无全身症状。

（5）病程有自限性，3周左右可痊愈。

知识点3：类丹毒的分类

根据临床症状可分为三型：

（1）限局型：临床上本病最常见的一型，在病菌侵入部位发生疼痛。继之患部皮肤肿胀，出现边界清楚的紫红斑，红斑逐渐向周围扩展，中央部分消退，边缘微隆起而成环状，有时将有水疱形成。病损范围直径一般不超过10cm，多发生在手及腕部。

（2）弥漫型：少见。皮损形态和限局型相同，但呈弥漫性或全身性分布。也有呈环状、地图状或奇异形状。常伴有发热和关节症状。血培养阴性。

（3）败血症型：罕见。患者通常没有典型皮损，但可发生广泛性红斑和紫癜。全身症状严重，往往伴有关节痛及心、肾等多种内脏损害。血培养阳性。病死率高。

知识点4：类丹毒的鉴别诊断

类丹毒需与丹毒和蜂窝织炎相鉴别。

知识点5：类丹毒的治疗

（1）治疗类丹毒首选青霉素，用药1周。过敏者可改用磺胺、红霉素、四环素或麦迪霉素，连续用药1周。

（2）局部外敷：3%硼酸或0.05%呋喃西林液，或是涂擦10%鱼石脂软膏或其他抗生素软膏，也可紫外线照射。

第十四节　棒状杆菌癣样红斑

知识点1：棒状杆菌癣样红斑的病因和发病机制

本病病因多认为是一种纤细棒状杆菌，属于革兰阳性菌，呈白喉杆菌样，有嗜脂性。本菌可存在于正常人的皮肤表面，当皮肤潮湿、多汗或皮肤轻微损伤，即可侵入皮肤角质层引起感染。

知识点2：棒状杆菌癣样红斑的临床表现

（1）其损害为境界清楚及边缘不规则的斑。颜色依据损害存在时间长短而不同，可呈粉红色、红色至棕红色。

（2）新的皮损表面光滑，较老的皮损会有细小糠秕样脱屑。皮疹不高起，无丘疹和水疱。

（3）常见于大腿和阴囊接触的腹股沟部、腋窝、臀缝、乳房下以及第4、5趾间等皱褶部位。常无自觉症状或仅有烧灼感。泛发性感染也可发生，将累及乳房下、躯干和四肢近端，有大片边界清楚的红斑，病程长，有明显瘙痒与苔藓样变，多见于黑人中年妇女。

知识点3：棒状杆菌癣样红斑的诊断及鉴别诊断

根据损害特征以及Wood灯下有红珊瑚色的荧光即可诊断，必要时结合细菌学检查。

本病需与下病鉴别诊断：

（1）花斑糠疹：过去称花斑癣，好发生在躯干上部，每一个皮损较小，不发生红斑。鳞屑真菌检查呈阳性。

（2）股癣：炎症反应较明显，可有水疱，境界清楚，边缘轻度隆起。鳞屑真菌检查呈阳性。

（3）其他：应与擦烂性红斑、脂溢性皮炎以及神经性皮炎等鉴别。

知识点4：棒状杆菌癣样红斑的治疗

（1）系统治疗：口服红霉素，每次0.25g，每日4次，持续7~14天。

（2）局部治疗：外涂5%硫磺软膏或复方雷锁辛擦剂。

第十五节　腋毛棒状杆菌病

知识点1：腋毛棒状杆菌病的病因和发病机制

病原菌为纤细棒状杆菌，此菌仅能在毛小皮的细胞内和细胞间生长，不侵犯毛根与皮肤。纤细棒状杆菌可在毛干上产生黄色的结节。

知识点2：腋毛棒状杆菌病的临床表现

患者受累的毛干上有结节，大多数为黄色，少量为黑色或红色。结节呈蜡样，质地坚硬或柔软，呈鞘状包裹毛干，粘连较紧，不易脱落。毛干会失去光泽，脆而易断。

知识点3：腋毛棒状杆菌病的诊断及鉴别诊断

依据毛干上典型的黄色结节，结合细菌学检查即可诊断。

本病需与下病鉴别诊断：

（1）白毛结节病：两者都有结节形成，但镜下腋毛棒状杆菌其结节内是杆菌或球菌，而白毛结节病结节内有真菌菌丝及孢子。

（2）其他：有时需与念珠状发和结节性脆发症等鉴别。

知识点4：腋毛棒状杆菌病的治疗

去除受累的腋毛与阴毛，局部外用5%硫磺霜。若多汗可外用1%甲醛。

第十六节　Reiter病

知识点1：Reiter病的病因和发病机制

本病病因主要认为与以下几方面因素有关。

（1）感染：近年来，主要怀疑和衣原体及支原体引起的下泌尿及生殖系统感染有关。

（2）遗传易感性：本病主要发生在具有HLA-B27抗原的青年男性，且家庭兄弟（包括双胞胎）均患病。80%的Reiter病患者HLA-B27阳性，并且伴有骶髂关节炎、眼葡萄膜炎或主动脉炎的患者的阳性率则上升至90%~100%。

（3）免疫因素：细胞免疫介质、细胞因子或T细胞的产生以及诱导异常可导致Reiter病。使用干扰素或其他免疫调节药例如卡介苗、乙型肝炎疫苗也可诱发Reiter病。

知识点2：Reiter病的临床表现

Reiter病临床表现为特征性的三联征：尿道炎、结膜炎和关节炎，但只有很少患者具有典型的三联征。可能伴有皮肤黏膜病变、胃肠道和心血管系统受累表现。急性发作阶段经常伴有发热、乏力、头痛等。

（1）泌尿系统症状：主要是尿道炎，急性期有血尿、尿痛、尿道有脓性或血性分泌物。亚急性期症状较轻，尿道分泌物清亮且有黏性。可伴有膀胱炎、前列腺炎和精囊炎。女性患者可发生阴道炎和宫颈炎，但通常症状轻。

（2）眼部病变：约半数患者产生结膜炎，常为双侧性，短时间内可自行消失。睑结膜发生紫癜及呈绒毛样改变为其特征性表现。部分患者发生虹膜炎或虹膜睫状体炎。角膜炎、角膜溃疡少见，偶有视神经炎。

（3）关节病变：常见为关节炎，多发性以及对称或不对称，急性起病，活动时疼痛剧烈，伴皮肤和软组织红肿发热。多累及膝、踝、趾间关节，单侧或双侧足跟疼痛为常见症状，较少见于上肢的肩、肘、腕关节。有时伴有骶髂关节炎、强直性脊柱炎以及跟骨骨膜炎。慢性期类似类风湿关节炎表现，病程持久者可发生关节畸形和软组织萎缩，甚至致残。

（4）皮肤黏膜症状：皮肤主要表现类似于蛎壳状银屑病以及角化性皮肤病。皮损初起为黄色小水疱，常见于头部、掌跖和会阴，而后成为脓疱，水疱破裂融合成糜烂面或疱液吸收，局部皮肤角化过度、结痂以及脱屑，痂皮和鳞屑堆积形成蛎壳样皮疹。趾周一般有很厚的干燥性角质痂，多发性皮损融合扩展至整个跖部。甲下起小脓疱，逐渐扩大，然后吸收，可反复发生，逐渐发生角化，致甲板增厚、变脆、失去正常光泽，与银屑病甲相似。龟头黏膜特征性病变是干燥性环状龟头炎，初起为水疱，直径为2~3mm，不久破溃形成无痛性浅表糜烂面，表面结痂，并且融合成多环状，可累及包皮及冠状沟。女性阴道黏膜可见类似的损伤。颊、腭和舌黏膜起红色小丘疹，四周绕以白色晕，破后形成糜烂面，并将诱发严重的口炎。口腔还可见多形红斑样皮疹及阿弗他口腔炎表现。

以上病变可同时存在也可先后发作，一般先出现关节和尿道病变，后出现皮肤及黏膜病变。病程中可产生胸膜炎、心内膜炎、心包炎、心肌炎、心脏传导阻滞、主动脉瓣关闭不全、肾盂肾炎、周围神经病变以及血栓性静脉炎等。

儿童患者多为痢疾后型 Reiter 病，最常见是结膜炎。累及承重部位的下肢大关节炎是最典型的症状。

知识点3：Reiter 病的诊断

典型病例依据非特异性尿道炎、眼结合膜炎、关节炎（尤其下肢承重关节）和皮肤黏膜病变可诊断。非典型病例需经一段时间随访才能确诊。

知识点4：Reiter 病的鉴别诊断

（1）贝赫切特病：具有口腔溃疡、眼部损害、生殖器溃疡以及皮肤损害者，主要与贝赫切特病鉴别，后者多以口腔溃疡为首发表现，皮损为圆形或椭圆形疼痛性溃疡。眼部损害主要是虹膜睫状体炎，生殖器病变为硬而痛的溃疡，通常不发生尿道炎，皮肤损害常见结节性红斑样皮损、毛囊炎样皮损和针刺同形反应阳性。

（2）银屑病：Reiter 病的蛎壳样皮疹应和蛎壳状银屑病鉴别，后者一般无眼部症状，尿道炎少见，典型皮损具有薄膜现象以及点状出血。银屑病关节炎多累及手、足小关节，关节病变常和皮损同时出现或先有皮损，后有关节症状。

（3）类风湿关节炎：多发生在中青年女性，关节病变多对称性累及掌指小关节，呈梭形肿胀，出现晨僵现象。多不伴有尿道炎。血清类风湿因子增多，X 线片可见关节间隙的狭窄。

知识点5：Reiter 病的治疗

衣原体阳性尿道炎者，选用四环素或红霉素 0.5g，每日 2 次，也可选用米诺环素或多西环素 0.1g，每日 2 次，连续 7~14 天。如有淋球菌感染，可用头孢曲松 0.25g，单次肌内注射。

皮肤黏膜损害一般于数月内自行消失，外用皮质激素有帮助。严重眼部病变影响视力者可使用皮质激素。环孢素对严重复发病例有效。

知识点6：Reiter病的并发症的诊断、治疗和预防

Reiter的病主要并发症是慢性关节病变。关节X线检查早期示骨质疏松、软组织肿胀，后期大量新骨形成，关节腔变窄，边缘骨质破坏等改变。关节病变急性期需选用非甾体类抗炎药，可选用吲哚美辛75～100mg/d，或布洛芬0.2～0.3g/d，或保泰松200～400mg/d，分3次用药。慢性期的关节疼痛和功能障碍可口服吲哚美辛，严重顽固的病变可选用甲氨蝶呤口服或注射，或硫唑嘌呤，1～2mg/(kg·d)，分次服用，连续8～12周。多关节受累严重时可另服泼尼松40～60mg/d，好转后酌减。也有用异维A酸，0.5～1mg/(kg·d)，或阿维A每日30～50mg也可减轻关节症状。雷公藤多苷片20mg，每日3次，对关节及眼症状均有显著疗效。除了药物治疗，物理治疗对恢复和维持关节功能很重要，急性期病变得到控制后需马上开始。慢性关节炎功能显著受损者可做滑膜切除术。

第三章 真菌性皮肤病

第一节 头 癣

知识点1：头癣的病因和发病机制

头癣中的黄癣由许兰毛癣菌感染所致；白癣主要由犬小孢子菌、石膏样小孢子菌和铁锈色小孢子菌感染所致；黑点癣主要由紫色毛癣菌和断发毛癣菌感染所致。主要通过与癣病患者或患畜、无症状带菌者直接接触而感染，也可通过共用污染的理发工具、帽子及枕巾等物品间接传染。

知识点2：头癣的临床表现

头癣多累及儿童，成人少见。根据致病菌及临床表现的不同，可将头癣分为黄癣、白癣、黑点癣以及脓癣四种类型。

（1）黄癣：俗称“瘌痢头”、“秃疮”。皮损初起是针尖大小的淡黄红色斑点，覆薄片状鳞屑，之后形成黄豆大小的淡黄色痂，周边翘起，中央紧附着头皮形如碟状（黄癣痂），会扩大融合形成大片状，严重者可覆盖整个头皮，除去痂后，其下是潮红糜烂面。造成病发干燥无光泽以及变脆易折断，毛囊破坏引起毛发脱落，可造成大片永久性秃发，愈后遗留萎缩性瘢痕。皮损处散发出特殊的鼠臭味。

（2）白癣：多发生于学龄儿童，男性多于女性。皮损初起为群集性红色小丘疹，迅速向四周扩大成圆形或椭圆形，上覆灰白色鳞屑，继而附近产生数片较小的相同皮损，被形象地称为“母子斑”。病发在高出头皮2~4mm处折断，残根部包绕灰白色套状鳞屑，由真菌寄生于发干所致。白癣通常无炎症反应，至青春期可自愈，本型不破坏毛囊，所以不造成永久性秃发，愈后不留瘢痕。

（3）黑点癣：较少见，儿童和成人均可发病。皮损初为散在的鳞屑性灰白色斑，之后逐渐扩大成片。特点是病发刚出头皮即折断，残根在毛囊口处呈现黑点状。皮损炎症轻或无炎症，稍痒。病程发展缓慢，长期不愈。本型属于发内型感染，愈后常留有局灶性脱发以及点状萎缩性瘢痕。

（4）脓癣：由亲动物性皮肤癣菌（如大小孢子菌、须癣毛癣菌等）引起的头皮严重超敏反应。皮损初起为成群的炎性毛囊丘疹，逐渐融合形成隆起的炎性肿块，质地软，其表面在毛囊口处形成蜂窝状排脓小孔，能够挤出脓液。皮损处毛发松动，易拔出。常伴有耳后、颈、枕部淋巴结增大，轻度疼痛及压痛，继发细菌感染后可形成脓肿，亦可引起癣菌疹。本型可破坏毛囊，愈后常留有永久性秃发和瘢痕。

知识点3：头癣的诊断及鉴别诊断

根据临床表现、真菌镜检以及滤过紫外线灯检查，头癣的诊断一般不难。

本病应与脂溢性皮炎、头皮银屑病、头皮糠疹以及头皮脓肿等进行鉴别。

知识点4：头癣的治疗

应采取综合治疗方案，服药、搽药、洗头、剪发和消毒五条措施联合治疗。

（1）系统药物治疗：采用灰黄霉素：儿童10～20mg/(kg·d)，成人600～800mg/d，分2～3次口服，2～3周为1疗程；或伊曲康唑：儿童3～5mg/(kg·d)，成人200mg/d，餐后即服，4～8周为1疗程；或特比萘芬：儿童体重小于20kg者，用药62.5mg/d，20～40kg者125mg/d，大于40kg者250mg/d；成人250mg/d口服，4～8周为1疗程。治疗过程中定期检查肝功能，如肝酶异常应立即停药。

对患者应做到早发现、早治疗，同时做好消毒隔离工作；对患癣家畜和宠物应给予相应的治疗与处理；对托儿所、学校、理发店等应加强卫生宣教和管理。

（2）外用药物治疗：①剪发：尽量将病发剪除，每周1次，连续8周；②洗头：用硫黄皂或2%酮康唑洗剂洗头，每日1次，连用8周；③搽药：可使用2%碘酊、1%联苯苄唑溶液或霜剂、5%～10%硫黄软膏、1%特比萘芬霜等外用于患处，每日2次，连用8周；④消毒：患者使用过的毛巾、帽子、枕巾和梳子等生活用品以及理发工具要煮沸消毒。

脓癣治疗同上，严禁切开引流，避免造成更大的永久性瘢痕。急性炎症期可短期联合使用小剂量糖皮质激素，继发细菌感染可加用抗生素。

第二节 手足癣

知识点1：手足癣的病因和发病机制

本病主要由红色毛癣菌、须癣毛癣菌、石膏样小孢子菌以及絮状表皮癣菌等感染引起，其中红色毛癣菌约占50%～90%。本病主要通过接触传染，用手搔抓患癣部位或与患者共用鞋袜、手套、浴巾以及脚盆等是主要传播途径。

知识点2：手足癣的临床表现

夏秋季发病率高，常表现为夏重冬轻或夏发冬愈。多累及成年人。足癣多累及双侧，经常由一侧传播至对侧，而手癣常见于单侧。根据临床特点差异，手足癣可分为三种类型：

（1）水疱鳞屑型：好发生在指（趾）间、掌心、足跖及足侧。皮损起初为针尖大小的深在水疱，疱液清，壁厚且发亮，不易破溃，水疱散在或群集，可融合成多房性大疱，撕去疱壁露出蜂窝状基底和鲜红糜烂面，水疱经数天后干涸，呈领圈状脱屑。皮损将不断向周围蔓延，病情稳定时以脱屑为主。瘙痒明显。

（2）角化过度型：好发生在掌跖部及足跟。皮损处干燥，角质明显增厚，表面粗糙脱屑，纹理加深，冬季易出现皲裂甚至出血，可伴有疼痛。一般无明显瘙痒。

（3）浸渍糜烂型（也称间擦型）：好发生在指（趾）缝，足癣尤以第3~4和4~5趾间多见。多见于手足多汗、浸水以及长期穿胶鞋者，夏季多发。表现为皮肤浸渍发白，表面松软容易剥脱露出潮红糜烂面及渗液，常伴有裂隙。有明显瘙痒，继发细菌感染时散发臭味。

知识点3：手足癣的诊断及鉴别诊断

根据手足癣的临床表现，结合真菌镜检或培养即可明确诊断。

本病需与湿疹、汗疱疹、掌跖脓疱病、掌跖角化症及接触性皮炎等进行鉴别。

知识点4：手足癣的治疗

本病以外用药物治疗为主，疗程一般需要1~2个月；角化过度型手足癣或外用药疗效不理想者，可考虑系统药物治疗。

（1）外用药物治疗：根据不同临床类型选择不同的治疗方法，如水疱鳞屑型需选择刺激性小的霜剂或水剂（如联苯苄唑霜或溶液等）；浸渍糜烂型给予3%硼酸溶液、0.1%雷夫奴尔等湿敷，等到渗出减少时再给予粉剂（如枯矾粉、咪康唑粉等），皮损干燥后再外用霜剂、软膏等，不宜使用刺激性大、剥脱性强的药物；角化过度型无皲裂时可使用剥脱作用较强的制剂（如复方苯甲酸软膏剂等），必要时可采取封包疗法。

（2）系统药物治疗：口服伊曲康唑（100mg/d，2~4周为1疗程）或特比萘芬（250mg/d，2~4周为1疗程）。足癣继发细菌感染时应联合抗生素，引发癣菌疹时，需给予抗过敏药物。

第三节　甲真菌病

知识点1：甲真菌病的病因和发病机制

甲真菌病主要由皮肤癣菌感染所致，其次为酵母菌和非皮肤癣菌性霉菌。皮肤癣菌包括红色毛癣菌、须癣毛癣菌以及絮状表皮癣菌，其中红色毛癣菌占首位；酵母菌主要是念珠菌和马拉色菌；其他真菌包括柱顶孢霉、短帚霉等。

甲真菌病多数由手足癣直接传染，易感因素有遗传因素、系统性疾病（如糖尿病）、局部血液或淋巴液回流障碍以及甲外伤或其他甲病等。

知识点2：甲真菌病的临床表现

甲真菌病在皮肤癣菌病中约有30%，手足癣患者中约50%伴有甲真菌病，患病率随年龄增长而升高。根据真菌侵犯甲的部位及程度的不同，可分为：

（1）白色浅表型：致病真菌从甲板表面直接侵入导致。表现为甲板浅层有点状或不规则片状白色浑浊，甲板表面失去光泽或略显凹凸不平。

（2）远端侧位甲下型：最常见的一型，多由手足癣蔓延来。真菌从一侧甲廓侵犯甲的远端前缘和侧缘并使之增厚、灰黄浑浊，甲板表面凹凸不平或破损。

（3）近端甲下型：真菌多通过甲小皮进入甲板和甲床。表现为甲半月和甲根部粗糙肥厚、凹凸不平及破损。

（4）全甲毁损型：表现为整个甲板被破坏，呈灰黄或灰褐色，甲板部分或全部脱落，甲床表面残留粗糙角化堆积物，甲床增厚、脱屑。

本病病程缓慢，通常无自觉症状，指甲甲板增厚或破坏可影响手指精细动作。趾甲增厚、破坏将引起疼痛，还可继发甲沟炎，出现红肿热痛等症状。

知识点3：甲真菌病的诊断及鉴别诊断

根据甲变色、无光泽和增厚破损，结合真菌镜检阳性即可确诊，必要时可做真菌培养。

本病需与甲营养不良、银屑病、扁平苔藓以及慢性湿疹等所致甲病和甲下疣、甲下肿瘤等进行鉴别。

知识点4：甲真菌病的治疗

因药物不易进入甲板且甲生长缓慢，所以治疗困难，其关键要坚持用药。

（1）外用药物治疗：常用于表浅与未累及甲根单纯远端的损害。先用小刀或指甲锉尽可能的去除病甲，再外用30%冰醋酸溶液或3%~5%碘酊，每日2次，疗程3~6个月，直至新甲长出为止；亦可采用40%尿素软膏封包使病甲软化剥离，再外用抗真菌制剂；8%环吡酮和5%阿莫罗芬甲涂剂目前使用较多，可在甲表面形成药膜，利于药物透过甲板、疗程为2~3月。手术拔甲痛苦且损伤大，目前较少采用。

（2）系统药物治疗：伊曲康唑间歇冲击疗法（400mg/d，分2次服用，每月服药1周为1个疗程），指甲受累需治疗2~3个疗程，趾甲受累需3~4个疗程；特比萘芬250mg/d口服，持续服用，指甲受累疗程6~8周，趾甲受累疗程12~16周。和外用药物联合治疗可提高疗效。

第四节 体股癣

知识点1：体股癣的病因和发病机制

体股癣主要由红色毛癣菌、须癣毛癣菌、疣状毛癣菌以及犬小孢子菌等感染引起。本病通过直接或间接接触传染，也可通过自身的手、足、甲癣等感染蔓延所致。

知识点2：体股癣的临床表现

本病夏秋季节多发。肥胖多汗、糖尿病、慢性消耗性疾病以及长期应用糖皮质激素或免疫抑制剂者是易感人群。

（1）体癣：皮损初起为红色丘疹、丘疱疹或小水疱，渐渐形成有鳞屑的红色斑片，境界清楚，边缘不断向外延伸，中央趋于消退，形成境界清楚的环状或多环状，且边缘常有丘疹、丘疱疹及水疱，中央可色素沉着。亲动物性皮肤癣菌引起的皮损炎症反应明显。自觉瘙痒，可由于长期搔抓刺激引起局部湿疹样或苔藓样改变。

（2）股癣：好发生于腹股沟部位，也常见于臀部，单侧或双侧发生。基本皮损与体癣相同。因为患处透气性差、潮湿、易摩擦，常使皮损炎症明显，瘙痒显著。

知识点3：体股癣的诊断及鉴别诊断

依据临床表现、皮损处鳞屑直接真菌镜检查到菌丝或孢子，诊断通常不难。

本病常需与慢性湿疹、慢性单纯性苔藓以及玫瑰糠疹等进行鉴别。

知识点4：体股癣的治疗

本病以外用药治疗为主，皮损泛发或外用药疗效不理想考虑系统药物治疗。

（1）外用药物治疗：可外用各种唑类、丙烯胺类以及复方苯甲酸擦剂、复方雷琐辛擦剂等。须坚持用药2周以上或皮损消退后继续用药1~2周以免复发。婴幼儿患者和在腹股沟等部位皮肤薄嫩处，应选择刺激性小、浓度较低的外用药，并且保持局部清洁干燥。

（2）系统药物治疗：可口服伊曲康唑（100mg/d，2周为1疗程，或200mg/d，1周为1疗程）或特比萘芬（250mg/d，2周为1疗程），与外用药物联合治疗可增加疗效。

第五节 汗斑（花斑癣）

知识点1：汗斑的病因和发病机制

马拉色菌又称糠秕孢子菌，属于嗜脂酵母，是常见的人体寄居菌，仅在某些特殊情况下由孢子相转化成为菌丝相并致病。发病与高温潮湿、多脂多汗、营养不良、慢性疾病以及应用糖皮质激素等因素有关，可能具有一定的遗传易感性。

知识点2：汗斑的临床表现

本病多发于青壮年男性，以面颈、前胸、肩背、下臂和腋窝等皮脂腺丰富部位多发。皮损初起以毛孔为中心、境界清楚的点状斑疹，呈褐色、淡褐色、淡红色、淡黄色或白色，逐渐增大到指甲盖大小，圆形或类圆形，邻近皮损可相互融合成不规则大片状，表面覆有糠秕状鳞屑。一般无自觉症状，偶有轻度瘙痒。病程慢性，通常冬轻夏重。

知识点3：汗斑的诊断及鉴别诊断

根据临床表现结合实验室检查，本病不难诊断。

本病需与白癜风、玫瑰糠疹以及脂溢性皮炎等进行鉴别。

知识点4：汗斑的治疗

本病以外用药治疗为主，可使用各种抗真菌外用制剂，如联苯苄唑溶液或霜、咪康唑霜、克霉唑霜以及复方雷琐辛擦剂等，疗程2~4周。20%~40%硫代硫酸钠溶液、2.5%二硫化硒或2%酮康唑洗剂外用也有效。皮损面积大、单纯外用疗效不理想可口服抗真菌药。

第六节　皮肤黏膜念珠菌病

知识点1：皮肤黏膜念珠菌病的病因和发病机制

皮肤黏膜念珠菌病的主要病原微生物为念珠菌属的白念珠菌、光滑念珠菌、近平滑念珠菌、克柔念珠菌、热带念珠菌、葡萄牙念珠菌、乳酒念珠菌以及季也蒙念珠菌等。

念珠菌存在于自然界和正常人的口腔、胃肠道、阴道及皮肤。感染的发生取决于真菌毒性与机体抵抗力两方面。寄居状态下念珠菌呈孢子状，条件适宜时可转变为菌丝状，后者能够分泌一些胞外蛋白酶，促进其对上皮的黏附能力；白念珠菌分泌的天冬氨酸蛋白酶还能够降解皮肤角蛋白、抑制宿主的SIgA，促进菌体对组织的入侵及扩散。宿主的易感因素有：①各种原因导致的皮肤黏膜屏障作用降低；②长期、滥用广谱抗生素、糖皮质激素和免疫抑制剂；③内分泌紊乱造成机体内环境改变；④原发和继发性免疫功能下降。

知识点2：皮肤念珠菌病的临床表现

（1）念珠菌性间擦疹：好发于婴幼儿、肥胖多汗者以及糖尿病患者的腹股沟、会阴、腋窝、乳房下等皱褶部位，从事水中作业者常发生在指间（尤其第3、4指间）。皮损为局部潮红、浸渍、糜烂，境界清楚，边缘附着鳞屑，外周常有散在炎性丘疹、丘疱疹和脓疱。自觉瘙痒或疼痛。

（2）慢性皮肤黏膜念珠菌病：多从幼年发病，慢性经过，易于复发。常伴有内分泌异常（如甲状旁腺或肾上腺功能障碍）、免疫功能异常、缺铁性贫血及维生素缺乏。好发于头皮、颜面和四肢。皮损初起为丘疹、红斑，上附鳞屑，慢慢形成肉芽增生性斑块或疣状结节，表面覆盖蛎壳状污褐色痂，黏着很难去除，周围有暗红色炎性浸润。掌跖损害呈弥漫性角质增厚。黏膜损伤表现为口角糜烂、口腔黏膜白斑，偶尔会累及咽喉、食管黏膜，影响吞咽。甲、会阴部亦可受累。

（3）念珠菌性甲沟炎及甲真菌病：多累及浸水工作者与糖尿病患者。好发于指甲与甲周。甲沟炎表现为甲沟红肿，有少量溢出液但不会化脓，甲小皮消失，重者可引起甲床炎，自觉疼痛。甲真菌病表现为甲板增厚浑浊，出现白斑、横沟或凹凸不平，但甲表面依旧光滑，甲下角质增厚堆积或致甲剥离。

（4）念珠菌性肉芽肿：多累及免疫力低下的婴儿或儿童，也可见于长期应用糖皮质激素或免疫抑制剂的成年患者。好发于头皮、面以及甲沟等部位。皮损为炎性丘疹、丘疱疹、脓疱、结节及斑块，表面覆盖较厚的黄褐色黏着性痂屑，少数皮损呈皮角样角质增生，去除角质后基底是肉芽组织。

知识点 3：黏膜念珠菌病的临床表现

（1）口腔念珠菌病：以急性假膜性念珠菌病（也称鹅口疮）最常见。多累及老人、婴幼儿和免疫功能低下者（尤其是艾滋病患者），新生儿可通过母亲产道被感染。通常起病急、进展快，在颊黏膜、下腭、咽、齿龈和舌等黏膜部位出现凝乳状白色斑片，紧密附着于黏膜表面，很难剥除（假膜），用力剥离假膜后露出潮红糜烂面。

老年人特别是镶义齿者可发慢性增生性口腔念珠菌病，表现为增生性白斑。念珠菌性口角炎常和鹅口疮或其他类型念珠菌病伴发，表现为口角潮红、皲裂。

（2）外阴阴道念珠菌病：多累及育龄期妇女，可经由性接触传染。表现为外阴和阴道黏膜红肿，白带增多，呈豆渣样、凝乳块状或水样，散发腥臭味。自觉瘙痒剧烈或灼痛。部分患者将反复发作，称复发性外阴阴道念珠菌病。妊娠、糖尿病、长期使用广谱抗生素等是复发的主要原因。

（3）念珠菌性包皮龟头炎：多累及包皮过长或包茎的男性，可经由性接触传染。表现为包皮内侧和龟头弥漫性潮红，附着乳白色斑片，可有多发性针帽大小的红色小丘疹，伴有脱屑，可累及阴囊产生红斑和脱屑。自觉瘙痒或无明显自觉症状。

知识点 4：皮肤黏膜念珠菌病的诊断

诊断应依据相应临床特点并结合真菌学检查。如果血液、密闭部位的体腔液、深部组织标本培养出念珠菌可诊断为深部感染。通过形态学和生化试验可做出菌种鉴定。必要时可做病理检查，发现真菌侵入组织即可做出诊断。

知识点 5：皮肤黏膜念珠菌病的鉴别诊断

念珠菌性间擦疹需与湿疹进行鉴别；念珠菌性尿布疹应与尿布皮炎和红痱进行鉴别；念珠菌性甲沟炎需与细菌性甲沟炎进行鉴别；念珠菌性肉芽肿和慢性皮肤黏膜念珠菌病需

与暗色真菌引起的增生性皮损进行鉴别；慢性增生性口腔念珠菌病需与口腔扁平苔藓及黏膜白斑、地图舌等进行鉴别；念珠菌性阴道炎需与细菌性、滴虫性阴道炎进行鉴别。真菌学检查为主要的鉴别诊断要点。

知识点6：皮肤黏膜念珠菌病的治疗

治疗原则：去除诱发因素、保持皮肤清洁干燥以及积极治疗基础疾病，必要时给予支持疗法。

（1）外用药物治疗：主要治疗皮肤黏膜浅部感染。口腔念珠菌病可使用1%～2%甲紫溶液或制霉菌素溶液（10万U/ml），也可选用1%～3%克霉唑液含漱；皮肤间擦疹与念珠菌性龟头炎可外用抗真菌溶液或霜剂；阴道念珠菌病依据病情选用制霉菌素、克霉唑或咪康唑栓剂。

（2）系统药物治疗：主要用于大面积及深部皮肤念珠菌病、复发性生殖器念珠菌病、甲沟炎和甲念珠菌病。外阴阴道念珠菌病和龟头炎可用氟康唑150mg单剂口服，或150mg/d，3天为1疗程，也可用伊曲康唑200mg/d，疗程1～2周；甲念珠菌病和慢性皮肤黏膜念珠菌病需根据病情用药2～3个月或更长；肠道念珠菌病选用制霉菌素口服；呼吸道及其他脏器念珠菌病可用氟康唑200～400mg/d静脉注射，两性霉素B和5-氟胞嘧啶联用有协同作用。

第七节　马拉色菌毛囊炎

知识点1：马拉色菌毛囊炎的病因和发病机制

本病病原菌是糠秕或球形马拉色菌，在促发因素影响下（例如长期使用糖皮质激素等），马拉色菌可在毛囊内大量繁殖，其脂肪分解酶将毛囊部位的甘油三酯分解成为游离脂肪酸，后者可刺激毛囊口产生较多脱屑并且造成阻塞，使皮脂潴留，加之游离脂肪酸的刺激致使毛囊扩张破裂，导致毛囊内容物释放入周围组织，产生炎症反应。

知识点2：马拉色菌毛囊炎的临床表现

（1）本病多发生在中青年，男性多于女性。

（2）好发于颈、前胸、肩背以及腹等部位，多对称发生。

（3）典型皮损为炎性毛囊性丘疹、丘疱疹或小脓疱，呈半球形，直径2～4mm，周围有红晕，可挤出粉脂状物质，常数十至数百个集聚或散在分布。有不同程度的瘙痒，出汗后加重。

（4）患者常伴有多汗、油脂溢出，可合并花斑糠疹和脂溢性皮炎。

知识点3：马拉色菌毛囊炎的诊断及鉴别诊断

根据典型皮损和真菌镜检阳性，本病易于诊断。

本病需与痤疮、细菌性毛囊炎以及嗜酸性脓疱性毛囊炎等进行鉴别。

知识点4：马拉色菌毛囊炎的治疗

应尽可能去除诱因。由于本病部位较深，应选用渗透性好的外用抗真菌药（如50%丙二醇、联苯苄唑溶液或霜），也可辅以2%酮康唑洗剂或2.5%二硫化硒香波洗浴。若皮损泛发、炎症较重且外用药物治疗效果不理想，可联合口服抗真菌药。

第八节　隐球菌病

知识点1：隐球菌病的病因和发病机制

隐球菌病是由隐球菌属特别是新生隐球菌引起的一组真菌感染性疾病的总称，多见于细胞免疫缺陷的患者，主要侵犯中枢神经系统以及肺脏，亦可原发或继发于皮肤、黏膜、骨骼和肝脏等组织。

知识点2：隐球菌病的临床表现

（1）中枢神经系统的隐球菌感染常起病隐匿。约95%以上的患者有头痛，而且头痛通常是最早或唯一的症状，初期为间歇性，以后持续且进行性加重，直至剧烈得难以忍受。约90%的患者有发热，体温通常在39℃以下；其他症状尚有恶心、呕吐、食欲缺乏及体重下降等，中、晚期约1/4患者可出现视物模糊、畏光、复视以及视力下降甚至完全失明。

（2）肺部的隐球菌感染病情轻者可无明显的临床症状于体征，重者会发生急性呼吸衰竭。

（3）皮肤和黏膜的隐球菌病好发部位多在头面部，最常见的皮损呈软疣样及痤疮样改变。

知识点3：隐球菌病的鉴别诊断

隐球菌性脑膜炎应与结核性脑膜炎、颅内肿瘤及脑脓肿等相鉴别；肺隐球菌应与原发或转移性肺癌、结节病和肺包虫病、肺结核、肺脓肿等影像学特点相似的疾患鉴别；皮肤隐球菌病应与粉刺、传染性软疣、皮肤结核、孢子丝菌病和恶性肿瘤相鉴别。骨、关节隐球菌病应与骨结核、骨其他真菌感染性疾病相鉴别。

知识点4：隐球菌病的治疗

得到广泛认同的联合治疗方案为两性霉素 B 联合氟胞嘧啶（5-FC）。对于免疫功能正常的隐球菌性脑膜炎患者，国内外的学者大多倾向于两性霉素 B 的剂量为 0.3～0.7mg/(kg·d)，5-FC 为 100～150mg/(kg·d)，后者分 4 次服用或静脉滴注，6 周为 1 疗程；而对两性霉素 B 而言，则是使用剂量为 0.5mg/(kg·d)，初始 3 天的剂量分别为 1mg、2mg 及 5mg，加入 10%葡萄糖 500ml 内静脉缓慢滴注。若无严重不良反应，第 4 天起每日可将剂量增加 5mg，直至每日剂量达 25～30mg，以后维持该剂量，疗程通常需 3 个月以上，总量达 3～4g。临床经验表明总剂量只有超过 2g 以上才能获得较好疗效，且随着剂量的增加，死亡率明显降低。但剂量过大，如超过 5g，则发生不可逆肾损害的可能性也明显增加。对于有严重免疫功能受损的患者，例如 AIDS 患者并发隐球菌性感染，两性霉素 B 仍然是首选治疗药物，并应联合 5-FC，感染被控制后再用氟康唑或伊曲康唑持续治疗。对于不能用两性霉素 B 者也可只用氟康唑或伊曲康唑，但剂量必须足够大，如氟康唑 800mg/d。也有人选用氟康唑 400mg/d 联合 5-FC 150mg/(kg·d)。两性霉素 B 脂质体既维持了其前身强大的抗真菌活性，又明显降低了不良反应，与 5-FC 联合治疗无疑是目前最佳的治疗方案。

对于复发问题（有资料显示 AIDS 患者并发隐球菌性脑膜炎初治的复发率为 50%～60%）的对策是在充分的疗程结束后继续口服氟康唑或伊曲康唑，且应首选氟康唑，100～200mg/d，长期服用。如果患者不能耐受或出现耐药，可选用伊曲康唑替代，剂量同氟康唑。

隐球菌性脑膜炎的治疗需个体化，以疗效来决定疗程，除临床症状、体征完全消失外，需脑脊液涂片、培养每周 1 次，只有连续 4 次阴性，脑脊液糖含量恢复正常并且脑脊液中抗原转阴方可考虑停药。

第九节　放线菌病

知识点 1：放线菌病的病因和发病机制

本病主要由放线属的放线菌牛型放线菌、以色列放线菌以及龋齿放线菌等所引起。放线菌为厌氧菌或微氧菌，是人体中的一种正常菌丛，特别是在口腔中常可见到。若有外伤、外科手术后即或发生感染。

知识点 2：放线菌病的临床表现

（1）面、颈部放线菌病：常发生在拔牙术后或扁桃体摘除术后。感染从扁桃体隐窝处或拔牙处开始，出现肿胀或结节，再继续向周围组织扩散，和皮肤紧贴，形成不规则的质地坚硬的暗红色肿块，以后化脓穿孔，形成瘘管，流出溶液，并伴有硫磺色颗粒排出。X 线检查：骨皮质受损。

（2）胸部放线菌病：感染可原发或由口腔吸入脓液或连续传播，若肺部受累，可发生低热、盗汗、咳嗽以及脓痰。损害继续扩散，累及胸膜、心包膜、胸壁，产生瘘管，流出溶液，可表现为胸膜炎和心包炎症。X 线片可显示肺实变，晚期常有胸膜粘连与胸腔积液。

（3）腹部放线菌病：腹部感染可直接从胸腔传染开始，或由于吞入口腔内的放线菌而感染。开始可在盲肠部位有不明显的阑尾炎症状，继而在盲肠部位或腹腔其他部位出现不规则肿块。若不治疗，可发展到女性内生殖器。损害累及肝、肾、腹膜后组织和膀胱，可侵入横膈、肺及胸膜，也可侵及骨盆或血行播散。

知识点 3：放线菌病的诊断

临床上表现为面颈部硬性肿块无法确定为肿瘤者、持续肺部慢性感染或肺脓肿、胸腔积液疗效不理想，腹部硬性包块或术后切口形成瘘管者，均应考虑放线菌病。需仔细反复地从引流物中查找硫黄颗粒，并通过组织病理确诊。

知识点 4：放线菌病的鉴别诊断

本病应注意和结核病、诺卡菌病、深部真菌病、细菌性或阿米巴肝脓肿、恶性肿瘤、阑尾炎以及细菌性骨髓炎等鉴别。

知识点 5：放线菌病的治疗

青霉素 G 每日静脉滴注 360 万～1000 万 U，每日 2～3 次，4～6 周为 1 疗程，皮损变平后，改用青霉素 V 口服，每日 2～4g。也可用林可霉素、四环素、氯霉素或链霉素。复方新诺明，口服 1～2g。

第十节　诺卡菌病

知识点 1：诺卡菌病的病因和发病机制

诺卡菌病多为外源性。皮肤感染通常与外伤有关，肺部及播散性感染多与宿主免疫缺陷有关。致病菌的毒力和宿主免疫状态决定病情走向和临床类型。巴西诺卡菌致病力较强，可引起健康人或动物的暴发流行。鼻疽诺卡菌毒力最高，可侵入脑、肺部、皮肤，且常对三代头孢及磺胺耐药。豚鼠诺卡菌毒力最弱，主要引起局部疾病，如足菌肿。

知识点 2：诺卡菌病的临床表现

（1）原发性皮肤感染：损害可类似于蜂窝织炎、脓疱疮与脓皮病，并可形成皮肤淋巴管型，类似孢子丝菌病。一般健康人可自愈，少数病人将发生多发性皮下脓肿，并可引起血行播散。少数原发皮肤感染将进一步发展至皮下组织，引起足菌肿。

（2）诺卡菌足菌肿：表现为无显著自觉症状的慢性局限性皮肤肿胀，累及皮下组织、筋膜和骨骼，有窦道形成，窦道脓液中常见白色或黄色的颗粒，可形成组织破坏、畸形。可发生于身体任何部位，但以暴露与易受外伤的手、足部多见。损害主要自局部向周围缓慢延伸，少数可经血行扩散引起内脏感染。多见于农村耕种方式落后和污染机会较多的人群。

知识点3：诺卡菌病的诊断及鉴别诊断

当有肺、脑或其他内脏及皮肤炎症性损害而原因不清楚时，应考虑本病，确诊主要依靠实验室检查，找到病原体。

皮肤诺卡菌病应与皮肤结核、孢子丝菌病及放线菌足菌肿等鉴别。诺卡菌足菌肿应注意与着色芽生菌病、暗色丝孢霉病、皮肤结核和其他疾病进行鉴别。

知识点4：诺卡菌病的治疗

治疗诺卡菌病首选磺胺类，磺胺达嗪对本病有特效，6~10g/d，也可选择磺胺嘧啶钠4~6g/d、复方新诺明2g/d，首次加倍。用药应持续到皮损消退，常需数月至半年以上。对磺胺药过敏者可选用四环素、红霉素、米诺环素、多西环素（强力霉素）、阿米卡星以及亚胺培南/西司他丁。通常诺卡菌对氨苄西林、头孢噻肟和妥布霉素耐药。

免疫力低下者应配合支持疗法与免疫增强药。有脓肿形成者应及时切开引流或局部清创处理。

第十一节 芽生菌病

知识点1：芽生菌病的病因和发病机制

芽生菌病又称北美芽生菌病，是一种慢性肉芽肿性疾病。通常由呼吸道引起感染，然后经血行播散到全身各部，主要侵犯肺、皮肤、骨骼、泌尿系统和中枢神经系统，但不波及胃肠道。

知识点2：芽生菌病的临床表现

（1）肺芽生菌病：最常受累的器官，通常由呼吸道吸入真菌孢子引起。50%以上的患者无症状，其余患者一般表现为急性或慢性进行性肺部感染。

急性肺芽生菌病的临床表现类似于流感，可有干咳、胸痛、低热、呼吸障碍等症状，胸片检查无特异性。慢性肺芽生菌病表现类似于肺结核，胸片体征比急性期显著，包括实变、纤维结节性浸润、团块状损害、弥漫性浸润、胸膜增厚和胸膜腔积液，约95%的患者有肺门淋巴结增大。

（2）皮肤型芽生菌病：分原发性与继发性。原发性由外伤接种引起，呈下疳样的顽固性溃疡。70%皮肤芽生菌病为继发性，由血行播散性引起，原发灶多位肺感染，皮损好发面、颈、头皮以及上肢，呈无痛性、边界不规则隆起的疣状损害或溃疡。

（3）播散型芽生菌病：可累及各系统，如骨关节、泌尿生殖系统、中枢神经系统芽生菌病。

知识点3：芽生菌病的诊断

芽生菌病的依据临床症状、真菌检查、病理检查等进行综合判断。

知识点4：芽生菌病的治疗

在芽生菌病流行区，对有症状者，但在确诊时病情已改善无呼吸困难时，可用抗真菌药物治疗。当感染严重，如呼吸困难且有脑膜炎时，宜选用两性霉素B，并且定期检查肺X线片、痰培养或视感染部位调整治疗，疗程2个月以上。

第十二节　着色芽生菌病

知识点1：着色芽生菌病的病因和发病机制

着色芽生菌病的主要病原菌是裴氏着色霉、紧密着色霉、疣状瓶霉以及卡氏枝孢霉。这些真菌存在于泥土和腐烂的植物上，主要通过孢子从皮肤破损处植入而引起感染。

知识点2：着色芽生菌病的临床表现

本病病程缓慢，皮损好发于暴露部位，尤其以足、小腿和手臂多见，亦有发生于面、耳、胸、肩和臀部。皮损初起为真菌侵入处的单个炎性丘疹，逐渐变大并形成暗红色结节或斑块，表面为疣状、菜花状或覆盖污褐色痂，痂上有散在的针帽大小黑褐色小点，痂下通常有脓液溢出，揭开痂后可见颗粒状或乳头状肉芽，肉芽之间经常有脓栓，在斑块或结节周围有暗红色炎性浸润带。自觉轻度或无瘙痒，继发细菌感染或溃疡时有疼痛。病程进展迟缓，可发展成疣状皮肤结核样、梅毒树胶肿样、银屑病样、足菌肿或象皮肿样皮损。病变偶可侵犯黏膜，甲周损害可波及甲板，表现为甲板变厚、浑浊以及明显嵴状隆起，甲下鳞屑堆积。

本病晚期可沿周围淋巴管播散，出现卫星状皮损，或可经血行播散引起泛发性皮损。

知识点3：着色芽生菌病的诊断及鉴别诊断

依据外伤部位发生慢性化脓性肉芽肿或疣状皮损，结合直接镜检与组织病理学检查，见到单个或成群的棕黄色厚壁孢子可诊断，真菌培养将明确致病菌种。

本病早期应与固定型孢子丝菌病、皮肤结核、梅毒及鳞状细胞癌等进行鉴别。

知识点4：着色芽生菌病的治疗

（1）物理治疗：小面积皮损可用直接切除、CO_2激光、电灼、电凝固以及冷冻等方法，较大面积皮损切除后需植皮，但应避免术中污染而引起播散；局部温热疗法将局部加温到40～50℃可抑制真菌生长，与其他治疗方法联用可提升疗效。

（2）外用药物治疗：外用含渗透剂的抗真菌药物效果显著，也可病灶内注射两性霉素B 1～3mg/ml，每周1～2次。

（3）系统药物治疗：伊曲康唑100～200mg/d口服，疗程最少6个月。两性霉素B和5-氟胞嘧啶也有一定的良效。

皮损泛发且有肥厚瘢痕生成者疗效不理想，用药时间需延长。注意定期监测，防止发生药物不良反应。

第十三节　孢子丝菌病

知识点1：孢子丝菌病的病因和发病机制

孢子丝菌通常生存在土壤和植物上（我国主要是申克孢子丝菌），人的皮肤接触带菌植物或土壤后可造成感染。孢子偶可经呼吸道侵入肺部或血行播散至内脏及骨骼。

知识点2：孢子丝菌病的临床表现

（1）局限性皮肤型：好发于面、颈、躯干及手背，常局限于初发部位。皮损表现为丘疹、脓肿、溃疡和脓疱、疣状结节、浸润性斑块、肉芽肿、脓皮病样或呈坏疽样改变。

（2）皮肤淋巴管型：原发皮损常在四肢远端，孢子由外伤处植入，经过数日或数月后局部出现一皮下结节，进而表面皮肤呈现紫红色，中心坏死形成溃疡，有稀薄脓液或覆有厚痂（孢子丝菌性初疮），数天直至数周后，沿淋巴管向心性出现新的结节，排列成串，可延伸到腋下或腹股沟淋巴结，但引起淋巴结炎者极少。旧皮损愈合的同时新皮损不断出现，病程延续数月乃至数年。

（3）皮肤播散型：可继发于皮肤淋巴管型或由自身接种引起，于远隔部位出现多发性实质性皮下结节，从而软化形成脓肿，日久可溃破。皮损可表现为多形性。

（4）皮肤外型：多发生在免疫力低下者，由血行播散引起，吸入孢子可引起肺孢子丝菌病，还可侵犯骨骼、眼、中枢神经系统、心、肝、脾、胰、肾、睾丸以及甲状腺等器官。

知识点3：孢子丝菌病的诊断及鉴别诊断

根据临床表现、真菌培养及组织病理检查可明确诊断。

本病需与皮肤结核、着色芽生菌病、梅毒树胶肿、脓皮病以及皮肤肿瘤等进行鉴别。

知识点4：孢子丝菌病的治疗

（1）系统药物治疗：碘化钾是治疗孢子丝菌病的首选药物，常用10%碘化钾溶液30ml/d，分3次口服，如果无不良反应可渐增至60~90ml/d，儿童用量酌减，疗程通常为2~3个月，皮损消退后需继续服药3~4周以防复发。

可选用伊曲康唑200~400mg/d，疗程通常3~6个月，有较好的安全性，治愈率较高。或使用特比萘芬250~500mg/d，3~6个月。病情严重者可用两性霉素B。

（2）物理治疗：局部温热疗法可控制组织内真菌繁殖，温度应达40~43℃，早晚各1次，每次30分钟，部分患者能够在1~4个月内治愈。

第四章 寄生虫及昆虫性皮肤病

第一节 疥 疮

知识点1：疥疮的病因和发病机制

疥螨是一种表皮内寄生虫，分为人型疥螨与动物疥螨两大类，人的疥疮主要由人型疥螨所致。

疥螨在皮肤角质层内掘凿隧道造成的机械性刺激、疥螨分泌的毒液及排泄物刺激皮肤引起的变态反应以及雌疥螨停留在皮肤角质层内引起异物反应均可导致皮肤剧烈瘙痒。本病主要经由直接接触患者传染或接触被污染的被褥、衣物等造成间接传染。

知识点2：疥疮的临床表现

（1）疥疮好发生在皮肤薄嫩处，如指缝、腕部、肘窝、腋窝、乳房下、脐周、下腹部、股内侧以及外生殖器等部位，成年人头面部和掌跖部不易受累，而婴幼儿任何部位都可受累。

（2）皮损为米粒大小的丘疹、丘疱疹，丘疹呈正常肤色或淡红色，反应剧烈者其顶端可出现脓疱。典型皮损表现为灰白色或浅灰色线状隧道，常见于指缝和指侧。男性患者病程长或疥疮活跃时会在阴囊、阴茎、龟头等部位出现直径3~5mm的暗红色结节（疥疮结节），这是疥螨引起的皮肤良性淋巴细胞增生性反应。自觉剧烈瘙痒，特别是在夜间。久病者常因搔抓而出现湿疹样变或继发脓皮病、淋巴结炎；婴幼儿偶可出现以大疱为主的大疱性疥疮。病程长短不一，有的可迁延数月。

（3）身体虚弱、感觉神经病变、麻风以及艾滋病患者可发生结痂型疥疮（也称挪威疥或角化型疥疮），和患者免疫功能异常有关，表现为大量结痂、脱屑，有时呈红皮病样外观，屑、痂中留有大量疥螨。

知识点3：疥疮的诊断及鉴别诊断

根据接触史与典型临床表现结合疥螨检查可确诊。

本病需与痒疹、虱病、丘疹性荨麻疹以及皮肤瘙痒症等进行鉴别。

知识点4：疥疮的治疗

（1）本病以外用药物治疗为主。①10%~20%硫黄软膏（婴幼儿用5%）：洗澡后除头面部外涂布全身，每日1~2次，连用3~4天为1个疗程，通常需2个疗程，治疗后1~2周内如有新疹发生需重复治疗；②10%~25%苯甲酸苄酯乳膏：每日外用1~2次，2~3天为1个疗程；③1，γ-666霜：杀虫作用强但有毒性，通常只外用1次，成人用量不能超过30g，儿童、孕妇和哺乳期妇女禁用；④疥疮结节可使用糖皮质激素制剂或焦油凝胶，也可皮损内注射泼尼松龙混悬液；有继发化脓性感染应同时进行抗感染治疗。

（2）瘙痒严重者可在睡前口服镇静止痒药。

第二节 虱 病

知识点1：虱病的病因和发病机制

虱是体外寄生虫，引起皮肤病的主要是人虱。

虱通常在夜间或人静时吸血，在吸血的同时释放唾液中的毒汁，其毒汁与排泄物均可引起皮肤炎症。虱叮咬还可传播斑疹伤寒、回归热以及战壕热等传染病。虱病通过直接或间接接触传染。

知识点2：虱病的临床表现

（1）头虱：多累及儿童，偶感染成人。头虱存在于头部，成虫藏于毛发和毛根之间的头皮上，发干上粘着针头大小的白色虱卵，少数患者眉毛和睫毛上也可发现。虱叮咬的皮肤可出现丘疹和淤点，自觉头皮瘙痒。头皮常因剧烈搔抓而出现渗出、血痂或继发感染，甚至出现疖或脓肿，局部淋巴结增大。久病者头发干燥、无光泽。

（2）体虱：存在于贴身内衣上，尤其衣缝、被褥缝和皱褶处。皮肤被叮刺后局部出现红斑、丘疹或风团，中央有一小出血点。经常因搔抓而发生抓痕、血痂、皮肤苔藓化、色素沉着或继发感染。

（3）阴虱：存在于阴毛，偶见于腋毛或眉毛。可通过性接触传播。皮损表现为表皮剥蚀、抓痕、血痂或毛囊炎，部分患者外阴散在分布直径0.5cm左右的青蓝色淤斑，内裤上常可看到污褐色血迹，自觉瘙痒剧烈。

知识点3：虱病的诊断与鉴别诊断

根据接触史与临床表现可考虑本病，如找到成虫或虫卵则可确诊。

本病需与疥疮、湿疹、脂溢性皮炎以及瘙痒症等进行鉴别。

知识点4：虱病的治疗

男性头虱患者最好将头发剃光并焚烧；女性应用50%百部酊、1%升汞酊或25%的苯甲酸苄酯乳膏外涂于头发和头皮，并用毛巾包扎，每晚 1 次，连用 3 天，第 4 天用肥皂洗头，并用篦子去除死亡的成虫及虫卵。

体虱患者应将污染衣物和寝具煮沸或 65℃烘烤 30 分钟杀虫。

阴虱患者可剃除阴毛，涂擦 50%百部酊或 25%苯甲酸苄酯乳膏，性伴应同时治疗。

第三节 蛲虫病

知识点 1：蛲虫病的病因和发病机制

人是蛲虫病的唯一传染源。成虫长为 5～15mm，白色线状，寄生在人体回肠下端、盲肠及阑尾、结肠或直肠，雌雄交配后，雄虫很快死亡随粪便排出，雌虫在宿主睡眠时自肛门爬出，在肛门口产卵。雌虫产卵后大都死去，少数可再爬回肛门或进入阴道或尿道引起异位损害。雌虫在肛门口产卵时可引起肛门瘙痒，常因搔抓使手指粘有虫卵，然后随食物进入消化道，虫卵在十二指肠内发育成幼虫，经小肠下行，在大肠发育称为成虫。虫卵若在肛门口孵化，幼虫可经肛门逆行进入大肠发育为成虫，称之为逆行感染。

知识点 2：蛲虫病的临床表现

雌虫在肛门口产卵，虫体移行的机械性刺激与排卵时排出的分泌物刺激，引起肛门、会阴部瘙痒和虫爬感，由于反复搔抓可引起肛门周围皮肤剥脱或血痂，有时潮红，渗出糜烂或继发感染，久之则皮肤肥厚和色素沉着形成慢性湿疹样变。也有引发局部荨麻疹样的皮损的报道。患者可伴有消化道不适和烦躁不安、失眠、夜惊或遗尿、夜间磨牙等症状。异位损害常见于尿道炎、阴道炎、输卵管炎或腹膜炎。

知识点 3：蛲虫病的诊断

根据病史和临床表现通常不难诊断。如用透明胶纸拭子及棉签拭子于起床后在未解大便前收集虫卵，镜检发现虫卵可确诊。

知识点 4：蛲虫病的治疗

驱虫常服用阿苯达唑口服每次 100～200mg，隔周 1 次，连续 3 次；或甲苯达唑口服每次 100mg，每日 1 次，连服 2 天，治愈率可达 95%以上。婴幼儿可遵医嘱用量酌减。局部可外用蛲虫膏、10%鹤虱膏或雄黄百部膏等杀虫止痒。

第四节 弓形虫病

知识点 1：弓形虫病的病因和发病机制

弓形虫病是由刚地弓形虫导致的一种人畜共患的自然疫源性传染病。

人弓形虫病有两大感染形式：一是先天性感染，孕妇患有弓形虫病，病原体通过胎盘伤及胎儿；另一种是后天获得性感染。①食用未煮熟含有包囊的肉；②饮用被囊合子污染的生水；③切割含有包囊或滋养体的生肉时，通过破损的皮肤感染；④通过蚊、蝇、虱等叮咬感染；⑤通过输血或器官移植传染；⑥通过人或动物的口腔、呼吸道飞沫传染。

知识点2：弓形虫病的临床表现

（1）先天性弓形虫病：主要表现是脑积水、小头畸形、脑钙化及脉络膜视网膜炎、肝脾大和出血性斑疹等，常引起早产或死胎。

（2）获得性弓形虫病：大多数患者为隐性感染，通常症状较轻，仅在急性期出现多器官的损害，可表现为淋巴结增大、脑膜炎、肝炎、肠炎、视网膜炎、多发性肌炎等。皮肤黏膜损害表现为蚕豆大小口腔溃疡、皮下结节、斑疹及出血斑、丘疹、水疱和脱屑。

知识点3：弓形虫病的诊断

弓形虫病的临床表现不同，皮疹多样化，必须结合实验室检查进行诊断：①病原体检查：选用皮损处组织液、血液或体液涂片，用 Giemsa 染色或组织病理检测出病原体；②免疫学检查：酶联免疫吸附试验检出弓形虫抗体 IgM 和 IgG，IgM 阳性提示是弓形虫急性感染。

知识点4：弓形虫病的治疗

乙胺嘧啶与磺胺甲氧嘧啶联合治疗（世界卫生组织推荐），磺胺药每日 2～4g，乙胺嘧啶每日 50mg，2 日后减为 25mg。1 个月为 1 个疗程，间隔 1 个月再进行第 2 个疗程。因为乙胺嘧啶是叶酸拮抗药，需同时加用叶酸。该药有致畸作用，孕妇可采用乙酰螺旋霉素 0.5g，每日服 4 次，2 周为 1 个疗程，间歇 2 周重复 1 个疗程。

第五节　滴　虫　病

知识点1：滴虫病的病因和发病机制

滴虫病是由阴道毛滴虫导致的一种以阴道炎表现为主的感染性疾病。患者以青、中年女性为主，往往通过共用浴盆、浴池、毛巾、游泳池及不洁器械而相互感染，也可通过性接触而感染对方。

知识点2：滴虫病的临床表现

（1）女性毛滴虫病：感染后的潜伏期通常为4~7天，主要表现为阴道分泌物增多及外阴瘙痒，有刺痒感、烧灼感、蚁走感或性交痛。分泌物特点为稀薄脓性、黄绿色、泡沫状、散发臭味。患者常不自觉搔抓，外阴潮红、水肿和有抓痕。如果累及尿道则出现尿频、尿急、尿痛及血尿。阴道检查见宫颈和阴道黏膜红肿，有斑点状出血及草莓状突起，偶尔上行感染可致膀胱炎、肾盂肾炎等。

（2）男性毛滴虫病：有程度不同的尿道刺痒与不适感，排尿时加重，可出现排尿困难、尿道口潮红以及有黄白色脓性分泌物流出，严重时出现后尿道炎、膀胱炎。

知识点3：滴虫病的诊断

典型的临床表现诊断容易，必要时进行实验室检查。①悬滴法：将取出标本的棉拭子放在含有0.5~1.0ml温生理盐水的试管中，摇匀制成悬液，取一滴涂成薄片，镜检找到活动的毛滴虫即可确诊；②涂片染色法：将标本涂片、干燥，用Wright或Giemsa染色，镜检寻找虫体。

知识点4：滴虫病的鉴别诊断

本病需与下列疾病相鉴别诊断。

（1）念珠菌性阴道炎：外阴阴道瘙痒，白带呈奶酪样或豆渣样，阴道有白色假膜。真菌检查为阳性。

（2）细菌性阴道炎：①非化脓性灰白色黏稠分泌物；②阴道分泌物散发鱼腥味，胺试验阳性；③阴道分泌物pH上升，为5~6.5；④分泌物中有线索细胞。

知识点5：滴虫病的治疗

（1）全身治疗：甲硝唑（灭滴灵）0.2g，口服，每日3次，7~10天为1个疗程。

（2）局部治疗：①采用高锰酸钾溶液冲洗（1∶500~1∶1000）或1%乳酸钾溶液冲洗；②选用乙酰胂胺（滴维净）或曲古霉素栓剂塞入阴道，10~20天为1个疗程；③夫妻同治。

第六节 刺毛虫皮炎

知识点1：刺毛虫皮炎的病因和发病机制

刺毛虫皮炎是刺蛾的幼虫导致的皮炎。刺毛虫全身有无数的针状细毛，毛有微细的导管，内含碱性毒液。若刺毛虫的刺毛刺入皮肤，将毒液注入皮内可引起皮炎。另一种方法是毒毛污染其他物品，如晒洗的衣服、被褥或尿布，当人再接触这些黏有毒毛的物品时可间接造成皮肤损害。

知识点 2：刺毛虫皮炎的临床表现

（1）好发在面、颈及前臂等露出部位。

（2）刺入部位出现米粒大丘疹，周围绕有水肿性红斑，数小时后红斑消失，留有米粒大丘疹。皮肤瘙痒，手抓或触摸皮疹时又感局部疼痛。有的可表现为荨麻疹或水疱。

（3）如刺毛虫的毒毛散布在衣服内，可导致皮肤广泛性损害。如病变发生在眼睑，可导致急性结膜炎、角膜炎，如发生在口腔及唇，可导致口唇高度肿胀。

知识点 3：刺毛虫皮炎的诊断及鉴别诊断

根据发病季节、有接触刺毛虫史以及皮损特点和自觉症状等不难诊断，若用透明胶带反复粘取皮损处，在显微镜下发现毒毛即可确诊。

本病应与桑毛虫皮炎和松毛虫皮炎相鉴别。

知识点 4：刺毛虫皮炎的治疗

（1）可用胶布粘贴患处，反复多次以拔除毒毛。

（2）局部红肿明显时可使用 1%～2%明矾溶液冷湿敷。

（3）皮疹密集时，可使用 1%盐酸吐根碱水溶液 3ml 在患部的近心端皮下注射，可立即止痛。

（4）症状严重时使用抗组胺药和止痛片。

第七节　隐翅虫皮炎

知识点 1：隐翅虫皮炎的病因和发病机制

隐翅虫虫体各段都含有毒素，当其停留于皮肤上受压或被拍打、压碎时，即释放强酸性毒液（pH 1～2）损伤皮肤，数小时后可出现皮肤损害。

知识点 2：隐翅虫皮炎的临床表现

本病好发于夏秋季，雨后闷热天气更为多见。皮损常见于面、颈、四肢、躯干等部位。典型损伤为条状、斑片状或点簇状水肿性红斑，上布密集的丘疹、水疱和脓疱，部分脓疱融合成片，可出现糜烂、结痂或坏死。侵犯眼睑时肿胀明显。自觉灼热、灼痛或瘙痒。严重者出现发热、头痛、头晕、恶心以及浅表淋巴结增大等全身症状。病程约 1 周，愈后局部留有暂时性色素沉着。

知识点 3：隐翅虫皮炎的诊断及鉴别诊断

根据好发季节以及典型临床表现可作出诊断，若发现隐翅虫，则可确诊。

本病需与下列疾病鉴别诊断：

（1）接触性皮炎通常有接触史，多为境界明显的水肿性红斑可出现大疱。

（2）湿疹损害界限不清，皮疹多形性、对称性，通常不呈条索状分布。自觉症状以瘙痒为主。

（3）脓疱疮多发生在儿童，为大的脓疱、脓痂，不形成条索状损害。

知识点4：隐翅虫皮炎的治疗

（1）全身治疗：①全身症状重者，可使用抗组胺药，如氯苯那敏、赛庚啶、氯雷他定等；②皮损广泛者可使用小剂量皮质类固醇激素治疗；③有明显感染者，可酌情选用抗生素或磺胺类药物治疗。

（2）局部治疗：以杀虫、收敛、干燥和消炎为原则。①发现后尽早用肥皂水洗净，然后涂皮康霜和恩肤霜软膏等皮质类固醇激素霜剂；②若红肿明显或有糜烂者，可使用1%明矾液、3%硼酸溶液、0.1%依沙吖啶液、5%碳酸氢钠液、10%氨水或1∶5000高锰酸钾溶液等湿敷，后涂炉甘石洗剂；③若有脓疱者可外用莫匹罗星软膏以及2%甲紫或搽10%硫黄鱼石脂糊剂。

第八节　绦虫感染

一、皮肤猪囊虫病

知识点1：皮肤猪囊虫病的病因

皮肤猪囊虫病是猪囊虫的尾蚴寄居于人的皮下组织所致的结节性皮肤病。

知识点2：皮肤猪囊虫病的临床表现

皮肤猪囊虫病的皮损位于皮下组织，并且含有尾蚴的无痛性结节，位置较固定，圆形或卵圆形，触之坚硬并且有弹性，其上皮肤颜色正常，散在不对称分布，先后成批发生，广泛分布，但以大腿常见；常无自觉症状，少数可有压痛，出现肌肉疼痛、发热并且嗜酸性粒细胞增多，有时可伴有疼痛或溃疡；部分患者出现皮下结节钙化。

知识点3：皮肤猪囊虫病的诊断及鉴别诊断

在躯干、四肢皮下出现比较坚硬、圆形或椭圆形、无痛性结节，从事屠宰生猪或常吃生蔬菜和未煮熟猪肉史者应考虑到本病，但明确诊断必须做活检。

皮肤猪囊虫病需与皮下脂肪瘤、神经纤维瘤、皮下蝇蛆病相鉴别，还应与梅毒树胶样肿、淋巴瘤以及上皮瘤等进行鉴别，主要根据组织病理检查。

知识点4：皮肤猪囊虫病的治疗

囊肿数目不多或产生压迫表现时可以手术切除。纯乙醇或1:1000升汞溶液0.5~1ml注入囊腔内即可杀死囊虫；内服阿苯哒唑15~20mg/(kg·d)，10日为1个疗程，通常需2~3个疗程，或吡喹酮60mg/(kg·d)，共2~3日，总量120~180mg/kg，2~3个月后重复用药。

二、棘球蚴病

知识点5：棘球蚴病的病因和发病机制

人如果食入了被棘球绦虫虫卵或孕节污染的水或食物后，其在肠内孵化出六钩蚴，穿过胃或十二指肠壁随着血液或淋巴液进入门脉系统，然后达全身各个器官，经过3~5个月发育成棘球蚴，棘球蚴内有大量的原头蚴。

知识点6：棘球蚴病的临床表现

本病发展缓慢，多在儿童时期感染，直到成年时期才出现症状。本病对人体的危害通常以机械性损伤为主，包虫囊的压迫可引起组织和细胞萎缩、坏死。其临床的严重程度取决于棘球蚴的体积、数量、寄生的部位以及时间，若寄生于脑、肾、心等重要器官则可产生严重后果。如侵犯皮肤和肌肉，可在皮下形成蚕豆至鸡蛋大的圆形结节，表面皮肤正常，结节柔软并且波动感，无压痛。若棘球蚴破裂，内含物外溢到组织或渗入血液中，可出现发热、瘙痒、红斑、荨麻疹等症状，外周血中嗜酸性粒细胞增多，严重者可发生过敏性休克。

知识点7：棘球蚴病的诊断及鉴别诊断

X线、B超、包虫囊液皮试、血清补体结合试验等检查可帮助诊断，组织病理中或从痰、尿、腹腔积液或胸腔积液中检查棘球蚴或其碎片则可确诊。

本病应与猪囊虫病、脂肪瘤以及多发性脂囊瘤等相鉴别。

知识点8：棘球蚴病的治疗

治疗可口服阿苯达唑或吡喹酮。如果内脏器官中的包虫囊太大以及皮肤、肌肉的棘球蚴病可手术切除，但术中不得弄破囊壁，术前也禁忌穿刺，以防囊液外溢引起变态反应。

三、裂头蚴病

知识点9：裂头蚴病的病因和发病机制

裂头蚴病是由曼氏迭宫绦虫的幼虫（裂头蚴）寄生于人体所引起的慢性寄生虫病。

人感染裂头蚴有3种方式。①使用带有裂头蚴的生蛙肉或蛙皮敷贴伤口，裂头蚴直接侵入皮肤和黏膜；②食用含有裂头蚴而未煮熟的蝌蚪、蛙肉、蛇肉、鸟肉等，幼虫通过肠壁经血管或淋巴管移到其他部位；③饮用被原尾蚴污染的生水。

知识点10：裂头蚴病的临床表现

最常见为眼裂头蚴病，表现为眼睑红肿，结膜充血，伴有痒、痛感，可发生角膜炎或角膜溃疡、虹膜睫状体炎、眼球突出、玻璃体浑浊甚至失明。裂头蚴寄生在口腔颌面部位时出现局部红肿，瘙痒及有虫爬感。可触及皮下黏膜硬结，有时可见虫体爬出。

皮肤裂头蚴病表现为皮下结节或肿块，有黄豆至核桃大小，圆形、椭圆形、条索状或不规则形，隆起于皮面，结节有弹性。皮损数目通常1~2个，常见于躯干、四肢、外阴等处，具有移动特点。局部痒感或无自觉症状，如有炎症可出现局部水肿、风团、疼痛及压痛。有的损害可自行消失，但隔一段时间后又复发。

知识点11：裂头蚴病的诊断

流行区内有生吃蝌蚪、蛙、蛇肉及饮生水的生活史及相应的临床症状，则考虑本病。如取结节活检找到虫体即可确诊。

知识点12：裂头蚴病的治疗

皮下结节可手术切除。或可采用40%乙醇2ml加利多卡因2~4ml向囊内注射，5~10日1次，一般2~3次即可杀死裂头蚴，虫体死后可逐渐被吸收。

第五章 物理性皮肤病

第一节 日晒伤

知识点1：日晒伤的病因和发病机制

日晒伤是由皮肤接受了超过耐受量的紫外线引起，以UVB为主。一方面可因日光过强、暴露时间过长，另一方面可因个体皮肤容易晒伤因素，如白、嫩、薄的皮肤。皮肤经过紫外线过度照射后，细胞中蛋白质和核酸吸收大量的紫外线产生一系列复杂的光生物化学反应，导致表皮细胞坏死，释放多种活性介质，引起真皮血管扩张，组织水肿以及黑色素合成加快等反应。

知识点2：日晒伤的临床表现

春夏季多见，妇女、儿童和浅肤色人群易发病。一般日晒后数小时至十余小时内，暴露部位出现弥漫性红斑，呈鲜红色，边界清楚，后红斑渐淡和消退，脱屑，并遗留色素沉着。皮损较重时可出现水肿、水疱，或破裂结痂。局部可自觉灼痛。皮损泛发时可有不适、寒战以及发热等全身症状。

知识点3：日晒伤的诊断及鉴别诊断

根据强烈日光暴晒史和典型临床表现，本病容易诊断。

本病应与接触性皮炎进行鉴别，后者有接触刺激物史，和日晒无关，可发生于任何季节，皮损发生在刺激物接触处。

知识点4：日晒伤的治疗

治疗以局部外用药物为主，以消炎、安抚和止痛为原则。一般可外用炉甘石洗剂以及糖皮质激素，严重者可用3%硼酸水或冰牛奶湿敷。有全身症状者可口服抗组胺药、维生素C或非甾体类抗炎药，严重者可用系统应用糖皮质激素。

第二节 多形性日光疹

知识点1：多形性日光疹的病因和发病机制

通常认为由日光诱发的迟发型超敏反应介导，且致病光谱较宽，UVA、UVB以及可见光均可。其发生也可能与遗传、内分泌、微量元素、代谢异常等有关。

知识点2：多形性日光疹的临床表现

发病与季节有关，通常春夏季加重，秋冬季节减轻。多见于中青年女性，好发于曝光部位（如面部、颈后、颈前V形区、手背以及前臂伸侧），而头发及衣物遮盖部位多不波及。常在日晒1小时内自觉瘙痒，数日后出现皮损。皮损形态多样，常见的有小丘疹与丘疱疹，也可表现为水肿性红斑、大丘疹或斑块，但对每一位患者而言，皮损一般以单一形态为主。患者自觉瘙痒显著，一般全身症状轻微，但易反复发生，病程长短不一。

知识点3：多形性日光疹的诊断及鉴别诊断

多形性日光疹的诊断主要依据发生于青年女性曝光部位的多形性皮损，但以某一类型为主进行诊断，经常反复发作，可有光斑试验阳性、紫外线红斑试验异常反应。

本病应与湿疹、慢性光化性皮炎和盘状红斑狼疮等进行鉴别。湿疹皮损呈多形性，可见于非暴露部位或全身，与日光和季节无明显关系。慢性光化性皮炎主要发生在50岁以上男性，病情持久，可从春夏持续到冬季，可见于非曝光部位。

知识点4：多形性日光疹的治疗

（1）外用药物治疗：以外用糖皮质激素制剂为主，一般采用超强效或强效制剂，数日使皮损消退。

（2）系统药物治疗：可口服氯喹或羟氯喹，烟酰胺和β胡萝卜素对部分患者有效；严重者可口服糖皮质激素或硫唑嘌呤。

第三节 痱 子

知识点1：痱子的病因和发病机制

在高温闷热环境下，大量的汗液很难蒸发，使角质层浸渍肿胀，导致汗管变窄或阻塞，汗管内汗液滞留且压力增高、汗管破裂、汗液外渗周围组织而致病。此外，皮肤表面细菌大量繁殖排出毒素，也会加重炎症反应。

知识点2：痱子的临床表现

（1）白痱：又称晶形粟粒疹，汗液的溢出发生于角质层内或角质层下，故临床表现为针尖大小的浅表性小水疱，周围无红晕，易破，通常无自觉症状。1~2天内吸收，留有细小脱屑。常出现卧床不起、体质体虚、大量出汗患者，好发于躯干和间擦部位。

（2）红痱：又称红色粟粒疹，最常见，是由汗液在棘层处汗管处溢出引起。表现为密集排列的针尖大小丘疹和丘疱疹，周围绕以红晕，皮损消退后有轻度脱屑。伴有灼热与刺痒感。多见于幼儿、家庭妇女、高温作业者，好发生在腋窝、肘窝、额、颈、躯干、妇女乳房下等处。

（3）脓痱：又称脓疱性粟粒疹，多由红痱发展得来。皮损为密集的丘疹顶端有针尖大小浅在脓疱，细菌培养呈阴性。好发于皮肤皱褶处及小儿头颈部。

（4）深痱：又称深部粟粒疹，汗液在表皮、真皮交界处汗管破裂流出，表皮汗管经常被反复发作的红痱破坏，使汗液阻塞在真皮内而致病。皮损为密集的、和汗孔一致的非炎性丘疱疹，出汗时皮损增大，不出汗时皮损不显著，全身皮肤出汗减少或无汗，但常有代偿性面部多汗。通常无瘙痒，皮损泛发时可出现头痛、发热、头晕等全身症状。多发生在热带地区反复发生红痱者，好发于颈部、躯干等部位。

知识点3：痱子的诊断及鉴别诊断

根据发病季节和典型皮损等可以确诊。

本病需与夏季皮炎和急性湿疹等进行鉴别。

知识点4：痱子的治疗

（1）外用药物治疗：以清凉、收敛和止痒为原则，可外用薄荷炉甘石洗剂和痱子粉，脓痱可外用2%鱼石脂炉甘石洗剂或黄连扑粉。

（2）系统药物治疗：瘙痒显著时可口服抗组胺药，脓痱感染严重时可口服抗生素；也可服用清热、解毒和利湿的中药（如金银花）。

第四节 烧　　伤

知识点1：烧伤的病因和发病机制

由火焰、热水、蒸汽、电流、放射线、激光以及强酸强碱等作用于人体所引起的损伤称为烧伤。临床以皮肤潮红、水疱和破溃或出现焦痂为特征。

知识点2：烧伤的临床表现

（1）一度烧伤：只有表皮受损，局部皮肤出现轻度红、肿、热、痛、感觉过敏，通常3~5天可愈。

（2）二度烧伤：①浅二度烧伤：表皮和真皮乳头层损伤。又称水疱型烧伤。局部水疱大、壁薄，若无感染，2周左右可痊愈；②深二度烧伤：损伤已达真皮深层，仅残存少量真皮和附件，易感染。一般3~4周愈合，易形成瘢痕。

（3）三度烧伤：全层皮肤受损，可深达皮下脂肪和肌肉。创面呈苍白、焦炭色，感觉消失，会出现树枝状静脉栓塞。3~5周内痂自然分离，长出肉芽组织，范围大者通常需植皮。

成人烧伤面积超过15%，儿童超过10%，就可能出现休克。

知识点3：烧伤的鉴别诊断

火激红斑：因长时间或近距离受到火热烘烤后，局部出现以网状红斑为特征的皮肤病。

知识点4：烧伤的治疗

（1）全身治疗：①适当使用镇痛药和抗生素预防感染；②若创面污染严重，应进行破伤风抗毒素注射；③若烧伤面积较大，必须重视全身治疗，如抗休克、抗感染和增强机体抵抗力等。

（2）局部治疗：①一度烧伤用普通冷敷，无需特殊处理；②二度烧伤需在无菌条件下清创，后贴敷凡士林纱布，外加纱布和棉垫，绷带包扎。

第五节 冻　疮

知识点1：冻疮的病因和发病机制

由于长期暴露在寒冷、潮湿的环境中，皮肤血管痉挛收缩，导致组织缺氧引起细胞损伤；久之血管麻痹扩张出现静脉淤血、毛细血管扩张、渗透性增加，血浆渗入组织间隙而引发本病。周围血液循环不佳，缺乏运动、手足多汗、营养不良、贫血、鞋袜过紧等都可加重病情。

知识点2：冻疮的临床表现

本病易发生在初冬、早春季节。各年龄组均可发生，但多见于儿童、青年女性或末梢血液循环不良者。好发于肢端和暴露部位，如手指、手背、耳郭、鼻尖等处。皮损为局限性水肿性紫红斑块或结节，触按褪色，境界清楚，严重皮损表面时可有水疱，破溃后形成溃疡。自觉有痒感及肿胀感，瘙痒受热后加剧，有溃疡者自觉疼痛。冬季发病，气候转暖后自愈，极易来年复发。

知识点3：冻疮的诊断及鉴别诊断

根据发病季节与典型临床表现易于诊断。

（1）多形性红斑：有前驱症状，皮疹形式多样，有特殊虹膜样损害，无淤血现象，多发生在春秋两季。

（2）结节性红斑：好发于小腿伸侧，炎症明显，疼痛剧烈，与寒冷季节无关。

（3）肢端青紫症：常见于成年妇女。两小腿青紫，肌肤冷厥，远端着色重，不破溃，无自觉症状，和季节无关，终年不消退。

知识点4：冻疮的治疗

（1）外用药物治疗：以消炎、消肿和促进循环为原则。未破溃皮损可外用维生素 E 软膏及冻疮软膏等，已破溃皮损可用抗生素软膏，也可使用氦-氖激光等理疗。

（2）系统药物治疗：可口服烟酸和硝苯地平等扩血管药物，盐酸山莨菪碱与己酮可可碱也有一定的疗效。

第六节　冻　　伤

知识点1：冻伤的病因和发病机制

人体在低温、潮湿和多风的环境下，着装不良、过度疲劳、体弱饥饿以及创伤等情况下，机体散热增多，产热减少。低温使机体组织形成缓慢冻结，导致组织的坏死损伤。冻伤机制目前有 2 种方式。

（1）细胞损伤：在低温-3～-5℃时组织达到冻结的温度，低温的生物化学作用造成细胞蛋白变性，细胞广泛皱缩。在复温过程中，细胞内容物外流，细胞外溶质内渗，造成细胞内大量能量代谢物质的耗竭与丢失，酶系统紊乱，中间代谢产物堆积，组织细胞耗氧量大大降低，最终造成组织细胞坏死。

（2）血管损伤：低温刺激后血管收缩，血流停止，导致组织的缺氧和代谢障碍。血管内皮细胞对冷非常敏感，低温损伤血管壁，使血管通透性增加，大量血管内液体与蛋白外渗，形成组织水肿，血黏度可增加 2～3 倍，形成微循环障碍，血流淤滞，引起血细胞与血小板的大量聚集；同时；血管内皮细胞的脱落使胶原纤维暴露，血管壁变粗糙，极易使血小板黏着和聚集。以上作用的结果是血栓形成，组织坏死。

知识点2：冻伤的临床表现

冻伤好发生在手、足、耳、鼻、面颊等身体末梢和暴露部位。战时冻伤多见于足部，尤其是足趾更多见。

（1）Ⅰ度冻伤：为皮肤浅层冻伤。早期皮肤苍白，复温后局部充血且水肿，自觉针刺样痛、痒和灼热，不出现水疱。

（2）Ⅱ度冻伤：损伤至真皮层。皮肤呈红或粉红色，压之变白，后血管迅速充盈，高度肿胀，疼痛异常，深部感觉存在。12～24 小时出现大量浆液性水疱是其特征。如无感染，

1 周左右水肿收缩，水疱干涸吸收，而后结痂、剥脱，2 周内自愈。愈后局部或有异常感觉，少数留下瘢痕。

（3）Ⅲ度冻伤：损伤深达皮下组织。皮肤呈青紫、紫红色，有明显水疱，疱液多为血性，局部剧痛。受冻皮肤全部变黑坏死，创面愈合慢，愈后遗留瘢痕。

（4）Ⅳ度冻伤：皮肤、皮下组织和肌肉，甚至骨骼冻伤。皮肤呈苍白、暗灰，甚至紫黑色。感觉及运动功能丧失。如继发感染则转为湿性坏疽，往往遗留伤残及功能障碍。

知识点 3：冻伤的诊断

依据临床病史、体征及症状，本病诊断不难。

知识点 4：冻伤的治疗——轻度冻伤

轻度冻伤包括Ⅰ、Ⅱ度冻伤，主要为局部处理。关键是保护冻区。Ⅰ度不需处置。Ⅱ度创伤，采用生理盐水或 1∶2000 新洁尔灭溶液冲洗创面，抽吸水疱，涂敷外用药膏，纱布包扎紧固。每日换药 1 次。

知识点 5：冻伤的治疗——重度（Ⅲ、Ⅳ度）冻伤

现场急救，迅速离开受冻现场，及时进行初步急救治疗。

（1）保温：立即用衣被、毛毯或毛皮制品包裹受冻部位，迅速移送至温暖室内。室温要求 20～25℃。

（2）合理的温水复温：立即脱掉冻伤者寒冷潮湿的衣帽和鞋袜，用 40～42℃温水快速融化复温。其手套、鞋袜与手脚冻结在一起，不可强行解脱，将手脚连同鞋袜、手套一同浸入 40～42℃温水中，复温至冻区恢复感觉，皮色恢复到深红或紫红色，组织变软为止。复温后继续进行保温。切忌采用雪搓、冷水浸泡或直接火烤等错误的方法进行复温。

（3）补充能量：静脉滴注 37℃ 5%葡萄糖注射液。

（4）补充热量：口服热饮料，以补充热量和营养。

（5）镇痛。

知识点 6：冻伤的治疗——急救后治疗

（1）温浸疗法：冻伤部位融化后。将冻肢浸泡在 40℃ 0.1%氯己定溶液中，每次 20 分钟，每日 1～2 次，连续浸泡 6 日。

（2）应用血管活性药物：低分子右旋糖酐静脉滴注，以免血栓形成。通常分子量 7000～10000 者效果理想，每日 500～1000ml，速度要慢，宜每分钟 20～40 滴，用药 10 日左右。血管扩张药，一般应用烟酸静脉注射，每次 10～50mg，每日 1 次。抗凝药肝素 5000U，添加低分子右旋糖酐中静滴，宜每分钟 20～30 滴，连用 1 周。封闭疗法，复温后 24～48 小

时，采用0.05%普鲁卡因肌膜腔封闭。保护血管壁，维生素C大剂量服用，每日1.0g，分3次口服。

（3）抗感染：冻伤创面适合细菌生长繁殖，广谱抗生素应用是必要的。

（4）预防外伤。

（5）合理营养。

知识点7：冻伤的治疗——创面处理

（1）适时清创：穿刺水疱，抽吸疱液，立即剪除已与组织分离的坏死剥脱组织。生理盐水或0.1%苯扎溴铵反复清洗创面，再用1%新霉素凡士林纱布覆盖。

（2）局部外用冻伤膏：冻伤膏常见呋喃西林氢化可的松霜或新霉素霜，局部涂药厚度为1mm，指（趾）间必须涂药。再用消毒干棉球隔开，以防粘连。

第七节　鸡眼与胼胝

知识点1：鸡眼和胼胝的病因

两者均和长期机械刺激（如压迫和摩擦）引起的角质层过度增生有关。

知识点2：鸡眼和胼胝的临床表现

（1）鸡眼：在足跖或足趾外侧等骨突处受压部位形成一境界清晰的淡黄色或深黄色圆锥形角质增生，中间有角质核，尖端刺入皮内，外周有一圈透明的淡黄色环状如鸡眼。好发于青壮年，经过缓慢。鸡眼尖端呈楔状嵌入真皮乳头层，压迫神经，因此在站或行走时压迫局部感觉疼痛。

（2）胼胝：境界不甚清楚的淡黄色或蜡黄色、半透明扁平或隆起的角质肥厚性斑块。质地坚硬，边缘较薄，中间较肥厚，表面皮纹清晰可见，局部汗液分泌减少，通常无明显自觉症状，严重者行走时轻度压痛。好发于掌跖部位，也与个体素质、足型以及某些职业有关者可见于其他受压部位。

知识点3：鸡眼和胼胝的鉴别诊断

跖疣：表面正常皮纹消失，角质增生呈刺状。是由人乳头瘤病毒感染所致，多呈灰褐色。外观在质地坚硬的结节中间出现针帽大小黑点或出血点，两侧挤捏痛明显。

知识点4：鸡眼和胼胝的治疗

（1）局部治疗：常使用各种腐蚀药，50%水杨酸软膏或水杨酸火棉胶等。用药前先将橡皮膏在中央剪成孔，贴在皮损周围，以保护损害周围的正常皮肤，将药涂于皮损表面，再用大块橡皮膏覆盖。每 24~48 小时更换 1 次，每次换药前用热水泡足，并刮去皮损浸软发白部分，直至损害脱落。

（2）激光治疗：CO_2 激光治疗，局部消毒和麻醉后以 CO_2 激光灼去病变。

（3）鸡眼挖除术：皮损无感染可施行。局部消毒和麻醉后用手术刀先在角质肥厚边缘处沿皮损周围平行方向作出一环状切口，以有齿镊子夹住，将鸡眼挖出。然后消毒以及纱布包扎。

（4）薄的胼胝通常不需治疗。减少局部摩擦和压迫，较重者原则上和鸡眼治疗相同。

（5）去除局部受压等致病因素，如不穿太紧太硬的鞋子，矫正足部畸形等。

（6）外敷药物：选用鸡眼膏、50%水杨酸软膏、水杨酸火棉胶或 10%硝酸银液外敷，每隔数天 1 次，直到损害脱落，保护好周围皮肤。如果鸡眼下部存在骨性异常，骨刺或骨疣，须将其去除，这样才能使鸡眼治愈；水杨酸、乳酸混合于火棉胶药剂认真涂于鸡眼削除处，让其干燥，每日重复，直至治愈。在每次用药前，可将足浸泡 30 分钟，以增强药效。此法对趾间软鸡眼尤其有效。

（7）物理治疗：激光或液氮冷冻、X 线治疗。

（8）挖出法治疗：方法是以尖头手术刀划开一侧皮损角质增厚处，用有钩镊子夹住并沿青线进刀（青线就是角质增厚部和正常皮肤的分界线，呈淡青灰色），逐渐深入，将圆锥形角质物和基底部白膜一同挖出。挖出后立即行走不痛，至少可 2 个月不痛不发。若再发可再挖，通常 1~2 次，个别 5~6 次均可痊愈。上述挖出法结合外敷法一同治疗。

（9）微波烧灼：鸡眼直径大约 1cm 用乙醇棉球将坏死变性的组织拭去，辐射器对准基底部烧 2~3 次。干痂 10~15 日可自行脱落而愈。

（10）手术切除：方法较多，使用 1%利多卡因局部麻醉，对皮损做圆柱状或圆锥状切除，深达真皮下层，不缝合，采取压迫止血包扎，换药，结痂后外搽肤康霜（成分积雪苷）每日 3 次，连用 1~3 个月。

第八节 手足皲裂

知识点 1：手足皲裂的病因和发病机制

因为掌跖部位皮肤角质层较厚且无皮脂腺，皮肤比较干燥，加上各种因素（如洗涤剂、摩擦、外伤、酸、碱、某些皮肤病等）使得角质层变硬变脆，局部皮肤牵拉超过正常延伸限度时就会致病。

知识点 2：手足皲裂的临床表现

手足皲裂好发生在冬季。多累及成年手工劳动者的掌跖或经常受摩擦和牵拉的部位。皮损多沿皮纹方向发生。依据裂隙深浅程度可分为三度：一度仅达表皮，无出血、疼痛等症状；二度可达真皮浅层而轻度疼痛，但不引起出血；三度由表皮深入真皮、皮下组织，常引起出血及疼痛。

知识点3：手足皲裂的诊断及鉴别诊断

根据典型临床表现不难诊断。

（1）接触性皮炎：有接触致敏原史，发病部位比较局限，起病迅速或有反复加重情况。

（2）手部湿疹：病变出现湿疹化，如皮肤瘙痒、渗出和丘疱疹等。

（3）手足癣：常局限在一侧掌跖或指（趾）间，原发皮损为红斑、水疱，常伴痒感，夏季严重，可并发指（趾）甲癣，真菌镜检呈阳性，能够鉴别。

（4）掌跖角化症：具有先天性发病特点。手掌和足底弥漫角化增厚，因角化过度导致皲裂，可常年发病，双侧对称。有家族史。

知识点4：手足皲裂的治疗

可涂抹10%~20%尿素霜、水杨酸或维A酸软膏；严重者先用热水浸泡患处，然后用刀片将增厚的角质层削薄，然后外用愈裂贴膏。

第九节　间　擦　疹

知识点1：间擦疹的病因和发病机制

皮肤的皱褶部位因为温热、出汗、潮湿引起角质层浸渍，活动时使皮肤相互摩擦刺激导致发病。

知识点2：间擦疹的临床表现

（1）本病多发在湿热季节。

（2）多见于婴儿与肥胖者的皱褶部位（如颈、腋下、乳房下、腹股沟、臀沟等处）。

（3）皮损初起呈局限性鲜红或暗红斑，表面潮湿，境界清楚，分布和相互摩擦的皮肤皱褶一致，如不及时处理，皮损表面可出现浸渍、糜烂、渗出，严重者出现水疱或溃疡。

（4）自觉瘙痒或灼痛，常继发细菌和念珠菌感染。

知识点3：间擦疹的诊断及鉴别诊断

间擦疹根据典型临床表现不难诊断。

本病应与股癣、念珠菌皮肤感染及尿布皮炎等进行鉴别。

知识点4：间擦疹的治疗

早期的红斑可外用扑粉、炉甘石洗剂，同时不得使用肥皂热水擦洗和使用软膏，避免摩擦刺激；出现糜烂的皮损可使用糊剂，若渗液较多，可用3%硼酸溶液湿敷；如果继发感染可外用抗感染药物。

第十节 放射性皮炎

知识点1：放射性皮炎的病因和发病机制

本病多因为长期或短期内接受大剂量放射线，或接受放射治疗者累积量过多所致。放射线可导致组织细胞DNA发生可逆或不可逆性损伤，产生细胞死亡或DNA突变，甚至恶性肿瘤。放射线还能够使组织分子电离产生活性氧和自由基导致组织急、慢性损伤。发病过程和严重程度取决于不同类型辐射的生物学效应、辐射剂量以及辐射部位组织细胞的敏感性。

知识点2：急性放射性皮炎的临床表现

急性放射性皮炎是由短期内接受大剂量辐射所致，潜伏期短，一般为1~3周。其早期反应和热灼伤相似，常称为放射性烧伤，分为三度。

（1）Ⅰ度：局限性水肿性红斑，境界清楚，常在暴露后6天出现，12天左右达到高峰，3~4周后自行消退，留有脱屑、色素沉着、暂时性脱毛。自觉灼热和瘙痒。

（2）Ⅱ度：局部红肿明显，有水疱形成，破溃后出现糜烂与结痂，经1~3个月痊愈，留有色素沉着或色素脱失、毛细血管扩张、皮肤萎缩、永久性毛发脱落和瘢痕形成。自觉明显灼热和疼痛。

（3）Ⅲ度：局部红肿严重，损伤累及真皮深部以下，很快出现组织坏死，形成顽固性溃疡。自觉剧痛。愈后留有萎缩性瘢痕、色素沉着或色素脱失、毛细血管扩张、毛发消失等，部分皮损很难治愈甚至形成永久性溃疡，溃疡和瘢痕部位容易发生癌变。

Ⅱ、Ⅲ度放射性皮炎可伴有全身症状如乏力、头痛、头晕、恶心、呕吐和出血等，可有白细胞减少以及继发感染。

知识点3：慢性放射性皮炎的临床表现

慢性放射性皮炎是由于长期反复接受小剂量放射线辐射引起，也可由急性放射性皮炎转变得到。潜伏期数月至数十年不等。表现为皮肤干燥、萎缩，汗腺、皮脂腺分泌降低，皮下组织纤维化、增厚，毛细血管扩张、色素沉着或减退，毛发稀疏、脱落，甲出现条纹、变脆以及脱落，严重时会出现顽固性溃疡和皮肤肿瘤变。

知识点4：放射性皮炎的诊断及鉴别诊断

放射性皮炎根据放射线照射史和典型临床表现可以诊断。

放射性皮炎有时外观可产生接触性皮炎样表现，需加以鉴别。

知识点5：放射性皮炎的治疗

急性放射性皮炎需保护受损皮肤，避免局部刺激。治疗以对症处理为主，红肿显著时可用扑粉或振荡剂，渗出明显时可用3%硼酸溶液湿敷，无明显渗出时可外涂糖皮质激素霜剂，对于长期不愈合的深溃疡，必要时行手术切除。

慢性放射性皮炎的治疗以保护与保湿为主，应避免破损，可外用保护性软膏；出现溃疡可用冷湿敷清洗，可联合使用理疗以促进愈合，同时防止继发感染；溃疡疑有癌变需作组织病理学检查，对难治性溃疡或角化过度性皮损可在感染控制后手术切除并且植皮。

第十一节　光线性角化病

知识点1：光线性角化病（AK）的病因和发病机制

白种人容易患本病。白化病患者发病率亦较高。日光、紫外线、放射性热能、电离辐射和沥青或煤及其提炼物均可诱发本病。患者的易感性起决定性作用。

知识点2：光线性角化病的临床表现

（1）好发于日光暴露部位，如上肢、面部、头皮及下唇等处，其中上肢尤其多见，可占65%。

（2）典型AK皮损又称为红斑型AK，表现为红色表面平滑或粗糙的鳞屑性丘疹或斑块，单个皮损大小一般为2~6mm，但也可达到几厘米。皮损常出现在日光弹力变性基础上，其周围可有色素脱失、雀斑、毛细血管扩张、皮肤松弛等改变。有时皮损之间能够相互融合。皮疹常单发，有时多发。

除了红斑型，还有几种亚型。①肥厚型AK：通常表现为增厚的粗糙的鳞屑性丘疹或斑块，颜色为皮色、灰色或红色；可发生在所有日光暴露部位，但最常见于手背和手臂，肥厚型AK也可由红斑型转化获得，临床与鳞状细胞癌很难区分；②色素性AK：临床少见，表现为黄褐色或棕色的光滑的鳞屑性丘疹，临床与日光性雀斑样痣很难鉴别；③泛发性色素性AK：临床少见：好发生在面部或头皮，表现为直径>1cm的光滑或疣状鳞屑性斑块；④增生性AK：临床少见。通常表现为椭圆形的红色鳞屑性大斑块，边界不清，其直径常大于4cm。

（3）慢性过程。

（4）一般无自觉症状或有轻微痒觉，有皲裂时微痛。

知识点3：光线性角化病的诊断

光线性角化病可根据临床表现与组织病理特征可以作出明确诊断。

知识点4：光线性角化病的鉴别诊断

本病应与下列疾病鉴别。

（1）脂溢性角化症：褐色丘疹或斑片周围无红晕，表面或有油腻性鳞屑似薄膜状，易剥离且不会出血，皮疹常多发，非暴露部位也常见。组织病理二者可以区别。

（2）鳞状细胞癌：主要依据皮损质地、大小、溃疡、出血、增长迅速、容易复发等进行判断。一般鳞状细胞癌质地比 AK 更坚实，有浸润感，皮损范围较大，易形成溃疡及出血，短期内体积可明显增大，切除后容易复发。

（3）良性苔藓样角化病：组织学上 AK 和良性苔藓样角化病很相似，都有基底细胞空泡样改变，但良性苔藓性角化病没有细胞的不典型性。

（4）盘状红斑狼疮：主要应和萎缩性 AK 相鉴别。盘状红斑狼疮皮疹颜色比较鲜红，鳞屑易剥落，组织病理有特征性。

（5）恶性雀斑样痣：表皮更平，黑色素细胞增加且形态不典型，角质形成细胞没有不典型性。但是色素性 AK 有角质形成细胞的不典型性。

知识点5：光线性角化病的治疗

AK 有效的治疗方法较多，治愈率通常高于 90%。治疗方法的选择主要根据皮损大小、部位以及皮损的数目。

最常用的治疗方法是冷冻治疗。激光、刮除术、电灼、电干燥、皮肤磨削术以及光动力疗法等均可选用。手术切除是比较理想的一种方法。泛发性皮损可外用氟尿嘧啶软膏或 20%足叶草酯等。此外，干扰素、外用免疫调节药、口服或外用维 A 酸、外用水杨酸等均可选用，其疗效不一。

第十二节　光化性痒疹

知识点1：光化性痒疹的病因和发病机制

（1）日光：致病光谱主要是 UVA。

（2）遗传：80%～90%的患者 HLA-DR4 呈阳性。其亚型 HLA-DRB1 * 0407，阳性为 60%（正常人只有 6%）。美洲土著人中 75%有阳性家族史。

（3）免疫：患者病情经常于春夏季加重，且大多数患者皮肤对紫外线，尤其是 UVA 存在异常反应。本病是多形日光疹的异型，为一种迟发型超敏反应。

知识点 2：光化性痒疹的临床表现

（1）发病多为青春期前儿童，一般在 10 岁左右，女性多见，到青春期可自行消退或持续到青春期后数年。

（2）好发于面部和手背等日光暴露区，儿童颊部、鼻尖、耳及下唇为典型受累部位。也可累及非曝光部位。

（3）皮损表现为小丘疹或结节，搔抓后将有渗出、结痂或形成脓疱，日久有湿疹样变和苔藓化。手部、腿部皮损常表现为结节性痒疹样改变。唇炎可作为首发且唯一症状维持多年。10%~20%患者可出现结膜炎。

（4）成人则以丘疹与斑块最典型。

（5）夏季加重，冬季缓解，但病情连续存在。

知识点 3：光化性痒疹的诊断

（1）发病年龄和性别：儿童起病，女性多见。

（2）皮损部位：皮损多发生在光暴露区域。

（3）皮损特点：皮损以丘疹和结节为主。

（4）夏季加重，冬季愈合，常有家族史。

（5）致病光谱：对于 UVA 有异常反应。

知识点 4：光化性痒疹的鉴别诊断

本病需与下列疾病鉴别诊断：

（1）多形性日光疹：常于青春期后发病，和日晒关系密切，每年复发、加重、缓解交替，呈现间歇性发作。无明显家族史、罕见于青春期前、无持续性发病过程等，可与光化性痒疹进行鉴别。

（2）痘疱样水疱病：好发于儿童，男孩多见，发病和季节关系明显，继日晒后分批陆续出现，损害仅限于曝光部位以红斑、水疱和痘疮样改变为主，有灼痛感，到青春期自愈等可鉴别。

知识点 5：光化性痒疹的治疗

对于病情轻微的患者，通过避光、穿合适的防护服、外用高防护指数（SPF 大于 30）的遮光剂、局部外用糖皮质激素及润肤剂可以控制病情。在发作期间可应用抗组胺药以及短暂口服糖皮质激素。

对于病情比较顽固的患者，与多形性日光疹一样，在病情得到控制以后，利用小剂量

UVA、窄谱 UVB 或 PUVA 进行脱光敏治疗，对复发及减轻症状有意义。

病情顽固者，可使用沙利度胺，首次剂量为 100~200mg/d，儿童 50mg/d，症状控制后逐渐减到最小剂量，有些患者每周 25mg 也可控制病情，治疗时间至少维持 2~6 个月。但仍须注意其致畸、外周神经炎等不良反应。

第十三节 火激红斑

知识点 1：火激红斑的病因和发病机制

火激红斑是指皮肤反复暴露在不足以引起烧伤的高温，局部皮肤长期受温热作用（如热水袋热敷和烤火等）引起的慢性皮肤反应。导致局限性网状色素沉着及毛细血管扩张的一种疾病。

知识点 2：火激红斑的临床表现

（1）基本损害暴露区开始出现一过性网状红斑，反复暴露则红斑明显，呈淡红、暗红或紫红色，境界不清，并出现毛细血管扩张和网状色素沉着，偶可发生水疱、轻度皮肤萎缩以及角化过度等。

（2）发病特征好发生在小腿伸侧、胸上部、背下部和腹部。病因去除后，皮损可能渐渐消退。

（3）不典型增生/癌变：本病斑块很少见于 Bowen 病在内的上皮不典型增生，发生的鳞状细胞癌非常罕见。

知识点 3：火激红斑的诊断

（1）初起时表现为局部皮肤充血，逐渐变为网状红斑，最后色素沉着，颜色呈淡红色、紫红色或褐红色。经常在同一患者同时存在这些变化。

（2）好见于大腿内侧、髋部骨性隆起部位等接触热源处。

（3）无自觉症状。

（4）早期红斑祛除致病因素能够消退，长期慢性皮损则持久不退。

（5）个别患者的慢性病变可能产生癌变，主要是皮肤鳞状细胞癌。

知识点 4：火激红斑的鉴别诊断

火激红斑应与下列病症相鉴别：

（1）网状青斑：好发于妇女大腿后、躯干等部位，受寒冷刺激后发病，肢体温度恢复后消退，常伴有冻疮和肢端青紫等。

（2）其他：需要鉴别的疾病包括各种原因引起的湿疹和皮炎等。

知识点5：火激红斑的治疗

（1）去除致病原因后皮损能够逐渐自行消退。

（2）外用保护性乳膏如硅霜等。

（3）增生浸润性皮损应排除癌变的可能性。

（4）皮损局部可使用超氧化物歧化酶（SOD）霜，角化性损害可外用氟尿嘧啶软膏或手术切除，应密切随访。色素沉着可用5%氢醌、0.1%维A酸和0.1%地塞米松配制成的亲水性软膏治疗可能有效。

第十四节　胶样粟丘疹

知识点1：胶样粟丘疹的病因和发病机制

本病幼年型常有家族史，呈常染色体显性遗传。此外，曝晒日光和长期接触石油产品（如苯酚）以及应用氢醌等退色剂似可激发本病。

知识点2：胶样粟丘疹的临床表现

（1）好发部位为上面部（特别是眼周）、手背、颈后、颈侧和耳部等处。其次为鼻、上唇、颏部和前臂伸侧。

（2）皮损有两种类型：①胶样粟丘疹：最常见，颜面、颈以及手背等皮肤暴露部位有直径1~3mm密集而透明的黄色丘疹，可有少数小水疱不规则聚合，多少对称；感觉柔软，穿刺或挑破后可流出胶样物；丘疹间的皮肤有光化性弹性组织病的革样外观；②斑块型：常发生在暴露部位皮肤，大小为直径0.5~5cm结节或斑块，表面隆凸，光滑，结节顶端留有小窝，呈粉红、淡黄、棕色或正常肤色，可有毛细血管扩张。

（3）本病无系统性表现，皮损能够长期存在而无自觉症状，有时自觉轻微瘙痒，幼年型到成人期可渐消退。

知识点3：胶样粟丘疹的诊断

（1）好发在曝光部位。

（2）皮损为淡黄色的透明丘疹、结节或斑块，挑破后可流出或挤出黏性胶样物质。

（3）无自觉症状。

（4）组织病理示真皮上部没有结构均质性的胶样物质。

知识点4：胶样粟丘疹的鉴别诊断

（1）粟丘疹：丘疹呈白色，用针尖挑破后可挤出坚实的珍珠样小粒。真皮上部出现表皮囊肿。而无结构均质性胶样物质。

（2）扁平苔藓：丘疹呈红色或紫红色，不透明，疹内没有胶样物质，好发于前臂屈侧，剧痒。组织病理显示基底细胞液化变性，真皮浅层以淋巴细胞为主的带状炎症细胞浸润，没有均质性胶样物质。

（3）毛发上皮瘤：多发生在发育期，女性多见，有遗传倾向，主要发生在中部包括额、颊、鼻根、眼睑等处，损害为针头到黄豆大小圆形或椭圆形发亮的坚实丘疹，呈淡黄、淡红或红黄色。通常对称、成群或散在分布。疹内无胶样物质，组织病理有特征性。

（4）汗管瘤：多发生在青年女性，主要发生于眼周、前额、颈或前胸处，损害为针头到豌豆大小、肤色或褐色、光滑圆形丘疹，质地柔软而有弹性，成群或散在分布。疹内没有胶样物质，组织病理有特征性。

知识点5：胶样粟丘疹的治疗

胶样粟丘疹可采用电解、冷冻或是手术切除等方法治疗。

第十五节　日光性荨麻疹

知识点1：日光性荨麻疹的病因和发病机制

（1）日光：主要分为UVA型、UVB型和广谱型（290~700nm）3型。

（2）变态反应：由皮肤或循环中光变应原激发的一种速发型Ⅰ型超敏反应。

（3）中性粒细胞及嗜酸性粒细胞趋化因子在发病机制中也起着重要作用。

知识点2：日光性荨麻疹的临床表现

（1）一般在日光照射后数分钟即可出现皮损，并且在1~2小时后消退，很少超过24小时。极少数患者能够在数小时后才出现风团。夏天衣着较少时，日光可透过衣服刺激皮损。对可见光敏感的患者，室内的灯光也可致病。

（2）皮损好发生在颈前V区和上臂，面部、手背等光暴露部位不易发生皮损，可能是因为耐受性增加所致，其他部位可发生皮损。

（3）初起有瘙痒与烧灼感，随即出现红斑、风团。如果暴露时间较短，可以只出现红斑而无风团。数小时后风团能够完全消退，不留任何痕迹。但如果日光照射面积较大，时间较长，可能出现头晕、嗜睡、气喘、呼吸困难等全身症状。

知识点3：日光性荨麻疹的诊断

日光性荨麻疹通常可根据病史，皮损特点直接作出诊断，必要时可采用光试验进一步明确诊断。

知识点4：日光性荨麻疹的鉴别诊断

日光性荨麻疹应和局部热性荨麻疹与胆碱能性荨麻疹早期、多形性日光疹及红细胞生成性原卟啉症相鉴别。

（1）局部热性荨麻疹与胆碱能性荨麻疹早期：局部受热后可在数分钟内出现风团，并且反复发作，乙酰胆碱试验阴性。胆碱能性荨麻疹在运动和摄入热的食物或饮料、出汗以及情绪激动等情况下发生风团。必要时可行光试验以鉴别。

（2）多形性日光疹：大多数有季节性，特点是在照后2小时至3天内，暴露部位可出现红斑、丘疹、水疱、斑丘疹以及糜烂等多形性皮损，但多以小丘疹和丘疱疹为主，并且不能在数小时内消退，避免照射后皮损可维持2~6天或更长时间。

（3）红细胞生成性原卟啉症：本病多发于婴幼儿，一般有家族史，皮损偶见风团，自觉症状为疼痛，而且曝光部位皮肤有明显的光老化现象，血卟啉高于正常。

知识点5：日光性荨麻疹的治疗

治疗应首选 H_1 受体拮抗药用来缓解症状，而 H_2 受体拮抗药几乎无效，其中特非那丁、西替利嗪被证实疗效比较理想，但特非那丁由于其不良反应，现在很少使用。避光加抗组胺类药是第一线治疗。亦可选用抗疟药羟氯喹（每日0.2~0.4g）；口服胡萝卜素。同时可服用小剂量皮质激素。一般给泼尼松30mg/d。

第十六节 植物日光性皮炎

知识点1：植物样日光性皮炎的病因和发病机制

植物样日光性皮炎患者食入含有某些光敏感性物质的蔬菜（如灰菜、苋菜等）后，经过较大量日光照射后引发光暴露部位的急性皮肤炎症。除了植物以外，多种药物、工业原料以及日用化学品等化合物均有可能引起皮肤光敏感反应。

知识点2：植物样日光性皮炎的临床表现

（1）基本损害：骤然发生对称性非凹陷性水肿，边界不清，质地坚硬，表面呈微红或紫红。眼睑明显水肿，口唇肿胀翘起。严重者可在水肿部位出现水疱、血疱、淤点和淤斑。

（2）发病特征：好发生在中青年女性。日晒后的潜伏期为4小时至2天。面、手背、颈和前臂等曝光部位，自觉局部麻木、胀痛、灼痛和瘙痒。少数有发热、头痛、恶心、呕吐以及腹泻等全身症状。尿中总卟啉一般增多，主要为尿卟啉。

知识点3：植物样日光性皮炎的诊断

（1）患者起病之前几日内大量使用过特殊蔬菜，如苋菜、灰菜等平时不经常食用的蔬菜。

（2）皮肤受到强烈日光照射后数小时内发病。

（3）好发生在暴露部位皮肤，如面、颈、耳、手臂、肩部以及上背部等处。

（4）表现为局部皮肤弥漫性红斑和水肿，面部高度水肿使患者睁眼、张口困难。皮损颜色潮红、紫红或形成淤斑。严重时可出现水疱，甚或大疱、血疱，破溃后出现糜烂、溃疡或坏死，愈合后可遗留瘢痕。

（5）患者自觉患处灼热，干燥、微痒、刺痛或是灼痛。

（6）多发生在夏季户外活动较多且穿衣服较少的时间。多见青壮年男性。

（7）避光并经过合理治疗后皮疹在1~2周慢慢消退。

（8）个别症状严重的患者会伴有不适、发热、恶心、心动过速全身反应。

知识点4：植物样日光性皮炎的鉴别诊断

（1）接触性皮炎：患者有接触过敏源或刺激物历史，主要是皮疹。发生在接触部位。和光暴露无关。

（2）烟酸缺乏症：患者病史中有致使营养缺乏的因素，除皮疹之外还有胃肠道症状以及神经精神症状等。

（3）日晒伤：没有食用光敏性蔬菜等食物的历史。皮肤损伤的深度比较浅，较少出现如深在性水疱、血疱、坏死和溃疡等损害，预后不留瘢痕。

知识点5：植物样日光性皮炎的治疗

（1）通过询问病史，帮助患者寻找可能引起光敏感的蔬菜等食物和药物，避免使用或接触。防止强烈日光暴晒。

（2）急性期红斑水肿皮损选用3%硼酸溶液或生理盐水冷湿敷，外用收敛性与保护性乳膏和糊膏，如硼锌糊等。也可以外用糖皮质激素乳膏，如艾洛松、丁酸氢化可的松以及氢化可的松乳膏等。

（3）炎症反应严重的患者可以口服或静脉滴注糖皮质激素，如氢化可的松200~300mg，分为2次静脉滴注。

（4）口服抗组胺药物。

（5）采用利尿药、泻药、复合维生素B、维生素C和烟酰胺等，严重者可口服泼尼松10mg，每日3次；局部通常需对症处理，有水疱或糜烂时可用3%硼酸液湿敷。

第六章　变态反应性皮肤病

第一节　接触性皮炎

知识点 1：接触性皮炎的病因

根据发病机制的不同，可以将病因分为原发性刺激物和接触性致敏物。

（1）常见无机类原发性刺激物：①酸类：硫酸、硝酸、盐酸等；②碱类：氢氧化钠、氢氧化钾、氢氧化钙等；③金属元素及其盐类：锑与锑盐、砷与砷盐、重铬酸盐、氯化锌等。

（2）常见有机类原发性刺激物：①酸类：甲酸、醋酸、苯酚、水杨酸等；②碱类：乙醇胺类、甲基胺类等；③有机溶剂：石油与煤焦油类、松节油、二硫化碳、脂类等。

（3）常见超敏反应性接触物：重铬酸盐、硫酸镍；二氧化汞；甲醛；松脂精；秘鲁香脂；环树脂；巯基苯丙噻唑、二甲胍等；对苯二胺；俾斯麦棕；碱性菊棕；六氯酚；除虫菊酯；丙烯单体。

（4）常见接触性致敏物的可能来源：化妆品、洗发水；义齿、合成树脂；皮革制品、服装珠宝、水泥；工业污染物质、杀菌剂；工业、指甲油；橡胶制品；染发剂、皮毛和皮革制品、颜料；颜料稀释剂、溶剂；纺织品、皮革制品、颜料；皮革制品、颜料；肥皂、去垢剂；擦面纸；杀虫剂。

知识点 2：接触性皮炎的发病机制

（1）刺激性接触性皮炎：接触物本身具有强烈刺激性（例如接触强酸、强碱等化学物质）或毒性，任何人接触该物质都可发病。

本类接触性皮炎的特点为：①任何人接触后都可发病；②无一定潜伏期；③皮损多限于直接接触部位，边界清楚；④停止接触后皮损可消退。

（2）变应性接触性皮炎：接触物为致敏因子，本身并无刺激性或毒性，多数人接触后不发病，只有少数人接触后经过一定时间的潜伏期，在接触部位的皮肤黏膜产生超敏反应性炎症。

本类接触性皮炎的特点为：①有一定潜伏期，首次接触后不发生反应，经过 1~2 周后若再次接触同样致敏物才发病；②皮损往往呈广泛性、对称性分布；③容易反复发作；④皮肤斑贴试验阳性。

知识点3：急性接触性皮炎的临床表现

急性接触性皮炎起病较急。皮损多局限在接触部位，少数可蔓延或累及周边部位。典型皮损是境界清楚的红斑，皮损形态与接触物有关（如内裤染料过敏者皮损呈现裤形分布，接触物为气体、粉尘则皮损弥漫性分布在身体暴露部位），其上有丘疹与丘疱疹，严重时红肿明显并出现水疱和大疱，后者疱壁紧张、内容清亮，破溃后出现糜烂面，偶可发生组织坏死。常自觉瘙痒或灼痛，搔抓后可将致病物质带到远隔部位并产生相似皮损。少数病情严重的患者可有全身症状。去除接触物后经积极处理，通常1~2周内可痊愈，遗留暂时性色素沉着，交叉过敏、多价过敏和治疗不当易导致反复发作、迁延不愈或转化为亚急性和慢性。

知识点4：亚急性与慢性接触性皮炎的临床表现

如接触物的刺激性较弱或浓度较低，皮损开始可呈亚急性，表现为轻度红斑、丘疹，边界不清楚。长期反复接触可导致局部皮损慢性化，表现为皮损轻度增生和苔藓样变。

知识点5：特殊类型接触性皮炎的临床表现

（1）化妆品皮炎：由接触化妆品或染发剂后所致的急性、亚急性或慢性皮炎。病情轻者为接触部位出现红肿、丘疹、丘疱疹，重者可在红斑基础上出现水疱，甚至累及全身。

（2）尿布皮炎：尿布更换不及，产氨细菌分解尿液后产生氨刺激皮肤导致。多累及婴儿的会阴部，有时可蔓延到腹股沟及下腹部。皮损呈大片潮红，亦可发生斑丘疹和丘疹，境界清楚，皮损形态与尿布包扎范围一致。

（3）漆性皮炎：油漆或其挥发性气体引发的皮肤致敏，多累及暴露部位。表现为潮红、水肿、丘疹、丘疱疹和水疱，重者可融合成大疱。自觉瘙痒或灼热。

（4）空气源性接触性皮炎：空气中的化学悬浮物可能致使暴露部位，特别是上眼睑、面部的急性或慢性皮炎。喷雾剂、香水、化学粉尘、植物花粉（如豚草）是可能来源，空气源性致敏物产生的炎症范围更宽。

知识点6：接触性皮炎的诊断

主要根据发病前接触史及典型临床表现进行诊断；去除病因后经适当处理皮损很快消退也提示本病。斑贴试验为诊断接触性皮炎的最简单可靠的方法。

知识点7：接触性皮炎的鉴别诊断

应注意鉴别原发刺激性接触性皮炎与超敏反应性接触性皮炎。

（1）原发性刺激：①危险人群：任何人；②应答机制：非免疫性；表皮理化性质改变；

③接触物特性：无机或有机类刺激物；④接触物浓度：一般较高；⑤起病方式：随着表皮屏障的丧失而慢慢加重；⑥分布：身体任何部位；⑦诊断方法：试验性脱离致敏原；⑧治疗：保护，降低接触机会。

（2）接触性致敏：①危险人群：遗传易感性；②应答机制：迟发型超敏反应；③接触物特性：低分子量半抗原（如金属、甲醛及环氧树脂）；④接触物浓度：能够较低；⑤起病方式：接触后12~48小时，一旦致敏通常快速发作；⑥分布：准确地和接触物（如表带、弹力腰带等）对应；⑦诊断方法：试验性脱离致敏原与（或）斑贴试验；⑧治疗：完全避免。

知识点8：接触性皮炎的治疗

（1）系统药物治疗：视病情轻重可服用抗组胺药或糖皮质激素。泼尼松一次20mg，每日2次可用于治疗重度、泛发的炎症，短疗程后一般不需逐渐减量。

（2）外用药物治疗：可按急性、亚急性以及慢性皮炎的治疗原则处理。急性期红肿明显外用炉甘石洗剂，渗出多时使用3%硼酸溶液冷湿敷，每次15~30分钟，每日数次，连续1~3天，直至控制渗出；亚急性期有少许渗出时外用糖皮质激素糊剂或氧化锌油，无渗液时使用糖皮质激素霜剂；有感染时加用外用抗生素（如莫匹罗星等）；慢性期通常选用具有抗炎作用的软膏。尿布皮炎应注意随时更换尿布，保持阴部和臀部的清洁、干燥，少用肥皂以免加重刺激，局部可外用氧化锌油等。

第二节　湿　　疹

知识点1：湿疹的病因和发病机制

本病可能和下列因素有关。

（1）内部因素慢性感染病灶（如慢性胆囊炎、扁桃体炎及肠寄生虫病等）、内分泌和代谢改变（如月经紊乱、妊娠等）、血液循环障碍（如小腿静脉曲张等）、神经精神因素以及遗传因素等，后者与个体易感性有关。

（2）外部因素本病的发生可通过食物（如鱼、虾和牛羊肉等）、吸入物（如花粉和屋尘螨等）、生活环境（如炎热、干燥等）、动物毛皮以及各种化学物质（如化妆品、肥皂和合成纤维等）所诱发或加重。

本病的发生和各种内外部因素相互作用有关，少数由迟发型超敏反应介导。

知识点2：急性湿疹的临床表现

急性湿疹好发生在面、耳、手、足、前臂、小腿等外露部位，严重者可弥漫全身，常对称发生。皮损多形性，常表现为红斑基础上的针头至粟粒大小丘疹、丘疱疹，严重时可出现小水疱，通常融合成片，境界不清楚，皮损周边丘疱疹逐渐稀疏，常因为搔抓形成点状糜烂面，有明显浆液性渗出。自觉瘙痒剧烈，搔抓、热水洗烫会加重皮损。如继发感染则形成脓疱、脓痂、淋巴结增大，可出现发热等；若合并单纯疱疹病毒感染，可形成严重的疱疹性湿疹。

知识点3：亚急性湿疹的临床表现

亚急性湿疹表现为红肿以及渗出减轻，但仍可有丘疹及少量丘疱疹，皮损呈暗红色，可有少许鳞屑和轻度浸润。仍自觉有剧烈瘙痒。再次暴露在致敏原、新的刺激或处理不当可导致急性发作，如果经久不愈，则可发展为慢性湿疹。

知识点4：慢性湿疹的临床表现

慢性湿疹由急性湿疹和亚急性湿疹迁延而来，也可由于刺激轻微、持续而一开始就表现出慢性化。好发于手、足、小腿、肘窝、股部、乳房、外阴、肛门等处，多对称发病。患部皮肤浸润性暗红斑上有丘疹、抓痕及鳞屑，局部皮肤肥厚且表面粗糙，有不同程度的苔藓样变、色素沉着或色素减退。自觉有明显痒感，常呈阵发性。病情时轻时重，延续数月或更久。

知识点5：几种特殊类型湿疹的临床表现

（1）手部湿疹：手部湿疹发病率高，多数发病缓慢，表现为手部干燥暗红斑，局部浸润肥厚，边缘较清楚，冬季常形成皲裂。

（2）乳房湿疹：常见于哺乳期女性。表现为乳头、乳晕、乳房暗红斑，其上有丘疹和丘疱疹，境界不清楚，可伴糜烂、渗出和皲裂，可单侧或对称发病，瘙痒明显，发生皲裂时可出现疼痛。仅发生于乳头部位者称为乳头湿疹。

（3）外阴、阴囊和肛门湿疹：局部产生剧烈瘙痒，常因过度搔抓、热水烫洗而呈红肿、渗出及糜烂，长期反复发作可慢性化，表现为局部皮肤苔藓样变。

（4）钱币状湿疹：好发生在四肢。皮损为密集小丘疹和丘疱疹融合成的圆形或类圆形钱币状斑片，境界清晰，直径1~3cm大小，急性期红肿、渗出明显，慢性期皮损肥厚、色素增加，其上覆有干燥鳞屑，自觉剧烈瘙痒。

知识点6：湿疹的诊断

根据瘙痒剧烈、多形性和对称性皮损，急性期有渗出倾向，慢性期苔藓样变皮损等特征，本病通常不难诊断。

知识点7：急性湿疹的鉴别诊断

急性湿疹应和急性接触性皮炎鉴别。

（1）急性湿疹：①病因：复杂，多属内因，很难查清；②好发部位：任何部位；③皮损特点：多形性，对称，无大疱和坏死，炎症较轻；④皮损境界：不清楚；⑤自觉表现：瘙痒，大都不痛；⑥病程：较长，容易复发；⑦斑贴试验：多阴性。

（2）急性接触性皮炎：①病因：多属外因，有接触史；②好发部位：一般在接触部位；③皮损特点：单一形态，可有大疱和坏死，炎症较重；④皮损境界：清楚；⑤自觉表现：瘙痒、灼热或疼痛；⑥病程：较短，去除病因后很快自愈，不接触不复发；⑦斑贴试验：多阳性。

知识点8：慢性湿疹的鉴别诊断

慢性湿疹应和慢性单纯性苔藓鉴别。

（1）慢性湿疹：①病史：由急性湿疹发展得来，有反复发作的亚急性史，急性期先有皮损后有痒感；②病因：各种内外因素；③好发部位：任意部位；④皮损特点：圆锥状，米粒大小灰褐色丘疹，相互融合成片，浸润肥厚，有色素沉着；⑤演变：可急性发作，有渗出倾向。

（2）慢性单纯性苔藓：①病史：大多先有痒感，搔抓后出现皮损；②病因：神经精神因素为主；③好发部位：颈项、肘膝关节伸侧和腰骶部；④皮损特点：多角形扁平丘疹，密集成片，发生苔藓样变，边缘见扁平发亮丘疹；⑤演变：慢性，干燥。

知识点9：手足湿疹的鉴别诊断

手足湿疹应和手足癣鉴别。

（1）手足湿疹：①好发部位：手、足背；②皮损性质：多形性，易渗出，境界不明，分布多对称；③甲损害：甲病变较少；④真菌检查：阴性。

（2）手足癣：①好发部位：掌跖或指趾间；②皮损性质：深在性水疱，无红晕，领圈状脱屑，境界清楚，常单发；③甲损害：常伴甲增厚、污秽及脱落；④真菌检查：阳性。

知识点10：湿疹的治疗

（1）系统药物治疗：目的在于抗炎和止痒。可用抗组胺药、镇静安定剂等，通常不宜使用糖皮质激素；急性期可用钙剂、维生素C和硫代硫酸钠等静脉注射或普鲁卡因静脉封闭；有继发感染者添加抗生素。

（2）外用药物治疗：遵循外用药物的使用原则。急性期无渗液或渗出不多者可使用糖皮质激素霜剂，渗出多者可用3%硼酸溶液冷湿敷，渗出减少后改用糖皮质激素霜剂，可与油剂交替使用；亚急性期可选用糖皮质激素乳剂、糊剂，为防止及控制继发性感染，可加用抗生素；慢性期可选用软膏、硬膏或涂膜剂；顽固性局限性皮损可选用糖皮质激素做皮损内注射。

第三节 口周皮炎

知识点1：口周皮炎的病因和发病机制

口周皮炎多与皮肤屏障功能破坏有关。使用含氟牙膏认为和本病有关。近年随着化妆品如软膏剂、保湿剂、粉底和物理防晒剂的使用，本病发病率增加。男性患者多和使用化妆品有关。环境因素如紫外线、高温及多风均可以加重本病。有停用口服避孕药后发生者。

知识点2：口周皮炎的临床表现

自觉症状主要是烧灼感或紧绷感，部分有瘙痒。发病前多有因为皮肤轻度红斑或瘙痒而长期使用肾上腺糖皮质激素药物外用史。皮损是口周红斑基础上分布的散在毛囊性红丘疹、丘疱疹和丘脓疱疹，脓疱。除口周外，鼻唇沟与下眼睑周围皮肤也可以受累。

知识点3：口周皮炎的诊断及鉴别诊断

口周皮炎根据典型病史和临床表现诊断。

口周皮炎需与寻常痤疮、玫瑰痤疮、面部播散型粟粒狼疮、接触性皮炎及肉芽肿性孔周皮炎鉴别。后者多发生在青春期前儿童，在口周、眼周或肛周出现棕黄色丘疹，能够自愈。

知识点4：口周皮炎的治疗

首先祛除可能病因和加重因素。轻症患者、儿童可以仅外用治疗，例如外用红霉素（2%~4%）或甲硝唑（0.75%~2%），或者是治疗痤疮的外用药。对于滥用外用肾上腺糖皮质激素引起者，停用激素可能会使病情加重，必要时可以外用氢化可的松，并逐渐减量，直到停用。重症患者采用系统治疗：首选四环素，第1周500mg，每日3次，而后500mg，每日1次，连用6周或多西环素100mg，每日2次，改善后50mg，每日2次，或米诺环素50~10mg，每日2次，改善后每日1次。无效可以使用甲硝唑250~500mg，每日2次或异维A酸0.2mg/kg，每日1次。有报道光动力治疗有效。

第四节 自体敏感性皮炎

知识点1：自体敏感性皮炎的病因和发病机制

一般发病前某些部位存在湿疹样皮损，由于处理不当（过度搔抓或外用药物刺激等）或继发化脓性感染而导致原有皮损恶化，出现红肿、糜烂及较多渗液，加上创面污秽、痂屑堆积，以致组织分解产物、细菌产物和外用药物等被机体作为抗原吸收，引发免疫反应。

知识点2：自体敏感性皮炎的临床表现

（1）多数患者在处理不当或继发感染后，原有的局限性湿疹样病变严重，随后在病变附近或远隔部位皮肤（主要是四肢，下肢为甚，其次为躯干及面部）发生多数散在或群集的小丘疹、丘疱疹、水疱和脓疱等，1~2周内可泛发全身，皮损可互相融合，皮损多对称分布。瘙痒明显，有时可有灼热感。患者可伴发表浅淋巴结增大，重者有全身不适以及发热。原发病灶好转后，继发性皮损经数周也可逐渐消退，如果再有类似刺激仍可发生同样反应。

（2）感染性湿疹样皮炎常见于有较多分泌物的溃疡、窦道、慢性化脓性中耳炎以及腹腔造瘘开口周围皮肤。初发时皮肤潮红，然后出现丘疹、水疱、糜烂，亦可累及远隔部位。瘙痒明显，局部淋巴结可增大及压痛。

知识点3：自体敏感性皮炎的诊断

发病前皮肤上通常存在渗出性原发病灶，处理不当或继发感染后很快于远隔部位发生类似表现，临床需考虑本病；如有溃疡、窦道、慢性化脓性中耳炎等病史者需考虑感染性湿疹样皮炎。

知识点4：自体敏感性皮炎的治疗

首先需正确处理原发病灶，可外用生理盐水或3%硼酸溶液湿敷，以防局部刺激；原发病灶发生明显感染需做细菌培养，并根据药敏结果选用有效抗生素；瘙痒显著者可内服抗组胺药，病情严重者可考虑采用糖皮质激素。

第五节　荨　麻　疹

知识点1：荨麻疹的病因

多数患者无法找到确切原因，常见病因如下。

（1）食物：动物性蛋白和植物。某些食物添加剂如水杨酸盐、柠檬黄、安息香酸盐或亚硫酸盐等。

（2）感染：各种病毒感染、细菌感染、真菌感染和寄生虫感染等。

（3）药物：常见的如青霉素、血清制剂、各种疫苗、呋喃唑酮以及磺胺类药物等。有些药物是组胺释放物（如阿司匹林、吗啡、可待因等），还有的致敏原是药物添加剂中的赋形剂、防腐剂和抗氧化剂（如山梨醇、苯丙烯酸等）。

（4）呼吸道吸入物与皮肤接触物：常见吸入物有花粉、动物皮屑、粉尘、真菌的孢子、尘螨和一些挥发性化学品等；皮肤接触物包括唾液或精液、昆虫叮螫、毒毛虫刺激、某些植物（如荨麻）以及动物毛发等。皮肤接触引起的荨麻疹常常发生很迅速，但通常持续时间较短，数天之后就可减退或消失。

（5）物理因素：如冷、热、日光、摩擦以及压力等。

（6）精神及内分泌因素：如情绪波动、精神紧张和抑郁等。

（7）系统性疾病：例如风湿热、类风湿关节炎、系统性红斑狼疮、恶性肿瘤代谢障碍、内分泌紊乱以及自身免疫性甲状腺炎等疾病。

（8）其他因素：部分慢性荨麻疹患者可存在凝血功能与免疫功能异常。

知识点2：荨麻疹的发病机制

荨麻疹是各种原因所导致的肥大细胞等多种炎症细胞活化，释放具有炎症活性的化学介质，例如组胺、5-羟色胺、细胞因子、趋化因子、花生四烯酸代谢产物，引起血管扩张和血管通透性增加、平滑肌收缩以及腺体分泌增加等，产生皮肤、黏膜、呼吸道和消化道等一系列局部或全身性过敏现象。

引起肥大细胞等炎症细胞活化的机制可分为免疫性与非免疫性：

（1）免疫性机制：多数是Ⅰ型超敏反应，少数为Ⅱ型或Ⅲ型或Ⅳ型。Ⅱ型超敏反应多发生在输血引起的荨麻疹。Ⅲ型超敏反应多见于血清病和荨麻疹性血管炎。

（2）非免疫性机制：主要指物理因素、某些分子的毒性作用、补体、神经递质等，通过肥大细胞膜表面的受体与配体间直接作用导致细胞活化。

知识点3：急性荨麻疹的临床表现

起病较急。患者常突然自觉皮肤瘙痒，很快就在瘙痒部位出现大小不等的红色风团，呈圆形、椭圆形或不规则形，可孤立存在或扩大融合成片，皮肤表面凹凸不平，呈橘皮样外观，有时风团表现为苍白色。数分钟至数小时内水肿减轻，风团变为红斑并逐渐消退，不留痕迹，皮损持续时间一般不超过24小时，但新风团可不断复发。病情严重者可伴有心慌、烦躁甚至血压降低等过敏性休克现象，胃肠道黏膜受累时可出现恶心、呕吐、腹痛及腹泻等，累及喉头、支气管时可出现呼吸困难甚至窒息，感染引起者可产生寒战、高热、脉速等全身中毒症状。

知识点4：慢性荨麻疹的临床表现

皮损反复发作超过6周以上，且每周发作至少两次者称为慢性荨麻疹。患者全身症状通常较轻，风团时多时少，反复发生，常达数月或数年之久。慢性荨麻疹患者常和感染及系统性疾病有关，另外阿司匹林、非甾体类抗炎药、青霉素、血管紧张素转换酶抑制剂、麻醉剂以及乙醇等都会加剧荨麻疹。

知识点5：物理性荨麻疹的临床表现——皮肤划痕症

皮肤划痕症也称人工荨麻疹。表现为用手搔抓或用钝器划过皮肤数分钟后沿划痕出现条形隆起，伴或不伴瘙痒，约半小时后能够自行消退。迟发型皮肤划痕症表现为划痕后数小时后在皮肤上出现的线条状风团和红斑，在6~8小时达到高峰，持续时间通常不超过48小时。皮肤划痕症可持续数周、数月至数年，平均维持2~3年可自愈。

知识点6：物理性荨麻疹的临床表现——寒冷性荨麻疹

寒冷性荨麻疹可分为两种类型：一种是家族性，为常染色体显性遗传，较罕见，可从婴幼儿开始发病，持续终身；另一种是获得性，较常见，表现为接触冷风、冷水或冷物后，暴露或接触部位出现风团，病情严重者可出现手麻、唇麻以及胸闷、心悸、腹痛、腹泻、晕厥甚至休克等，有时进食冷饮可引起口腔和喉头水肿。本病也可以是某些疾病的临床表现之一，如冷球蛋白血症、阵发性冷性血红蛋白尿症等。

知识点7：物理性荨麻疹的临床表现——日光性荨麻疹

日光照射后数分钟在暴露部位出现红斑与风团，1~2小时内可自动消退，严重患者在身体非暴露部位亦可出现风团，自觉瘙痒和刺痛。可由中波、长波紫外线或可见光以及人造光引起，以波长300nm左右的紫外线最敏感。少数敏感性较高的患者接受透过玻璃的日光也可发病。病情严重的患者可出现全身症状（如畏寒、乏力、晕厥以及痉挛性腹痛等）。

知识点8：物理性荨麻疹的临床表现——压力性荨麻疹

压力刺激作用后4~6小时开始产生瘙痒性、烧灼样或疼痛性水肿性斑块，连续8~12小时，部分患者伴有畏寒等全身症状。站立、步行、穿紧身衣以及长期坐在硬物体上可诱发本病，常见于承重和持久压迫部位，如臀部、足底和系腰带处。

知识点9：物理性荨麻疹的临床表现——热性荨麻疹

热性荨麻疹分先天性与获得性两种。先天性热荨麻疹又称延迟性家族性热性荨麻疹，这类患者通常常染色体显性遗传，幼年发病。43℃温水接触刺激后1~2小时在接触部位产生风团，4~6小时达到高峰，一般持续12~14小时。获得性热荨麻疹又称为局限性热性荨麻疹，这类患者以装有43℃温水的试管放在皮肤上，约几分钟后就在接触部位出现风团和红斑，伴刺痛感，持续1小时左右可自行消退。

知识点10：物理性荨麻疹的临床表现——震颤性荨麻疹（血管性水肿）

震颤性荨麻疹比较少见，皮肤在受到震动刺激后几分钟内就会出现局部的水肿及红斑，持续30分钟左右。这些刺激包括慢跑、毛巾来回摩擦，甚至使用震动性机器。可为获得性或原发性。

知识点11：特殊类型荨麻疹的临床表现

（1）胆碱能性荨麻疹：多发生在年轻患者，表现为受刺激后数分钟出现直径1~3mm的圆形丘疹性风团，周围有程度不同的红晕，常散发于躯干上部和肢体近心端，互不融合。自觉剧痒、麻刺感或烧灼感，有时只有剧痒而无皮损，可于30~60分钟内消退。偶伴有乙酰胆碱引起的全身症状（如流涎、头痛、脉缓、瞳孔缩小以及痉挛性腹痛、腹泻）等，头晕严重者可致晕厥。以1∶5000乙酰胆碱做皮试或划痕试验，将在注射处出现风团，周围可出现卫星状小风团。

（2）接触性荨麻疹：皮肤直接接触变应原后出现风团与红斑，可由食物防腐剂及添加剂等化学物质等引起。

（3）水源性荨麻疹：在皮肤接触水的部位，立时或数分钟后出现风团，与水温无关。皮损好发生在躯干上半部分，伴瘙痒，持续时间在1小时之内。

（4）运动性荨麻疹：于运动开始5~30分钟后出现风团，但和碱能性荨麻疹不同，后者是因为被动性体温升高所引起。

知识点12：荨麻疹的诊断

根据发生与消退迅速的风团，消退后不留痕迹等临床特点，本病不难诊断。但确定病因比较困难，应详细询问病史、生活史及生活环境的变化等。各种物理性荨麻疹与特殊类型荨麻疹的诊断还需靠各项特异性诊断试验（如冰块试验等）。

知识点13：荨麻疹的鉴别诊断

本病应与丘疹性荨麻疹和荨麻疹性血管炎等进行鉴别；伴腹痛或腹泻者，应与急腹症以及胃肠炎等进行鉴别；伴高热和中毒症状者，应考虑合并严重感染。

知识点14：急性荨麻疹的系统药物治疗

首选镇静作用比较轻的第二代H_1受体拮抗剂治疗。维生素C和钙剂可降低血管通透性，与抗组胺药有协同作用；伴腹痛可给予解痉药物（如普鲁本辛、654-2和阿托品等）；脓毒血症或败血症引起者应立即使用抗生素控制感染，并且处理感染病灶。

病情严重、伴有休克、喉头水肿以及呼吸困难者，应立即抢救。方法是：①0.1%肾上腺素 0.5~1ml 皮下注射或肌内注射，必要时可再次使用，心脏病或高血压患者慎用；②糖皮质激素肌内注射或静脉注射，可采用地塞米松、氢化可的松或甲基泼尼松龙等，但不得长期使用；③支气管痉挛严重时可静脉注射氨茶碱；④喉头水肿呼吸受阻时可将气管切开，心跳呼吸骤停时，应进行心肺复苏术。

知识点 15：慢性荨麻疹的系统药物治疗

首选第二代 H_1 受体拮抗剂，当一种抗组胺药无效时，可 2~3 种联用或交替使用。也可视病情联合使用第一代 H_1 受体拮抗剂、H_2 受体拮抗剂（如雷尼替丁）和曲尼司特等白三烯受体拮抗剂，还可酌情选用利血平、氯喹及雷公藤等口服。给药时间应根据风团发生的时间进行调整，若晨起较多则应临睡前给予稍大剂量，若临睡时多则晚饭后给予稍大剂量；风团控制后宜继续用药并慢慢减量。

知识点 16：物理性荨麻疹和特殊类型荨麻疹的系统药物治疗

在抗组胺药基础上，依据不同类型荨麻疹可联合使用不同药物。例如皮肤划痕症可用酮替芬；寒冷性荨麻疹可用酮替芬、赛庚啶和多塞平等；胆碱能性荨麻疹可用西替利嗪、酮替芬、阿托品及普鲁本辛（溴丙胺太林）；日光性荨麻疹可用羟氯喹；压力性荨麻疹可用羟嗪。

知识点 17：荨麻疹的其他治疗

因感染引起者可适当选择抗生素；免疫抑制剂（如环孢素 A 和硫唑嘌呤等）常用于治疗自身免疫性荨麻疹；还可酌情选用中药治疗。

知识点 18：荨麻疹的外用药物治疗

夏季可选用止痒液、炉甘石洗剂等，冬季则使用有止痒作用的乳剂（如苯海拉明霜）；对日光性荨麻疹还可局部涂擦遮光剂。

第六节　血管神经性水肿

知识点 1：血管神经性水肿的病因和发病机制

血管神经性水肿可由药物、食物、吸入物和物理因素引起。也可以由于遗传引起，其中常染色体显性遗传者是血清中 C1 胆碱酯酶的血清 α_2 球蛋白抑制物 C1INH 缺乏或功能不正常引起，在外伤、剧烈运动和情绪激动等情况下，C1 过度活化，进一步激活补体系统，释放激肽，使血管通透性增强，肥大细胞释放组胺，产生局部水肿。发作时血清中 C4 和

C2 下降，静止期则正常。性联遗传者只见于女性，C1INH 正常。获得性血管性水肿可以分为 2 型，1 型为淋巴瘤、白血病及淋巴细胞增生性疾病活化补体系统，继发 C1INH 降低导致；另一型为自身免疫引起，没有潜在疾病。使用血管紧张素转换酶抑制剂（ACEI）引起者血管紧张素Ⅲ水平降低，导致缓激肽水平高产生水肿。还有的患者病因不清楚，称为特发性者。

知识点 2：血管神经性水肿的临床表现

遗传性者 2/3 在 13 岁前发病。而获得性者大多在 40 岁后发病。典型三联征为腹部绞痛，皮肤明显局限性水肿以及喉头水肿。二者均不伴发荨麻疹。可以伴有呕吐和腹泻。获得性血管性水肿局部有发胀、瘙痒或灼热感，而遗传性者不产生瘙痒。组织疏松部位如头面部、眼睑、口唇及外生殖器局限性容易发作，水肿为非凹陷性，边界不清，肤色正常或淡红，触之有弹性，持续 1~3 天能够自行消退。如发生于喉头可引起呼吸困难、声嘶，甚至导致窒息而死亡。1/4 的患者水肿前 1~4 天可能出现游走性红斑。

遗传性者有家族史，可无明显诱因或在外伤后数小时产生局限性水肿，有时发生于月经后，和情绪有时也有关系。数小时水肿发展到顶峰，2~3 天消退，可以持续 1 周。但容易复发。尿潴留、胸痛或胸腔积液也可以发生。脑水肿可以发生头痛、惊厥和偏瘫。遗传性者自儿童发病，反复发作到 40 余岁。遗传性中有一种特殊类型的振动性血管性水肿，此为一种遗传性物理过敏，由颤动刺激而诱发，为肥大细胞内部缺陷引起。患者在颤动 4 分钟后发生局部肿胀，持续 12 小时，不伴荨麻疹产生。ACEI 引起者多在用药 1 周内在面部，也可以其他部位水肿。由过敏引起的血管性水肿多出现荨麻疹。

知识点 3：血管神经性水肿的诊断

根据突然发生的局部暂时性非凹陷性肿胀，在数小时到数天消失，常累及眼睑、唇、舌和外生殖器等部位，不难诊断。

知识点 4：血管神经性水肿的鉴别诊断

血管神经性水肿需与虫咬、过敏症、蜂窝织炎鉴别。

知识点 5：血管神经性水肿的治疗

无论是遗传性还是获得性血管性水肿，浓缩 C1INH（500~2000U 静脉）都是急性发作的一线药物。没有时可以静脉使用新鲜冻血浆（2U）。也可使用抗纤溶药物如氨甲环酸或 6-氨基己酸 8g，静脉给药。获得性者需积极治疗原发病。

第七节 丘疹性荨麻疹

知识点1：丘疹性荨麻疹的病因和发病机制

丘疹性荨麻疹多认为由虫咬所致，可能系对昆虫叮咬产生的毒素过敏引起，除速发型变态反应外，局部常可见C1qC3与IgM沉积，提示存在Ⅲ型变态反应。

知识点2：丘疹性荨麻疹的临床表现

丘疹性荨麻疹自觉症状为瘙痒。皮损是孤立、散在分布的纺锤形1~2cm大小的风团样丘疹，纺锤的长轴常和皮纹平行，丘疹中央有小水疱，疱液清亮，抓破后形成浆液性或血性结痂。出现在四肢远端者有大疱。7~10天后皮疹逐渐消退，留有色素沉着。皮疹可分批反复发作，数周后渐愈。有时红斑、水肿常于消退后遗留质地坚硬丘疹，剧痒，和痒疹难以区分。一般无全身症状，继发感染时可产生淋巴结肿大或发热。

本病随着年龄的增大，症状逐渐减轻，最终可停止发作。反复发作后部分患者可形成单纯痒疹或是结节性痒疹。

知识点3：丘疹性荨麻疹的诊断

根据孤立或散在不对称分布的风团样丘疹，顶端有小疱的特点，通常不难诊断。应与水痘及大疱病相鉴别。水痘有流行性，发病前1~2天有前驱症状。皮疹数量较多，损害较小，疹型为红斑、丘疹和水疱，同时出现，散发于头皮、面部、躯干和四肢，口腔黏膜亦可累及，伴轻到中度全身症状。丘疹性荨麻疹好发生在外露部位，不累及黏膜，反复发作，水痘通常不复发。长期不消退的结节应该做病理排除淋巴瘤。

知识点4：丘疹性荨麻疹的治疗

内用药物可选用抗组胺药，外用止痒药如白色洗剂或炉甘石洗剂，症状重者可用皮质类固醇激素，有感染时加用抗感染药物。有大疱者要抽疱治疗。

第八节 癣菌疹

知识点1：癣菌疹的病因和发病机制

可能是对皮肤癣菌及其代谢产物发生的过敏反应。在新发损害中查不到真菌。原发皮肤真菌病突然加重糜烂渗液等是加重或诱发因素。

知识点2：癣菌疹的临床表现

多在原发感染灶外突然出现对称性皮损，可以产生汗疱疹样、丹毒样、猩红热样、湿疹样、荨麻疹样、紫癜样、银屑病样以及结节性红斑样多种皮损。呈自限性，随原发皮肤癣菌病的好转而消退。以汗疱疹样最为常见。

知识点3：癣菌疹的诊断及鉴别诊断

癣菌疹主要根据临床表现来诊断。如果患者有活动性皮肤癣菌感染灶，且皮损在皮肤癣菌感染活动后发生则应考虑本病。新发皮损处的真菌检查应阴性，皮肤癣菌素试验可以呈阳性但多缺乏特异性。如果皮损随原发皮肤癣菌病的好转而消退则可以帮助做回顾性诊断。

本病需和临床表现类似的所有疾病相鉴别。如丹毒样疹和丹毒不同，皮损不痛或微痛，无淋巴管炎，全身症状轻或无。可出现多片红斑，中心有正常皮肤。

知识点4：癣菌疹的治疗

积极治疗原发皮肤癣菌感染，包括口服和外用抗真菌药治疗。癣菌疹皮损的治疗与一般湿疹相同。

第九节　淤积性皮炎

知识点1：淤积性皮炎的病因和发病机制

静脉曲张后静脉压增高、静脉淤血以及毛细血管通透性增加，纤维蛋白原漏出后形成管周纤维蛋白鞘，妨碍氧气弥散和营养物质的输送，造成局部失营养改变，移行到组织中的白细胞还可释放蛋白水解酶造成皮肤炎症。

知识点2：淤积性皮炎的临床表现

多累及下肢静脉高压患者，尤其是已发生下肢静脉曲张者。发病可急可缓，急性者多由深静脉血栓性静脉炎所致，多累及中老年女性，表现为下肢迅速肿胀、潮红、发热，浅静脉曲张并且出现湿疹样皮损。发病缓慢者开始表现为小腿下1/3轻度水肿，胫前和两踝附近出现暗褐色色素沉着及斑疹（含铁血黄素沉积）。继发湿疹样改变可出现急性（如水疱、渗液、糜烂以及结痂）或慢性皮损（如干燥、脱屑、苔藓样变）；内踝等处皮下组织比较薄，病程较长者可因外伤或感染产生不易愈合的溃疡。

知识点3：淤积性皮炎诊断及鉴别诊断

根据小腿存在不同程度的静脉曲张和典型皮损，本病一般不难诊断。

本病湿疹样皮损需与接触性皮炎、自身敏感性皮炎以及进行性色素性紫癜性皮肤病进行鉴别；溃疡需和各种可引起小腿溃疡性疾病进行鉴别。

知识点 4：淤积性皮炎的治疗

患者应卧床休息并抬高患肢，可使用弹力绷带等促进静脉回流。外用药物治疗原则参见皮炎和湿疹；有溃疡形成时可用生理盐水清洗后涂擦 2%莫匹罗星软膏，局部物理治疗可帮助愈合。溃疡面有脓性分泌物时（特别是出现蜂窝织炎时）应全身使用抗生素。对上述治疗无效或反复发生者，可行曲张静脉根治术。

第十节　特应性皮炎

知识点 1：特应性皮炎（AD）的病因和发病机制

本病病因和发病机制目前还不很清楚，一般认为可能是遗传因素与环境因素相互作用并且通过免疫途径介导产生的结果。外界环境中的变应原（如屋尘螨和花粉等）可诱发 AD，某些患者用变应原进行皮试将出现皮肤湿疹样改变，婴儿期有食物蛋白过敏。

知识点 2：特应性皮炎的临床表现

（1）婴儿期：约 60%患者在 1 岁以内发病，以出生 2 个月以后为多。初发皮损为颊面部瘙痒性红斑，然后在红斑基础上出现针尖大小的丘疹、丘疱疹，密集成片，皮损呈多形性，境界不明，搔抓、摩擦后很快形成糜烂、渗出和结痂等，皮损可迅速扩展到其他部位（如头皮、额、颈、腕、四肢等）。病情时重时轻，某些食品或环境等因素可导致病情加剧，可出现继发感染。一般在 2 岁以内逐渐好转、痊愈，部分患者病情迁延并且发展为儿童期 AD。

（2）儿童期：多在婴儿期 AD 缓解 1~2 年后发生并且逐渐加重，少数自婴儿期延续发生。皮损波及四肢屈侧或伸侧，常限于肘窝、腘窝等处，其次为眼睑、颜面和颈部。皮损暗红色，渗出比婴儿期轻，常伴抓痕等继发皮损，久之形成苔藓样变。此期瘙痒仍非常剧烈，形成“瘙痒-搔抓-瘙痒”的恶性循环。

（3）青年成人期：指 12 岁以后青少年期和成人阶段的 AD，可以从儿童期发展而来或直接发生。好发生在肘窝、腘窝、四肢、躯干，某些患者掌跖部位明显。皮损常表现为局限性苔藓样变，有时可出现急性、亚急性湿疹样改变，部分患者皮损表现是泛发性干燥丘疹。瘙痒剧烈，搔抓出现血痂、鳞屑和色素沉着等继发皮损。

知识点 3：特应性皮炎的诊断

本病根据不同时期的临床表现，结合患者本人以及其家族中有遗传过敏史（哮喘、过敏性鼻炎或特应性皮炎）、嗜酸性粒细胞增高和血清 IgE 升高等特点，应首先考虑本病。

知识点 4：特应性皮炎的鉴别诊断

本病需与湿疹、慢性单纯性苔藓及婴儿脂溢性皮炎等进行鉴别。

（1）湿疹：常无家族史，没有一定好发部位。

（2）慢性单纯性苔藓：皮损为苔藓样变及多角形扁平丘疹，无个人和家族遗过敏史，无特殊的皮损发生与发展规律，无血清和皮肤点刺试验的异常发现。

（3）婴儿脂溢性皮炎：常发生在婴儿的头皮、耳后、眉间及鼻唇沟处，以灰黄色或棕黄色油腻性鳞屑作为特征性皮损，无遗传过敏性家族史。

知识点 5：特应性皮炎的治疗

（1）外用药物治疗：原则和湿疹相同。糖皮质激素是控制病情、缓解症状的主要药物，应根据年龄与皮损状况适当选用，同时应注意长期使用可能引起的不良反应。保湿剂能缓解干燥皮肤。近年来外用钙调磷酸酶抑制剂（如他克莫司和吡美莫司软膏）治疗本病，取得良好的疗效。

（2）系统药物治疗：口服抗组胺药可不同程度地缓解瘙痒及减少搔抓；继发细菌感染时需添加抗生素；除皮损明显渗出外，一般不提倡使用抗生素。

第十一节　汗　疱　疹

知识点 1：汗疱疹的病因和发病机制

本病病因和发病机制尚不清楚，可能为一种发生在皮肤的湿疹样超敏反应。小汗腺本身无明显损害和汗液潴留现象，但减少掌跖部位出汗有助于临床缓解。精神因素、病灶感染（特别是癣菌）、局部过敏或刺激、过敏性体质和神经系统功能失调可能与本病产生有关。部分患者有家族史。

知识点 2：汗疱疹的临床表现

本病好发于掌跖及指趾侧缘。皮损为位于表皮深处的针尖至粟粒大小圆形小水疱，周围无红晕，内有清澈浆液或变浑浊，水疱可以融合成大疱，但通常不自行破裂，干涸后形成衣领状脱屑。自觉明显的瘙痒或烧灼感。病程慢性，春秋季容易复发。

知识点 3：汗疱疹的诊断及鉴别诊断

根据好发部位、典型皮损以及复发倾向，本病不难确诊。

本病需与水疱型手癣和剥脱性角质松解症等进行鉴别。

知识点4：汗疱疹的治疗

病程早期可使用抗组胺药，局部药物治疗以干燥、抗炎、止痒为原则，病程后期以脱屑为主时可以外用10%尿素霜。

第十二节　重症药疹及过敏性休克

知识点1：重症药疹的救治

例如剥脱性皮炎、中毒性大疱性表皮坏死松解症、重症多形性红斑型药疹以及药物超敏反应综合征应即刻停药，积极住院抢救，加强护理和支持疗法。给予高蛋白、高热量且富含维生素的流质或半流质饮食。注意酸碱、水电解质平衡。注意保暖、清洁以及保持呼吸道通畅，鼓励患者勤翻身、拍背、咳嗽，以利于排出松解的呼吸道黏膜。严防交叉感染、交叉过敏的发生。若怀疑有继发感染，可全身选用抗生素。应及早足量内用皮质类固醇激素，可用琥珀酸氢化可的松400mg静脉滴注，等到体温下降，皮疹颜色变淡，无新疹发生，可逐渐减量，换用口服激素，如泼尼松。通常3~4天可减激素的1/8~1/4量。对原有疾病要换用不过敏的药物持续主要治疗。有内脏损害者对症处理，如保肝治疗，必要时可用能量合剂。激素禁忌或无效者可尝试静脉滴注丙种球蛋白或环孢素。

外用药原则为保护和止痒，根据皮损情况对症处理。无渗出性皮疹可给单纯粉剂或洗剂，以保持干燥及散热，促进炎症消退。有渗出可用湿敷或油剂。大疱可用无菌针抽出疱液，外用1%甲紫。注意消毒隔离，口、眼和外生殖器黏膜损害应积极请相关科室会诊，避免粘连，如眼部损害可用生理盐水、激素及抗生素类药水外用。口腔黏膜损害可使用漱口液漱口，使用溃疡膏等。

知识点2：过敏性休克的救治

应立即停用疑似致敏药物，去枕平卧，密切监测生命体征，如呼吸、血压、心率和尿量。抢救可皮下注射0.1%肾上腺素0.5~1.0ml，肌内注射地塞米松5mg或氯苯那敏10mg，同时开放静脉，使用5%~10%葡萄糖500ml，及琥珀酸氢化可的松200mg静脉滴注。如血压不升，可在15~20分钟内重复注射肾上腺素1次，并且请内科会诊，使用多巴胺等升压药。有喉头水肿，影响呼吸者应立即请耳鼻喉科大夫会诊，气管插管抢救生命。有下呼吸道痉挛者应在内科医师指导下使用氨茶碱。

第七章　结缔组织病及血管性皮肤病

第一节　红 斑 狼 疮

一、盘状红斑狼疮

知识点1：盘状红斑狼疮（DLE）的病因和发病机制

盘状红斑狼疮的病因和发病机制参见系统性红斑狼疮。

知识点2：盘状红斑狼疮的临床表现

（1）局限性盘状红斑狼疮：①好发部位：头皮、鼻梁、颊部、下唇及耳部，但鼻唇沟处通常不累及，一般局限于颈部以上；②特征性皮损：直径超过1cm的暗红色斑和斑块或丘疹，附黏着性鳞屑，除去鳞屑，其背面显示有毛囊角栓附着，类似于地毯钉或猫舌，延伸到扩大的毛囊，倾向于中央愈合，伴萎缩、瘢痕、色素沉着异常以及毛细血管扩张等继发皮损，有瘙痒和触痛，偶尔较严重；③黏膜损害：约24%患者出现黏膜损害，包括口腔、鼻腔、眼和外阴的黏膜，唇部及口腔斑片呈灰色角化过度，也可糜烂，周围形成狭窄的带状炎症。

（2）泛发性盘状红斑狼疮：较少见，一般在局限性盘状红斑狼疮基础上发展而来，严重程度表现多样。①好发部位：最常发生于胸部V字区和上肢，可累及颜面和上肢，头皮受累可致秃发；②病程：95%患者在发作时仅限于皮肤，并且保持不变。由DLE进展为系统性红斑狼疮者不多见，发热可能是一个进展为系统性红斑狼疮的迹象。

知识点3：盘状红斑狼疮的诊断及鉴别诊断

根据典型临床表现、组织病理以及免疫病理学检查结果可诊断DLE。

本病需与下列疾病鉴别诊断：

（1）脂溢性皮炎：本病好发于成年人与新生儿，男女都可发病，典型损害为带油腻性鳞屑或黄红色痂皮的丘疹与斑片，常自头部开始，逐渐向下蔓延，有不同程度的瘙痒。

（2）寻常狼疮：常于幼年发病，基本损害为苹果酱样狼疮结节，破溃后愈合留有瘢痕，瘢痕上又可再生新的结节，一边破溃，一边愈合，组织病理学检查呈结核样浸润。

（3）其他：盘状红斑狼疮需与酒渣鼻药疹、Bowen病、扁平苔藓、三期梅毒、多形性日光疹、光化性角化病以及淋巴细胞浸润症相鉴别。

知识点4：盘状红斑狼疮的治疗

（1）局部治疗：选用强效糖皮质激素有效，局部皮损内注射常获得很好疗效，外用0.1%他克莫司软膏与1%吡美莫司霜均有效。

（2）全身治疗：通常在夏季进行，冬季可减量或停用。①抗疟药物：羟氯喹是首选药，应观察其不良反应；②糖皮质激素：广泛性或毁损性损害使用系统糖皮质激素治疗有效，但仅在需要迅速控制病情时可以使用，且常与抗疟药物联用；③沙利度胺：治疗狼疮有效，常见的不良反应包括皮疹、嗜睡、便秘，严重的不良反应，如致畸作用与神经毒作用；④维A酸类药物：据报道用维A酸类药物治疗有效，但停药后会很快复发；⑤其他：曾报道氨苯砜、氯法齐明、麦考酚酯、硫唑嘌呤、甲氨蝶呤、干扰素（IFN）和金诺芬（口服金制剂）都对DLE有效。

二、亚急性皮肤红斑狼疮

知识点5：亚急性皮肤红斑狼疮（SCLE）的病因和发病机制

亚急性皮肤红斑狼疮的病因和发病机制参见系统性红斑狼疮。

知识点6：亚急性皮肤红斑狼疮的临床表现

（1）好发部位：多见于颜面与颈部的阳光暴露部位以及胸部、背部的“V”字区及上臂外侧，形如披肩毛巾，而上臂内侧、腋窝、侧腹部与肘部则不受累。

（2）特征性皮损：主要为鳞屑性丘疹，逐渐变化为银屑病样皮损或者更多见的为多环状皮损，鳞屑较薄，容易剥离，毛细血管扩张和色素异常几乎均有发生，毛囊不受累，不形成瘢痕。

（3）其他：光敏感与脱发者约占50%，硬腭受累占40%，伴DLE者占20%，大约75%患者有关节痛或关节炎。肾脏、中枢神经系统及血管并发症不常见。

知识点7：亚急性皮肤红斑狼疮的实验室检查

有贫血、血沉增快，约80%患者ANA阳性，60%～70%患者抗Ro/SSA与抗La/SSB抗体阳性，这两种抗体被认为是本病的特征性抗体，其中环形红斑型抗La/SSB抗体阳性率较高，少数患者抗dsDNA抗体、抗Sm抗体阳性。

知识点8：亚急性皮肤红斑狼疮的组织病理及免疫病理

亚急性皮肤红斑狼疮的组织病理和免疫病理类似于DLE，但无明显的角化过度、毛囊角栓、表皮萎缩以及基底膜增厚，真皮血管及附件周围淋巴细胞浸润较轻，但表皮-真皮界面液化更明显。

皮损区 LBT 表示表皮-真皮交界处免疫球蛋白和补体不规则颗粒状线形沉积，10%~25%患者正常皮肤 LBT 也可阳性。

知识点 9：亚急性皮肤红斑狼疮的诊断及鉴别诊断

根据特殊皮损、轻度全身症状和 ANA 抗体等免疫学实验室检查结果介于 SLE 与 DLE 之间等特点，应考虑 SCLE 的可能性；组织病理及免疫病理检查可帮助确诊。

亚急性皮肤红斑狼疮的鉴别诊断参见 DLE 与系统性红斑狼疮。

知识点 10：亚急性皮肤红斑狼疮的治疗

抗疟药治疗（见前 DLE 处理）是首选的治疗方法；小剂量系统性糖皮质激素治疗及应用遮光剂有效；严重的顽固性患者，可用甲氨蝶呤、环磷酰胺、沙利度胺及血浆置换治疗，也可用甲泼尼龙冲击治疗，但需要权衡利弊，慎重决定。大剂量免疫球蛋白静脉滴注可以用于常规治疗无效的 SCLE 患者。

药物引起的 SCLE，在停止使用有关药物数月后，ANA 滴度下降，抗组蛋白抗体转为阴性，临床症状体征消失。

三、系统性红斑狼疮

知识点 11：系统性红斑狼疮（SLE）的病因和发病机制

确切病因和发病机制尚不完全清楚，可能与遗传、性激素和环境因素（包括药物、紫外线和感染等）有密切关系。

SLE 具有遗传倾向，患者同胞患病率是普通人患病率的 20 倍左右，同卵双生子发病一致率为 24%~65%，而异卵双生子发病一致率只有 2%~9%。

表观遗传机制在 SLE 的发生和发展中也起重要作用。环境因素能够通过表观遗传调控参与 SLE 的发病。

知识点 12：系统性红斑狼疮的临床表现——皮肤与黏膜

在鼻梁与双颧颊部呈蝶形分布的红斑是 SLE 特征性改变。皮损连续一至数周，消退不留瘢痕，其他皮肤损害尚有手足及甲周红斑、淤点、丘疹、结节、网状青斑以及浅表溃疡，常无明显瘙痒。在额顶前区会出现非瘢痕性脱发，头发参差不齐、短且易折断，称为狼疮发。黏膜损害见于 25%患者，可发生结膜炎、巩膜外层炎以及鼻腔和女阴溃疡，口腔黏膜出血、糜烂、浅溃疡。

知识点13：系统性红斑狼疮的临床表现——内脏系统表现

多数器官都可受累，但不一定同时受累。表现多因血管炎引起。

（1）关节和肌肉：常出现对称性多关节疼痛及肿胀，发生率约90%。表现为急性游走性多关节炎，相似于类风湿关节炎，激素治疗中的患者可出现股骨头无菌性坏死。肌痛与肌无力可见于部分患者。

（2）肾脏受累：50%~70%的患者将出现临床肾脏受累，肾活检显示几乎所有SLE患者都有肾脏病理学改变。表现为肾炎型或肾病型，常可造成慢性肾功能不全，表现为蛋白尿、氮质血症、高胆固醇血症以及低蛋白血症；肾小球基底膜可发现有免疫球蛋白及补体沉着。肾小球血管由于血管炎变化可出现特征性的“线圈”样损伤。

（3）心血管系统：发病率约30%。其中以心包炎最常见，心内膜炎、心肌炎等亦可发生；重症患者可患有心功能不全，为预后不良指征。约15%的患者有雷诺现象，这些患者肾病较少，死亡率较低。

（4）神经系统：中枢神经系统侵犯比较多见，是SLE病情严重的一种表现。其中精神症状发病率高。神经症状主要表现为癫痫样发作，其他可有偏头痛、轻偏瘫、抽搐、复视、视网膜炎以及脉络膜炎；网状青斑具有提示作用。中枢神经系统和皮肤联合受损常由抗磷脂抗体引起，可出现多处非炎症性血栓形成导致的血管损伤。

（5）血液系统：特发性血小板减少性紫癜有时为SLE的先兆，其他异常表现包括贫血、中性粒细胞减少症以及淋巴细胞减少症。

（6）消化系统：可产生恶心、呕吐及腹泻或便秘等表现，可伴有蛋白丢失性肠炎，常由肠壁与系膜血管炎导致。

（7）呼吸系统：肺受累表现为渗出性胸膜炎、间质性肺病、急性肺炎、肺动脉高压及肺萎缩。

（8）其他：经常伴有继发性干燥综合征，有外分泌腺受累，表现为口干、眼干；肌肉萎缩、空泡型肌病可导致肌无力、心肌病、吞咽困难和食管弛缓不能等表现。

知识点14：系统性红斑狼疮的实验室检查

系统性红斑狼疮的实验室检查有助于明确诊断、评估病情和判断疗效。

患者可能出现全血细胞减少、血沉增快、丙种球蛋白升高、Coomb试验以及类风湿因子阳性、总补体、C3、C4下降、循环免疫复合物水平上升。ANA阳性率90%，滴度大于1∶80有诊断意义，但滴度不一定和疾病活动性相关。抗Sm抗体是SLE的标记抗体，抗ds-DNA和肾脏受累及疾病活动性相关。SLE患者还可检测到抗ENA抗体（包括U1RNP、Ro/SSA、La/SSB等）和抗心磷脂抗体等多种抗体。

SLE患者肾脏受累时尿常规检查会出现蛋白尿、血尿、管型尿，24小时尿蛋白定量为判断狼疮性肾炎病情活动的重要指标。其他内脏器官受累时，将出现相应的肺功能和胸部X线检查、心电图、超声检查、头部磁共振以及脑脊液检查等异常。

知识点 15：系统性红斑狼疮的组织病理和免疫病理

SLE 的组织病理改变虽和 DLE 基本相同，但早期水肿性红斑可能无特异性。SLE 的组织病理变化发生基底细胞液化变性、真皮浅层水肿、胶原纤维间黏蛋白沉积以及小血管血管炎改变如红细胞外渗、管壁纤维蛋白沉积等。血管与附属器周围的炎症细胞浸润不及 DLE 致密。

皮损区 LBT 显示表皮-真皮交界处免疫球蛋白及 C3 沉积，阳性率可高达 90%，外观上正常皮肤 LBT 阳性率也可达到 70%。

知识点 16：系统性红斑狼疮的诊断

目前普遍使用美国风湿病学会 1997 年推荐的关于 SLE 分类标准。该诊断标准为：①蝶形红斑；②盘状红斑；③光敏感；④口腔溃疡；⑤非侵蚀性关节炎；⑥浆膜炎（心包炎和胸膜炎）；⑦肾病（蛋白尿或细胞管型）；⑧中枢神经系统病变（无其他原因解释的抽搐和精神病）；⑨血液学异常（溶血性贫血伴随网织红细胞增生或白细胞少于 4×10^9/L，且 2 次以上；或淋巴细胞减少，低于 1.5×10^9/L，且 2 次以上）；⑩免疫学异常：抗 dsDNA 抗体阳性或抗 Sm 抗体或抗磷脂抗体呈阳性；⑪ANA 滴度异常且没有其他原因解释。具备上述标准中 4 项或 4 项以上阳性，相继或一同出现时，即可诊断为 SLE。

知识点 17：系统性红斑狼疮的鉴别诊断

本病需与下列疾病鉴别诊断：

（1）皮肌炎：典型皮损为双上眼睑水肿性紫红斑，经常波及整个面、颈、肩背和手指背，病久后呈皮肤异色病样，有 Gottron 征。四肢肌肉疼痛且肌力减退，可出现吞咽困难、声音嘶哑。血清肌酶增高，肌电图呈肌源性损害。狼疮带试验阴性。

（2）类风湿关节炎：自关节起病，有晨僵，3 个或 3 个区域以上关节部位的关节炎，关节周围或骨突部位能够观察到类风湿结节。实验室检查有高滴度的类风湿因子，放射学改变包括骨质侵蚀和受累关节邻近部位有明确的骨质脱钙。

知识点 18：系统性红斑狼疮的治疗

轻症患者只需卧床休息并予以水杨酸制剂治疗即可，后者可使肌肉症状显著减轻，如果水杨酸盐不能忍受，可用布洛芬或其他非甾体类抗炎药代替；每日应用遮光剂并且避免日光照射。病情较重的患者可采用以下药物。

（1）抗疟药：各种抗疟药（氯喹与羟氯喹）都有效，羟氯喹可减少复发，可以和糖皮质激素联用。

（2）糖皮质激素：对于中等严重程度的患者，糖皮质激素证明有效并能够延长寿命；有肾脏受损或神经系统受累者也可应用，用量由病情活动性而定，衡量指标是发热、血沉等以及抗 dsDNA 抗体滴度、ANA 滴度、补体 C3 水平等免疫学指标，通常可用泼尼松 0.5～1mg/(kg·d)，控制病情后逐渐减量到维持量 10～15mg/d；大剂量冲击疗法只限于重型狼疮脑病和狼疮肾炎以及严重溶血性贫血，可使用甲泼尼龙 500～1000mg/d 静脉滴注，连用 3 天，坚持口服泼尼松 0.5～1mg/(kg·d)，对快速逆转狼疮危象有效。

（3）免疫抑制药：常用的有环磷酰胺、硫唑嘌呤及甲氨蝶呤，多于激素减量时与之联用或用于治疗狼疮性肾炎、狼疮脑病患者。目前普遍采用的标准环磷酰胺冲击疗法为：0.5～1.0g/m^2 体表面积，加入生理盐水 250～500ml 静脉滴注，每月 1 次，半年后每 3 个月 1 次，维持数年。也可用环孢素 5mg/(kg·d)，分 2 次口服，连用 3 个月，之后每月减 1mg/(kg·d)，至 3mg/(kg·d) 维持，主要不良反应是肾肝损害，使用期间应严格监测；使用霉酚酸酯有效，剂量为 0.5～1.5g/d，分 2～3 次口服。和激素联用，诱导治疗期一般为 6 个月，维持治疗期通常不少于 2 年或更长时间。

四、其他类型慢性皮肤红斑狼疮

知识点 19：深在性红斑狼疮

深在性红斑狼疮又称为红斑狼疮性脂膜炎，好发生在面部，也可发生于上臂、臀部和股部。皮损为皮下结节与斑块，表面皮肤正常或呈暗红色，消退后出现局部皮肤凹陷。少数患者可伴有低热、关节痛以及乏力等全身症状。治疗首选氯喹，疗效不理想时可配合小剂量糖皮质激素。

知识点 20：新生儿红斑狼疮

新生儿红斑狼疮是因为母亲体内的自身抗体通过胎盘传给胎儿，在胎儿体内引起自身免疫反应所致。临床主要表现为皮肤环形红斑及先天性心脏传导阻滞，有自限性，通常在生后 4～6 个月内自行消退，心脏病变常维持存在。皮损可不治疗或服用小剂量糖皮质激素，心脏传导阻滞给予对症治疗。

知识点 21：药物性红斑狼疮

服用某些药物（普鲁卡因胺与肼苯达嗪等）后引起的红斑狼疮样表现与免疫学异常，主要表现为发热、关节痛、肌肉痛、面部蝶形红斑以及口腔溃疡，可有浆膜炎。ANA、抗组蛋白抗体和抗 ssDNA 抗体等可为阳性。停药后逐渐好转，病情较重者可使用适量糖皮质激素。

第二节 皮 肌 炎

知识点 1：皮肌炎（DM）的病因和发病机制

皮肌炎可能与以下因素有关。

（1）自身免疫：部分患者体内可查出多种肌炎特异性自身抗体，最常见的阳性自身抗体是抗 Jo-1 抗体、抗 PL-7 抗体和抗肌凝蛋白抗体等。病变肌肉与皮损中的血管周围有 $CD4^+$T 淋巴细胞浸润，血管壁有 IgG、IgM 与 C3 沉积。

（2）感染：儿童 DM 患者发病前通常有上呼吸道感染病史，血清中抗柯萨奇病毒抗体滴度较高；多发性肌炎（PM）患者可检出鼠弓浆虫 IgM 抗体，且抗弓浆虫治疗有效；部分患者可能和 EB 病毒或小 RNA 病毒感染有关。

（3）肿瘤：本病可合并恶性肿瘤，常见的肿瘤包括鼻咽癌、乳腺癌、卵巢癌、肺癌和胃癌等，肿瘤得到有效治疗后，DM 症状将缓解；肿瘤复发则 DM 症状常加重。

（4）遗传：DM 患者的 HLA-B8、HLA-DR3、HLA-DR52、HLA-DR6、HLA-DR7 等位基因阳性率高。

知识点 2：皮肌炎的临床表现

（1）皮肤表现：特征性皮损有：①眼睑紫红色斑：以双上眼睑为中点的水肿性紫红色斑片，可累及面颊和头皮；②Gottron 丘疹：即指指关节和掌指关节伸侧的扁平紫红色丘疹，多对称分布，表面附着糠状鳞屑，约发生于 1/3 患者；③皮肤异色症：部分患者面、颈和上胸躯干部在红斑鳞屑基础上逐渐出现褐色色素沉着、点状色素脱失、点状角化、轻度皮肤萎缩以及毛细血管扩张等，称为皮肤异色症或异色性 DM。

（2）肌炎表现：主要累及横纹肌，也可累及平滑肌，表现为受累肌群无力、疼痛和压痛。最常波及四肢近端肌群、肩胛带肌群、颈部以及咽喉部肌群，出现相应临床表现如举手、抬头、上楼、下蹲、吞咽困难和声音嘶哑等，严重时可累及呼吸肌与心肌，出现呼吸困难、心悸、心律不齐甚至心力衰竭。急性期因为肌肉炎症、变性，受累肌群还可出现肿胀、自发痛及压痛。少数严重患者可卧床不起，自主运动完全丧失。只有肌肉症状而无皮肤表现的称多发性肌炎。

（3）伴发恶性肿瘤：大约 20%成人患者合并恶性肿瘤，40 岁以上者发生率更高。各种恶性肿瘤，都能发生，如鼻咽癌、肺癌、肝癌、膀胱癌、淋巴瘤，女性患者还可合并乳腺癌与卵巢癌。恶性肿瘤可发生在患皮肌炎之前或之后，也可和皮肌炎同时发现。部分患者恶性肿瘤控制后皮肌炎也可好转。

（4）其他类型：有 Banker 型与 Brunsting 型，前者呈急性经过，发热，白细胞增加，吞咽困难，可发生广泛血管炎，累及消化道导致胃肠道穿孔或出血，但无钙质沉着，糖皮质激素无效，死亡率较高。后者慢性经过，无发热、吞咽困难和内脏病变，但常有钙质沉着，糖皮质激素有效，预后较好。

患者伴有不规则发热，消瘦，贫血，肝、脾、淋巴结增大和末梢神经炎，少数患者出现雷诺现象，关节肿胀疼痛类似于风湿或类风湿关节炎，常并发间质性肺炎、肺纤维化造成肺通气功能低下，肾脏损害少见。

知识点3：皮肌炎的实验室检查

（1）血清肌酶：95%以上患者急性期出现肌酸激酶（CK）、醛缩酶（ALD）、乳酸脱氢酶（LDH）、门冬氨酸氨基转移酶（AST）和丙氨酸氨基转移酶（ALT）升高，其中CK与ALD特异性较高，LDH升高持续时间较长；肌酶升高可先于肌炎，有效治疗后慢慢下降。

（2）肌电图：应取疼痛及压痛明显的受累肌肉进行检查，表现为肌源性损害相而不是神经源性损害。

（3）肌肉活检：取疼痛及压痛最明显或肌力中等减弱的肌肉进行检查，表现为肌肉炎症与间质血管周围淋巴细胞浸润。

（4）肌肉磁共振成像：可观察到局部损害。

（5）心电图：可观察到心肌炎、心律失常。

（6）胸片：可观察到间质性肺炎、胸部肿瘤。

（7）其他：血清肌红蛋白在肌炎患者中将迅速升高，可早于CK出现，有利于肌炎的早期诊断；尿肌酸排出增加，经常超过0.2g/d；部分患者ANA阳性，少数患者抗Jo-1抗体、抗PL-7抗体和抗肌凝蛋白抗体等阳性。其他尚有血沉加快、贫血、白细胞增多以及C反应蛋白阳性等。

知识点4：皮肌炎的组织病理学

皮肤病理变化没有特异性，可有表皮萎缩、基底细胞液化变性、血管及附属器周围淋巴细胞浸润等。肌肉基本病理变化是肌纤维变性和间质血管周围炎性病变，可见肌纤维肿胀、横纹消失、断裂、透明变性、颗粒以及空泡变性，间质血管周围淋巴细胞浸润；晚期有肌肉纤维化与萎缩。

知识点5：皮肌炎的诊断

PM与DM的诊断标准：Bohan与Peter提出的诊断标准。①对称性近端肌无力，伴或不伴吞咽困难及呼吸肌无力；②血清肌酶升高，尤其是CK升高；③肌电图是肌源性损害；④肌活检肌炎病理改变；⑤特征性的皮肤损害。

具备上述①②③④者可确诊为PM；具备上述①~④项中的3项可能为PM；仅具备2项为疑诊PM；具备第5条，再加上①~④项中的3项或4项可确诊为DM；第5条再加上①~④项中的2项可能为DM；第5条加上①~④项中的1项为疑诊DM。

皮肌炎根据不同特点分成6个亚型：①多发性肌炎；②皮肌炎；③多发性肌炎或皮肌炎伴有恶性肿瘤；④儿童DM；⑤PM或DM有其他结缔组织病；⑥无肌病性皮肌炎。

知识点6：皮肌炎的鉴别诊断

（1）系统性红斑狼疮：面部有蝶形红斑，无双上眼睑水肿性紫红斑和Gottron丘疹，皮损不及 DM 广泛，很少有肌痛症状，肌肉活检、血清酶（尤其是 CK、ALD）无明显改变，在指、趾侧缘有小片红斑和紫癜等渗出性皮疹，有黏膜损害和脱发。狼疮细胞、抗 dsDNA 抗体、抗 Sm 抗体及狼疮带实验均阳性。

（2）日光性皮炎：皮疹呈多形性，只见于暴露部位，冬季自然缓解，痒感明显，肌肉症状缺如。

（3）重症肌无力：为全身弥漫性肌无力且眼睑下垂，患肌活动后肌力明显降低，休息后恢复，血清肌酶，肌活检正常，血清抗乙酰胆碱受体抗体阳性，新斯的明试验有利于诊断。

（4）进行性肌营养不良症：遗传性疾病，多见于男孩，肌无力从肢体远端开始，没有肌压痛，肌活检正常，皮质类固醇治疗无效。

（5）风湿性多肌痛：发病年龄常超过 50 岁，表现为颈、肩胛带和骨盆带等近端肌群疼痛、乏力以及僵硬，血沉通常在 50mm/h 以上，肌酶、肌电图和肌肉活检正常，中小剂量糖皮质激素治疗有明显疗效。

（6）旋毛虫病：有食入生或未煮熟肉史，主要表现为发热，全身肌痛（尤其是腓肠肌），两侧眼睑水肿，球结合膜充血。肌肉活检可以发现旋毛虫，血中嗜酸性粒细胞增加。

（7）内分泌异常所致肌病：如甲状腺功能亢进导致的周期性瘫痪，以双下肢乏力多见，为对称性，伴有肌痛，活动后加重，发作时出现低血钾，补钾后肌肉症状缓解。

（8）药物所致肌病：例如长期使用大剂量激素所致肌病，长期使用青霉胺造成的重症肌无力，乙醇、氯喹（羟氯喹）、可卡因、秋水仙碱等都可引起中毒性肌病。

知识点 7：皮肌炎的治疗

（1）一般治疗：急性期应卧床休息，适度进行肢体被动运动，以防肌肉萎缩；增加营养促进机体蛋白的合成。吞咽困难者，给予半流质或流质饮食；避免日晒和感染；成人患者需积极检查有无恶性肿瘤的发生。

（2）药物治疗：以糖皮质激素或糖皮质激素与免疫抑制药联合治疗为主。①糖皮质激素：是目前治疗本病的首选药物。通常选用不含氟的激素如泼尼松等，使用泼尼松剂量取决于病情严重程度，成人泼尼松剂量刚开始 1~2mg/(kg·d)；危重患者可使用甲泼尼龙 0.5~1.0g/d 大剂量冲击疗法，连用 3 天之后改成 60mg/d 口服，病情控制后根据肌力和肌酶水平逐渐减到维持量（1 年左右），通常以 10~15mg/d 维持 2 年以上。应用激素期间需注意血压、电解质、血糖、血脂、消化道等情况，注意补钾、补钙以及保护胃黏膜等。大剂量激素治疗期间应注意感染的情况，必要时加用抗生素避免感染的发生。②免疫抑制药：对重症病例、病情反复者或激素治疗效果差者需及时加用免疫抑制药，激素和免疫抑制药联合应用可提高激素疗效，减少激素用量和不良反应。如甲氨蝶呤，成人常用剂量开始每周 10~25mg，口服，也可静脉给药，可根据病情逐渐加量，病情稳定后慢慢减量。用药期间注意查肝功能和血常规。硫唑嘌呤，常用剂量 2~3mg/(kg·d) 口服，初始剂量 50mg/d，逐渐增加到 150mg/d，病情控制后减量至 50mg/d 维持。用药期间注意检查肝功能和血常规。环磷酰胺，常用剂量 100mg/d 口服，对于重症患者，可大剂量 800～1000mg 加入 250ml 生理盐水中静脉冲击疗法，每月 1 次，总量控制在 8～10g。用药期间注意查肝功能及血尿常规。③中药雷公藤多苷：也有一定效果。④其他：蛋白同化剂如苯丙酸诺龙肌内注射对肌力恢复有一定效果。转移因子、胸腺肽等能够调节机体免疫功能，增强抵抗力；重症患者可静滴大剂量丙种球蛋白或进行血浆置换。

（3）皮损局部治疗：可外用遮光剂、非特异性润肤剂和糖皮质激素，亦可口服氯喹或羟氯喹。

知识点 8：皮肌炎的并发症的诊断、治疗和预防

祛除诱发本病的诱因，系统检查排除恶性肿瘤，以免继发肺部感染，在疾病缓解时激素应逐渐减量，不得突然减量或停药，导致病情反跳。DM 可累及全身各个器官，如心脏、肺和胃肠道等，其中肺间质纤维化是最常见的严重并发症。除应用中-大剂量糖皮质激素与免疫抑制药治疗外，应加强对症处理，如改善肺部通气功能及预防处理糖皮质激素和免疫抑制药的不良反应。

第三节 硬 皮 病

知识点 1：硬皮病的病因和发病机制

目前病因尚不清楚，系统性硬皮病主要的发病学说有自身免疫学说、血管学说及胶原合成异常学说，局限性硬皮病可能和外伤或感染有关。其发病机制的核心是各种病理途径激活了成纤维细胞，从而合成过多胶原，造成皮肤和内脏器官的纤维化。

知识点 2：局限性硬皮病的临床表现

本病多发生在 20～50 岁的中青年，女性发病率约为男性的 3 倍。

病变主要累及皮肤，通常无内脏受累，依据皮损可分为点滴型、斑块状、线状和泛发性硬斑病，其中点滴型与泛发性硬斑病少见。一般无自觉症状，偶有感觉功能减退。

（1）斑块状硬皮病：又称硬斑病，好发生在成人，躯干部多见，但亦可发生于身体各处。皮损特点开始是一个或数个淡红或紫红色水肿性斑状损害，椭圆或不规则形，钱币大小或是更大。数周或数月后，皮损逐渐扩大而中央逐渐出现略微凹陷，且呈象牙或黄白色，皮损周围绕以淡红或淡紫色晕，触之如皮革样硬，久之皮损表面光滑干燥、无汗且毳毛消失。病程慢性，数年后皮损停止扩展，硬度减轻，局部萎缩变薄，并且色素加深或减退。因病变较表浅，不累及筋膜，故通常不影响肢体功能。皮损多发时称泛发性硬斑病。

（2）线状硬皮病：好发生在少年儿童，条状皮损常沿单侧肢体或肋间神经呈线状分布，皮损变化同斑块状硬皮病，但通常进展迅速，皮肤较快硬化，累及皮下组织、肌肉、筋膜，

最终硬化并且与下方组织粘连，可引起肢体挛缩及骨发育障碍，当皮损跨关节时可导致运动受限。皮损发生在面额部中央时，由于皮肤、皮下组织及颅骨萎缩，表现为局部呈线状显著凹陷，菲薄的皮肤紧贴在骨面，形成所谓刀砍状硬皮病，有时合并颜面偏侧萎缩，波及头皮时可出现脱发。下肢病变可造成隐性脊柱裂。

知识点3：系统性硬皮病的临床表现

系统性硬皮病又称系统性硬化症。好发生在中青年女性，病变不仅侵犯皮肤，同时会累及内脏多器官系统，所以病情常较重。临床上分为肢端型与弥漫型两型，肢端型约占系统性硬皮病的95%，多先出现雷诺现象，皮肤硬化常自手、面部开始，病程进展较缓慢；弥漫型只占5%，无雷诺现象和肢端硬化，开始即为全身弥漫性硬化，病情进展迅速，多在2年内发生全身皮肤和内脏广泛硬化。

（1）前驱症状：雷诺现象是最常见的首发症状，表现为遇冷后双手出现阵发性苍白、发冷和麻木，后变青紫，再转为潮红。同时可有不规则发热、关节痛、食欲减退以及体重下降等症状。

（2）皮肤损害：双手和面部最先累及，渐累及前臂、颈和躯干，呈对称性。皮损依次经历肿胀期、硬化期及萎缩期。早期皮肤肿胀、有紧绷感，其后出现皮肤硬化，表面光滑呈蜡黄色，皮肤坚实发紧，很难捏起，随病情进展皮肤、皮下组织，肌肉都会萎缩，皮肤直接贴附于骨面。典型面部损害表现为“假面具脸”即面部弥漫性色素沉着、表情单一、皱纹减少、鼻尖锐似“鹰钩”、唇变薄、唇周出现放射状皱纹、鼻尖锐似鹰钩，张口伸舌受限。双手则手指硬化呈腊肠状，手指半屈曲呈爪样，指端和指关节伸侧皮肤可发生坏死和溃疡，不易愈合，并可见瘢痕，甲周毛细血管扩张、出血，胸部皮肤受累时好像着铠甲可影响呼吸运动。受累皮肤出汗降低、皮脂缺乏，肘膝和手指等处皮肤可发生钙沉着，也可发生色素沉着或色素减退改变，但片状色素减退斑中常有毛囊性色素岛。

（3）骨关节和肌肉损害：大小关节都能出现肿痛、僵硬，手指关节受累时关节间隙变窄，可导致畸形，可有末节指趾骨吸收。肌肉受累表现为肌无力、肌痛及肌萎缩。

（4）血管损害：表现为血管（尤其是动脉）内膜增生、管腔狭窄并引起心、肺、肾功能受损，对寒冷和情绪刺激的舒缩反应异常。

（5）内脏损害：内脏器官纤维化，功能逐步降低。大多数患者有胃肠道表现为硬化导致张力缺乏、运动障碍可引起食管性吞咽困难、反流性食管炎、胃肠蠕动减慢、吸收不良以及便秘或腹泻。多数患者肺部表现为双肺间质性纤维化导致换气功能障碍而引起呼吸困难，肺功能试验异常，可并发气胸、肺炎和肺动脉高压等症。心脏受累与心肌纤维化及肺小动脉炎相关，可出现心包炎、心律失常、心电图改变以及心功能不全。尸检时肾脏受累发生率高，常发生在疾病晚期，可出现蛋白尿、血尿以及肾功能不全等。其他尚可有周围神经炎和视网膜病变等。心力衰竭、肾衰竭和肺纤维化是患者死亡的主要原因。

CREST综合征有皮肤钙化、雷诺现象、食管功能异常、肢端硬化及毛细血管扩张，病程缓慢，预后较好。

知识点4：硬皮病的实验室检查

局限性硬皮病患者实验室检查通常无明显异常。系统性硬皮病患者可有缺铁性贫血、血沉增快、γ球蛋白升高、类风湿因子以及冷凝集素或冷球蛋白阳性等改变，并可检测出多种自身抗体，90%患者ANA阳性，核仁型多见，也可见斑点型；伴有雷诺现象者常可检测到抗U1RNP抗体，抗着丝点抗体是CREST综合征的标记抗体，而抗Scl-70抗体为系统性硬皮病的标志抗体。

知识点5：硬皮病的组织病理学

硬皮病主要发生在血管与胶原纤维。病变初期真皮血管周围是以淋巴细胞为主的轻度浸润，真皮内间质水肿；慢慢的血管周围的淋巴细胞浸润消退，真皮中下层胶原纤维肿胀；进而发展到血管内膜增生、管壁增厚、管腔变窄甚至闭塞，胶原纤维均质化，胶原纤维增生肥厚、弹力纤维降低，增生的胶原纤维可直达汗腺，取代其周围的脂肪组织，导致小汗腺处于增厚的真皮内而非正常的真皮与皮下组织交界处，毛囊、皮脂腺和汗腺明显减少甚至消失，皮肤钙沉着时可见相关变化。内脏损害主要表现为间质纤维化及血管壁增厚，管腔变窄甚至闭塞。

知识点6：硬皮病的诊断

（1）局限性硬皮病根据典型皮肤改变就能诊断。

（2）1980年美国风湿病协会提供了系统型硬皮病的分类标准（表4-1）。

表4-1 1980年美国风湿病协会提出的系统型硬皮病的分类标准

主要条件	近端皮肤硬化（手指、掌指或跖趾关节附近皮肤增厚、紧绷、肿胀） 可波及整个肢体、面部、颈部、躯干
次要条件	手指硬化 指尖凹陷性瘢痕，或指垫消失 双肺基底部纤维化（除外原发性肺病所致）

具备主要条件（要除外嗜酸性筋膜炎与其他假性硬皮病）或2个以上次要条件方可诊断。此外，雷诺现象、多发性关节炎与关节痛、食管蠕动异常、皮肤活检、血清ANA、抗Scl-70抗体以及抗着丝点抗体有助于诊断。

知识点7：硬皮病的鉴别诊断

（1）硬斑病需与下列疾病鉴别：①硬化萎缩性苔藓：皮损为由白色光泽的多角形扁平

丘疹形成轻度硬化的斑块，有毛囊性黑色角质栓，后期皮损变平或是下陷，外观如羊皮纸样；②进行性特发性斑状萎缩：呈境界明显的不规则形灰色或棕褐色斑，逐渐萎缩，继发硬化，病理上没有真皮基质硬化。也有认为它是局限型硬皮病的一种。

（2）皮肤弥漫水肿硬化应和嗜酸性筋膜炎、硬肿病及黏液性水肿鉴别。硬肿症常发生在感染、发热性疾病后，颈部皮肤深层呈实质性木质样硬肿，逐渐延及面、躯干和臀部，无毛细血管扩张和色素变化，无雷诺现象，能够在1~2年内自行消退。

（3）皮肤纤维化可以出现在一些代谢性、遗传性、免疫性疾病，例如皮肤迟发性卟啉病、嗜酸性粒细胞增多性肌痛综合征和类癌综合征、糖尿病的指端硬化、以及慢性移植物抗宿主病等。接触某些化学物质，如环氧树脂后也可产生硬皮病样变化。聚氯乙烯、博来霉素、异烟肼、五氮唑、丙戊酸钠和环氧树脂蒸气等化学物质也可以造成各种类型的纤维化，硅胶植入的乳房增大成形术可导致系统性硬皮病与硬斑病，根据病史不难判断。

知识点8：硬皮病的治疗

（1）一般处理：注意保暖、戒烟以及避免外伤。局部硬化性损害可选用糖皮质激素悬液，例如泼尼松龙2.5mg/ml皮损内注射，也可外用中强效皮质类固醇激素制剂。

（2）抑制胶原合成：可选用D-青霉胺、积雪苷、γ干扰素，D-青霉胺从125mg/d开始，2~4周增加125mg/d，然后逐渐增加至1000mg/d，治疗中应仔细观察不良反应。

（3）血管活性剂：包括钙通道阻滞药、哌唑嗪、伊洛前列腺素、双嘧达莫、阿司匹林、丹参注射液用于治疗雷诺现象有一定效果。如硝苯地平控释片20mg，2次/天；哌唑嗪从0.5mg，开始时每日3次，逐渐增加到1~2mg，3~4次/天。

（4）糖皮质激素：可抑制炎症反应，小剂量泼尼松用于治疗系统型硬皮病，可改善关节症状，减轻皮肤水肿及硬化，对间质性肺纤维化有一定疗效。

（5）其他秋水仙碱对于减轻动脉痉挛和皮肤硬化，成人用量0.5~1.5mg/d。严重患者可用免疫抑制药，例如硫唑嘌呤或环磷酰胺辅助治疗。麦考酚酸吗乙酯可帮助控制胶原形成，抑制淋巴细胞作用。

知识点9：硬皮病的并发症的诊断、治疗和预防

出现指（趾）坏疽时，可使用某些药物，如钙离子阻滞药以增加局部血流。指（趾）坏疽可外敷硝酸甘油贴膜，尽早进行维持功能的康复理疗以推迟肢体关节挛缩。

患者应经常测量血压，防止发生肾危象，肾小血管受累时会抑制肾脏血流灌注，通过血管紧张素Ⅱ的作用可导致血管进一步收缩，此时可采用血管紧张素酶抑制药，如卡托普利和依那普利等药物，若发生尿毒症，还需血液透析和肾脏移植。

肺纤维化为不可逆的变化，早期应预防及治疗肺部感染。静脉注射血管扩张药可暂时舒缓肺动脉高压，内皮素双受体拮抗药波生坦、昔多芬除用于治疗雷诺现象，还可促进肺血管平滑肌松弛，缓解肺动脉压力。严重患者可考虑肺脏移植。

第四节 混合性结缔组织病

知识点 1：混合性结缔组织病的病因和发病机制

本病病因尚不清楚。遗传因素在混合性结缔组织病（MCTD）的发病中可能会起到一定的作用。许多免疫学因素，包括 RNP 抗原的修饰以及其与 RNAs 的相互作用、Toll 样受体和其他内在的免疫受体的信号途径导致免疫细胞活化、B 细胞与自身抗体、$CD4^+$与 $CD8^+T$ 细胞、抗原递呈细胞、树突状细胞和 T 调节细胞等，均可能与 MCTD 的发病机制相关。另外，患者有高滴度的抗 RNP 抗体为其特征，对于 RNP 抗体进行深入研究发现其中的 68kD 多肽是 MCTD 所特有的，推测其发病与逆转录病毒感染有关。

知识点 2：混合性结缔组织病的临床表现

混合性结缔组织病通常起病缓慢，容易疲劳，肌肉酸痛，关节疼痛，之后出现腊肠样指及手部肿胀；除上述表现以外，还可产生心血管、肾脏、神经系统和血液等多方面的异常。患者可表现出各种结缔组织病（SLE、SSc、PM/DM 或 RA）的任何临床症状。但是 MCTD 具有的多种临床表现并非同时出现，重叠的特征能够相继出现，不同的患者表现也不尽相同。典型的临床表现为多关节炎、雷诺现象、手指肿胀或硬化、肺部炎性改变、肌病与肌无力、食管功能障碍、淋巴结增大、脱发、颧部皮疹和浆膜炎等。

知识点 3：混合性结缔组织病的辅助检查

混合性结缔组织病几乎所有患者 ANA 试验均呈阳性，且多为斑点型；半数以上患者伴有贫血、白细胞减少和 RF 阳性；MCTD 患者可有高滴度的抗 RNP 抗体，且一直持续到缓解期；皮肤直接免疫荧光检查可见到斑点型表皮核内 IgG 沉积，是混合结缔组织病的特征表现。

知识点 4：混合性结缔组织病的诊断

混合性结缔组织病有手部肿胀、腊肠样指、肢端硬化以及雷诺现象等临床表现，应考虑 MCTD 的可能，结合高滴度抗 RNP 抗体和相关实验室检查即可诊断（表 4-2、表 4-3）。

表 4-2 Sharp 诊断标准（美国）

主要标准	次要标准
（1）严重肌炎	（1）脱发
（2）肺部受累：CO 弥散功能<70 和（或）肺动脉高压和（或）肺活检显示增生性血管病变	（2）白细胞减少
（3）雷诺现象或食管蠕动功能减低	（3）贫血
（4）手指肿胀或手指硬化	（4）胸膜炎
（5）抗 ENA≥1∶10000（血凝法）和抗 U1RNP 阳性和抗 Sm 阴性	（5）心包炎
	（6）关节炎
	（7）三叉神经病
	（8）颊部红斑
	（9）血小板减少
	（10）轻度肌炎
	（11）手肿胀

注：肯定诊断，符合 4 条主要标准，抗 U1RNP 滴度≥1∶4000（血凝法）和抗 Sm 阴性；可能诊断，符合 3 条主要标准及抗 Sm 阴性；或 2 条主要标准和 2 条次要标准，抗 U1RNP 滴度>1∶1000（血凝法）；可疑诊断：符合 3 条主要标准，但抗 U1RNP 阴性；或 2 条主要标准，伴抗 U1RNP 滴度≥1∶100；或 1 条主要标准和 3 条次要标准，伴有抗 U1RNP ≥1∶100。

表 4-3 Kahn 诊断标准（法国）

血清学标准	临床标准
存在高滴度抗 U1RNP 抗体	手指肿胀
相应斑点型 ANA 滴度≥1∶1200	滑膜炎
	肌炎
	雷诺现象

注：确诊标准：血清学标准阳性，雷诺现象和下列至少 2 项：滑膜炎、肌炎、手指肿胀。

知识点 5：混合性结缔组织病的鉴别诊断

系统性硬皮病表现为四肢末端、颜面、上胸、上背等部位发生非炎症性肿胀、硬化，然后萎缩，没有面部表情呈假面具样、口唇变薄、指关节活动有限可呈爪形手。常伴有色素异常。晚期出现皮肤钙质沉着。标志性抗体为抗 Scl-70 抗体，阳性率是 34%～40%。

知识点 6：混合性结缔组织病的治疗

本病的治疗以 SLE、PM/DM、RA 及 SSc 的治疗原则为基础。

（1）注意保暖，避免手指外伤，并且戒烟等。

（2）非甾体抗类炎药：主要表现为关节炎，轻者可应用非甾体类抗炎药。

（3）糖皮质激素：对于有关节炎与肌炎等炎症表现的患者，用糖皮质激素效果良好。

通常泼尼松 1mg/(kg·d) 可达到满意的疗效。

知识点 7：混合性结缔组织病的并发症的诊断、治疗和预防

85%的 MCTD 患者累及肺部。最具有鉴别意义的肺功能实验为一次呼吸一氧化碳的弥散功能。肺动脉高压是 MCTD 患者死亡的主要原因，应尽早、积极治疗。除选用阿司匹林、钙通道阻滞剂（如硝苯地平）和血管紧张素转换酶抑制剂（如卡托普利）外，还可应用中-大剂量糖皮质激素以及免疫抑制药，首选环磷酰胺和甲氨蝶呤。

肾脏病变：25%的患者出现肾脏损害。高滴度的抗 U1RNP 抗体对弥漫性肾小球肾炎的进展具有相对保护作用。膜性肾小球肾炎可选用糖皮质激素，例如泼尼松每日 15~60mg。肾病综合征对于激素反应差，可加用环磷酰胺或苯丁酸氮芥等免疫抑制药。有肾衰竭患者需进行透析治疗。

第五节 重叠综合征

知识点 1：重叠综合征的病因和发病机制

本病发病与细胞免疫、体液免疫功能紊乱有密切关系。

知识点 2：重叠综合征的临床表现

重叠综合征的临床表现为以系统性红斑狼疮、进行性系统性硬皮病、皮肌炎和多肌炎为主的不同组合的重叠。例如患者在同一时间内可患有两种以上结缔组织病，在不同时间内也可患有两种以上结缔组织病。

（1）SLE 和其他结缔组织病重叠：SLE 可以和硬皮病重叠，在典型的 SLE 病程中逐渐出现皮肤硬化和吞咽困难等硬皮病的表现。或 SLE 与皮肌炎或多肌炎重叠，既有 SLE 表现，又有近端肌肉疼痛、肌无力。血清中 ANA 阳性，高免疫球蛋白血症和肌酶增高。

（2）皮肌炎或多肌炎和其他自身免疫病重叠：合并其他结缔组织病的占 21%，其中和硬皮病重叠最常见，有四肢近端肌无力、雷诺现象及指（趾）硬化，且有特殊色素沉着的皮肌炎，称为硬化性皮肌炎，患者一般有抗 PM-Scl-70 抗体。皮肌炎也可以和类风湿关节炎或干燥综合征重叠。

（3）硬皮病、原发性胆汁性肝硬化和干燥综合征重叠。

知识点 3：重叠综合征的诊断

患者同时或先后出现两种或两种以上结缔组织病或其他自身免疫性疾病的表现，且分别满足各自的诊断标准，即可考虑为重叠综合征。

知识点4：重叠综合征的治疗

重叠综合征的治疗方法取决于所重叠的病种类型。

第六节 嗜酸性筋膜炎

知识点1：嗜酸性筋膜炎的病因和发病机制

目前认为本病可能是和季节性抗原（某些变应原、病毒等）有关的一种免疫性疾病。其次，由于本病患者可出现硬皮病的特征，有认为是硬斑病的亚型，其发病机制和硬皮病相似。有报道认为激烈的体力消耗、某些药物，如L-色氨酸与他汀类药物的摄取可能诱导本病的发生。其他报道的潜在诱发因素包括创伤、节肢动物叮咬以及疏螺旋体病。真性红细胞增多症和多发性骨髓瘤和少数患者相关，提示有些病例可能为副肿瘤现象。

知识点2：嗜酸性筋膜炎的临床表现

（1）发病前常有过度劳累史，剧烈运动、外伤、受寒以及上呼吸道感染等病史。

（2）皮损表现开始为弥漫性水肿，继而硬化与下部组织紧贴。患处凹凸不平呈橘皮状外观，在大静脉或肌腱部位有明显条沟状凹陷，皮面正常或为红斑，亦有色素沉着者。有疼痛和压痛。好发于四肢，也可累及躯干，面部和指（趾）很少累及。

（3）关节活动常由于皮肤发硬常受限制，严重病例甚至关节挛缩。

（3）少数病例伴有发热，关节或肌肉酸痛，而雷诺现象、指尖溃疡、毛细血管扩张、食管功能障碍以及内脏受累非常少见。

知识点3：嗜酸性筋膜炎的辅助检查

（1）外周血嗜酸性粒细胞明显增高（可达到10%～40%，绝对计数约$1900\times10^6/L$），血沉增快，高γ球蛋白血症。类风湿因子、抗核因子和肌酶等大多正常。

（2）MRI平扫图像上能够清晰显示特征性的表浅筋膜增厚。

知识点4：嗜酸性筋膜炎的病理学检查

本病活检取材要达到肌肉与筋膜，病变主要为深筋膜炎症与水肿，伴有淋巴细胞、浆细胞及组织细胞浸润，嗜酸性粒细胞呈散在或簇集能够在血管周围浸润，以后筋膜呈弥漫性增厚、纤维化及硬化。炎症可扩展至附近肌肉和皮下组织，导致纤维素样坏死。直接免疫荧光检查，筋膜处有IgG与（或）IgM沉积。

知识点5：嗜酸性筋膜炎的诊断

嗜酸性筋膜炎诊断的主要依据为：①发病前常有过度劳累史；②急性发病；③硬皮病样皮肤损害；④外周血嗜酸性粒细胞明显增高；⑤皮肤组织病理示深筋膜炎症伴有嗜酸性粒细胞浸润，而表皮、真皮无明显改变。

知识点6：嗜酸性筋膜炎的鉴别诊断

本病应与下列疾病相鉴别。

（1）硬皮病：可有类似的皮肤表现，使得二者的鉴别变得困难。EF病变主要在前臂、腿和臀，偶见躯干，不在手、足和脸部；皮肤可被提起，无雷诺现象，累及内脏者较少；80%~90%患者有高嗜酸性粒细胞增多症；组织学表现为筋膜增厚、嗜酸性粒细胞浸润。硬皮病局限在真皮和表皮内，表皮萎缩、真皮纤维化、筋膜正常；EF大多数对于肾上腺皮质激素较敏感，硬皮病一般无效。

（2）嗜酸性粒细胞增多-肌痛综合征：比较罕见，与过量摄食L2色氨酸有关，常有严重弥漫性肌痛和肌力减退，皮疹及系统损害常见，剧痒为早期特征之一。血液中嗜酸性粒细胞增多。组织学中累及肌肉组织，肌束膜间明显炎细胞浸润，深筋膜中慢性炎细胞浸润，或无嗜酸性粒细胞增生。

知识点7：嗜酸性筋膜炎的治疗

（1）糖皮质激素：为首选治疗药物，大多对激素治疗的初期反应良好，但单用激素治疗疗程长，病情易反复发作。多用中小剂量。对于激素反应不佳者，甲泼尼龙冲击疗法可得到较好疗效。

（2）免疫抑制药：难治性及有系统损害时需尽早加用免疫抑制药，如环磷酰胺、硫唑嘌呤、霉酚酸酯（商品名骁悉）、甲氨蝶呤以及环孢素A等。

（3）其他：羟氯喹、西咪替丁和D-青霉胺可能有效。此外有人认为尽早合理配合治疗性血浆置换术，能够缩短疗程，效果、安全性好，减少长期使用激素引起的医源性并发症。近年有报道使用骨髓移植法效果佳。生物治疗如抗肿瘤坏死因子α（TNT-α）治疗也有成功案例的报道。

知识点8：嗜酸性筋膜炎的并发症的诊断、治疗和预防

EF并腕管综合征，除了使用药物治疗嗜酸性筋膜炎外，如嵌压症状明显，可考虑行腕管减压和正中神经松解术，但术后仍需继续治疗本病。关节炎与关节挛缩应注意功能锻炼以及康复治疗。抗TNF-α抑制药，如英夫利昔单抗用于经典治疗方法无效的顽固病例。近来光化学疗法有治疗成功的报道。

第七节 成人 Still 病

知识点 1：成人 Still 病（AOSD）的病因和发病机制

本病的病因和发病机制不清楚，一般认为与感染、遗传和免疫异常有关。可能是由于易感个体对致病微生物（如细菌或病毒感染）超抗原的全身性免疫炎症反应。HLA-B8、Bw35、B44、DR4、DR5 和 DR7 等均与成人 Still 病发病有一定关系，HLA-DR2 抗原在 AOSD 的患者中最常见。

知识点 2：成人 Still 病的临床表现

（1）发热：是最常见、最早出现的症状，几乎发生于所有患者，体温常达 39℃以上，多在午后或傍晚达到高峰，伴或不伴寒战，中毒症状轻，但不经处理次日清晨体温可下降到正常。通常峰热每日 1 次，少数患者 2 次。

（2）皮疹：约发生于 90%以上患者，为一过性红斑或风团样皮疹，也可为多形性，伴有不同程度瘙痒，几小时内可消退，常反复，与发热一致。皮疹主要分布于躯干、四肢，也可发生在面部。部分患者经热敷搔抓等物理刺激后诱发皮疹，即 Koebner 现象。

（3）关节炎或关节疼痛：几乎出现于所有患者，均在高热时出现，热退后消失或明显减轻，关节以大关节痛为主，一般以膝、腕关节最常见，但多无肿胀或畸形。多数患者发热时伴有不同程度肌肉酸痛。

（4）咽痛：多数患者有明显咽痛，一般是发病的最初表现，发热时加重，退热后减轻。

（5）肝、脾、淋巴结增大：肝、脾大多是轻度，淋巴结增大多见于颈部、腋下以及腹股沟处，增大淋巴结在热退时可随之缩小。

（6）其他少见的临床表现：腹痛、胸膜炎、间质性肺炎、心包炎与心肌炎、中枢神经异常，急性肝、肾衰竭以及弥漫性血管内凝血、噬血细胞综合征等。

知识点 3：成人 Still 病的辅助检查

（1）疾病活动期患者血白细胞计数>15×10^9/L，以中性粒细胞增高为主。

（2）部分患者血小板计数升高和轻度贫血。

（3）部分患者肝酶轻度增加。

（4）类风湿因子和抗核抗体阴性，只有少数人可呈低滴度阳性。

（5）血沉增快，C 反应蛋白与血清铁蛋白（SF）水平增高，且 SF 水平和病情活动呈正相关。

（6）血培养阴性。

（7）关节 X 线摄片：早期可有关节周围软组织肿胀以及关节骨端骨质疏松。晚期可出现关节软骨破坏和关节间隙狭窄。

知识点 4：成人 Still 病的病理学检查

皮肤病理缺乏特异性，出现真皮水肿，真皮浅层血管周围轻度中性粒细胞和单一核细胞浸润。淋巴结活检大多数反应性增生或慢性非特异性炎症。

知识点 5：成人 Still 病的诊断

国内外曾制定了不同的诊断或分类标准，推荐使用较多的是美国 Cush 标准和日本初步诊断标准。

（1）Cush 标准：必要条件，发热不低于 39℃；关节痛或关节炎；类风湿因子<1∶80；抗核抗体<1∶100；另需具备下列任意 2 项：白细胞超过 15×10^9/L；皮疹；胸膜炎或心包炎；肝大或脾大或淋巴结增大。

（2）日本初步诊断标准：主要条件，发热不低于 39℃ 并持续 1 周以上；关节痛持续 2 周以上；典型皮疹；白细胞超过 15×10^9/L。次要条件：咽痛；淋巴结与（或）脾大；肝功能异常；类风湿因子与抗核抗体阴性。此标准需排除：感染性疾病、恶性肿瘤以及其他风湿病。符合 5 项或更多条件（至少含 2 项主要条件），可进行诊断。

知识点 6：成人 Still 病的鉴别诊断

本病需与下列疾病鉴别诊断：

（1）败血症：常有原发感染灶，中毒症状严重，病程非一过性间歇性皮肤淤点，血骨髓培养有病原菌，抗生素有疗效，而 AODS 无上述特征且糖皮质激素有疗效。

（2）系统性红斑狼疮：蝶形红斑或盘状红斑，常合并肾炎，周围血象降低，抗核抗体、抗 Sm 抗体、抗 dsDNA 抗体以及狼疮细胞阳性可鉴别。

（3）风湿热：风湿热皮疹虽然是一过性环状红斑或皮下结节，但为中等度发热，抗“O”增高，心脏受累多并且严重，特别是心肌炎、心内膜炎，并常遗留瓣膜病变，特征性的舞蹈症等都能鉴别。

（4）淋巴瘤：皮疹为浸润性斑丘疹、结节、斑块以及溃疡，进行性淋巴结增大，皮肤、淋巴结活检可鉴别。

知识点 7：成人 Still 病的治疗

本病尚无根治方法，但若能及早诊断，合理治疗可以控制发作，防止复发。

（1）糖皮质激素：常用泼尼松每日 0.5～1mg/(kg · d) 待症状控制、病情稳定 1 个月以后可逐渐减量，总疗程不得超过 6 个月。减量过程中可加用非甾体类抗炎药与慢作用抗风湿药巩固疗效。疗效不佳时可使用大剂量甲泼尼龙或免疫球蛋白冲击治疗。

（2）非甾体类抗炎药：轻症病例可单独应用 NSAIDs，如萘普生 0.2g，每日 2 次，吲哚美辛 25mg，每日 3 次，扶他林 25~60mg，每日 3 次。

（3）慢作用抗风湿药：病情长期控制不理想，糖皮质激素疗效不好，可使用下列药物：甲氨蝶呤（每周 10~25mg，口服或静滴），硫唑嘌呤或环磷酰胺 50~100mg/d，环孢素 3~5mg/(kg·d)，柳氮磺胺吡啶 2g/d 和雷公藤多苷 40~60mg/d 等。

知识点 8：成人 Still 病的并发症的发生、治疗和预防

祛除诱发本病的诱因，注意增强身体锻炼提高自身免疫力，防止感染。在疾病缓解时激素应按照规则逐渐减量，避免突然减量或停药，造成中枢神经异常，急性肝、肾衰竭，弥散性血管内凝血以及噬血细胞综合征等严重并发症的发生，一旦发生，除选用甲泼尼龙冲击治疗或大剂量免疫球蛋白治疗 3~5 天外，应注意激素不良反应，进行对症治疗。

第八节 复发性多软骨炎

知识点 1：复发性多软骨炎（RPC）的病因和发病机制

复发性多软骨炎的病因及发病机制目前尚不清楚，实验证据提示和自身免疫反应有密切关系。软骨基质受外伤、炎症以及过敏等因素的影响暴露出抗原性，造成机体对软骨局部或有共同基质成分的组织如巩膜、葡萄膜、玻璃体、视神经内膜与神经束膜、主动脉中层和内层的结缔组织、心瓣膜和心肌肌纤维膜、气管黏膜下基底膜、关节滑膜与肾小球及肾小管基底膜等组织的免疫反应。

知识点 2：复发性多软骨炎的临床表现

RPC 活动期可有发热、局部疼痛、疲乏无力、体重减轻以及食欲缺乏等。

（1）耳软骨炎：耳郭软骨炎为最常见的临床表现。病变多局限在耳郭软骨部分，常对称性受累，但耳垂不受累。初期只表现为耳郭红、肿、热、痛、有红斑结节，反复发作，长期耳郭塌陷畸形。耳郭软骨炎可导致耳松软、变形、弹力减弱，出现结节和外耳道萎缩。外耳道狭窄、中耳炎症、咽鼓管阻塞可致传导性耳聋。后期可累及内耳，表现为听觉或前庭功能受损。病变累及迷路可导致旋转性头晕、眼球震颤、共济失调、恶心以及呕吐等。

（2）鼻软骨炎：大约 3/4 的患者有鼻软骨炎。在急性期表现为局部红肿、压痛，数天后可缓解。反复发作可造成鼻软骨局限性塌陷，发展为鞍鼻畸形，甚者鼻梁下陷。

（3）眼部病变：眼部可累及单侧或者双侧。最常见的临床表现是突眼、巩膜外层炎、角膜炎或葡萄膜炎。视网膜病变有视网膜微小动脉瘤、出血和渗出、静脉闭塞、动脉栓塞也经常发生。视网膜血管炎或视神经炎可导致失明。

（4）关节病变：RPC 的关节损害特点为外周关节非侵蚀性非畸形性多关节炎。大小关节都会受累，呈非对称性分布，多为间歇性发作，慢性持续性者较少。肋软骨与胸锁关节以及骶髂关节也可受累。关节液多为非炎症性的。

（5）呼吸系统病变：约半数患者累及喉、气管以及支气管软骨。表现为声音嘶哑，刺激性咳嗽，呼吸困难及吸气性喘鸣。喉和气管炎症早期可有甲状软骨、环状软骨和气管软骨压痛。喉和会厌软骨炎症可导致上呼吸道塌陷，引起窒息，需紧急进行气管切开术。在疾病的晚期支气管局灶性或弥漫性的气道狭窄，继发肺部感染，可造成患者死亡。

（6）心血管病变：大约30%的患者可累及心血管系统，表现为心肌炎、心内膜炎或是心脏传导阻滞，主动脉瓣关闭不全，大、中、小血管炎。主动脉瓣关闭不全是常见且严重的心血管并发症，其他的表现包括升主动脉与降主动脉动脉瘤，大血管动脉瘤破裂可导致猝死。此外，还可出现因血管炎而导致的血栓形成，可累及降主和腹主动脉，锁骨下、脑内、肝、肠系膜和周围动脉。

（7）皮肤病变：RPC 皮损无特异性，受累率大约25%。皮损形态多样，可表现为结节性红斑、紫癜、网状青斑、结节、皮肤角化、溢脓以及色素沉着等。活检常出现白细胞破碎性血管炎的组织学改变。此外也可发生指（趾）甲生长迟缓、脱发及脂膜炎，口腔和生殖器黏膜溃疡。有些病例和贝赫切特病重叠存在。

（8）其他系统受累：RPC 患者常累及血液系统。根据报道半数患者发生贫血、血小板减少。部分患者脾脏大，还可并发骨髓异常增生综合征。

少数患者可有中枢神经系统受损伤或周围神经受损的症状，如头痛，展神经、面神经麻痹、癫痫、器质性脑病或痴呆，也可发生多发性单神经炎。

肾脏受累的表现为显微镜下血尿，蛋白尿或管型尿，反复发作可导致严重肾炎或肾功能不全。

知识点3：复发性多软骨炎的辅助检查

（1）血常规和血沉：急性活动期大多数患者有轻度正细胞正色素性贫血以及白细胞中度增高。血沉增速。

（2）尿常规：少数患者出现蛋白尿、血尿或管型尿。急性活动期尿中酸性黏多糖排泄增多，对诊断有参考价值。

（3）血清学检查：20%～25%的患者免疫荧光抗核抗体和类风湿因子阳性。总补体、C3、C4 多正常，偶有上升。间接荧光免疫法显示抗软骨细胞抗体和抗Ⅱ型胶原抗体阳性对RPC 的诊断会有帮助。

（4）肾功能异常和脑脊液细胞：增多提示相关的血管炎。

（5）X 线检查：常有耳软骨钙化，喉断层摄影可看到气管狭窄。胸片显示有肺不张、肺炎和程度不等的纤维化。气管支气管体层摄影可见气管、支气管普遍性狭窄。X 线检查可见心脏扩大，且以左心扩大为主。有时也能显示主动脉弓进行性扩大，升主动脉与降主动脉、鼻、气管和喉有钙化。关节 X 线检查示关节旁的骨密度降低，可有关节腔狭窄，但没有侵蚀性破坏。少数患者有脊柱后凸，椎和椎间盘有侵蚀以及融合，骶髂关节狭窄及侵蚀，必要时行 CT 扫描检查。

（6）纤维支气管镜检查和肺功能测定：纤维支气管镜检查可发现气管、支气管普遍狭窄，软骨环消失，黏膜增厚、充血水肿以及坏死，内有肉芽肿样改变或黏膜苍白萎缩。肺功能测定可知阻塞性通气障碍。

知识点4：复发性多软骨炎的病理学检查

皮肤活检常发生白细胞破碎性血管炎的组织学改变。肾脏活检呈肾小球性肾炎的组织学表现。

知识点5：复发性多软骨炎的诊断

根据典型的临床表现与实验室检查在考虑到RPC的可能时，可按1975年McAdam的诊断标准判定：①双耳软骨炎；②非侵蚀性多关节炎；③鼻软骨炎；④眼炎，包括结膜炎、角膜炎、巩膜炎、浅层巩膜炎以及葡萄膜炎等；⑤喉、气管软骨炎；⑥耳蜗或前庭受损，表现为听力丧失，耳鸣以及眩晕。具有上述标准3条或3条以上者能够确诊，无需组织学证实。不足3条者需软骨活检证实诊断。

知识点6：复发性多软骨炎的鉴别诊断

（1）耳郭病变和外耳炎：应与局部外伤、冻疮、丹毒、慢性感染、系统性红斑狼疮、痛风、真菌性疾病、梅毒及麻风病鉴别。

（2）鼻软骨炎：应与韦格纳肉芽肿、淋巴样肉芽肿、致死性中线肉芽肿、先天性梅毒、麻风、淋巴瘤和结核等引起的肉芽肿以及癌肿和淋巴肉瘤相鉴别。

（3）眼炎：需注意与韦格纳肉芽肿、结节性多动脉炎、Cogan综合征、贝赫切特病以及原发性或继发性干燥综合征等累及眼的全身性疾病相鉴别。

（4）气管支气管狭窄变形：需与感染性疾病、结节病、非感染性肉芽肿病、肿瘤、慢性阻塞性肺疾病以及淀粉样变性等疾病鉴别。

（5）主动脉炎与主动脉病的病变：应与梅毒、马方综合征、Ehlers-Danlos综合征、特发性纵隔囊肿坏死及血清阴性脊柱关节病并发的主动脉病变相鉴别。

（6）肋软骨炎病变：需与良性胸廓综合征鉴别，后者如特发性、外伤性肋软骨炎、Tietze综合征、肋胸软骨炎和剑突软骨综合征等。

知识点7：复发性多软骨炎的治疗

（1）一般治疗：急性发作期需卧床休息，视病情给予流质或半流质饮食，以免引起会厌或喉部疼痛。注意保持呼吸道通畅，预防窒息。烦躁不安者可适当用镇静药。让患者保持足量的睡眠。

（2）药物治疗：①非甾体类抗炎药：可使用吲哚美辛2.5mg/d或双氯芬酸钠75～150mg/d，根据剂型每日3次或1次口服；布洛芬0.6g，每日3～4次口服或使用其他非甾体类抗炎药；②糖皮质激素：糖皮质激素能够抑制病变的急性发作，减少复发的频率及严重程度，用于较重的患者，初始剂量为泼尼松30~60mg/d，分次或晨起1次口服。临床症状好转后，泼尼松将逐渐减量。剂量在15mg/d以下时可长期维持1~2年；③免疫抑制药：选用环磷酰胺400mg静脉注射每周1次，或200mg隔日1次静脉注射，病情稳定后酌减，甲氨蝶呤10~30mg每周1次口服或静脉注射，也可使用硫唑嘌呤等免疫抑制药口服。

知识点8：复发性多软骨炎的并发症的诊断、治疗和预防

（1）早期行肺功能检测和支气管镜检能够及早发现肺部病变（后者因可能加重低氧血症，现多被CT、MRI替代）。气管堵塞需行气管切开术、机械通气、气管手术或放置支架。应积极预防及治疗肺部炎症。

（2）心瓣膜病变引起难治性心功能不全时，需使用强心药和减轻心脏负荷的药物。如果有条件可行瓣膜修补术或瓣膜成形术。主动脉瘤切除术成功也经常有报道。

第九节　变应性皮肤血管炎

知识点1：变应性皮肤血管炎的病因和发病机制

本病的致病因子多为细菌与病毒感染（如β溶血性链球菌、结核菌、流感病毒），也包括某些药物或化学品（如可卡因、杀虫剂）、淋巴增生性疾病（如霍奇金病）等。本病的发病和免疫复合物沉积有关，属Ⅲ型变态反应。细菌等抗原与体内相应的抗体结合后，形成循环免疫复合物并沉积在毛细血管及小血管壁，激活补体后产生各种炎症介质，因此损伤血管内皮细胞。

知识点2：变应性皮肤血管炎的临床表现

变应性皮肤血管炎多发生在中青年，女性多于男性。好发于下肢和臀部，尤以小腿为多，亦可分布在上肢和躯干，常对称分布。皮损呈多形性，可表现为红斑、丘疹、紫癜、水疱、血疱、糜烂、溃疡、坏死以及表浅小结节等，但以紫癜、溃疡、坏死和结节为主要特征，皮损消退处留有色素沉着或萎缩性瘢痕。自觉轻度瘙痒或烧灼感，部分有疼痛，特别是在溃疡和结节处。可伴有低至中度发热、倦怠及关节酸痛等全身症状。病程较长，易迁延反复至数月甚至数年。个别可累及肾、胃肠道、肺和中枢神经系统，出现相应表现，称为“系统性变应性血管炎”。

知识点3：变应性皮肤血管炎的诊断

变应性皮肤血管炎：①好发生在中青年女性，起病突然；②损害常在臀部以下，多数为小腿；③慢性病程，季节性反复发作；④皮损呈多形性，包括紫癜、结节、水疱、坏死

以及溃疡等；⑤病理提示白细胞碎裂性血管炎。

知识点4：变应性皮肤血管炎的鉴别诊断

本病需与下列疾病鉴别诊断：

（1）过敏性紫癜：该病皮损比较单一，主要为紫癜及风团，血小板正常，可伴有腹痛、关节表现和肾脏改变。

（2）结节性多动脉炎：该病表现主要是皮下结节，疼痛明显。病变侵犯中、小动脉，不累及静脉或淋巴管。实验室检查常见中性粒细胞增多。

（3）急性痘疮样苔藓样糠疹：好发生在躯干、上肢屈侧，表现为丘疹、丘疱疹、坏死、出血和结痂等。组织学改变除可有淋巴细胞性血管炎外，多有表皮的损伤。

知识点5：变应性皮肤血管炎的治疗

变应性皮肤血管炎的药物治疗最好是沙利度胺75～150mg/d或氨苯砜100～150mg/d；若皮损范围广泛、症状较重者给予糖皮质激素（相当于泼尼松15～30mg/d）或和沙利度胺等联合应用。如有重要脏器损害者糖皮质激素和环磷酰胺合用效果优于单用激素，且可降低激素用量。组织学上有明显血栓者需联合阿司匹林等抗凝药治疗。还可使用维生素C等辅助治疗。

第十节　过敏性紫癜

知识点1：过敏性紫癜的病因和发病机制

过敏性紫癜的病因比较复杂，细菌（如溶血性链球菌）、病毒（如流感病毒）、食物（鱼虾、鸡蛋等）以及药物（水杨酸盐类、抗生素类、巴比妥类）等均可导致发病，恶性肿瘤与自身免疫性疾病亦可为可能病因。发病机制为Ⅲ型变态反应，抗原和抗体（主要为IgA型）结合形成的循环免疫复合物在血管壁沉积，激活补体，导致毛细血管与小血管壁及其周围产生炎症，使血管壁通透性增高，从而产生各种临床表现。

知识点2：过敏性紫癜的临床表现

过敏性紫癜多见于儿童和青少年，90%患者为10岁以内儿童，男性多于女性。好发于下肢，以小腿伸侧为主，重者可累及上肢、躯干。发病前常有上呼吸道感染、低热以及全身不适等前驱症状，继而出现针尖至黄豆大小、可触及的紫癜、出血性丘疹或淤斑，部分有融合倾向，经常分批出现。病程长短不一，可持续数月或1～2年，容易复发。除严重并发症外，一般预后良好。

只累及皮肤者称为单纯型；并发关节疼痛、肿胀称为关节型，多为膝和踝关节受累，也可累及肘、腕、指关节；并发消化道症状称为腹型，表现为脐周与下腹部疼痛、恶心、呕吐等，严重者可发生便血甚至肠套叠、肠穿孔；并发肾脏损害称为肾型，主要表现为血尿，其次为蛋白尿与管型，尽管在对有肾脏损害患者的长期随访中仍有慢性肾脏损伤，但只有1%~3%进展为肾功能不全，成年人的肾脏损害通常比儿童严重；上述各型有时可合并存在，称为混合型。非单纯型者除紫癜外，还可出现风团、水疱甚至溃疡或坏死等多形性皮损。

知识点3：过敏性紫癜的诊断

欧洲抗风湿病联盟2008年推荐使用的过敏性紫癜分类标准为：

必要条件：多发于下肢的皮肤紫癜（常为可碰触紫癜且成批出现）或淤点，血小板不会减少。

次要条件：①弥散性腹痛；②组织学检查显示伴IgA沉积的皮肤白细胞碎裂性血管炎，或伴有IgA沉积的增生性肾小球肾炎；③急性关节炎或关节痛；④肾脏受累：蛋白尿超过0.3g/24h或血尿、红细胞管型。

皮肤紫癜是必要条件，加上次要条件中的至少一条即可确诊过敏性紫癜。

知识点4：过敏性紫癜的鉴别诊断

单纯型过敏性紫癜应和特发性血小板减少性紫癜进行鉴别，后者血小板显著降低，有出血倾向，皮损表现为不可触及的紫癜，淤斑明显；腹型应和外科急腹症（特别是阑尾炎）进行鉴别；肾型或混合型应和系统性红斑狼疮和系统性血管炎（特别是韦格纳肉芽肿）进行鉴别。

知识点5：过敏性紫癜的治疗

单纯型过敏性紫癜可选用降低血管通透性的药物（如维生素C、芦丁和钙剂），关节型选用羟氯喹、氨苯砜或秋水仙素等抗炎药，疼痛明显时选用非甾体类抗炎药，腹型和肾型则需给予糖皮质激素或联合细胞毒药物（如环磷酰胺）等。

第十一节　贝赫切特病

知识点1：贝赫切特病的病因和发病机制

贝赫切特病（旧译白塞病）的病因尚不清楚。有感染、自身免疫与遗传易感性几种假说。

（1）感染方面：有研究者从患者的皮损与外周血淋巴细胞中发现单纯疱疹病毒的基因，并在患者的血清中检测到抗HSV抗体和针对该病毒的循环免疫复合物；也有人发现链球菌抗原在皮肤测试中能够诱发本病，故认为某些细菌、病毒以及其他微生物体的抗原与本病的发病有关。

（2）自身免疫：活动期贝赫切特病患者体内促炎症因子显著增加且与疾病的活动性有关；本病的恶化和 αβT 细胞与 γδT 细胞的异常调节有关，而热休克蛋白可能是激活 αβT 细胞和 δT 细胞的触发因素之一；体液免疫的研究发现患者体内抗内皮细胞抗体、抗磷脂抗体及抗淋巴细胞抗体增加，尤其是 IgA 表型 B 细胞增加。

（3）遗传易感性：本病可能和人类白细胞抗原 HLA-B5 及其亚型 HLA-B51，以及与其紧密连锁的人类主要组织相容性复合体 I 类相关基因 A 相关。其他系统疾病（如消化道、神经系统和内分泌等）或体内微量元素异常等也可能和发病有一定关系。目前大多数人认为它是一种多基因遗传病，遗传学因素作为贝赫切特病发病的内源性因素起到了重要作用，在感染等外源性因素的诱发下，具有一定遗传背景的个体发生免疫紊乱，引发本病。

知识点 2：贝赫切特病的临床表现——口腔溃疡

复发性口腔溃疡，发生率高达 98%以上，大约 70%的患者以此为首发症状。溃疡单发或多发，直径约 2～10mm，呈圆形或椭圆形，边界清晰，中心是淡黄色坏死性基底，周围有明显红晕，深浅不一，好发生在唇、舌、颊黏膜、软腭、硬腭及扁桃体，甚至咽部和鼻腔等处；为疼痛性溃疡，严重者影响进食，一般 1～2 周后消退，通常不留瘢痕，溃疡较深较大者可留有瘢痕。

知识点 3：贝赫切特病的临床表现——生殖器溃疡

生殖器溃疡发生率达到 80%以上。多出现在口腔黏膜或皮肤病变之后，极少表现为首发症状。女性发生率较高，发生较早，也较为严重。溃疡的性质及病程类似于口腔溃疡。男性好发于阴囊、阴茎、龟头或尿道；女性好发于外阴、阴道或宫颈；也可发于男女两性的会阴、肛门、直肠等处。常伴局部淋巴结增大。女性严重者可导致外阴严重破坏。

知识点 4：贝赫切特病的临床表现——眼部损害

眼部损害发生相对较晚，发生率为 50%左右，可反复发作。开始时常表现为严重的眶周疼痛以及畏光。病变可累及眼球前段，表现为虹膜睫状体炎、前房积脓、结膜炎与角膜炎，预后较好；累及眼球后段，表现为脉络膜炎、视神经乳头炎、视神经萎缩和玻璃体病变，可导致青光眼、白内障和失明，预后较差。视网膜血管炎为最典型的眼部体征，也是引起失明的主要原因。

知识点 5：贝赫切特病的临床表现——皮肤损害

皮肤损害发生率为 60%～80%，通常出现在口腔溃疡之后，少数患者以此为首发症状。

皮疹最常见形式为痤疮样和毛囊炎样皮损、结节性红斑样皮损，还可表现为脓肿与多形红斑样损害。其中痤疮样皮损多发生于躯干，难见到黑头粉刺与瘢痕性痤疮；毛囊炎样皮损也多见于躯干，但下肢和阴囊等部位也不少见，其特点为顶端脓头较小，周围有红晕愈后不留瘢痕；结节红斑样皮损好发于下肢，其特点为结节较小、部位较表浅、压痛较轻微、周围有红晕、很少发生破溃以及遗留瘢痕。针刺同形反应阳性对本病有诊断价值，有40%~70%的患者可发生此反应，方法为用生理盐水皮内注射或无菌针头皮内刺入或静脉穿刺等，24 小时后可在受刺部位产生毛囊炎或脓疱，48 小时左右最为明显。

知识点6：贝赫切特病的其他系统临床表现

其他系统表现包括以膝、踝及肘关节等大关节为主的游走性关节炎；血管炎的表现，多数为复发性浅表或深在性血栓性静脉炎，也可出现颈总动脉、锁骨下动脉以及股动脉等动脉炎；神经系统病变，多为中枢神经系统受累，男性多见；其他例如泌尿生殖道、呼吸系统、消化系统、心血管系统均可出现不同程度病变。

知识点7：贝赫切特病的诊断

贝赫切特病的诊断以临床表现为主。典型的贝赫切特病根据口腔、眼、生殖器损害和针刺反应阳性而不难诊断，当临床表现不完全时可诊断为不全型贝赫切特病。1990 年国际贝赫切特病研究小组推荐的诊断标准为：复发性口腔溃疡（在 12 个月内至少复发 3 次），加上下列任意两种表现可做出诊断：①复发性生殖器溃疡；②眼部症状（如视网膜的血管炎或前、后葡萄膜炎）；③皮肤病变（如结节性红斑、假性毛囊炎、丘疹脓疱性损害或没有进行糖皮质激素治疗的青春期后患者的痤疮样结节）；④针刺试验阳性。

知识点8：贝赫切特病的鉴别诊断

贝赫切特病早期仅为口腔溃疡，应与阿弗他口腔炎、疱疹性口炎和天疱疮等进行鉴别；生殖器溃疡应与生殖器疱疹和女阴急性溃疡等鉴别，还应与结节性红斑、细菌性毛囊炎及风湿性关节炎等疾病进行鉴别。

知识点9：贝赫切特病的系统治疗

（1）糖皮质激素：主张用于治疗病情严重者，如高热、急性发作性的眼部病变、中枢神经系统病变、严重的血管炎以及关节病变、严重的口腔或生殖器溃疡，初始剂量相当于泼尼松 1~1.5mg/(kg·d)，病情控制 2 周后逐渐减量。严重的神经与眼部病变者可用甲泼尼龙冲击疗法。

（2）秋水仙碱：可有效治疗与预防红斑结节样皮损及关节炎，减少女性口腔及生殖器溃疡的复发。剂量为 1~1.5mg/d。

（3）沙利度胺：对严重的口腔与生殖器溃疡及毛囊炎样皮疹有效，但可引起短暂的红斑和结节发作频率增加。用量为100~200mg/d。

（4）硫唑嘌呤：可降低眼部损害、口腔及生殖器溃疡和关节损害的发生率及预防复发。通常要4~6周才起效。

（5）苯丁酸氮芥：用于治疗眼部病变，剂量为0.1mg/(kg·d)，疗效优于糖皮质激素，但长期使用副作用大。

（6）环孢素：环孢素10mg/(kg·d)可降低眼部疾病的发病频率和严重程度，维持剂量是3~5mg/(kg·d)。小剂量环孢素联合糖皮质激素效果更佳，且肾脏毒性更小。

（7）免疫调节药：可选用转移因子、胸腺肽和IFN-α等。

（8）生物制剂：抗TNF-α的生物制剂效果好。英利昔单抗：快速有效治疗对常规治疗抵触的贝赫切特病，无明显的不良反应。剂量为3~10mg/(kg·d)，分1~4次静脉给药，半年为1疗程。依那昔普对贝赫切特病的口腔溃疡、结节和脓疱样皮肤损伤及关节炎均有明显改善。用法是25mg皮下注射，2次/周，1周起效。

（9）其他：非甾体类抗炎药例如吲哚美辛，25mg口服，每日4次，连服3个月可有效缓解贝赫切特病的关节症状以及脓疱性皮肤损害，与糖皮质激素合用可增加疗效；柳氮磺胺吡啶2~4g/d能够有效地治疗胃肠道溃疡；米诺环素100mg/d，持续用药3个月，可以有效地缓解生殖器溃疡，但对口腔溃疡无效；氨苯砜可作为替代药物或与其他药物联用。

知识点10：贝赫切特病的局部治疗

局部治疗主要针对各部位的溃疡。口腔溃疡者可给予口炎清等温和的溶液漱口，疼痛剧烈时局部涂擦苯唑卡因或0.5%盐酸达克罗宁、冰硼散等制剂。硫糖铝悬浊液可用于治疗口腔和生殖器溃疡，可减轻疼痛和加快愈合。轻度的前葡萄膜炎使用扩瞳眼药水和激素眼药水。

第八章　大疱及疱疹性皮肤病

第一节　天　疱　疮

知识点 1：天疱疮的病因和发病机制

天疱疮的病因尚不清楚。由于棘细胞间有 IgG 沉积，将患者血清或 IgG 被动转移至鼠，鼠可产生表皮棘细胞松解，而去除血清中的 IgG 成分可使病情缓解，故本病是由器官特异性自身抗体——抗 Dsg 抗体介导的器官特异性自身免疫病。

天疱疮抗原为表皮棘细胞间桥粒的结构蛋白即 Dsg，属于钙依赖性细胞黏附分子家族一员，分为寻常型天疱疮抗原即 Dsg3 与落叶型天疱疮抗原即 Dsg1。

抗 Dsg 抗体和 Dsg 结合后引起细胞间黏附功能丧失、棘层松解和水疱形成的机制主要为：抗体通过空间位阻直接干扰了 Dsg 的连接；抗体和 Dsg 结合后通过细胞信号传导途径导致一系列蛋白酶被激活，水解参与表皮细胞黏着的连接结构；抗原抗体结合后作用在细胞核，使胞核固缩，核周发生空泡变性，引起细胞凋亡。

知识点 2：寻常型天疱疮的临床表现

寻常型天疱疮是最常见且严重的类型，多累及中年人，儿童罕见。好发于口腔、胸、背、头部，严重者可遍布全身，口腔黏膜受累几乎出现于所有患者，多为首发表现，个别甚至只有口腔损害。典型皮损为外观正常皮肤上发生水疱或大疱，或在红斑基础上产生大疱，疱壁薄，尼氏征阳性，易破溃形成糜烂面，渗液较多，可结痂，如果继发感染则伴有臭味。

本型预后在天疱疮中最差，在使用糖皮质激素治疗前，死亡率可达 75%，使用糖皮质激素后死亡率仍有 21.4%。死亡原因多为长期且大剂量应用糖皮质激素等免疫抑制剂后引起的感染等并发症以及多脏器衰竭，也可因病情持续发展导致大量体液丢失、低蛋白血症和恶病质而危及生命。

知识点 3：增殖型天疱疮的临床表现

增殖型天疱疮少见，为寻常型天疱疮的“亚型”。好见于腋窝、乳房下、腹股沟、外阴、肛门周围、鼻唇沟以及四肢等部位，口腔黏膜损害出现较迟且病情较轻。皮损最初为薄壁水疱，尼氏征阳性，破溃后在糜烂面上产生乳头状的肉芽增殖；皱褶部位易继发细菌和真菌感染，常有臭味；陈旧的皮损表面比较干燥，呈乳头瘤状。病程慢性，预后较好。

知识点4：落叶型天疱疮的临床表现

落叶型天疱疮多累及中老年人。好发于头面和胸背上部，口腔黏膜受累少，即使发生也比较轻微。水疱常发生于红斑基础上，尼氏征阳性，疱壁更薄，容易破裂，在表浅糜烂面上覆有黄褐色、油腻性痂和鳞屑，形如落叶，痂下分泌物被细菌分解可产生臭味。和寻常型相比，本型病情较轻。

知识点5：红斑型天疱疮的临床表现

红斑型天疱疮为落叶型天疱疮的“亚型”。好发于头面、躯干上部以及上肢等暴露或皮脂腺丰富的部位，一般不累及下肢与黏膜；皮损除有天疱疮常见的糜烂、结痂和水疱外，更多见的是红斑鳞屑性损害，伴有角化过度，面部皮损多为蝶形分布，躯干部皮损与脂溢性皮炎相似；部分患者血清中可检测到抗核抗体以及类风湿因子，基底膜有免疫球蛋白沉积；个别会发展为落叶型，预后大都良好。

知识点6：特殊类型天疱疮的临床表现

（1）副肿瘤性天疱疮：多来源于淋巴系统的肿瘤，可发生在任何年龄，病情重，特别是黏膜损害突出。皮损多形，除水疱、大疱外，还有多形红斑及扁平苔藓样损害。对糖皮质激素的治疗反应较差。

（2）药物性天疱疮：多在用药数月至一年后发生，多由D-青霉胺、卡托普利、吡罗昔康以及利福平等含有硫氢基团的药物诱发。黏膜受累少而轻，多表现为红斑型天疱疮，停药后可以自愈。

（3）IgA型天疱疮：多发生在中老年妇女，好发于皮肤皱褶部位。皮损为红斑基础上的无菌性脓疱和水疱，伴明显瘙痒，尼氏征阴性。棘细胞间沉积的免疫球蛋白及外周血检测到的抗体类型均为IgA型。

（4）疱疹样天疱疮：好发生在中老年人。皮损常对称分布于躯干及四肢近端，呈多形性，有红斑、丘疹和风团等，但以0.5cm左右的小水疱为主，尼氏征阴性，黏膜损害罕见，瘙痒显著。

知识点7：天疱疮的实验室检查

（1）大部分患者可有轻度贫血，且贫血和病情严重程度成正比。白细胞总数及中性粒细胞常中度增加，并且多与继发感染有关。半数患者可有嗜酸性粒细胞增多，血沉加快，血清总蛋白和白蛋白偏低，免疫球蛋白高低不一。

（2）细胞学检查：使用玻片在疱底或糜烂面上轻压印片，或用钝刀轻刮糜烂面后涂片做革兰染色，可看到单个或成群的棘层松解细胞，细胞圆形或卵圆形，细胞间桥消失，胞核圆形，大且深染，可见核仁，核周围有浅蓝色晕，胞质均匀，呈嗜碱性。天疱疮细胞聚集或者单个存在。

（3）免疫荧光检查：天疱疮患者皮损周围的皮肤进行直接免疫荧光检查可见到角质形成细胞间 IgG 和 C3 呈网格状沉积，80%～90%的天疱疮患者血清中有抗天疱疮抗体。但免疫荧光检查特异性和敏感性不高，其抗体滴度无法很好地反映疾病的严重程度。

（4）酶联免疫吸附实验：对特异性抗体的检测比免疫荧光检查具有更好的特异性和敏感性。对特异性抗 Dsg1 与 Dsg3 抗体的检测能够帮助鉴别诊断寻常型天疱疮以及落叶型天疱疮。在病情活动期，90%以上患者血清中有高滴度抗表皮细胞间物质的循环抗体，抗体滴度和病情的严重程度基本平行。临床症状改善后抗体滴度将下降或转阴。病变复发前 2～4 周天疱疮抗体滴度可先升高。

（5）免疫印迹及免疫沉淀：副肿瘤性天疱疮患者血清中有多种抗表皮棘细胞间连接蛋白的抗体，除了抗 Dsg 外，还能够检测到抗壳斑蛋白抗体、抗周斑蛋白抗体、抗桥粒斑蛋白-Ⅰ、Ⅱ抗体及大疱性类天疱疮抗原 BPAGI 抗体等。

（6）免疫遗传学：在犹太患者中 HLA～DR4 与 DQ8 阳性率高，非犹太患者中 HLA～DR6、DQ1 及 DQ5 阳性率高。

知识点 8：天疱疮的病理变化

基本组织病理变化是棘层松解、表皮内裂隙及水疱，疱腔内有棘层松解细胞。

（1）寻常型天疱疮：水疱或裂隙发生在棘层下方或基底层上方，疱底排列一层基底细胞，形成绒毛状；疱液中存在棘层松解细胞，细胞体积大，核浓缩居中，胞质均一。

（2）增殖型天疱疮：早期水疱或裂隙的发生和寻常型相同，但绒毛形成、表皮嵴下伸更为明显，晚期有表皮角化过度、棘层肥厚呈乳头瘤样增生。

（3）落叶型天疱疮：水疱、裂隙存在于棘层上部或颗粒层，陈旧的皮损有角化过度、角化不全、角栓形成以及棘层肥厚，颗粒层内可见形态类似的角化不良细胞，可提供诊断价值，真皮内中等量炎症细胞浸润，嗜酸性粒细胞增多。

（4）红斑型天疱疮：和落叶型天疱疮相同，但陈旧损害中毛囊角化过度，颗粒层棘层松解，角化不良细胞更明显。

（5）IgA 天疱疮的组织病理特征分成二型。①角质层下脓疱型：角质层下单房性脓疱中含有大量中性粒细胞以及少数棘层松解细胞；②表皮内脓疱型：脓疱分布在整个表皮内，疱液中含有大量中性、嗜酸性粒细胞以及棘层松解细胞，棘细胞层内有海绵形成。

（6）副肿瘤性天疱疮：棘松解发生在基底层上方，有明显的角质形成细胞坏死，基底细胞空泡变性；免疫病理也出现 IgG 或补体沉积与基底膜区。

直接免疫荧光检查显示几乎所有患者在角质形成细胞间有 IgG、C3 呈网格状沉积；寻常型天疱疮主要位于棘层中下方，落叶型天疱疮主要沉积在棘层上方甚至颗粒层；红斑型天疱疮暴露部位的皮肤除了表皮细胞间有 IgG、C3 呈网状沉积外，在基底膜带亦有 IgG、C3 呈线状沉积；IgA 型天疱疮角质层下脓疱型的 IgA 主要沉积在表皮上层细胞间，表皮内脓疱型 IgA 沉积于整个表皮内，且在表皮内偶有 C3、IgG、IgM 沉积；副肿瘤性天疱疮还有 IgG 或补体在基底膜带沉积。

电镜观察：早期改变为表皮细胞间基质或糖被膜局部或全部溶解，细胞间隙增宽，然后张力丝从桥粒附着板处脱落，桥粒消失。免疫电镜可见 IgG 紧贴在角质形成细胞表面，和桥粒无明显关系。

知识点9：天疱疮的诊断

（1）皮肤上出现松弛性水疱、大疱，壁薄易破，形成糜烂、结痂，常伴有黏膜损害，尼氏征阳性。

（2）疱液或疱底涂片可观察到棘层松解细胞。

（3）组织病理主要表现为表皮内水疱与棘层松解，在电镜下可以发现桥粒中心部解离，而使细胞间丧失结合能力。此亦是尼氏征的病理基础。

（4）免疫病理示棘细胞间有 IgG、C3 呈现网状沉积。

（5）间接免疫荧光检查或酶联免疫吸附实验表明血清中有高滴度天疱疮抗体。

增殖型天疱疮除上述变化外，可见有表皮增生呈现假上皮瘤样改变，表皮内有大量的嗜酸细胞小脓肿形成。

落叶型天疱疮与红斑型天疱疮棘溶解性水疱发生在表皮浅层（角层下或颗粒层内）。

知识点10：天疱疮的鉴别诊断

本病需与下列疾病鉴别诊断：

（1）大疱性类天疱疮：多发生在老年人；基本损害为疱壁紧张性水疱、大疱，不易破裂，破裂后易愈合，尼氏征为阴性，黏膜损害少见；组织病理为表皮下水疱；免疫病理提示皮肤基底膜带有 IgG、C3 呈线状沉积。

（2）疱疹样皮炎：本病少见，主要发生在中青年；以厚壁水疱为主的多形性损害常簇集成群或呈环形排列，疱壁紧张，尼氏征为阴性，瘙痒剧烈；组织病理示表皮下水疱和中性粒细胞为主的细胞浸润；直接免疫荧光检查显示真皮乳头有颗粒状 IgA、C3 沉积；多数患者同时患有谷胶敏感性肠炎病。

（3）线状 IgA 大疱性皮病：见于儿童及成年人；皮损为弧形或环形排列的紧张性水疱、大疱，尼氏征为阴性；组织病理为表皮下水疱；免疫病理示 IgA 呈线状沉积在基底膜带；70%患者血清中可检测出抗基底膜带的 IgA 循环抗体。

（4）获得性大疱性表皮松解症：多发生在成年人，儿童和老年亦可发病；基本损害为紧张性水疱、大疱，少数患有口腔黏膜损害；病理变化为表皮下水疱；免疫病理显示基底膜带有 IgG、C3、C4 呈线状沉积；血清中可检测到抗Ⅶ型胶原的 IgG 抗体；多数患者HLA～DR2 阳性。

（5）大疱性多形红斑：好发于春秋季节，儿童和青少年患病率高；皮肤损害呈红斑、水疱、大疱、血疱以及淤斑等，尼氏征阴性，大疱周围有红斑，易破，疱液浑浊，多呈血性，黏膜受累广泛并且严重，伴有发热、关节痛、血沉快、蛋白尿等全身症状，严重者出现全身中毒症状以及各器官损害。

（6）口腔损害需与阿弗他口腔炎及扁平苔藓进行鉴别，糜烂面涂片和活检可协助诊断。

（7）角质层下脓皮病：应与 IgA 天疱疮进行鉴别，本病皮损为松弛、壁极薄的表浅脓疱，主要分布在腋下、乳下、腹股沟等皱褶部位；病理为角质层下脓疱，偶见棘层松解细胞；直接免疫荧光检查表皮内没有抗体沉积。

（8）家族性良性慢性天疱疮：为常染色体显性遗传性皮肤病，临床特点是颈、腋、腹股沟等皮肤皱褶处反复发生的水疱、糜烂以及结痂，组织病理表现为基底膜上层裂隙、绒毛、大疱，表皮内棘层松解及棘细胞间桥消失如倒塌的砖墙。免疫荧光检查阴性。

知识点 11：天疱疮的治疗——支持治疗

给予高蛋白和高维生素饮食。注意维持水、电解质平衡。全身衰竭者给予白蛋白、血浆或者全血，少量多次使用。

知识点 12：天疱疮的系统治疗——糖皮质激素

糖皮质激素是目前治疗本病的首选药物。一旦确诊应及早应用，开始剂量应足够，以达到尽快控制病情的目的。常用泼尼松、地塞米松等，按照皮损范围、严重程度决定初始剂量（首剂量），以泼尼松为例，一般对皮损面积占体表不足 10%的轻症病例，或损害只限于口腔黏膜的患者，以 30~40mg/d 为宜；大约 30%的中度病例，以 60~80mg/d 为宜；50%以上的重症病例，则以 80~100mg/d 为宜。对糖皮质激素常规治疗无作用，可采用冲击疗法，用甲泼尼龙 250~1000mg/d 静滴，持续使用 3~5 天后改服泼尼松 40mg/d，如不能彻底控制，1 个月后再次冲击治疗。给药后应严密观察病情，若 5~7 天无好转，且仍有新水疱出现，应立即增加泼尼松的用量，增加剂量通常是原剂量的 40%~50%。

少数患者血清中有高滴度天疱疮自身抗体，口腔黏膜损伤严重，口服药有困难时，可使用氢化可的松或地塞米松（相当于相应量泼尼松），在皮疹完全控制、原有糜烂面，无新水疱发生，则连续使用 2~3 周后逐渐减药，减量速度不宜太快，根据病情每隔 10~20 天缩减 1 次，每次以减前量的 1/10~1/6 为宜，有条件每 2~3 周 IIF 检测抗体滴度，指导用量。开始减药的速度可快些，例如最初 3~4 周，可每 7~10d 减总药量的 10%，之后每 2~4 周减 1 次。并逐渐过渡到隔日服药的维持剂量治疗阶段，维持剂量一般为隔日晨起顿服 15~20mg，常需服用数年。若治疗规律，多数患者能够逐渐停药达到痊愈，一般平均需要 4~5 年的服药时间。减药过程中如果有新疹出现，则应暂停减药。若因减药速度太快或骤然停药，造成皮疹大面积复发，则需果断地增加用量或重新给药。

在糖皮质激素治疗期间，应密切注意其不良反应，并及时处理。

知识点13：天疱疮的系统治疗——免疫抑制药

免疫抑制药可单独使用或与糖皮质激素联用。与糖皮质激素联合应用，疗效较好，可使用硫唑嘌呤 1~2.5mg/(kg·d) 分次口服，或环磷酰胺 1.5~2mg/(kg·d) 口服或 2~4mg/kg 静脉滴注，隔日 1 次，总量为 6~8g，或甲氨蝶呤 10~25mg 肌内注射或静脉滴注，每周 1 次，或选用环孢素 3~8mg/(kg·d) 分次口服，病情好转后减为 2~3mg/(kg·d)，或麦考酚酸酯（骁悉）50~200mg/d；重病例应先用糖皮质激素控制病情后再加免疫抑制药，可以缩减治疗时间，降低与糖皮质激素的用量。免疫抑制药通常在应用 1 个月后出现疗效，出现疗效后，一般先减糖皮质激素，然后减免疫抑制药。应用免疫抑制药物须密切注意监测其胃肠道反应，骨髓抑制和肝、肾功能损伤等不良反应，及时采取相应对策。

知识点14：天疱疮的系统治疗——金制剂

金制剂通常用硫代苹果酸金钠，每周肌内注射 1 次，首次 10mg，第 2 次 25mg，直到病情控制后改为每 2~4 周肌内注射 50mg。一般在总剂量达到 300mg 时才有效果出现。目前使用较少。

知识点15：天疱疮的系统治疗——免疫调节治疗

（1）静脉大剂量丙种球蛋白：对大剂量糖皮质激素和与免疫抑制药联合治疗效果不理想的同时且又合并严重的感染症状时可考虑此方法。1~2g/(kg·d)，静脉给药，连续应用 3~5 天。

（2）血浆置换术/免疫吸附疗法：应用设备去除患者血浆中的自身抗体。每次的血浆置换量和血浆置换次数需根据病情程度而定。

知识点16：天疱疮的系统治疗——单克隆抗体疗法

单克隆抗体疗法为一种疗效高、特异性强的治疗手段。近年来单独使用单克隆抗体或是联合免疫抑制药、联合静脉注射丙种球蛋白用于天疱疮的治疗，得到较好的效果。国外常用利妥昔单抗（抗 CD20 单抗）来治疗重症的寻常型天疱疮（PV）和副肿瘤天疱疮（PNP），通常采用 375mg/m^2，每周 1 次，连续 4 周。也有报道应用英夫利昔单抗（TNF-α 单抗）治疗顽固性天疱疮有效。

知识点17：天疱疮的系统治疗——造血干细胞移植

近几年来，自体外周血造血干细胞移植用于糖皮质激素与免疫抑制药治疗无效的重症天疱疮有效。

知识点18：天疱疮的系统治疗——抗感染治疗

主要应用预防及控制皮损部位的细菌、真菌感染，应尽早使用。

知识点19：天疱疮的系统治疗——其他治疗

除了以上介绍的治疗药物和方法，还要一些药物例如雷公藤多苷：40~60mg/d，口服。氨苯砜：100~300mg/d，口服。沙利度胺：50~100mg/d，口服。烟酰胺，四环素和左旋咪唑（0.1~0.2g/d，联用泼尼松）。苯丁酸氮芥：4~10mg/d，以及体外光化学疗法，也都有一定效果。

知识点20：天疱疮的治疗——局部护理和外用药物

加强护理，避免继发感染。对皮损广泛者给予暴露疗法，使用1∶8000高锰酸钾溶液或者1∶1000苯扎溴铵清洗创面，保持创面洁净，感染性皮损根据细菌培养结果选取有效抗生素。口腔黏膜损害可使用10%甘草水或朵氏液漱口，外用他克莫司软膏、碘甘油或者2.5%金霉素甘油。疼痛严重者，进食前外用3%达克罗宁液或1%普鲁卡因溶液漱口。

知识点21：天疱疮的治疗——PNP的治疗

PNP的治疗主要为手术切除肿瘤病灶或治疗原发肿瘤，同时与糖皮质激素和（或）免疫抑制药联合治疗，静脉注射人血免疫球蛋白冲击治疗。现认为利妥昔单抗与达利珠单抗（抗IL-2R单抗）是治疗PNP的一线药物。

知识点22：天疱疮的并发症的诊断、治疗和预防

寻常型天疱疮如果不及时治疗可因大量体液和蛋白丢失，发生低蛋白血症，继发感染而危及生命，所以准确诊断和及时治疗是防止并发症的关键。

长期使用糖皮质激素以及免疫抑制药容易引起各类并发症，比如高血压、糖尿病、溃疡病、消化道出血以及肝功能受损；继发细菌或真菌感染；水电解质紊乱及精神神经症状等；长期服用者需注意白内障、骨质稀疏，甚至腰椎压缩性骨折以及股骨头无菌性坏死等的发生，国内也有报道天疱疮并发带状疱疹，重症肾小球肾炎。一旦出现，应进行相应处理。在治疗期间应定期监测患者的血压，血尿常规，便隐血，血糖，电解质肝、肾功能以及胸片等，并注意补钾补钙。

闭塞性细支气管炎，是造成PNP患者死亡的主要原因之一，临床呈不可逆的进行性呼吸困难，药物治疗无作用，63%患者5年内死于呼吸衰竭。本病的早期诊断主要根据高分辨CT、肺功能等影像学检查结果，但早期的有效治疗措施需要进一步研究。

第二节 大疱性类天疱疮

知识点1：大疱性类天疱疮（BP）的病因和发病机制

BP的病因尚不清楚。多数患者血清中存在抗基底膜带成分的自身抗体，免疫电镜显示此抗体结合在基底膜带的透明层，本病为器官特异性自身免疫病。

将BP循环抗体的靶抗原定位在半桥粒上的大疱性类天疱疮抗原1（BPAg1，又称BP230）与大疱性类天疱疮抗原2（BPAg2，又称BP180）。BP230是胞质内蛋白，虽然有80%~90%患者的血清能和其发生反应，但其抗体的被动血清转移实验不会引起BP。BP180是跨膜蛋白，胞内部分（氨基端）位于半桥粒的斑块内，胞外部分（羧基端）存在于基底膜带内，将抗BP180氨基端的抗体转移到鼠复制出类似于人BP的动物模型，所以抗BP180抗体是BP的致病性抗体。现已证实BP患者体内拥有针对BP180的自身反应性T细胞，能自发识别BP180。水疱形成的原因可能是因为基底膜带透明层部位的抗原抗体反应，在补体的参与下趋化白细胞且释放酶。

知识点2：大疱性类天疱疮的临床表现

（1）本病多发在60岁以上的老年人，好发于胸腹部和四肢近端和手、足部。

（2）典型皮损为在外观正常的皮肤或红斑的基础上产生紧张性水疱或大疱，疱壁较厚，呈半球状，直径可从数毫米至数厘米，疱液清亮，少数可呈血性，疱不易破，破溃后糜烂面常覆盖痂或血痂，可自愈，成批出现或此起彼伏，尼氏征阴性。少数患者也可表现出口腔等黏膜损害，但较轻微。多伴有程度不一的瘙痒。需要注意的是BP有时会出现非典型表现（例如湿疹样或结节性痒疹样皮损）。

（3）本病进展缓慢，如不进行治疗可持续数月至数年，也会自发性消退或加重，预后强于天疱疮。

（4）死亡原因多为长期患病造成的机体消耗性衰竭和长期使用糖皮质激素引起的并发症以及多脏器功能衰竭。

知识点3：大疱性类天疱疮的组织病理和免疫病理

表皮下水疱是本病的特征，水疱是单房性，疱顶多为正常皮肤，疱腔内有嗜酸性粒细胞；真皮乳头血管周围有嗜酸性粒细胞、淋巴细胞和中性粒细胞浸润。

取患者皮肤进行直接免疫荧光检查，90%以上可见IgG、C3在基底膜带呈线状沉积，少见IgM与IgA沉积；盐裂皮肤可见IgG、C3沉积在盐裂皮肤的表皮侧；免疫电镜显示IgG、C3沉积在基底膜带半桥粒部位，位于透明板上部。患者血清皮肤间接免疫荧光检查表示IgG在基底膜带线状沉积。

知识点4：大疱性类天疱疮的实验室检查

（1）外周血中50%患者的嗜酸性粒细胞增加，85%患者的IgE水平增高。BP病情的缓解伴有血清中IgE水平降低。

（2）免疫荧光：大部分患者皮损周围皮肤进行直接免疫荧光提示基底膜带IgG、C3呈线状沉积。间接免疫荧光检查显示70%患者血清中出现抗基底膜带的循环抗体，主要为IgG，其次为IgA与IgE，其滴度和病情无关。盐裂皮肤的间接免疫荧光检查显示表皮侧IgG、C3呈线状沉积。

（3）免疫印迹方法、ELISA：能够检测到患者血清中存在抗BP230（BPAG1，分子量为230kD的多肽）与抗BP180（BPAG2，分子量为60~180kD的多肽）的抗体。

知识点5：大疱性类天疱疮的诊断

（1）好见于老年人。红斑或正常皮肤上有紧张性大疱，疱壁紧张不易破溃，尼氏征阴性，糜烂面容易愈合。

（2）黏膜损害少而轻微。

（3）病理变化表现为表皮下水疱，基膜带有IgG呈线状沉积。

（4）血清中含有抗基膜带循环抗体。

知识点6：大疱性类天疱疮的鉴别诊断

本病需与下列疾病鉴别诊断：

（1）获得性大疱性表皮松解症（EBA）：EBA患者皮损好见于肢端，也表现为老年发病、张力性大疱、表皮下水疱以及基底膜带IgG和（或）补体C3沉积，这些与BP相似，二者的鉴别依据免疫学检查：①盐裂皮肤检查：BP的免疫反应物沉积于盐裂皮肤的表皮侧，而EBA者位于盐裂皮肤的真皮侧；②免疫电镜检查：BP的免疫反应物沉积于基底细胞半桥粒处，而EBA者位于基底膜致密板或致密板下层；③免疫印迹法：用来测定相应的抗原，BP抗原为BP230、BP180，而EBA抗原是Ⅶ型胶原。

（2）寻常型天疱疮（PV）：PV患者同样表现为外观正常的皮肤或红斑上出现水疱和大疱，但好发生在中年人，好发部位位于头皮、面部、腋窝、腹股沟和受压部位。大多数患者存在口腔黏膜病变。其大疱壁薄、松弛、易破裂、尼氏征为阳性，糜烂面较大、不易愈合，水疱破裂后形成很难痊愈的糜烂面。二者的鉴别依赖于病理及免疫学可确诊：①组织病理：棘层松解与表皮内大疱；②IIF：血清自身抗体针对桥粒成分；③DIF：显示表皮细胞间IgG和补体C3沉积。PV的病程逐渐恶化，如不积极治疗可造成死亡。

（3）重症多形红斑：发病急，极少发生于老年人，患者出现水肿性红斑、水疱、大疱、血疱，黏膜症状严重，全身症状显著，严重者可发生昏迷、抽搐，还可并发肺炎，消化道出血，关节炎，心肌炎，心包炎以及肝、肾损害。

（4）疱疹样皮炎：典型的临床表现为风团样丘疹、水疱和大疱并伴有强烈烧灼感和瘙痒感。其皮损数量通常没有 BP 多，对称分布于肘、膝、头皮、颈、肩以及臀部。通常伴有谷胶敏感性肠病。组织病理：表皮下裂隙伴真皮乳头中性粒细胞和嗜酸性粒细胞微脓肿。

（5）线状 IgA 大疱性皮病：成人发病，发病年龄低于 BP，水疱呈弧形排列，分布不对称，免疫荧光显示有基底膜线状 IgA 沉积。

知识点7：大疱性类天疱疮的治疗

（1）一般治疗：注意水、电解质平衡，补充蛋白质和维生素，必要时输血或血浆。

（2）局部治疗：有大疱的可使用无菌性注射器抽出疱液，继发感染的用抗生素软膏；有局限的病变可外用高效皮质类固醇激素。外用他克莫司软膏也有一定疗效。对于病变广泛者，传统治疗通常口服泼尼松（强的松）。随机对照研究显示外用高效糖皮质激素对于局限性、中度以及重度大疱性类天疱疮均有效。对于皮损广泛者外用 0. 05%的丙酸氯倍他索软膏 40g/d，分为 2 次使用，疗效优于口服泼尼松 1mg/(kg · d)。完全外用糖皮质激素患者经过 3 周左右病情得到控制。严重不良反应发生率为 29%。

（3）全身治疗：①糖皮质激素：老年人系统使用激素会带来严重的副作用，所以尽量减少系统使用激素的剂量及使用激素的时间很重要，泼尼松 0. 75mg/(kg · d)，大多能够控制病情，也有应用大剂量甲强龙冲击成功治疗的报道；②抗生素单独或与烟酰胺联合治疗：单独应用四环素、米诺环素、红霉素或联合使用烟酰胺对局限性或泛发型大疱性类天疱疮具有极佳的临床疗效；推荐的治疗方案是四环素或红霉素 1～2. 5g/d，或米诺环素 200mg/d 和烟酰胺 1. 5～2. 5g/d；③氨苯砜：主要是中性粒细胞的炎细胞浸润的患者是使用氨苯砜最合适的个体，一般在 2 周内起效。0. 1～0. 15g/d，可单独使用或与皮质类固醇激素联用；④雷公藤多苷：40～60mg/d，定期检查血象和肝、肾功能等；⑤免疫抑制药：硫唑嘌呤每日剂量为 1～1. 5mg/kg，环磷酰胺每日为 2mg/kg，环孢素每日为 5mg/kg，维持量为每日为 3mg/kg，甲氨蝶呤：采用小剂量 MTX 间歇口服，初始量为每周 5mg，然后每周增加 2. 5mg 至每周最大量 12. 5mg；适用于对外用糖皮质激素无效的老年患者；大多数患者每周 5～7. 5mg 即可抑制病情；⑥静脉内免疫球蛋白注射、血浆置换：适用于其他疗法无作用者。

知识点8：大疱性类天疱疮的并发症的诊断、治疗和预防

全身健康状况一般良好。但如果不及时治疗，皮疹将逐渐增多，泛发全身，大量体液通过体表流失，机体日益衰弱，可因继发感染如支气管肺炎、败血症等而造成死亡。年龄越大，预后相对较差。

第三节　疱疹样皮炎

知识点1：疱疹样皮炎的病因和发病机制

疱疹样皮炎病因尚未完全清楚。可能是一种和遗传易感性有关的免疫性疾病。患者HLA-B8及DR3和DQw2阳性率明显增高。约90%的患者有谷胶敏感性肠病，主要是空腔黏膜的绒毛萎缩变平，少数患者将出现脂肪泻与贫血，长期无谷胶饮食可造成皮损和肠病缓解或消失，谷胶可能是抗原。

疱疹样皮炎的病因被认为是谷胶引起的过敏性肠病。它以某种形式导致患者皮肤上IgA沉积，然后激活补体，形成免疫性损伤基底膜，出现水疱，这一发病机制已得到实验证明。患者血清中存在IgA谷胶抗体，也可测得循环谷胶与IgA类循环免疫复合物，并与谷胶的摄入有关。皮损周围和外观正常皮肤真皮乳头顶端有IgA、C3呈颗粒状沉积。将通过某些附加因素，IgA激活补体替代途径，产生白细胞趋化因子，使中性粒细胞聚集并且释放各种蛋白酶，引起表皮基底膜损伤，并出现各种皮损。

知识点2：疱疹样皮炎的临床表现

（1）多发生在中青年男性，儿童很少发病。好发于臂部、腋后、肩胛部、臀部、肘膝以及四肢伸侧。

（2）皮损对称分布，常表现为多形性，可有红斑、丘疹、风团、水疱、血疱，但以水疱为主。水疱常聚集成群或排列成环状、半环状，疱大小不等，紧张壁厚，不易破溃，尼氏征阴性。

（3）皮损瘙痒剧烈，或有烧灼或疼痛感，伴有全身不适及发热等症状。病情反复发作。

知识点3：疱疹样皮炎的病理及直接免疫荧光检查

真皮乳头层内水肿，表皮下有水疱，水疱内以中性粒细胞为主炎性浸润，真皮乳头顶部可见中性粒细胞密集呈小脓肿。

皮损周围正常皮肤真皮乳头内基底膜带IgA、C3呈颗粒状沉积，偶见IgM或IgG沉积。部分患者血清中有抗表皮基底膜带IgA抗体。

知识点4：疱疹样皮炎的诊断

根据多形性皮疹，以水疱为主并排列成环状，好发于肩胛、臀部和四肢伸侧，对称分布，剧烈瘙痒，尼氏征阴性，偶见吸收不良表现，组织病理为表皮下水疱，或是真皮乳头有中性粒细胞小脓肿，IgA呈颗粒状沉积，砜类药有良好的治疗效果，能够正确诊断。

知识点5：疱疹样皮炎的鉴别诊断

本病需与下列疾病相鉴别诊断：

（1）类天疱疮：临床表现为紧张性大疱和疱疹，尼氏征阴性，病理与直接免疫荧光检查、间接免疫荧光检查有助于鉴别。

（2）妊娠疱疹：发生于妊娠期妇女，可因使用女性激素导致。

（3）天疱疮：皮损为松弛性水疱和糜烂，尼氏征阳性，组织病理和直接免疫荧光检查有鉴别价值。

（4）急性或亚急性湿疹：皮损具有渗出倾向以及多形性，为水肿性红斑、丘疹、水疱疹，分布部位以躯干与四肢屈侧为主。

（5）多形红斑：多发生在儿童、青年，皮损好发于躯干、四肢，大疱周围有红斑，易破，尼氏征阴性，常伴高热，瘙痒不明显，常伴黏膜损害且较重；组织病理变化为表皮内水疱；直接免疫荧光检查显示真皮浅层小血管壁 IgM、C3 沉积。

（6）线状 IgA 大疱性皮病：皮损没有一定的好发部位，皮损类似疱疹样皮炎或大疱性类天疱疮，轻度至中度瘙痒，没有或仅有轻度谷胶过敏性肠病；组织病理改变与疱疹样皮炎相似；直接免疫荧光沿表皮基膜带有均质型线状 IgA 沉积为主要鉴别点；部分患者有 IgA 循环抗基膜带抗体。

（7）暂时性棘松解性皮病：多发生在中年男性，皮损好发于锁骨附近、颈根部、胸骨区和背上方等处，为红棕色、皮色水肿性丘疹或疱疹，有一定程度的瘙痒，临床上易误诊为疱疹样皮炎，大量患者日晒后发病或皮损加剧；病理变化为表皮内出现局灶性棘层松解，形成裂隙，在裂隙内可见棘层松解细胞以及角化不良细胞。

（8）其他需要鉴别的疾病有重症多形红斑、药疹，以及疱疹样天疱疮。

知识点 6：疱疹样皮炎的治疗

疱疹样皮炎的治疗需坚持无谷胶饮食，除大米外许多食物含有谷胶，应严格限制谷胶的摄入，至少 6 个月，一般为 2 年，肠黏膜及皮肤病变均能改善。

（1）氨苯砜：应作为治疗本病的首选药。成人氨苯砜的初始剂量 50～150mg，口服，每日 1 次，通常用药后 12～48 小时瘙痒，灼热感缓解，新皮损得以控制。当皮损得以控制后可减量，维持量 50～200mg/d。对于一些患者，25mg/d 即可控制其病情，但也有些患者需 400mg/d 方可抑制病情。丙磺舒可抑制氨苯砜在肾脏中的代谢，而利福平有助于氨苯砜的排出。

氨苯砜可引起溶血性贫血、高铁血红蛋白血症，和剂量有关。在用药的第 1 个月内应该每周检查血常规，之后 6 个月内每月检查 1 次，此后每半年检查 1 次。高铁血红蛋白血症虽然不会危及患者生命，但可引起发绀。西咪替丁能够缓解氨苯砜导致的高铁血红蛋白血症。对于葡萄糖-6-磷酸脱氢酶缺乏的患者，使用氨苯砜治疗时可能会出现严重贫血，因此对于特定的人群在服药前需进行葡萄糖-6-磷酸脱氢酶水平的测定。

（2）磺胺：对某些患者有效，磺胺吡啶为一种短效的磺胺类药物，初始剂量为 500～1500mg/d，体内可代谢为氨苯砜，但不会引起神经病变。当患者不能耐受氨苯砜时可考虑选用磺胺吡啶。磺胺吡啶很难获得，而水杨酸偶氮磺吡啶可以作为磺胺吡啶的替代药物。并且注意加服等量碳酸氢钠。

（3）糖皮质激素：泛发皮损，可口服泼尼松 20～40mg/d，控制后逐渐减药。常用于氨苯砜疗效不理想的患者，对部分患者有效。

（4）秋水仙碱：0.5mg，3/d，对部分患者可应用。当有继发感染时及时给予抗生素治疗。

（5）抗组胺类药物：帮助控制瘙痒症状、减少搔抓有裨益，如氯苯那敏等。

（6）局部治疗：①皮损局限，无继发感染，可应用1%樟脑炉甘石洗剂、1%薄荷和酚炉甘石洗剂外搽，也可用糖皮质激素软膏外涂，例如1%氢化可的松乳膏、氟轻松乳膏以及0.075%地塞米松霜剂等；②皮损广泛，有继发感染者或渗液，可选用碳酸氢钠浴和糠浴，或1∶10000高锰酸钾溶液浸泡后，外用1%土霉素锌氧油或是1%甲紫锌氧油。

第四节　线状IgA大疱性皮病

知识点1：线状IgA大疱性皮病的病因和发病机制

（1）自身免疫：多种自身抗原参与了该病的出现，近年来有研究者认为该病系机体在一定的因素刺激下生成针对皮肤基底膜带97kD蛋白抗原成分的IgA抗体，引起抗原抗体反应，从而造成皮肤的免疫损害。97kD蛋白为大疱性类天疱疮抗原2（即BP180分子）的分解片段，因此有学者认为该病为大疱性类天疱疮的特殊类型。

（2）其他：本病还可能与胃肠道疾病、恶性肿瘤、感染及药物（如万古霉素、莫西沙星等）密切相关。

知识点2：线状IgA大疱性皮病的临床表现

（1）儿童型线状IgA大疱性皮病：或称为儿童良性慢性大疱性皮病，通常在12岁以前发病，平均发病年龄在4岁，男、女发病率基本相同。皮损分布广泛，好见于口周、躯干下部、腹股沟、大腿内侧和外生殖器，其次为眼睑、头皮及外耳，并常向四肢和手足部发展。以紧张性水疱和大疱为主要皮损，大多数典型皮损成环状，边缘有大小不一的水疱，排列成串，形成所谓“串珠征”，水疱可在红斑或外观正常皮肤上出现，内含浆液或血液，尼氏征阴性，中心可有糜烂、结痂，糜烂面快速愈合，无瘢痕形成，遗留炎症后色素沉着。有不同程度的瘙痒感，少有黏膜损伤。病程慢性，周期性发作与缓解，多数可于2~3年自行缓解。

（2）成年型线状IgA大疱性皮病：男女发病率无显著差异。皮损多呈散发性不规则分布，与疱疹样皮炎或大疱性类天疱疮类似，可在红斑或外观正常皮肤上出现大小不等的水疱，壁厚、紧张，呈环形串珠状排列，尼氏征呈阴性，同时可见红斑、丘疹、丘疱疹或风团样斑块等多形性皮损。伴有轻度至中度瘙痒；可伴有口腔黏膜损害。通常无或轻微谷胶过敏性肠病，小肠黏膜活检罕有异常。病程缓慢，部分患者能够自行缓解。

知识点3：线状IgA大疱性皮病的实验室检查

免疫荧光：直接免疫荧光显示基底膜带丝状 IgA 沉积以及 C3 沉积。少数患者有循环 IgA 自身抗体。

知识点4：线状 IgA 大疱性皮病的组织病理

真皮乳头内小水疱和以中性粒细胞为主的浸润，形成小脓肿。看到表皮下水疱，疱内可见中性粒细胞浸润，有少量嗜酸性粒细胞。

知识点5：线状 IgA 大疱性皮病的诊断

根据儿童或成年人发病，皮损以及组织病理改变类似疱疹样皮炎或大疱性类天疱疮，直接免疫荧光检查知道沿表皮基膜带有均质型线状 IgA 沉积，部分患者有 IgA 循环抗膜带抗体，即可确诊。

知识点6：线状 IgA 大疱性皮病的鉴别诊断

（1）疱疹样皮炎：临床表现这两种疾病类似，疱疹样皮炎的重要特点为直接免疫荧光检查显示基底膜带 IgA 呈颗粒状沉积。

（2）类天疱：临床表现出紧张性大疱或疱疹，病理组织学检查表皮下大疱内嗜酸性粒细胞为主浸润。直接免疫荧光检查显示基底膜带 IgG、C3 沉积。

（3）其他需要鉴别的疾病有妊娠疱疹，天疱疮，急性或亚急性湿疹，重症多形红斑，药疹以及疱疹样天疱疮等，和疱疹样皮炎相同。

知识点7：线状 IgA 大疱性皮病的治疗

（1）内服氨苯砜、磺胺吡啶效果较好，氨苯砜治疗剂量成年人为 100~150mg/d，儿童为 2mg/(kg·d)，磺胺吡啶对某些患者有效，1~2 周或以后病情改善，应逐渐减量维持，治疗期间应定期查血细胞和网织红细胞计数，以测定有无溶血以及骨髓抑制。

（2）严重患者可给予泼尼松口服治疗，成年人 30~40mg/d，儿童为 0.5~1mg/(kg·d)。

第五节　家族性良性慢性天疱疮

知识点1：家族性良性慢性天疱疮的病因和发病机制

本病为一种常染色体显性遗传皮肤病。致病基因位于 12q23-24.1，因 ATP2C1 基因突变，导致上皮细胞钙离子代谢障碍，表皮细胞结构受损所致，可以累及皮肤或黏膜上皮。本病 70%有家族史。

知识点2：家族性良性慢性天疱疮的临床表现

本病多在青春期开始发病，多见于腋下、腹股沟、脐周、外阴等，其次为肘窝、肛周、乳房下及躯干处皱褶易摩擦部位，皮肤的红斑、小水疱、水疱松弛易破，破溃后形成糜烂与结痂，愈合不留瘢痕。复发多在原部位，黏膜损害罕见，散发臭味。病情夏季加重、冬季缓解。病程慢性，病变不随时间延长而缓解，病程可长达40年以上。

知识点3：家族性良性慢性天疱疮的组织病理

基底层上形成裂隙、绒毛或大疱。表皮内有广泛的棘刺松解，棘细胞间桥消失，但极少细胞间桥保留，彼此疏松联系犹如倒塌的砖墙。腔隙内有单个或成团脱落的棘刺松解细胞，有些细胞提前角化类似于谷粒细胞。真皮内有中等量淋巴细胞浸润。

知识点4：家族性良性慢性天疱疮的诊断及鉴别诊断

根据本病临床表现与病理变化，诊断不难。

本病需与下列疾病鉴别诊断：

（1）毛囊角化病：好发于面部、腋下等脂溢区的毛囊性丘疹，结痂与鳞屑。

（2）黑棘皮病：皱褶部位色素增加，有天鹅绒样乳头瘤增生。

（3）脂溢性皮炎：好见于脂溢区皮肤，表现为炎症性红斑、脂性脱屑，无角化性丘疹。

知识点5：家族性良性慢性天疱疮的治疗

目前治疗困难，应长期坚持局部和系统治疗和护理，尽可能避免不良刺激以免复发或加重病情。局部需保持干燥、清洁、避免搔抓。

（1）局部治疗：以收敛、杀菌和止痒为原则。

外用糖皮质激素制剂，尤其是内含抗生素或抗真菌药物的制剂，如曲安奈德氯霉素霜、地塞米松新霉素霜、皮康松霜和复方康纳乐霜等。皮肤皱褶处，连续使用不得超过2周。皮损顽固者可将糖皮质激素做局部注射。糜烂面可使用0.1%依沙吖啶溶液湿敷。近年来有不少报道外用0.1%的他克莫司软膏或1%的吡美莫司软膏，每日2次，2周后症状改善，也可联合口服红霉素，效果也可以。继发感染时可用克林霉素或莫匹罗星等抗生素软膏以及咪康唑等抗真菌霜剂。也有报道外用环孢素溶液，对红斑与糜烂有效。

（2）系统治疗：①抗生素：多数患者应用抗生素治疗有效，可选用四环素、米诺环素及红霉素，四环素0.25g，每日4次，口服；皮损改善后应小剂量长期服药一段时间，可每日用四环素250~500mg维持；若继发感染，应根据药敏实验选择抗生素；②糖皮质激素：本病属于良性病变，可自行缓解，通常不主张口服糖皮质激素，但是严重病例可分次口服泼尼松30mg/d；③氨苯砜：100~150mg，每日3次口服，控制后可减至50mg/d维持治疗；④维A酸：报道对严重病例应用阿维A 25mg/d连续6周或异维A酸40mg/d连续3周有效；⑤免疫抑制药：只针对某些顽固病例，甲氨蝶呤 15mg 静脉注射，每周 1 次，共 4 周，或选用环孢素 3~5mg/(kg·d)，效果明显，但停药 2~4 周复发；⑥沙利度胺 25~50mg/次，每日 3 次。

（3）其他治疗：局部可使用 CO_2 激光、YAG 激光和皮肤磨削术等。严重者可采取局部手术切除后植皮或局部注射肉毒素治疗。X 线、境界线、电子束照射及放射性同位素也可试用，但可复发。

第六节 疱疹样脓疱病

知识点 1：疱疹样脓疱病的病因和发病机制

疱疹样脓疱病的病因和发病机制尚不清楚，本病多见于孕妇，常有低血钙，临床上有搐搦，因此可能和内分泌系统紊乱如甲状旁腺功能低下有关。也有发生于口服避孕药者，如炔雌醇和炔诺酮合用或单独使用黄体酮者。

知识点 2：疱疹样脓疱病的临床表现

（1）多发生于妊娠中期，中年怀孕妇女多见。

（2）皮损为红斑基础上产生群集性无菌性脓疱，针头或绿豆大小，周边出现新的皮损，向外周扩展连成环状。脓疱融合形成脓湖。数日干燥后结痂。成批反复发作。

（3）好发于腹股沟、腋下、乳房下和脐周等处。自觉瘙痒、烧灼感。可以累及黏膜。皮损发生的同时伴有高热、呕吐等症状，严重者出现昏迷谵妄等中毒症状。浅表淋巴结增大。

知识点 3：疱疹样脓疱病的组织病理

表皮棘层肥厚，表皮内产生海绵状脓疱（即 Kogoj）脓肿，含有中性粒细胞、崩溃的表皮细胞和嗜酸性粒细胞。脓疱周围表皮间水肿。真皮浅层小血管扩张，周围有淋巴细胞、嗜酸性以及中性粒细胞浸润。

知识点 4：疱疹样脓疱病的诊断及鉴别诊断

根据本病多发生在中年孕妇，好见于皮肤皱褶处，皮损为群集环形排列的小脓疱，愈后色素沉着显著，周围不断出现新脓疱，有严重全身症状，结合病理变化能够诊断。

本病需与下列疾病鉴别诊断：

（1）妊娠疱疹：多形性皮疹，主要是水疱，无全身症状，预后良好。

（2）角层下脓疱性皮病：常出现小水疱，无全身症状，病理改变为角层下脓疱。

知识点5：疱疹样脓疱病的一般治疗

不会立即危及生命者，主张保守治疗，一般应卧床休息，镇静，纠正贫血，多饮水，进食高蛋白和高钙质物质，有发热或高热者注意物理降温；加强支持，注意水、电解质平衡，及时进行补充，必要时给予血浆或白蛋白，低钙时补充钙剂和维生素D，以促进其自然恢复，加强护理，预防并发症。严重病例应考虑终止妊娠。本病临床症状较严重，应密切观察病情变化。

知识点6：疱疹样脓疱病的系统治疗

（1）糖皮质激素：能有效地抑制病情，但停药后易复发。常用剂量为泼尼松30～60mg/d，分次口服，病情得到控制后逐渐减量，如减药太快，可出现反跳，因此有主张只用于病情危重和对其他药有禁忌者。

（2）有报道使用抗生素，磺胺药有效：如甲砜霉素0.5g/次，2～3次/天；磺胺吡啶2.5～3.0g/d；磺胺甲氧嗪0.5～1.5g/d；或是红霉素1.0～2.0g/d。

（3）绒毛膜促性腺激素：常规用量500～1000U/次，肌内注射，每周2次，可用做治疗本病的辅助药物，预防妊娠时的复发或缩短病程。

（4）对非妊娠妇女及轻、中度患者可选用雷公藤或雷公藤多苷，10～20mg，每天3次。无肝损害、血象正常者可给予氨苯砜25～50mg，每天2次，每日3次，逐渐递增到50mg，每日2次，以及四环素族药物200～500mg，每日4次，或添加甲砜霉素0.5g/次，每天2～3次。亦可用氯霉素代替，由于此病与泛发性脓疱性银屑病为同类疾患，不建议使用糖皮质激素治疗，只有在危及生命时方考虑应用。

以上疗法对重症无法控制的患者可采用甲氨蝶呤口服或静注，其用量根据严重情况而定，每周1次7.5～15mg，通常不超过25mg/次。亦可选用或用秋水仙碱0.5mg，每日2次。

（5）妊娠妇女，中轻度者只能选用糖皮质激素治疗。另外可用绒毛膜促性腺激素500～1000U，每周2次肌内注射，可缩短病程并且预防妊娠时再发。同时合并严重继发感染或因反复发作造成心、肾功能衰竭患者加上严重的全身症状，此时处理难度较大，全面检查后针对不同情况处理心、肾功能衰竭，控制继发感染非常重要。控制本病的反复发作倾向，对体弱患者可试用免疫调节药，增强体质，本病的治疗应彻底，并应减量维持一段时间。对严重患者目前选用阿维A酯或阿维A，用量为0.5～1mg/(kg·d)，用药过程中密切注意肝功能的检测；环孢素A：5～6mg/(kg·d)，注意血压和肾功能的监测。

知识点7：疱疹样脓疱病的局部治疗

局部治疗以对症治疗为主。①皮损局限，可选用糖皮质激素制剂，选1%氢化可的松乳膏和0.075%地塞米松霜剂等外搽；②皮损泛发，有渗液，可先用硼酸溶液或依沙吖啶溶液擦洗或湿敷，再外扑复方氧化锌粉或樟脑扑粉。

第七节 掌跖脓疱病

知识点1：掌跖脓疱病的病因和发病机制

掌跖脓疱病病因尚不清楚，可能与金属致敏或感染病灶有关。有些患者去除银汞合金的牙料、铜质牙料后，病情可减轻，所以认为可能对某些金属过敏有关；也可能和某些感染有关，部分患者有明显的感染灶，去除感染灶后皮疹能够自行消退，有人认为本病为一种局限性银屑病。其他的诱因有妊娠、创伤、内分泌疾病以及各种外用药均可能是本病的刺激因子。

知识点2：掌跖脓疱病的临床表现

掌跖脓疱病好发于中年人。皮损好发部位在手掌拇指、小鱼际掌面和跖足弓处，严重时发展到整个掌跖，甚至发展到足背、小腿膝、肘等部位。一般对称发病。为成批出现的针尖或大米粒大小深在性脓疱，逐渐增加，范围扩大，干燥后出现较厚鳞屑与褐黄色结痂。皮损反复发生自觉烧灼痛、疼痛。慢性病程可迁延数年或十数年。脓液细菌检查阴性。

知识点3：掌跖脓疱病的组织病理

表皮内单房性脓疱，脓液内有许多中性粒细胞，少数单核细胞。脓疱周围表皮轻度棘层肥厚。脓疱下方真皮内有相似的炎细胞浸润。

知识点4：掌跖脓疱病的诊断及鉴别诊断

根据中年女性，掌跖红斑上反复出现脓疱，伴不同程度瘙痒，病理变化为表皮内脓疱，慢性过程，即可诊断。

本病需与下列疾病鉴别诊断：

（1）局限型脓疱型银屑病：表皮内有 Kogoj 海绵状脓疱，周围呈银屑病病理改变。

（2）局限型连续性肢端皮炎：脓疱好发于指、趾末端或甲周，常伴沟纹舌，表皮内有 Kogoj 海绵状脓疱。

（3）脓疱性细菌疹：有感染病灶，去除病灶或使用抗生素脓疱消失，痊愈。

知识点5：掌跖脓疱病的一般治疗

寻找与祛除病灶。有上呼吸道、皮肤化脓性感染者要积极控制感染，同时寻找金属致敏原及牙料。金属表带及金属装饰品，如果发现则应去除。装有金属牙料以及用汞银填充者先做金属斑贴试验，阳性者去除金属牙料。

知识点6：掌跖脓疱病的全身治疗

（1）四环素类：采取小剂量长疗程。四环素0.5g/次，2~3次/天，服用2~3个月。服药4周后，每1~2周减0.25~0.50g，以0.25g/d持续治疗1~2个月；米诺环素50mg/次，2次/天，服药1周后起效，继续服用2~3周。

（2）柳氮磺胺吡啶：2~3g/d，分3~4次口服。可改善症状。

（3）免疫抑制药：口服环孢素A：5mg/(kg·d)治疗效果显著，但注意血压和肾功能的监测。有报道用环孢素A治疗掌跖脓疱病，初始量5mg/(kg·d)，临床巩固1周后开始减量，每次减少0.5mg/(kg·d)，共用8周，全部治愈。本药价格昂贵，有肾毒性，长期应用的安全性尚不清楚，可用于顽固的对其他治疗有抵抗的病例。病情严重者可口服甲氨蝶呤，应严格掌握适应证，注意副作用。

（4）秋水仙碱：本药起免疫调节作用，应用后部分患者可改善病情。用量1~2mg/d，见效后维持量0.5~0.75mg/d。

（5）雷公藤：有较强的抗炎作用与免疫抑制作用，治疗本病有效。常用雷公藤总苷，10~20mg/次，每日3次。见效后不宜骤然停药，应逐渐减少用量。

（6）昆明山海棠：本药具有抑制及调节机体免疫功能的作用和抗炎作用，部分患者有效。一般用量2片/次，口服，每日3次。

（7）氨苯砜：每次25mg，每日3次，无不良反应则应增加为每次50mg，每日2次，有时有效。

（8）氯法齐明：主要作用为增强中性粒细胞吞噬作用。第1个月每日400mg，分2~3次服，之后减至每日200~300mg，共6个月，一般需2~3个月才见效。本药毒性小，可有轻度恶心、腹泻和皮肤瘙痒，尿、痰、皮肤显红色，停药数月后将恢复正常。

（9）糖皮质激素：对本病有效，但停药后极易复发，产生激素依赖，长期服用副作用较强，故要严格选择适应证，能不用时最好不用。严重患者可服用醋酸泼尼松20~40mg/d，分次口服，病情控制后逐渐减量。

（10）免疫调节剂：对本病起到辅助治疗作用。可试用胸腺肽10mg/次，肌内注射，隔日1次，转移因子用量1~2U/次，皮下或肌内注射，1~2周1次；左旋咪唑50mg/次，每日3次，连服3日，停服11日，4周为1个疗程。

（11）磷酸氯喹：250mg/次，每日2次，1~2周后每日1次，连服1~2个月，同时服用赛庚啶2mg/次，每日3次，维生素E：0.1g/次，每日2~3次。

（12）维A酸类：阿维A酯与阿维A酸疗效相似，由于此剂能抑制LTB_4介导的中性粒细胞聚集，可阻止脓疱的形成。此外，还有光化学疗法。维A酸类和PUVA联用疗效最好，有时外用皮质类固醇加维A酸，其方法为先服阿维A酯30mg/d，连用2周，再加用UVA，每周3次，照前90分钟口服甲氧基补骨脂素0.6mg/kg，UVA初量为$20kg/m^2$，每次增加$10kg/m^2$，有严重反应可减量，直至痊愈。

知识点7：掌跖脓疱病的局部治疗

局部治疗以直接对症为主。①皮损以红斑、脓疱为主者，可选用1%氢化可的松乳膏、肤轻松软膏或0.075%地塞米松霜剂外用；②皮损以角化及增厚为主时，可使用维A酸软膏或水杨酸软膏外搽；外用糖皮质激素封包，效果较好。此外，用丙酸氯倍他松软膏封包是一种快速有效的对症方法，也用钙泊三醇乳膏加皮质类固醇封包治疗。

知识点8：掌跖脓疱病的物理治疗

（1）光化学疗法：局部外涂0.1% MOP后照射UVA，隔日1次。

（2）局部浅X线照射、氦-氖激光照射对部分病例有效。

第八节　疱疹样天疱疮

知识点1：疱疹样天疱疮的病因和发病机制

本病因存在棘层细胞松解，直接免疫荧光检查发现和天疱疮相同，因此本质上属于天疱疮。

知识点2：疱疹样天疱疮的临床表现

多发生在中老年人。女性多于男性。皮损常见于胸、腹、臀部及四肢近端，对称分布。严重时可遍布全身。很少累及黏膜。为环形红斑，边缘水肿，有密集成群的小疱疹或小水疱，排列呈环状、半环状，疱壁紧张，尼氏征阴性。个别患者可见较大水疱。皮损瘙痒显著，由于搔抓继发损害明显，如表皮剥脱、结痂、渗出等。

知识点3：疱疹样天疱疮的组织病理

表皮棘层中水疱形成、细胞间水肿及海绵形成，水疱内嗜酸性粒细胞浸润，可出现嗜酸性粒细胞小脓肿。

直接免疫荧光检查：观察到表皮细胞间IgG、C3沉积。部分患者血清中具有低滴度抗棘细胞间自身抗体。

知识点4：疱疹样天疱疮的诊断

根据临床表现类似疱疹样皮炎与天疱疮，病理变化为表皮海绵形成，嗜酸性粒细胞浸润，部分病例表皮存在棘刺松解，直接免疫荧光检查表皮细胞间有IgG沉积，就能诊断。

知识点5：疱疹样天疱疮的鉴别诊断

本病应与下列疾病鉴别诊断：

（1）主要与疱疹样皮炎鉴别，依据病理组织学变化。

（2）天疱疮的临床表现有特殊之处，此外病理与免疫荧光检查有助于鉴别。

（3）其他需要鉴别的疾病有湿疹、类天疱疮、妊娠疱疹、急性或亚急性湿疹、线状IgA皮病、重症多形红斑以及药疹等。

知识点6：疱疹样天疱疮的治疗

（1）全身治疗：①糖皮质激素：对本病疗效显著，一般选用泼尼松15～30mg/d，口服。病情控制后慢慢减量，或适当用最小剂量维持治疗；②氨苯砜：皮损较轻者可单独使用，100mg/d，口服2～3天，严重者应和泼尼松（20～30mg/d）等联用；③免疫抑制药：与糖皮质激素联合使用，疗效较好，可以缩短治疗时间，减少糖皮质激素的用量；④雷公藤多苷：40～60mg/d，口服。

（2）局部治疗：皮损保持洁净干燥，避免搔抓，以防皮损部继发感染。可选用糖皮质激素软膏或糊剂等外涂患处，瘙痒剧烈者可用达克罗宁霜，服尔舒止痒酊等外用。

（3）中医治疗：根据皮损情况以及全身症状，舌苔脉象，可参照天疱疮辨证施治，皮损可使用青黛散软膏，紫草油膏等外涂患处。

第九节　妊娠疱疹

知识点1：妊娠疱疹的病因和发病机制

本病抗原可能和大疱性类天疱疮的抗原BPAG2为同一成分，主要位于透明板内，因而可能为大疱性类天疱疮的一个亚型。妊娠因子（HG因子）是一种抗BMZ抗体，为IgG_1，约10%患者血清中有抗BMZ抗体。妊娠疱疹抗原与自身抗体结合，激活补体，释放炎性介质和溶酶体酶，使基底膜的透明板溶解或断裂，形成表皮下水疱。雌激素、黄体酮以及避孕药可诱发本病；HG因子可通过胎盘传给胎儿，使婴儿出生后1～2个月出现水疱，后HG因子经过代谢在婴儿体内消失，皮损慢慢消退。

知识点2：妊娠疱疹的临床表现

（1）好发于中年怀孕妇女的妊娠中期或在分娩后立即发生。多发于第1次或第2次妊娠。

（2）皮损具有多形性，是红斑或风团样红斑的基础上形成丘疹、丘疱疹和小水疱。水疱表现为环状排列。水疱可融合成大疱。因搔抓严重可见抓痕、糜烂、结痂等。

（3）好发于腹股沟、腋下、乳房下以及脐周等处。可以有黏膜侵犯。

（4）皮损反复出现。皮损瘙痒严重。

（5）孕妇可发生流产或死胎。或分娩的婴儿皮肤上有小水疱与大疱。

（6）部分患者血液中能够检测到抗基底膜带IgG（HG因子）。

（7）部分患者可因月经期或服用避孕药等诱发皮损。

知识点3：妊娠疱疹的组织病理

表皮棘细胞内与细胞外水肿，表皮下水疱，疱液内中性或嗜酸性粒细胞浸润。

知识点4：妊娠疱疹的诊断

孕妇的四肢和腹部发生红斑、水疱，伴瘙痒，应考虑到本病。组织病理与免疫荧光检查可以确诊。如果产后皮损消退，再次妊娠又复发则可以确诊。

知识点5：妊娠疱疹的鉴别诊断

本病应与下列疾病鉴别诊断：

（1）类天疱疮：发病和妊娠无关，多见于老年人。组织病理与直接免疫荧光检查具有特征性。

（2）妊娠痒疹：皮肤损伤瘙痒严重，无水疱发生，无全身症状。组织病理有利于鉴别。

（3）妊娠期瘙痒风团丘疹和斑块：是一种表现为风团、丘疹的炎症性皮肤病，不产生水疱损害。

（4）疱疹样皮炎：两者临床表现非常类似，但本病好发于肩胛、臀部、四肢伸侧，对称分布，且伴有谷胶敏感性肠病，和妊娠无关；组织病理为表皮下水疱，真皮乳头处有中性粒细胞形成的微脓肿；直接免疫荧光显示BMZIgA与C3呈颗粒状沉积，有助于鉴别。

（5）疱疹样脓疱病：好发于中年孕妇，皮损常先发生在腋窝、腹股沟、乳房下、脐部等皱褶处，在红斑上有小脓疱，排列成环状、多环状，脓疱干燥结痂，周围有新脓疱出现，痂皮脱落留有色素沉着，本病起病急，全身症状明显，病死率高；组织病理显示表皮内海绵状脓疱形成。

知识点6：妊娠疱疹的治疗

本病有自限性，常在分娩后自行缓解，治疗原则是对症处理。但需注意使用的药物对妊娠或哺乳期妇女患者的胎儿或婴儿的影响，特别是细胞毒类免疫抑制药有致畸作用。有妊娠疱疹病史的妇女需避免再次妊娠，避免用雌激素、黄体酮以及避孕药，以防复发。

（1）系统治疗：①一般治疗：病情较轻者，可使用止痒药，抗组胺药及镇静药，一般可缓解瘙痒症状，如氯苯那敏（扑尔敏）和赛庚啶；②糖皮质激素：通常用于病情较重瘙痒较剧烈的患者，采用泼尼松20～30mg/d，等到症状明显缓解后，可逐渐减量至10～15

mg/d维持；③病情严重者，大剂量静脉注射γ免疫球蛋白2g/(kg·d)，持续3~5天，每3周重复1次；④戈舍瑞林是促性激素释放素，腹壁皮下注射，3.6mg，每4周1次；⑤其他治疗：部分较严重患者可选用或在皮质类固醇激素基础上加用免疫抑制药或氨苯砜。此类药物将对胎儿有致畸作用，临床慎用。

（2）局部治疗：①外用糖皮质激素，如倍他米松霜和氯倍他索霜等，具有抗炎、免疫抑制及止痒作用；轻症患者单用外用药治疗；②合并感染者使用相应的抗生素，如金霉素软膏。

此外，注意营养，补充钙剂和维生素C等。

第十节　获得性大疱性表皮松解症

知识点1：获得性大疱性表皮松解症的病因和发病机制

获得性大疱性表皮松解症（EBA）病因不清楚，有研究发现与体内产生抗Ⅶ型胶原抗体及HLA-DR_2阳性有关。患者血清中存在抗Ⅶ型胶原的自身抗体，此胶原为锚纤维的主要成分，并且存在于致密板中，由分子量为290kD的糖蛋白与145kD的胶原体组成。

EBA的机制尚不清楚，主要有两个假说：①抗体和抗原结合，激活补体，释放炎性介质，使基底膜与真皮乳头上部基本成分的蛋白水解酶激活，造成表皮真皮交界处分离，形成表皮下水疱；透明板对蛋白水解酶较敏感，所以裂隙常位于透明板内；②EBA自身抗体可直接破坏Ⅶ型胶原和基底膜成分的相互作用或阻碍锚纤维的装配，导致表皮与真皮在致密板下方分裂。

知识点2：获得性大疱性表皮松解症的临床表现

本病多发生在40~50岁的成年人，儿童和老年人亦可发病；本病黑人较多见，女性比男性易发病。根据临床特点，本病分为经典型、大疱性类天疱疮样型和瘢痕性类天疱疮样型；约50%患者出现大疱性类天疱疮样表现，多数患者最终转化为经典型，瘢痕性类天疱疮样型较少见。

（1）经典型：本病好见于手背、指关节、肘、膝、骶尾部和趾等易受伤的部位。皮损为在外观正常的皮肤上或瘢痕处发生水疱、大疱、糜烂，有些水疱可为出血性的，尼氏征阴性，愈合多留有萎缩性瘢痕和粟丘疹；头皮受累可出现瘢痕性秃发，指甲受累可出现甲营养不良，1/3患者可出现黏膜损害。

（2）大疱性类天疱疮样型：皮损可泛发于躯干、皮肤皱褶处以及四肢屈侧等部位。在炎性红斑的基础上产生紧张性大疱，水疱周围有红晕，尼氏征阴性；部分患者只出现大片红斑，而不出现水疱，也有患者表现为扁平的风团样斑块，伴有瘙痒。皮损愈合后通常不留瘢痕，也不形成粟丘疹。

（3）瘢痕性类天疱疮样型：口腔、食管、肛门、阴道以及结膜等多处黏膜均可受累，出现糜烂，愈合后留有瘢痕；平滑皮肤可不出现皮损。

知识点3：获得性大疱性表皮松解症的组织病理及实验室检查

表皮下水疱，疱液内浸润细胞中中性粒细胞数目比嗜酸性粒细胞多。

免疫荧光：直接免疫荧光显示基底膜带线状 IgG、C3 沉积。部分患者血清中能够检出抗基底膜带（Ⅶ型胶原）抗体。1mol/L NaCl 分离表皮显示荧光沉积在真皮侧。透射电镜显示水疱位于致密板下方。

知识点4：获得性大疱性表皮松解症的诊断

根据成年人发病，易受外伤处出现水疱、瘢痕、粟丘疹，无大疱性表皮松解症家族史，直接免疫荧光显示基膜带有 IgG 呈线性沉积，排除大疱性类天疱疮与大疱性系统性红斑狼疮即可诊断。

知识点5：获得性大疱性表皮松解症的鉴别诊断

本病需与下列疾病鉴别诊断：

（1）先天性大疱表皮松解症：好发于幼年。

（2）疱疹样皮炎：临床表现两种疾病相似，疱疹样皮炎的重要特点是直接免疫荧光显示基底膜带 IgA 呈颗粒状沉积。

（3）类天疱疮：表现出紧张性大疱或疱疹，病理组织学检查表皮下大疱内嗜酸性粒细胞为主浸润。直接免疫荧光显示基底膜带常见 IgG 和 C3 沉积。

（4）天疱疮：多发生在中年人，黏膜受累严重、多见且常为首发表现，皮损表现为在外观正常的皮肤或红斑上出现松弛性大疱，疱壁薄、易破且糜烂，尼氏征阳性；组织病理检查表皮内水疱；直接免疫荧光显示棘细胞间有 IgG 沉积。

（5）瘢痕性类天疱疮：多发生在中老年人，黏膜受累严重且广泛，但以眼、口腔黏膜受累最常见；组织病理和直接免疫荧光无助于鉴别；免疫电镜观察可知表皮侧 IgG 或 IgA 沉积，而 EBA 的 IgG 沉积在真皮侧；免疫遗传学检查 CP 表现 $HLA\text{-}DQ_7$ 表达增加，EBA 表现 $HLA\text{-}DR_2$ 表达也增加。

（6）大疱性表皮松解症：为一组遗传性的大疱性皮肤病，病种很多，其共同特点为：①皮肤脆性增加；②自发性或创伤后发生水疱以及糜烂；③具有遗传性；主要累及皮肤，水疱可为自发性，但大多由机械性创伤引起。

（7）迟发性皮肤卟啉症：为一种光敏性皮肤病，皮损好发于暴露部位如面、颈、前臂和手足背部，表现为水疱、大疱、糜烂以及溃疡，创面愈合导致皮肤肥厚、瘢痕以及局限性钙化，呈硬皮病样损害，面部可出现多毛，面、颈、手部将出现色素沉着；血浆卟啉浓度升高利于鉴别。

（8）其他：有大疱性红斑狼疮，妊娠疱疹和天疱疮，急性或亚急性湿疹，重症多形红斑，药疹以及疱疹样天疱疮等，和疱疹样皮炎相同。

知识点6：获得性大疱性表皮松解症的治疗

（1）本病治疗较为困难，通常采用糖皮质激素及免疫抑制药，但很难获得良效，常用泼尼松1~2mg/(kg·d)，适用于皮损播散的炎性损伤，病情控制后激素逐渐减量，对经典型单用激素难以奏效；硫唑嘌呤2~3mg/(kg·d)、环磷酰胺1~2mg/(kg·d)或是环孢素6mg/(kg·d)，可根据病情单独或与糖皮质激素联合应用；氨苯砜50~100mg/d单用或与泼尼松联合应用对中性粒细胞浸润为主的损害疗效较好；有报道静脉给予大剂量免疫球蛋白有效。

（2）局部治疗：皮损范围小且有糜烂者，可采用硼酸、依沙吖啶溶液湿敷，外用抗生素配制的二联液或三联液；口腔黏膜损伤可用糖皮质激素制剂外用或封闭。可试用硫唑嘌呤和环孢素A等。

第十一节　连续性肢端皮炎

知识点1：连续性肢端皮炎的病因和发病机制

连续性肢端皮炎的病因尚不清楚，经常在创伤或局部感染后发病。有人认为和变态反应、自主神经功能紊乱、内分泌失调等因素有一定关联。该病属于无菌性脓疱性皮肤病，认为是疱疹脓疱病的异型，和疱疹样脓疱病、脓疱性银屑病是同类疾病。

知识点2：连续性肢端皮炎的临床表现

本病好发生在中年人。初发于指、趾两侧，多数在外伤后诱发，早期表现为化脓性甲沟炎，然后逐渐扩大，出现群集小脓疱，脓疱数日后干燥形成黄色痂，以后逐渐脱落，下面是红色糜烂面，或有光泽的红斑，不久又有新脓疱出现，此起彼伏，且病灶周围之红斑或健皮上也将发生类似脓疱，病变缓慢向上发展，累及其他指（趾）皮损发展严重可波及整个手臂或足踝与小腿。后期皮肤发生萎缩，影响手、足功能。皮损和周围正常皮质之间有明确界限。严重时可有发热。病程为长期、慢性过程。自觉皮损有烧灼感和疼痛。偶尔累及口腔黏膜。

知识点3：连续性肢端皮炎的病理学检查

表皮角化不全，中等程度棘层肥厚，表皮嵴延长，棘细胞上层有Kogoj海绵状脓疱，在脓疱下方的真皮浅层毛细血管扩张，存在慢性炎症细胞浸润。疱液内有中性粒细胞与变性上皮细胞。

知识点4：连续性肢端皮炎的诊断

（1）指、趾部外伤后发病。

（2）反复出现水疱、脓疱、糜烂，有灼热、灼痛、轻度瘙痒。

（3）一般累及指、趾、手背、足背，有时可波及全身。

（4）可有黏膜损害。

（5）慢性过程，对治疗抵抗。

知识点5：连续性肢端皮炎的鉴别诊断

本病需与下列疾病鉴别诊断：

（1）细菌性甲沟炎：皮损炎症反应显著，伴有感染性溢出，可检出致病性细菌。病情能够完全消退，但可以复发。

（2）慢性念珠菌性甲沟炎：患者可有其他引发免疫力下降的原因。

（3）肠病性肢端皮炎：自幼发病，从多个指尖部发病，有肠道疾病表现与锌缺乏的实验室发现。

（4）甲癣：主要累及甲，皮肤表现浅表，可检测致病真菌。

知识点6：连续性肢端皮炎的系统治疗

（1）积极寻找感染灶并予以清除很重要。长期小剂量四环素，剂量为0.5~1.0g/d，4周1个疗程，可持续3个疗程，对部分患者有效。停药后则易复发。也可使用磺胺类如磺胺吡啶，2.5~3.0g/d。

（2）糖皮质激素：治疗本病有效，但停药后容易复发，所以对局限性疾病不严重者不予应用。对泛发性、有全身症状以及一般治疗不能控制者，可用泼尼松30~50mg/d，等到病情控制后逐渐减量，用药时间不可过长，以降低各种副作用的产生。

（3）环孢素：有报道重症连续性肢端皮炎使用糖皮质激素等多种治疗不能控制者，应用环孢素能快速控制病情，一般用量200~300mg/d或3~6mg/(kg·d)，服药1~2周即可起效，有效后逐渐减量。本药可单独应用，也可与维A酸或皮质类固醇激素联合使用，以减少各类药物的副作用。

（4）雷公藤：治疗本病有效，初始用量60mg/d，有效后逐渐减量。停药后可复发，再用仍然有效，与皮质类固醇激素合用，对泛发型有效。

（5）维A酸类：Slawsky等使用阿维A酯每次25mg，每日2次治疗本病，1个月后明显改善，连续6个月，递减到35mg/d，1年后未再发，并继用阿维A酯35mg/d维持治疗。Emtestam使用阿维A酯0.7mg/(kg·d)微效；用秋水仙碱1~2mg/d无效；局部应用钙泊三醇，每日2次，停用其他药物6周后皮损明显减少，18个月后可愈。

知识点7：连续性肢端皮炎的局部治疗

（1）皮损以脓疱、糜烂和渗液为主时，可先用0.5%新霉素溶液、依沙吖啶溶液外洗或湿敷，再涂抹复方新霉素软膏、红霉素软膏或莫匹罗星软膏。

（2）皮损以干燥结痂为主者，外用糖皮质激素软膏或密闭封包，疗效良好。

（3）有黏膜损害，可外用3%硼酸溶液或1%过氧化氢溶液。

知识点8：连续性肢端皮炎的其他治疗

局部浅层X线或同位素局部照射可用于治疗局限性损害，对部分病例有效。

第九章 皮肤附属器疾病

第一节 痤 疮

知识点1：痤疮的病因和发病机制

痤疮的发病主要和雄激素及皮脂增加、毛囊皮脂腺开口处过度角化、痤疮丙酸杆菌感染以及继发炎症反应等四大原因相关，部分患者的发生还与遗传、免疫、内分泌障碍、情绪和饮食等因素有关。

青春期后体内雄激素增多或雄、雌激素水平失衡。雄激素水平增高可使皮脂腺增大以及皮脂分泌增加。皮脂为毛囊内寄生菌的生长提供物质基础，这些细菌（特别是痤疮丙酸杆菌）可水解皮脂中的甘油三酯，产生的游离脂肪酸能够刺激毛囊皮脂腺开口处上皮增生或角化过度，后者使皮脂分泌通道受阻，排泄不畅，当皮脂和角质团块等淤积在毛囊口时即形成粉刺，具有刺激性的游离脂肪酸刺激毛囊引起炎症性皮损。此外由痤疮丙酸杆菌产生的一些低分子多肽可趋化中性粒细胞，后者释放的水解酶也可使毛囊壁损伤破裂，上述毛囊内容物进入真皮引起毛囊周围程度的深部炎症，产生从炎性丘疹到囊肿性损害的一系列临床表现。

知识点2：寻常型痤疮的临床表现

多发生在15~30岁的青年男女，皮损好发于面颊、额部，其次是胸部、背部和肩部，多为对称性分布，常伴有皮脂溢出。痤疮的各种类型皮损都是由毛囊不同深度的炎症和其他继发性反应造成的，包括因毛囊皮脂腺导管阻塞造成的粉刺、发生于毛囊口处的表浅脓疱、炎性丘疹、结节、囊肿以及瘢痕等。

初发损害为和毛囊一致的圆锥形丘疹，如白头粉刺（闭合性粉刺）与黑头粉刺（开放性粉刺），白头粉刺能够挑挤出白黄色豆腐渣样物质，而黑头粉刺系内含脂栓氧化所致；皮损加重后将形成炎症丘疹，顶端可有小脓疱；继续发展可形成大小不一暗红色结节或囊肿，挤压时有波动感，经久不愈会化脓形成脓肿，破溃后常形成窦道与瘢痕。各种损害大小深浅不等，常以其中一、二种损害为主。本病通常无自觉症状，炎症明显时可有疼痛。痤疮病程慢性，时轻时重，部分患者到中年期病情逐渐缓解，但可留有或多或少的色素沉着、肥厚性或萎缩性瘢痕。

临床上根据病情轻重应用Pillsbury分类法将痤疮分为Ⅰ~Ⅳ度，见表4-4。

表 4-4 痤疮的严重程度分类

严重程度	临床表现特点
Ⅰ度（轻度）	散发至多发的黑头粉刺，可伴散在分布的炎性丘疹
Ⅱ度（中等度）	Ⅰ度+炎症性皮损数目增加，出现浅在性脓疱，但局限于颜面
Ⅲ度（重度）	Ⅱ度+深在性脓疱，分布于颜面、颈部和胸背部
Ⅳ度（重度~集簇性）	Ⅲ度+结节、囊肿，伴瘢痕形成，发生于上半身

知识点 3：特殊类型痤疮的临床表现

（1）聚合性痤疮属较严重类型，表现为严重结节、囊肿、窦道和瘢痕，好发于男性青年。

（2）暴发性痤疮指少数患者病情突然加重，并伴有发热、关节痛、贫血等全身症状。

（3）雄激素、糖皮质激素以及卤素等所致的痤疮样损害称为药物性痤疮。

（4）婴儿期因为母体雄激素在胎儿阶段进入体内，可引发婴儿痤疮。

（5）月经前痤疮和月经周期密切相关。

（6）皮肤清洁消毒剂中的抑菌物质、皂类或洗面奶内含有脂肪酸盐，多种化妆品、香波、防晒剂、增白剂、发胶以及摩丝等均可引起皮脂分泌导管内径狭窄、开口处机械性堵塞或是毛囊口的炎症，引起化妆品痤疮。

知识点 4：痤疮的诊断

根据青年男女，发生在颜面、前胸及背部，散在性黑头粉刺、丘疹、脓疱、结节以及囊肿，对称分布等特点可以诊断。

知识点 5：痤疮的鉴别诊断

本病应注意和酒渣鼻、颜面播散性粟粒性狼疮等进行鉴别。

（1）酒渣鼻好发生在中年人，皮损分布在鼻尖、两颊、额及颏部为主，患部有毛细血管扩张、丘疹或脓疱，晚期形成鼻赘。

（2）颜面播散性粟粒性狼疮好发生于成年人，皮损主要为半球形或略扁平的丘疹或小结节，表现为暗红或褐色，触之柔软，中心坏死，玻片按压丘疹时，可以看到黄色或褐色小点，对称分布在眼睑，鼻唇沟和颊部为多，在下眼睑经常融合成堤状。

知识点 6：痤疮的一般治疗

应用清水洗脸，禁用手挤压及搔抓粉刺，在泌油高峰没有得到控制之前，原则上不应使用油膏类化妆品。应尽量避免辛辣食物，控制脂肪与糖类食品，多吃新鲜蔬菜、水果和富含维生素的食物。另外，劳逸适度，纠正便秘，禁用溴、碘类药也十分关键。

知识点7：痤疮的外用药物治疗

轻者只用外用药物治疗即可。

（1）维A酸类：0.025%~0.05%维A酸（全反式维A酸）霜或是凝胶，可使粉刺溶解并排出，初用药时有轻度刺激反应，但渐可消失，所以应从低浓度开始，每日晚上应用一次，症状改善后每周一次；第三代维A酸类药例如0.1%阿达帕林凝胶、0.1%他扎罗丁凝胶，可每日晚用一次，对轻中度痤疮有较好疗效。

（2）过氧苯甲酰：此剂为过氧化物，外用后缓慢释放出新生态氧和苯甲酸，可杀灭痤疮丙酸杆菌，并具有溶解粉刺和收敛作用，可配制成2.5%、5%和10%不同浓度洗剂、乳剂或凝胶，需从低浓度开始应用。含5%过氧苯甲酰和3%红霉素的凝胶可提高疗效。

（3）抗生素：红霉素、氯霉素或氯洁霉素，用乙醇或丙二醇调制，浓度为1%~2%，疗效较好。1%氯林可霉素磷酸酯为不含油脂和乙醇的水溶性乳液，适用于皮肤干燥以及敏感的痤疮患者。1%盐酸氯林可霉素溶液也同样有效。

（4）壬二酸：可以减少皮肤表面、毛囊及皮脂腺内的菌群，特别是对痤疮丙酸杆菌有抑制作用及粉刺溶解作用，对不同类型的痤疮均有效。可配制成15%~20%霜外用。其不良反应为局部轻度红斑和刺痛。

（5）二硫化硒：2.5%二硫化硒洗剂具有抑制真菌、寄生虫和细菌的作用，可减少皮肤游离脂肪酸含量。

知识点8：痤疮的系统药物治疗——抗生素

口服四环素可以抑制痤疮丙酸杆菌和抑制中性粒细胞趋化，并使面部皮脂中游离脂肪酸浓度降低。其用法为口服1.0g/d，连服4周，然后减量至每晨服0.5g，持续8周。此外多西环素、米诺环素、红霉素也可选用。

知识点9：痤疮的系统药物治疗——异维A酸

此剂可减少皮脂分泌，控制异常角化和黑头粉刺的形成，并抑制痤疮丙酸杆菌，对结节性、囊肿性以及聚合性痤疮效果好，一般剂量为0.5mg/(kg·d)，3~4个月一疗程，可引起口唇发干、脱屑、血脂升高等，故应注意血液学，以及肝、肾功能等变化，此外本药还有致畸作用，育龄期男女服药期间需避孕，停药一年后方可怀孕。

知识点10：痤疮的系统药物治疗——抗雄激素药物

（1）Diane 35（达英-35）：每片含有醋酸环丙孕酮2mg和乙炔基雌二醇0.035mg。本药具有抗雄激素作用，同时又能抑制排卵兼有避孕作用，适用于患有痤疮且月经不正常或月经前痤疮皮损严重的女性患者。其用法为：在月经来潮第 1 天开始，1 粒/d 服用 21 天，停药 7 天为一疗程，月经再次来潮时继续使用，3~4 个疗程后有较明显疗效。

（2）螺内酯：有轻度抗雄性激素作用，60mg/d 连服 1 个月，对某些患者有效，可与其他药物合用，应定期查血钾及测血压。

（3）西咪替丁：能够与二氢睾酮竞争雄激素受体，用法 0.6g/d 口服。

知识点 11：痤疮的系统药物治疗——糖皮质激素

小剂量的泼尼松或地塞米松具有抗炎作用，可用于严重结节性痤疮、聚合性痤疮、囊肿性痤疮的炎症期以及暴发性痤疮，常用泼尼松 15~30mg/d。对严重的结节或囊肿性痤疮可使用皮损内注射糖皮质激素，常用 1%曲安缩松或泼尼松龙混悬液 0.3~1.0ml 加入等量 2%利多卡因或 1%普鲁卡因，每 2 周 1 次，3~4 次后有良好效果，但不宜长期反复使用，以免出现不良反应。

知识点 12：痤疮的治疗——光疗

联合使用红蓝光照射，可通过光动力学效应破坏痤疮丙酸杆菌及减轻炎症反应而对痤疮治疗有效。该法是基于丙酸痤疮杆菌中包含内源性卟啉，光线照射痤疮丙酸杆菌能够激活细菌内源性卟啉，产生单线态氧，并聚集在皮脂腺和上皮细胞，破坏细胞膜与菌体。主要不良反应有疼痛、结痂、红斑以及色素沉着。

知识点 13：痤疮的治疗——痤疮瘢痕

应在痤疮得到基本控制的年龄阶段后期对瘢痕进行治疗。萎缩性瘢痕行铒激光或是超脉冲二氧化碳激光磨削术。激光发挥热效应，治疗后刺激胶原新生，并进而重塑。增生性瘢痕可以用曲安西龙（氟羟强的松龙）混悬液或泼尼松龙混悬液局部注射。

知识点 14：痤疮的辅助治疗

粉刺可使用特制的粉刺挤压器将内容物挤出，化脓皮损有时应切开引流；清洁皮损后，用药物按摩或药物喷雾，结合石膏药物进行倒模，可达到治疗与美容的目的。

第二节　脂溢性皮炎

知识点 1：脂溢性皮炎的病因和发病机制

脂溢性皮炎的病因尚不清楚。研究发现与马拉色菌等的定植和感染有关。在遗传性皮脂溢出体质的基础上，马拉色菌等微生物的寄生和繁殖可水解皮脂中的甘油三酯，产生的游离脂肪酸进一步刺激皮肤发生炎症反应。精神、饮食、维生素B族缺乏、嗜酒等因素都能不同程度地影响本病的发生和发展。

知识点2：脂溢性皮炎的临床表现

本病可发生在各年龄阶段。好发于皮脂溢出部位，以头、面、胸和背部等处多见。皮损初起为毛囊性丘疹，逐渐扩大融合成暗红或黄红色斑，被覆油腻鳞屑或痂，可出现渗出、结痂以及糜烂并呈湿疹样表现。严重者皮损泛发全身，皮肤呈弥漫性潮红和显著脱屑，称为脂溢性红皮病。且有不同程度瘙痒。本病慢性经过，可反复发生。

头皮损害主要为两种类型，①鳞屑型：常呈红斑或红色毛囊丘疹并有小片糠秕状脱屑，头发表现为干燥、细软、稀疏或脱落；②结痂型：多见于肥胖者，头皮厚积片状、覆以油腻性黄色或棕色痂，痂下炎症明显，间有糜烂、渗出。

颜面受累时常和痤疮伴发；耳部受累者可累及耳后皱襞、耳郭及外耳道，常伴有耳后皱襞处裂隙；躯干部皮损多为淡红色圆形或椭圆形斑片，境界清楚，相邻着倾向融合形成环形、多环形或地图状等，表面覆以油腻性细碎鳞屑，有时表面可有轻度渗出；肥胖中年人多连累皱褶部（如乳房下、腋窝、外生殖器、大腿内侧、腹股沟等），皮损类似体癣，易出现念珠菌感染。

知识点3：脂溢性皮炎的鉴别诊断

本病需与头皮银屑病、玫瑰糠疹、湿疹以及体癣鉴别。

（1）头皮银屑病的损害为表面覆着银白色云母样鳞屑红色的丘疹和斑块，Auspitz征阳性。

（2）玫瑰糠疹常先有母斑，后出继发疹，皮损长轴和皮纹一致，呈圆形或椭圆形，表面有糠状鳞屑，好发于躯干和四肢近端。

（3）湿疹的皮损呈多形性，对称分布，表面常有渗出，无油腻性鳞屑和痂，境界不清楚，瘙痒剧烈。

（4）体癣的皮损数目少，边界清楚，直接镜检有真菌菌丝。

知识点4：脂溢性皮炎的一般治疗

生活规律，睡眠充足，调节饮食，限制多脂和多糖饮食，多吃水果、蔬菜，忌饮酒及辛辣刺激性食物。避免各种机械性刺激，少用热水和碱性大的肥皂洗浴。

知识点5：脂溢性皮炎的外用药物治疗

外用药物治疗原则是去脂、消炎、杀菌、止痒，常用的药物是含抗真菌药的混合制剂（如复方咪康唑霜和复方益康唑霜）；外用钙调磷酸酶抑制剂（如吡美莫司软膏和他克莫司）可用于严重患者或低剂量糖皮质激素治疗不明显者；少量渗出、糜烂部位可使用1%雷凡诺尔锌氧油、氧化锌油或糊剂、1%金霉素或0.2%呋喃西林软膏，头部皮损可使用含酮康唑的香波洗头，每周2次。

知识点6：脂溢性皮炎的系统药物治疗

瘙痒剧烈时可应用止痒镇静剂；可补充维生素B_6、B_2、复合维生素B或锌剂；有真菌感染或泛发性损伤可用伊曲康唑100mg/d，连服2~3周；有细菌感染时用四环素或红霉素250mg，每日3~4次；范围较大、炎症明显，甚至有红皮病倾向而无禁忌证时，可短期小量使用泼尼松15mg/d晨起顿服，并可短期加用雷公藤多苷20mg，每日3次。

第三节　石棉状糠疹

知识点1：石棉状糠疹的病因和发病机制

本病原因尚不清楚，真菌学检查阴性，是头皮对感染或外伤的一种特殊反应，不属于脂溢性的一种表现，还有学者认为其可能为银屑病或脂溢性皮炎的一种继发感染。

知识点2：石棉状糠疹的临床表现

本病可发生在任何年龄，但常见于儿童及青年，有时可表现链球菌感染、神经性皮炎或银屑病患者。典型表现是：毛发鞘、糠秕状鳞屑及毛囊口棘状隆起。受累头皮上有大量黏着性鳞屑，互相重叠，黏附于头皮和头发。鳞屑下的头皮潮红，可散发臭味。石棉样的鳞屑牢固地黏附在发干，头发可因厚积鳞屑而集拢成束状，但毛发本质不受波及，间或有形成暂时性脱发者。头皮亦不出现萎缩或瘢痕，无炎症反应，患者会有轻度瘙痒感。

知识点3：石棉状糠疹的诊断及鉴别诊断

根据典型临床表现，容易作出诊断。

本病需与下列疾病鉴别诊断：

（1）银屑病：受累头皮为鲜红色或暗红色的斑片，表面覆有银白色鳞屑，头发呈束状、无毛发鞘，身体其他部位皮肤出现类似损害。

（2）白癣：卫星状分布的灰白色鳞屑斑，头发没有光泽，易折断，但不黏着成块，真菌学检查为阳性。

（3）干性脂溢：头皮弥漫性细小鳞屑，灰白色，头发将逐渐稀疏至脱发，自觉瘙痒。

知识点4：石棉状糠疹的治疗

剪短头发，涂敷角层剥离剂（如 5%～10%硫磺煤焦油软膏），也有报道使用广谱抗生素软膏有效的，口服或肌注维生素 B_6。

第四节 玫瑰痤疮（酒渣鼻）

知识点 1：玫瑰痤疮的病因和发病机制

玫瑰痤疮的病因尚不清楚，可能与精神因素、嗜酒、辛辣食物、高温和寒冷刺激、颜面血管运动神经失调、胃肠功能紊乱、内分泌失调以及毛囊蠕形螨感染有关。

发病机制可能是在皮脂溢出基础上，感染或冷热刺激等因素造成颜面血管运动神经失调，毛细血管长期不断扩张，并在此基础上出现皮损。

知识点 2：玫瑰痤疮的临床表现

本病大多数是中年人，女性较多，但病情严重者多为男性患者。本病可分为三期，但各期之间经过缓慢，常并发痤疮及脂溢性皮炎。没有明显自觉症状。

（1）红斑期：面中部尤其是鼻部、两颊、前额、下颌等部位对称发生红斑，特别是在刺激性饮食、外界温度突然改变及精神兴奋时更为显著，自觉灼热。红斑初为暂时性，反复发作后长久不退，并在鼻翼、鼻尖及面颊等处出现表浅树枝状毛细血管扩张，使面部长时间发红，常伴毛囊口扩大及皮脂溢出等。

（2）丘疹脓疱期：病情继续发展时，在红斑基础上大量出现针头至绿豆大小丘疹、脓疱和结节，毛细血管扩张更为明显，纵横交错，鼻部，面颊部毛囊口扩大显著。皮损时轻时重，常此起彼伏，可持续数年或更久。中年女性患者皮损通常在经前加重。

（3）鼻赘期：病期长久者鼻部皮脂腺和结缔组织增生，致使鼻尖部肥大，形成大小不同的紫红色结节状隆起，称为鼻赘。其表面凹凸不平，毛囊口明显扩大，皮脂分泌旺盛，毛细血管明显扩张。从红斑期发展至鼻赘期需要数十年。比较罕见，几乎均为 40 岁以上男性。

知识点 3：玫瑰痤疮的诊断及鉴别诊断

根据鼻部与面中央部发生的典型皮损可以诊断为玫瑰痤疮。

本病需与寻常痤疮、脂溢性皮炎及糖皮质激素依赖性皮炎进行鉴别。

（1）痤疮见于青春期，常有白头或黑头粉刺，分布广泛，不出现面部红斑。

（2）脂溢性皮炎分布部位较为广泛，不只局限于面部，有油腻状鳞屑，不发生毛细血管扩张，伴有不同程度的瘙痒。

（3）长期外用含氟糖皮质激素制剂导致面部毛细血管扩张及口周皮炎改变可与酒渣鼻皮损相类似，根据长期用药病史，皮损较稳定，无阵发性加重充血等特点可帮助鉴别。

知识点 4：玫瑰痤疮的一般治疗

祛除病灶，纠正胃肠功能，调节内分泌，避免过冷过热刺激及精神紧张，忌饮酒和辛辣食物。生活应有规律，注意劳逸结合。避免长时间日光照射。

知识点 5：玫瑰痤疮的外用药物治疗

患者禁止使用糖皮质激素制剂。可以使用复方硫黄洗剂、2.5%二硫化硒洗剂，每日2~3次；外用1%甲硝唑霜可以杀灭毛囊虫，也可选用含1%~3%甲硝唑的硫黄洗剂；脓疱多时可使用抗生素制剂（如2%~4%红霉素酊、1%林可霉素酊等）。

知识点 6：玫瑰痤疮的系统药物治疗

可选用维生素B族药物（如维生素B_2、B_6及复合维生素B）。对自主神经功能不稳定或紊乱者，特别是女性，在月经前或月经期面部易发生阵发性潮红者，可内服谷维素或地西泮等。对于镜检有较多毛囊虫的患者，可用甲硝唑0.6g/d，服用2周后减为0.4g/d，共服1个月。炎症明显者，可用四环素1.0g/d，服用2周后减为0.5g/d，共服1个月，或用红霉素、米诺环素。

知识点 7：玫瑰痤疮的其他治疗方法

多功能电离子手术治疗机、强脉冲光和脉冲染料激光可以去除毛细血管扩张。对毛细血管扩张期与鼻赘期可用切割术，即消毒和局麻后以手术刀片，按纵、横方向，浅划局部得以切断毛细血管网。鼻赘期损害也可选择外科手术切除整形。

第五节　多　汗　症

知识点 1：多汗症的病因和发病机制

多汗症主要由精神因素、偏瘫或脑震荡等造成的自主神经损伤或功能紊乱以及内分泌功能失调（如甲状腺功能亢进或糖尿病）等引起，有时可为某些疾病的伴随症状。

现认为本病的发生是由于各种因素导致交感神经冲动增加，乙酰胆碱分泌量增多，加强了汗腺兴奋性而出现多汗；或由于汗腺神经紧张性增加，使它对于正常强度的神经性与非神经性刺激的出汗反应增强。服用大量糖皮质激素时也可出现多汗。

知识点 2：局限型多汗症的临床表现

男女均可发生。多发于掌跖、腋下、腹股沟、会阴部，其次为前额、鼻尖及胸部，其中以掌跖最为常见，无明显季节区分。常初发于儿童或青春期，通常持续数年，至 25 岁以后常自然减轻。患者常患有末梢血液循环功能障碍，如手足皮肤湿冷、青紫或苍白且易患冻疮等。足部多汗由于汗液蒸发不畅，造成足底皮肤浸渍发白，伴足臭，并易继发细菌和真菌感染。腋窝部和阴部多汗时，同时伴有臭汗症，并且由于该部位皮肤薄嫩，经常潮湿摩擦，易发生擦烂性红斑，伴发毛囊炎或疖等。

知识点 3：泛发型多汗症的临床表现

泛发型多汗主要由于其他疾病导致的全身广泛性多汗，如感染性高热，因为神经系统的调节或口服退热剂，通过出汗进行散热，通常继发晶痱。其他如中枢神经系统包括皮质和基底神经节、脊髓或周围神经损害也可以导致全身多汗。

知识点 4：多汗症的外用药物治疗

常用收敛性药物，如 5%明矾溶液、5%鞣酸溶液或 2%~4%甲醛溶液，明矾能够收敛止汗、除臭，且无色、无味、无刺激性。腋部多汗者可擦涂 20%氯化铝乙醇溶液，用药前应先将腋部擦干，每晚睡前外用，连续 7 天。

知识点 5：多汗症的系统药物治疗

某些镇静药如溴剂、苯巴比妥、氯丙嗪或谷维素等对情绪性多汗症比较有效。抗胆碱能药物如阿托品、颠茄和普鲁本辛等内服有暂时效果，但患者会产生明显口干、皮肤潮红、心悸等不良反应。

知识点 6：多汗症的物理治疗

用自来水和直流电做电离子透入疗法，适用于手足多汗症。

知识点 7：多汗症的注射治疗

A 型肉毒杆菌毒素（BTA）用来治疗腋窝多汗症，它对掌跖多汗症也有效。BTA 可通过阻止胆碱能神经元释放乙酰胆碱发挥作用。注射部位的皮肤将有 4~6 个月近似无汗，其不良反应为暂时性，表现为注射部位疼痛以及肌无力。

知识点 8：多汗症的手术治疗

其他治疗无效时可以考虑使用手术治疗。切除汗腺对腋部多汗症有效，交感神经切除术可用于治疗手足多汗症。

第六节 无 汗 症

知识点1：无汗症的病因和发病机制

（1）汗腺发育不良：先天性外胚层发育不良以及鱼鳞病患者，还常合并皮脂腺、毛发和指甲等各方面的发育不全或残缺。

（2）其他皮肤疾患：如硬皮病和网状细胞增多症，尿崩症、黏液性水肿、恶性肿瘤、Sjögren综合征，以及瘢痕疙瘩等引起汗腺萎缩，从而造成局部或全身少汗或无汗。

（3）汗管阻塞性皮肤病：例如痱子、湿疹、遗传过敏性皮炎、扁平苔藓、银屑病以及脂溢性皮炎等也会引起无汗。

（4）神经系统损害：例如脊髓空洞症与小儿麻痹症、麻风、交感神经切除术后、神经节阻滞和抗胆碱能药物的应用。

知识点2：无汗症的临床表现

全身或局部皮肤的出汗比正常人明显不足，甚至终年没有可见的汗液为唯一表现。全身性无汗症如全身性瘢痕疙瘩，夏季无法调节体温可发高热和极端不适，易疲劳，运动时比较明显。

根据病因不同而有相应的其他表现，例如先天因素引起的患者常合并皮脂腺、毛发和指甲等各方面的发育不全或残缺，局限性硬皮病，除患处汗液减少外还有硬皮病的表现。

知识点3：无汗症的治疗

（1）其他疾患造成的无汗则需积极治疗原发性疾病。

（2）先天性外胚层缺损引起的无汗症目前无法治疗，对于此类患者进行人工湿润皮肤，帮助调节体温。

（3）全身无汗在夏季无法调节体温极端不适时，可迁居低温地区或采取人工降温，如安装空调。

第七节 臭 汗 症

知识点1：臭汗症的病因和发病机制

小汗腺引起的臭汗症多因表皮细菌分解皮肤表面物质引起，常与多汗症伴发；当某些患者食用大蒜或生葱等后，某些成分可由小汗腺随汗液排出而产生臭味，导致全身性臭汗症。

顶泌汗腺引起的臭汗症多由该部位各种细菌和顶泌汗腺分泌物中所含有机物反应后产

生的不饱和脂肪酸和氨所致，一般引起局部臭汗症。顶泌汗腺的分泌受性激素影响，所以臭汗症多在青春期后较为严重，老年期则逐渐减轻或消失，同时受种族与遗传因素影响。

知识点2：臭汗症的临床表现

足部臭汗症表现为足底与脚趾间发出臭味，常与足部多汗症伴发；腋部臭汗症又称腋臭，表现为腋窝部发出特殊的刺鼻臭味，天热汗多或运动后最为明显，可同时伴有色汗（以黄色比较多见），年轻女性多见，常有家族史；少数患者的外阴、肛门以及乳晕等部位也可累及。

知识点3：臭汗症的治疗

（1）外用药物治疗：可外用具有收敛、止汗、消毒和杀菌作用的药物，如2%~4%甲醛溶液、20%氯化铝无水乙醇溶液等；足臭可使用1∶5000高锰酸钾溶液浸泡，每日半小时，共数周；腋臭可以用腋臭粉（枯矾30g、蛤蜊壳粉15g、樟脑15g共研细末）；也可使用肉毒素局部注射降低神经汗腺活动，症状较重者可以局部注射硬化剂。

（2）物理治疗：可使用高频电针刺入毛根，破坏顶泌汗腺及其导管而达治疗目的；激光脱毛后能够使臭味明显减轻。

（3）手术治疗：病情严重的患者可施行全切术、部分切除加剥离术或剥离术。

第八节　斑　　秃

知识点1：斑秃的病因和发病机制

斑秃的病因尚不完全清楚，目前认为可能和遗传、情绪应激、内分泌失调以及自身免疫等因素有关，可能属于多基因疾病范畴。遗传易感性为斑秃发病的一个重要因素，约25%患者有家族史，另外神经精神因素被认为是重要的诱发因素。

本病和免疫机制相关，如斑秃常与一种或多种自身免疫性疾病并发，桥本甲状腺炎、糖尿病和白癜风患者及其亲属患本病的概率比正常人明显增多；斑秃患者体内存在自身抗体；进展期或早期脱发和再生毛发毛囊周围区有以Th细胞为主的炎症细胞浸润；部分斑秃患者对于糖皮质激素治疗有效。

知识点2：斑秃的临床表现

本病可发生于任何年龄，但以青壮年多见。典型表现为突然出现的圆形或椭圆形、直径为1~10cm、数目不等、边界清楚的脱发区，患处皮肤光亮，无炎症、鳞屑和瘢痕。

根据病期可分为进展期、静止期及恢复期。

进展期脱发区边缘出现头发松动，很易拔出（轻拉试验阳性），拔出头发，显微镜下观察到毛干近端萎缩，呈上粗下细的惊叹号样，如果损害继续扩大，数目增多，可互相融合成不规则的斑片。

静止期时脱发斑边缘的头发不易松动，大多数患者在脱发静止 3~4 个月后开始进入恢复期；恢复期有新毛发长出，最初出现细软色浅的绒毛，逐渐增粗，颜色变深，直至完全恢复正常。病程可持续数月至数年，多数能再生，但也能再次发作，脱发愈广泛，再发机会愈多而再生机会愈少。头皮边缘部位（尤其是枕部）毛发较难再生。

斑秃继续发展表现为头发全部脱失，称为全秃，严重者眉毛、睫毛、腋毛、阴毛以及全身毳毛全部脱落，则称为普秃。全秃和普秃病程可迁延，且发病年龄越小，恢复的可能性就越低。

知识点3：斑秃的诊断及鉴别诊断

诊断要点为头发呈斑状脱发，头皮正常，无自觉症状。

本病应与假性斑秃和头癣鉴别。

（1）假性斑秃为一种多发性圆形、椭圆形或不规则形头皮萎缩性斑片，无严重炎症和明显脓疱，逐渐急性出现毛囊萎缩及永久性脱发，秃发部位皮肤萎缩变薄，毛囊口逐渐消失，秃发区境界清楚，但边缘不规则。

（2）头癣是不完全脱发，毛发易折断，残留毛根，附有鳞屑或癣痂，断发中能够检查到真菌。

知识点4：斑秃的治疗——一般治疗

去除可能诱发因素，注意劳逸适宜。向患者解释病程及预后，绝大多数斑秃能够在 6~12 个月内自然痊愈。对秃发范围广或全秃、普秃患者，应戴假发以减轻心理负担。

知识点5：斑秃的外用药物治疗

（1）2%或 5%米诺地尔（敏乐啶）溶液、10%辣椒酊和 10%芥子酊等，可促进皮肤充血、改善局部血液循环、促进毛发生长，一般每日外用 2 次，2~3 个月可有毛发新生。

（2）秃发区选用泼尼松龙混悬液或复方倍他米松注射液做皮内注射，每次注射数点，每点 0. 05~0. 1ml，每 3~4 周 1 次，总注射量小于 2ml，一般 3~4 次后可见效。

知识点6：斑秃的系统药物治疗

胱氨酸、泛酸钙、维生素 B 族口服可帮助生发。对于精神紧张、焦虑和失眠的患者可给予其他镇静剂如地西泮或奋乃静等。对迅速广泛脱发包括全秃和普秃可口服泼尼松 15~30mg/d，数周后逐渐减量，维持数月，通常 2 个月内开始生长，但停药可能复发，还应注意长期使用会发生糖皮质激素的不良反应。可试用养血生发胶囊、何首乌片、薄芝片或斑秃丸等中药制剂。

第九节　甲　　病

知识点1：甲病的病因和发病机制

引起甲病的病因比较复杂，常见有以下几种。

（1）遗传：如先天性无甲症、杵状甲、反甲、球拍状指甲和周期性甲剥脱等，有时能看到外胚层和（或）中胚层多器官系统遗传性综合征，例如先天性外胚层发育不良。

（2）感染：由真菌（如甲真菌病）、细菌（如细菌性甲沟炎或甲板变色）、螺旋体（如梅毒、雅司、品他等甲病变）或病毒（如甲周疣）等引起。

（3）肿瘤：良性甲肿瘤包括黏液囊肿、纤维瘤、球体瘤和角化棘皮瘤等；恶性甲肿瘤有黑色素瘤、鳞状细胞癌及基底细胞癌等。

（4）免疫：药物过敏或血清病反应可能发生甲改变；指甲油和药物可引起甲周的接触性皮炎。

（5）损伤：化学性与机械性损伤可引起甲病。

（6）其他皮肤病：银屑病、Reiter病、扁平苔藓、红皮病、斑秃、湿疹与毛发红糠疹等常伴发甲病变。

（7）系统疾病：贫血、肝硬化、糖尿病、肾功能不全、心血管疾病以及某些传染病等可有甲病变。

知识点2：甲病的临床表现

（1）无甲：数个甲或全部甲缺如，多数为先天性外胚叶缺陷。后天性罕见，如严重感染、外伤以及剥脱性皮炎等。

（2）厚甲：甲板及其厚硬。先天性厚甲多为外胚叶缺陷病。后天性厚甲见于银屑病、毛发红糠疹及真菌病等。长期如鞋子过小等对甲加压刺激可发生。

（3）脆甲：甲变脆，坚韧性差，且易断裂。常与外周循环障碍，如缺铁性贫血、甲状腺功能低下以及维生素缺乏有关。甲局部长期浸水和使用强的碱性肥皂也可发病。

（4）反甲：甲板变薄，中央凹陷，边缘翘起，形如匙状。可能与外周血循环障碍，如冠心病、甲状腺功能亢进症、湿疹及扁平苔藓等皮肤病有关。

（5）薄甲：甲变薄，并且常有脆甲。常为缺铁性贫血、外周循环障碍或皮肤病如扁平苔藓等一系列表现。

（6）甲凹点：甲板表面点状凹陷，患银屑病者常见，亦可见于皮炎、斑秃和真菌感染等。

（7）甲嵴：甲板线状高起，横形或纵形，可能和外伤有关。亦可为类风湿关节炎及扁平苔藓、手部湿疹以及外周血循环障碍的表现。

（8）甲分离：甲板和甲床从远端开始自动脱离。可见于银屑病、真菌感染、湿疹和皮炎等皮肤病与外伤、外周血循环障碍和甲状腺疾患等。长期接触肥皂等碱性物质及浸水和造纸、制革等工作人员也可发病。

（9）嵌甲症：常发生于大拇指甲。甲板过度向侧面生长，长入甲皱褶内，导致炎症或疼痛。多因修剪指（趾）甲时方法不对或边缘没有被剪齐而出现小刺状长入软组织内引起，或穿鞋太紧压迫导致。

（10）甲沟炎：甲皱红肿，并且常与甲板分离、急性甲沟炎、多由细菌感染引起，有疼痛且脓性分泌物。慢性甲沟炎多由真菌感染引起，亦见于银屑病、糖尿病患者。双手常浸水或儿童经常吸吮手指亦可发生慢性损害。

（11）甲胬肉：背甲皱的表皮向前长，和甲床融合，致甲板逐渐缩小以至完全消失，被瘢痕组织替代。多与外周血循环障碍有关，亦可为先天性外胚叶异常。

（12）甲变色：①白甲：点状白甲，在正常人中比较常见，也可见于局部外伤、真菌感染和系统性疾病如伤寒和肾炎等；线状白甲：见于遗传、外伤、肾衰竭以及心力衰竭等。部分白甲可见于结核、肾炎、冻疮、Hodgkin 病、转移性肿瘤、麻风等疾病；全部白甲，多数为遗传，亦可见于肝硬化、伤寒、麻风或溃疡性结肠炎等；②黄甲：可发生在由梅毒、肿瘤、糖尿病、黄疸，以及黄癣病所致的甲癣和甲下化脓等；接触蒽林、间苯二酚或摄取胡萝卜素过多的食物亦可发生；③绿甲：可见于外胚叶缺陷、铜绿假单胞杆菌或绿色曲菌等感染；经常接触肥皂和洗涤剂，以及老年甲退化时亦出现绿甲；④黑甲：可见于良性色素痣和恶性黑色素瘤等色素性疾病累及甲部、甲下黑色素增多引起；甲下出血、血栓、坏死以及某些药物（如乙双吗啉和砷剂等）可使甲下变黑。

知识点 3：甲病的组织病理

甲母质的改变影响到甲板的背层与中层，甲床的损伤可表现为甲板的腹面和甲床连接部分的改变；通常甲的表面和厚度的改变是由于甲母质的疾病，而甲变色可能起因在甲母质或甲床，甲板的完整性无改变。

知识点 4：甲病的治疗

（1）寻找病因，治疗原发病。

（2）肢端血循环障碍者可口服地巴唑等扩血管药；有感染时抗感染治疗。

（3）口服维生素 A 等对脆甲、薄甲和反甲等治疗有帮助。

（4）局部对症治疗：比如嵌甲外科手术治疗等。

第十章 色素性皮肤病

第一节 雀　斑

知识点1：雀斑的病因和发病机制

雀斑是常染色体显性遗传性疾病，过度日光照射或紫外线照射会诱发本病或使其加剧。

知识点2：雀斑的临床表现

本病在临床上有时可表现出家族性聚集现象。出生时一般没有表现，常先发生在5岁左右的儿童，女性居多，皮损可逐步加重，皮损只是对称分布于曝光部位，特别是面部，亦可见于手背、颈和肩部暴露部位皮肤。皮损多为直径1~2mm的斑疹，边缘清楚，形状不规则，皮损颜色随曝光程度不同而变化，由淡褐色至棕褐色，但不会十分黑，这能够与雀斑样痣、交界痣区别；在同一病例中可以出现不同颜色的皮损，但每一个皮损的色泽是一致的。

知识点3：雀斑的组织病理

雀斑的表皮结构正常，表皮基底层细胞内黑色素由轻度至中度增多，皮肤附属器细胞黑色素增加；多巴染色显示皮损内黑色素细胞密度较邻近组织为低，但是细胞体积较大，有更多、更长的树突，染色较深。电镜观察显示雀斑处黑色素细胞与黑种人相似，有较多的第Ⅳ期黑色素小体，而邻近组织中的黑色素细胞内黑色素比正常细胞要弱，黑色素颗粒较小，轻度黑色素化，两者有显著的差异。

知识点4：雀斑的诊断

（1）皮损为针尖至米粒大小的圆形或卵圆形淡褐色或黄褐色斑疹，分布对称，无自觉症状。

（2）主要发生在面部，亦可见于手背、颈及肩部暴露部位皮肤。

（3）常先见于5岁左右儿童，女性多于男性。

知识点5：雀斑的鉴别诊断

（1）单纯性雀斑样痣：分散存在的棕色至黑色的针尖至粟粒大小的斑疹，不限于曝光部位，组织病理显示基底层内色素细胞增多，基底细胞内黑色素增加。

（2）色素痣：多发生在儿童或青春期，皮损呈斑疹、丘疹、乳头状、疣状及结节等表现，黄褐色或黑色。组织病理显示出痣细胞巢。

（3）着色性干皮病：6个月到3岁发病，早期面、唇、结膜、颈部以及小腿等暴露部位出现雀斑、色素沉着斑及皮肤干燥。暴露部位及非暴露部位皮肤及口腔黏膜出现毛细血管扩张和小血管瘤，小的白色萎缩性斑。3~4年后即出现皮肤恶性肿瘤，以基底细胞癌最为常见，其次为鳞状细胞癌和黑色素瘤。

知识点6：雀斑的治疗

（1）避免日光过度照射。

（2）3%氢醌霜，每日2次，外用。

（3）孤立以及色素较深的皮损可以采用液氮冷冻治疗。

（4）调Q开关紫翠宝石激光治疗。

第二节　咖　啡　斑

知识点1：咖啡斑的病因和发病机制

本病为遗传性皮肤病，和日晒无关，可为多系统疾病的一种标志，如神经纤维瘤病与Albright综合征、Waston综合征、Russell-Silver侏儒症、多发性黑子综合征以及共济失调毛细血管扩张症等。

知识点2：咖啡斑的临床表现

咖啡斑是淡褐色斑，棕褐色至暗褐色，大小不一，圆形、卵圆形或形状不规则，境界清楚，表面光滑。可在出生时或出生之后出现，并在整个儿童时期中数量增加。多见于躯干部，不会自行消退。不同疾病中出现的咖啡斑可出现不同特点并且伴随有其他异常表现。

知识点3：咖啡斑的病理学检查

组织病理示皮损中黑色素细胞数目增多和基底层黑色素化，巨大黑色素小体（3~5μm黑色素颗粒）可见于患神经纤维瘤成人的咖啡斑中而不见于儿童患者。正常人与Albright综合征的咖啡斑一般无巨大黑色素小体，亦见于多发性黑子综合征。

知识点4：咖啡斑的诊断

根据发病年龄，边缘清楚的牛奶咖啡斑色斑片即可诊断为咖啡斑。90%神经纤维瘤病患者具有咖啡斑，如果有 6 片直径大于 1.5cm 的咖啡斑，则患者常有神经纤维瘤病。Albright 综合征中的咖啡斑有时也表现在面颈部，数目较少，但较大，边界不规则，形状多样；色素较深，斑上的毛发常比周围的正常毛发深。Waston 综合征的咖啡斑数目多且伴有腋部雀斑、智力低下和肺动脉狭窄，是常染色体显性遗传。

知识点 5：咖啡斑的治疗

咖啡牛奶色斑的传统治疗手段有冷冻、磨削和切除，这些方法有不同程度的成功率，但常出现严重的不良反应，如永久性的色素改变或瘢痕形成等。Q 开关激光治疗咖啡斑通常不引起瘢痕，但疗效差异较大，无法预计，目前还没有一种激光能达到完全理想的疗效。色斑可能完全消除也可能毫无作用，治疗后的复发率为 0~67%，而且面部的咖啡牛奶色斑对激光治疗更为敏感。

使用 Q 开关紫翠宝石激光、Q 开关红宝石激光以及 Nd：YAG 激光都能对咖啡牛奶色斑进行治疗，经历 2~3 次治疗后，约有 1/2 的患者皮损颜色减退或消失，但有可能在治疗后数月再次复发。疗效及复发率和激光类型无明显联系。

咖啡牛奶色斑需多次治疗，避免附近未受照射的黑色素细胞重新造成色素沉着，治疗后应避光以降低残留黑色素的活性。近期有人用强脉冲-无线频率系统结合局部使用维生素 D_3 软膏治疗Ⅰ型神经纤维瘤伴发的咖啡牛奶色斑，结果显示 75%的患者得到有效的改善，且至少 6 个月内没有再次发作，认为是治疗Ⅰ型神经纤维瘤咖啡斑的新方法。

第三节 黄 褐 斑

知识点 1：黄褐斑的病因和发病机制

紫外线照射、化妆品、妊娠、内分泌紊乱、口服避孕药、过度疲劳、种族和遗传等多种原因可导致黄褐斑。妊娠期雌孕激素作用使色素生成增加，出现的黄褐斑的称为妊娠斑，分娩后该色素斑可自行消失。黄褐斑在一些慢性疾病尤其是妇科疾病（如月经失调、痛经、子宫附件炎和不孕症等）以及肝脏病、慢性乙醇中毒、甲亢、结核病和内脏肿瘤患者中也常发生。此外，某些药物（如氯丙嗪、苯妥英钠和口服避孕药等）也可诱发黄褐斑。

知识点 2：黄褐斑的临床表现

好发生在青中年女性，男性也可发生。皮损常对称分布于颜面颧部和颊部而呈蝴蝶形，亦可累及前额、鼻、口周和颊部。皮损为大小不一、边缘清楚的黄褐色或深褐色斑片，受紫外线照射后颜色加深；常在春夏季加重，秋冬季则缓解。无自觉症状。病程不定，可持续数月或数年。

知识点3：黄褐斑的组织病理学

损害处基层中黑色素形成活跃，黑色素增多，但无黑色素细胞的增殖；真皮上部可见游离的黑色素颗粒或被嗜黑色素细胞吞噬，不发生炎症浸润。

知识点4：黄褐斑的诊断及鉴别诊断

根据典型的临床表现即可诊断为黄褐斑。

本病需与下列疾病进行鉴别。

（1）色素性化妆品皮炎和用化妆品有关。

（2）黑变病的皮损为青灰色，呈网状，耳前、颞部和额部好发，颈部、躯干部也可累及，病理检查显示有基底层液化、色素失禁、真皮部较多嗜黑色素细胞。

（3）雀斑发病较早，有家族史，皮损呈斑点状，散在分布，不融合。

知识点5：黄褐斑的治疗

（1）外用药物治疗：使用脱色剂如2%～5%氢醌霜（避光保存）、4%曲酸、15%～20%壬二酸霜以及复方熊果苷乳膏等可抑制酪氨酸酶活性，降低色素的产生；0.025%～0.1%维A酸可以影响黑色素的代谢，外用药物治疗亦有一定的疗效；超氧化物歧化酶霜通过抑制与清除氧自由基可减少黑色素生成。用果酸进行化学剥脱并加用脱色剂能够取得良好效果。倒膜治疗能改善面部皮肤的血液循环，使药物更有效地渗入皮肤，促进药物吸收，加速色斑的消退。

（2）系统药物治疗：口服维生素C、维生素E与氨甲环酸。严重者可用大剂量维生素C 1～3g/d静脉注射。还可使用中药六味地黄丸、逍遥散或桃红四物汤等。

第四节　白　癜　风

知识点1：白癜风的病因和发病机制

白癜风的病因尚不完全清楚，有下列几种学说。

（1）自身免疫病学说：主要依据有：①50%～80%患者血清中存在抗黑色素细胞自身抗体，尤其是活动期及家族史阳性患者抗体阳性率较高，其滴度和病变程度成正比；②白癜风患者或亲属常伴有其他自身免疫性疾病，部分患者血清中检测到抗甲状腺球蛋白、抗胃壁细胞、抗平滑肌和抗肾上腺组织的器官特异性抗体，同时自身免疫性疾病患者中白癜风发生率比一般人群高10～15倍；③患者皮损组织病理学改变显示，活动期白斑边缘出现淋巴细胞为主的单一核细胞聚集，$CD3^+$、$CD4^+$、$CD8^+$细胞明显增加，该处黑色素细胞和黑色素缺如，提示T淋巴细胞在发病中可能发挥重要作用；④将正常人皮肤移植到裸鼠，注射白癜风患者血清IgG能够使移植的皮肤出现白斑；⑤部分患者内服或外用糖皮质激素有效。

（2）黑色素细胞自毁学说：有学者认为本病好出现在暴露及色素加深的部位，表皮黑色素细胞功能亢进，使其耗损而衰退，并可能是因为黑色素细胞合成黑色素的中间产物过量或积聚引起。实验证实酚类或儿茶酚胺等对正常黑色素细胞产生损伤作用。由于职业等因素，接触或吸收上述化学物品有可能诱发白癜风。

（3）神经化学因子学说：约 2/3 的患者起病和皮损发展与精神创伤、过度劳累以及焦虑有关，有些白癜风损害对称或沿神经节段分布，可能和黑色素细胞周围的神经化学物质增多使黑色素细胞损伤或抑制黑色素形成有关，表明神经精神因素和白癜风发生密切相关。

（4）遗传学说：部分患者有家族集聚现象，目前被认为属于多基因疾病范畴，在遗传与环境因素共同作用下发病。

另外，还有黑色素细胞内在缺陷学说、自由基防御机制缺陷学说以及黑色素细胞经表皮丢失学说等。

本病发生是具有遗传素质的个体在多种内外因素刺激下，出现免疫功能、神经精神和内分泌代谢等多方面的功能紊乱，导致酪氨酸酶系统抑制或黑色素细胞破坏，最终使患病处色素脱失。

知识点2：白癜风的临床表现

白癜风是后天发生，无明显性别差异，任何年龄都可发病，以青壮年多见，约 50%的患者 20 岁以前发病。部分患者通常春末夏初病情发展加重，冬季缓解。任何部位皮肤均可发生，但好发生在暴露及摩擦部位，如颜面部、颈部、手背、腕部、前臂和腰骶部等。部分患者白斑沿着神经节段单侧分布，少数患者皮损泛发遍及全身。皮损初发时是一片或几片色素减退斑，境界不明显，逐渐扩大为境界清楚的色素脱失斑，呈乳白色，白斑中将出现散在的毛孔周围岛状色素区。白斑中毛发可变白亦或正常，发于头部者可仅有白发而无白斑。大多数患者无自觉症状。病程为慢性过程，有时可自行好转或消退。在病程进展期，白斑可向正常皮肤延伸，有时机械性刺激如压力与摩擦，烧伤、外伤后可继发白癜风（同形反应）；到稳定期，皮损停止发展，为境界清楚的色素脱失斑，损害边缘色素增加。

根据皮损范围与分布将本病分型。

（1）局限型：皮损局限在一个部位，又可分为：①节段型：皮损按照皮节分布；②黏膜型：仅损害黏膜。

（2）泛发型：最常见，表现为皮损泛发分布在体表，可分为：①寻常型：皮损散落分布于体表多处；②面肢端型：皮损分布于面部和肢体远端；③混合型：上述几型不同组合而成，如面肢端型+节段型等。

（3）全身型：全身皮肤全部或几乎完全受累，亦可有毛发变白。

知识点3：白癜风的组织病理学

活动期皮损内黑色素细胞密度下降，周围黑色素细胞异常增大；后期脱色皮损内没有黑色素细胞，多巴染色阴性。真皮浅层出现淋巴细胞浸润。

知识点4：白癜风的诊断及鉴别诊断

根据后天性乳白色脱色斑，无自觉症状，较易诊断本病。

本病需与下列疾病鉴别诊断：

（1）单纯糠疹：常见于儿童，是面部局限性色素减退斑，而非脱色斑，且皮损边缘境界不明显，表面常有细碎鳞屑。

（2）花斑糠疹：损害常发生于颈、躯干和上肢，为圆形或卵圆形浅色斑，表面多有鳞屑，损害中易发现真菌。

（3）贫血痣：先天性色素减退斑，通常单侧分布，由于病变局部毛细血管较少，摩擦或加热后白斑周围皮肤充血，而白斑本身不发红，可与白癜风相鉴别。

（4）无色素痣：出生时或生后不久就有局限性浅色斑，通常沿神经节段分布，境界模糊，周围没有色素沉着带，一般单发，持续终身。

（5）炎症后色素减退：有原发疾病史，如湿疹、皮炎和银屑病等，色素减退局限在原发疾病皮损部位，通常为暂时性，能自行恢复。

知识点5：白癜风的光疗法

本病治疗比较困难。通常皮损面积小，发生在曝光部位，病期短者治疗效果较好。本病早期需积极治疗，最好采用综合疗法，且疗程最少3个月。

可采取光化学疗法（PUVA），新近发展的窄波紫外线（308～311nm NB-UVB）能够治疗局限型或泛发型白癜风，可得到和PUVA相似的疗效，且不良反应更小。开始剂量应小于最小红斑量（MED），以后每次增加约10%，每周3次，通常治疗20～40次以上可有明显效果。治疗过程中可有轻度的红斑及瘙痒，也需进行眼和男性生殖器的防护。准分子激光使用的308nm与NB-UVB使用的波长相近，局部型白癜风皮损每周接受治疗2次，一般为24～48次，疗效较肯定。

知识点6：白癜风的氮芥乙醇治疗

将盐酸氮芥50mg、异丙嗪50mg、甘油5ml溶于95%乙醇100ml中，外用每日2次，需新鲜配制，冰箱内保存。本制剂有刺激性与致敏性，外用时仅限于白斑区。

知识点7：白癜风的外科疗法

自体表皮移植术适用于局限型和节段型的静止期患者，可将自体黑素细胞移植至脱色区，以达到色素恢复的目的。该方法缺点是费用较高，有一定的失败率，部分患者再生色素颜色不均匀。方法为钻孔移植、负压吸疱法、自体表皮培养移植和自体黑色素细胞移植等。

知识点8：白癜风的糖皮质激素治疗

对泛发型白癜风进展期损害，特别是对应激状态下皮损迅速发展以及伴有自身免疫性疾病者，系统用糖皮质激素有较好疗效。可内服泼尼松15~20mg/d，见效后逐渐减量直至停药。对局限型、早期损害，可局部应用糖皮质激素，如0.05%卤美他松和0.1%倍他米松二甲基亚砜乙醇溶液等，每日1次，3个月内未见色素再生者，应停止给药。皮损内注射氟羟强的松龙混悬液（10mg/ml）也有一定效果，但需注意长期外用糖皮质激素能够引起局部皮肤萎缩、毛细血管扩张等不良反应。

知识点9：白癜风的外用免疫抑制剂治疗

对于不适于使用激素的部位，或为避免长期应用激素产生不良反应，外用0.1%他克莫司软膏或吡美莫司软膏具有一定效果，并且可避免因长期使用激素造成的皮肤萎缩。

第五节 摩擦黑变病

知识点1：摩擦黑变病的病因和发病机制

根据皮损形态与特定的好发部位以及通过对致病因素的调查健康搜索基本肯定本病起因为外在的局部刺激。最引人注目的刺激物是以尼龙、人造丝及棉花等为原料的健康巾，此种洗浴品在日本广泛使用，使用者在洗澡时常用其强力摩擦皮肤，以达健肤目的。由于强力反复地摩擦与压迫，加之紧贴骨面的皮肤皮下脂肪稀少，日久容易损伤表皮基底层黑素细胞而发病。但是否发病仍取决于个体的体质因素。

知识点2：摩擦黑变病的临床表现

皮肤色素异常，以淡褐或暗褐色的带状或斑状色素沉着为主，弥漫性分布。表面光滑无丘疹、鳞屑和角化倾向。在色素斑边缘明显可见色素沉着和皮丘一致，而毛囊口、皮沟处则没有。综观色素斑呈细网状，境界多数比较清楚，形状与损害部位的骨上皮肤形状大致相同。往往局限于锁骨、肋弓肩胛脊柱和胫前、肘膝等骨隆起处，少数患者也可累及上背、颈腰、腹等非骨隆起部位。后者边缘不明显，色调较淡。

本病好发于体型瘦弱的年轻女性，未见于肥胖者，男性少见。自觉不痒或瘙痒程度轻微。

知识点3：摩擦黑变病的诊断及鉴别诊断

根据好发人群刺激病史损害特征、分布特征和组织病理改变，本病易于诊断。

易于和摩擦黑变病混淆的疾病主要为斑状皮肤淀粉样变，后者常见于中年女性，伴有瘙痒，皮损常见于上背部，为对称分布的网状色素沉着斑；初看两病相似，但是仔细观察色素斑，后者是由呈点状色素沉着的小丘疹组成，表现“波纹形”外观，组织病理显示真皮乳头层有淀粉样蛋白沉积为特征。该病和摩擦黑变病两者间可能有一种互为因果的关系，有待深入研究。

知识点4：摩擦黑变病的治疗

停止使用健康巾等强力摩擦皮肤的洗浴用品。

第六节　色素性口周红斑

知识点1：色素性口周红斑的病因和发病机制

（1）目前认为最可能与化妆品中含有的光敏物有关。

（2）亦有认为与自主神经系统平衡失调导致末梢血液循环功能及皮脂腺分泌异常有关。

（3）也有证实是5-羟色胺代谢异常所致。

知识点2：色素性口周红斑的临床表现

（1）本病多见于中年妇女，也可见于男性。

（2）皮损好发于面中部，大致对称，尤其是颊和口周。

（3）最初损害为红斑，反复发作数月直至数年后，渐呈现为弥漫性的棕红色色素沉着斑，可逐渐蔓延到额部、颞额部、鼻翼皱褶及下颏等部，个别患者仅限于口角和下颌角，但与口唇间常有一狭窄的正常皮肤带，境界明显。

（4）损害可连续多年不变，但皮损颜色的深浅可有波动，并常出现有面颈部的血管性潮红现象，无自觉症状。

（5）炎症消退后，色素沉着通常持续时间较久，除去病因后方可逐渐消退。

（6）或伴有 Civatte 皮肤异色病。

知识点3：色素性口周红斑的病理学检查

真皮乳头层毛细血管扩张，炎性细胞浸润，可见噬黑色素细胞增多，并有较多黑色素体。

知识点4：色素性口周红斑的诊断及鉴别诊断

根据发病的部位、易变的红斑以及伴有的色素沉着而无其他损害，结合组织病理特征进行诊断。

应与色素性口周红斑相鉴别的是口周皮炎。

口周皮炎：该病常见于青年女性，但损害为多形性，主要为散在细小的炎性丘疹、丘疱疹，继之红斑脱屑，呈周期性发作，常是因为化妆品和含氟皮质激素制剂直接作用造成的面部皮炎。

知识点5：色素性口周红斑的治疗

（1）去除诱发因素，避免刺激性饮食，如咖啡、酒等。

（2）口服缓和的镇静药、利血平和维生素C、维生素B_2等。

（3）局部对症处理，可外用避光剂和脱色剂，亦可用皮质激素霜剂。

（4）绝经期妇女可试用雌激素进行治疗。

第七节 蒙古斑

知识点1：蒙古斑的病因和发病机制

蒙古斑为一种先天性发展性疾病，只累及皮肤。黑色素细胞来源于神经脊，胚胎期11周左右黑色素细胞向表皮运动。蒙古斑的形成在于黑色素细胞从神经脊向表皮运动时滞留在真皮中，至出生时延迟消失所致。黑色素细胞的正常运动受外源肽生长因子的调节，通过活化酪氨酸激酶受体发挥作用。一种假说认为堆积的代谢物如GM1与硫酸乙酰肝素结合在酪氨酸激酶受体上，然后导致神经症状及异常的神经脊迁移。

知识点2：蒙古斑的临床表现

（1）出生时就有，多为单个圆形、椭圆形或方形浅蓝色、暗蓝色或褐色斑。

（2）发生在腰骶部与臀部。

（3）一般发生在有色人种的儿童，无任何不适症状，几年内能够自行消退。

（4）组织病理检查能够看到真皮中部胶原纤维束之间有散在的星状或纺锤状细胞中存在色素颗粒。多巴染色星状或纺锤状细胞呈阳性，说明为黑色素细胞。

知识点3：蒙古斑的诊断

出生或出生后即有，常见于骶骨的单个圆形、椭圆形或方形浅蓝色、暗蓝或褐色斑，结合病理可诊断。

知识点4：蒙古斑的鉴别诊断

（1）蓝痣：发生于臀部和骶尾部蓝痣是蓝黑色大结节，幼年发病，或出生时发病。生长迟缓，终生不退。组织病理普通型蓝痣真皮深层和表皮平行的树枝状和梭形黑色素细胞，含有大量黑色素颗粒；细胞型蓝痣真皮内部较大的梭形细胞，密集排列成细胞岛。

（2）太田痣：多在20岁以前发病，局限在面部三叉神经分布区的灰蓝色斑状损害，约2/3患者可累及同侧巩膜，组织病理示黑色素细胞散在分布在真皮胶原纤维之间。

知识点5：蒙古斑的治疗

本病几年内可自行消退，因此不需治疗。若有美容的需要，可以使用遮瑕膏。

激光治疗：Q开关紫翠玉激光对于年幼的骶骨外的皮损有较好的效果。

知识点6：蒙古斑的并发症的诊断、治疗和预防

蒙古斑可以并发唇裂，脑膜脊髓瘤，黑色素瘤，2型与5型色素性血管性斑痣性错构瘤病以及Sjogren-Larsson syndrome。少数泛发蒙古斑患者伴发先天性代谢障碍，最常见的是Hurler综合征，其次为1型神经节苷脂沉积症，Niemann-Pick病，Hunter综合征以及甘露糖苷贮积症。这些病例中，蒙古斑往往不会自行消退。

第八节 太　田　痣

知识点1：太田痣的病因和发病机制

太田痣的病因尚不清楚，可能的原因为在胚胎阶段，黑色素细胞无法完全地从神经脊进入表皮。

知识点2：太田痣的临床表现

（1）发生在颜面一侧，偶然两侧，上下眼睑、颧部和颞部，分布通常限于三叉神经第一、二支区域。2/3患者出现同侧巩膜受累变蓝。

（2）皮损呈褐色、青灰、蓝、黑或紫色斑片，偶有结节。

（3）多数在20岁以前发病。

（4）组织病理检查所见：与蒙古斑相似，但黑色素细胞散在分布于真皮胶原纤维之间，黑色素细胞分布在真皮较表浅的位置。

知识点3：太田痣的诊断

根据临床表现与组织病理做出诊断。

知识点4：太田痣的鉴别诊断

本病需与下列疾病鉴别诊断：

（1）黄褐斑：常见于面部两侧颧部的淡褐色或淡黑色斑，境界清楚。成年女性多见。组织病理检查显示表皮色素增多，真皮有较多的噬黑色素细胞。

（2）咖啡斑：幼年发病，边缘规则的淡褐色斑，形状、大小不一，组织病理显示表皮内黑色素总量增加，见大的黑色素颗粒，基底层黑色素细胞数量增多。

（3）鲜红斑痣：不规则的红色或紫红色斑片，按压部分或完全褪色。出生时或出生后不久出现，皮损境界清楚，不高出皮面，组织病理显示真皮上中部毛细血管扩张。

（4）蓝痣：上肢与面部的蓝色及蓝黑色结节，或臀部与骶尾部的蓝黑色较大结节，幼年发病，或出生时发病。组织病理显示真皮可见树枝状及梭形黑色素细胞胞质内有较多的色素颗粒。

（5）蒙古斑：腰骶部与臀部圆形、椭圆形或方形浅蓝色、暗蓝或褐色斑，出生时即有，几年内能够自行消退。

知识点5：太田痣的治疗

（1）化妆遮盖。

（2）Q 开关红宝石、Q 开关紫翠玉和 Q 开关 Nd：YAG 激光有较高成功率及较小副作用。4~8 次治疗后，90%~100%患者皮肤色素大幅度降低或清楚，不会出现瘢痕。

（3）调 Q 开关紫翠宝石激光治疗疗效理想。

知识点6：太田痣并发症的诊断、治疗和预防

罕见的病例会在皮损上发生恶性黑色素瘤，可危及生命。太田痣可发生青光眼，因此应当周期性到眼科医生处检测青光眼的发生。

第九节 贫 血 痣

知识点1：贫血痣的病因和发病机制

贫血痣是因为先天皮肤脉管异常，造成对儿茶酚胺敏感性升高，引起局限血管收缩。

知识点2：贫血痣的临床表现

（1）单个或多个圆形、卵圆形或线状境界清楚的淡白色斑。

（2）胸背部多见，也可累及其他部位。

（3）常在出生后或儿童期发病，通常终身不退。

（4）玻片压皮损周围正常皮肤时皮损消退。

（5）摩擦皮损处或冷、热刺激皮损处不产生红斑反应。

（6）皮损内注射乙酰胆碱和毛果芸香碱、组胺、5-羟色胺或前列腺素 E，局部不产生红斑反应。

知识点 3：贫血痣的诊断

（1）单个或多个圆形、卵圆形或线状境界清楚的淡白色斑，可有卫星灶。

（2）胸背部多见，亦可波及其他部位。

（3）常在出生后或儿童期发病，通常终生不退。

（4）摩擦皮损处或冷、热刺激皮损处不出现红斑反应。分别搔抓皮损和正常皮肤，正常皮肤出现红斑，而皮损不会出现相似现象。

（5）病理组织学检查血管结构正常。

（6）皮损内注射乙酰胆碱和毛果芸香碱、组胺、5-羟色胺或前列腺素 E，局部不发生红斑反应。

知识点 4：贫血痣的鉴别诊断

本病需与下列疾病鉴别诊断：

（1）无色素痣：出生时或出生后不久发病，损害经常沿神经段分布，表现为局限性或泛发性淡色斑，境界不清楚，边缘多呈锯状，周围无色素增加晕，感觉正常，持续终身不退。

（2）白癜风：后天发病，局限性或泛发性色素脱失性白斑，常有着色深的边缘。

知识点 5：贫血痣的治疗

通常不需治疗。如皮损影响美观，可进行美容遮盖。有报道黑色素细胞表皮移植有一定效果，也可采用 308nm 准分子激光治疗。

第十节 Albright 综合征

知识点 1：Albright 综合征的临床表现

（1）皮肤表现：色素沉着斑多在出生时或生后不久出现，为淡褐色，边缘不规则，多分布在躯干、四肢、面部，但黏膜受累者少。

（2）骨损害：多发性骨纤维性发育异常，常出现在 10 岁之前，多累及下肢骨和骨盆，伴疼痛、功能障碍、畸形和病理性骨折。

（3）其他：如性早熟、智力发育迟缓、肢端肥大症、甲状腺功能亢进以及库欣综合征等。

知识点 2：Albright 综合征的鉴别诊断

本病的色素沉着斑应与神经纤维瘤的咖啡牛奶斑相鉴别。本病常伴有骨损害和性早熟，而后者则伴发皮肤神经纤维瘤，儿童期及以后的患者还有间擦型雀斑，组织病理有助于鉴别。

知识点 3：Albright 综合征的治疗

Albright 综合征以对症治疗为主。

第十一节　Riehl 黑变病

知识点 1：Riehl 黑变病的病因和发病机制

Riehl 黑变病病因尚不完全清楚，一般认为与光敏感有关。如使用含有光敏感物质的化妆品，或 B 族维生素缺乏，都能引起光敏而发病。

知识点 2：Riehl 黑变病的临床表现

本病多见于中年妇女。皮损分布在额、颧部、耳后、颈侧、臂部及其他曝光部位。开始面部发红瘙痒，继之色素沉着，皮损呈淡棕色、铜红色、灰褐色或紫褐色，境界不清，逐渐扩展，表面覆以薄层粉状鳞屑，也可表现与毛囊角化。网状排列，粉尘样外观。典型皮损按照疾病的不同时期可分为三期，炎症期、色素沉着期和萎缩期。

知识点 3：Riehl 黑变病的组织病理

表皮轻度角化过度，棘层细胞间水肿，基底细胞为点状液化变性，真皮浅层有大量黑色素颗粒和较多的噬黑色素细胞。

知识点 4：Riehl 黑变病的诊断

（1）受累皮肤上出现灰紫至紫褐色斑，网状排列，粉尘样外观。

（2）主要累及面、颈和胸背部皮肤。

（3）典型皮损按照疾病的不同时期可以分为三期：炎症期、色素沉着期和萎缩期。

（4）组织病理显示表皮轻度角化过度，棘层细胞间水肿，基底细胞为点状液化变性，真皮浅层有大量黑色素颗粒和较多噬黑色素细胞。

知识点5：Riehl 黑变病的鉴别诊断

本病需与下列疾病鉴别诊断：

（1）黄褐斑：好发于面部两侧颧部的淡褐色或淡黑色斑，边界清楚。成年女性多见。组织病理检查显示表皮色素增多，真皮有较多的噬黑色素细胞。

（2）扁平苔藓：为扁平多角形发亮丘疹，呈红色或紫色，其上是一层光滑发亮的蜡样薄膜，细的白色条纹是 Wickham 纹。组织病理有典型改变。

（3）Addison 病：色素沉着于全身，以暴露部位和皮肤皱褶处明显，面部色素常不均匀，且无炎症表现。

（4）焦油黑变病：面颈部等暴露部位弥漫性色素沉积，常伴有痤疮样炎性反应。

知识点6：Riehl 黑变病的治疗

（1）查找可能的致病原因，对症治疗。

（2）避光，不得接触致敏的化妆品或化学物品。

（3）口服维生素 C、维生素 E、维生素 A 和中药。

（4）2%~5%氢醌霜联合异维 A 酸，每日 2 次，外用。

第十二节　白　化　病

知识点1：白化病的病因和发病机制

白化病患者黑色素细胞数目和形态正常，且多巴反应多为阳性；由于先天性酶缺陷（酪氨酸形成不足或酶活性降低或缺乏）致使黑色素细胞内前黑色素体无法转变成黑色素体或黑色素体无法黑化而出现白化病。近期研究表明，至少存在 7 种不同的基因突变可引起色素合成减少，产生各种和白化病相关的临床症状，包括皮肤、毛发以及眼睛的色素减退，这些基因有酪氨酸酶（TYR）基因、p 基因、酪氨酸酶相关蛋白 1（TYRP-1）基因、TYRP-2 基因以及 Pmel-17 基因等。

知识点2：白化病的临床表现

患者由于全身皮肤色素缺乏，导致皮肤毛细血管显露而呈现红色，对紫外线高度敏感，比正常人高 6~12 倍；毛发呈纯白色、银白色、淡白色或黄白色等，有丝绢样光泽，外形纤细如丝；眼睛表现比较有特征性，眉毛和睫毛呈白色或淡黄色，因为缺乏色素，儿童期虹膜为透明淡灰色，瞳孔为红色，成人期为青灰色、淡褐色，有昼盲现象。根据临床表型特征分 3 大类：①眼白化病（OA）；②眼皮肤白化病（OCA）；③白化病相关综合征。其中眼皮肤白化病进一步分4型：

（1）OCA-Ⅰ型：泛发型白化病即眼和皮肤白化病，属于常染色体隐性遗传。该型的大多数患者皮肤、头发及眼睛完全无色素，皮肤呈白色或粉红色，毛发是白色或淡黄色；虹膜透明，脉络膜也失去色素，瞳孔发红、畏光，皮肤不得晒黑（OCA ⅠA），对光高度敏感，日晒后极易出现皮炎；部分患者（OCA ⅠB）可被晒黑，皮肤、头发可有中等程度的色素。

（2）OCA-Ⅱ型：患者皮肤、头发及眼睛残留少至中等程度的色素，可有雀斑和痣等，临床最常见的类型；出生时额上方就有一撮白发，其下皮肤呈白色；此外额、鼻、颏、胸和腹部也有不规则排列，大小、多少不等的色素脱失斑，通常不对称，终身不消退；有的患者患有单侧虹膜色素缺乏，眼底白化，黄斑发育不良，斜眼和弱视；也可伴发共济失调，耳聋以及智力障碍。

（3）OCA-Ⅲ型和Ⅳ型是一种在全世界较少见类型，我国罕见。

知识点3：白化病的鉴别诊断

本病和白癜风、斑驳病不同，除皮肤缺少色素外，眼睛也受累。

知识点4：白化病的治疗

白化病由于皮肤缺少黑色素的保护，日晒后易发生日光性唇炎、皮炎，可能并发基底细胞癌与上皮细胞癌，应避免日晒，使用广谱遮光剂，穿戴适宜的衣物保护皮肤，预防紫外线造成的皮肤伤害。局部可涂用5%对氨基苯甲酸（PABA）乙醇溶液。目前尚无良好的治疗方法，视力障碍可佩戴矫正眼镜。骨髓移植可分别纠正或改善Chediak-Higashi综合征和Griscelli综合征的血液系统及免疫系统缺陷。对于Hermansky-Pudlak综合征来说，没有有效的复色治疗。若出血严重，应考虑输血小板和血液。若肉芽肿性结肠炎或肺纤维化严重，大剂量激素可考虑。

知识点5：白化病的并发症的诊断、鉴别诊断和预防

Ⅰ、Ⅱ、Ⅲ、Ⅳ型眼皮肤型白化病与眼白化病出现皮肤对日光刺激的敏感性增加及视力缺陷。OCA Ⅰ型并发症主要包括畏光，中重度视力下降和眼球震颤。OCA Ⅱ型、Ⅲ型、Ⅳ型的眼部并发症与Ⅰ型类似，Ⅲ型OCA的并发症不严重。

Chediak-Higashi综合征儿童表现在擦伤，黏膜出血，鼻出血和淤斑，反复呼吸道感染，以及中性粒细胞减少症。大约85% Chediak-Higashi综合征患者进入加速期后表现为发热，贫血，中性粒细胞减少症，少有血小板减少症，肝、脾、淋巴结增大及黄疸。

Chediak-Higashi综合征的神经系统病变包括周围神经和颅神经病变，自主神经功能紊乱，衰弱，感觉障碍以及深腱反射丧失，步态迟钝，抽搐和运动神经传导速度降低。

Hermansky-Pudlak综合征患者出血是由于血小板储存不足。其综合征远期并发症有肺

纤维化，肉芽肿性结肠炎，牙龈炎以及肾衰竭。

Griscelli 综合征因为严重的免疫缺陷而产生慢性感染。

第十三节　无色素痣

知识点1：无色素痣的发病机制

多认为本病为一种发生学上的畸形或与黑色素体聚集和输送障碍有关。

知识点2：无色素痣的临床表现

一般出生时即有或出生后不久出现，92.5%患者在3岁前发病，7.5%患者在儿童期发病，皮损持续终身不退。好发于躯干上部或上肢。背部和臀部，其次可见于胸部、腹部、面部、颈部及手臂。表现为大小不一、苍白色、局限性色素减退斑，而且是一致性不完全脱色，境界模糊且规则，有时边缘呈锯齿状，周围几乎没有色素增殖晕。无色素痣可分为局限型、节段型及系统型，前两者约占98%以上，系统型少见；节段型经常沿神经节段分布，四肢多呈条状或带状，躯干可呈方形。10%患者将出现皮肤外异常，如脑发育迟缓和癫痫。

知识点3：无色素痣的组织病理

表皮钉突多变平，黑色素细胞数量正常，但其树突发育不良，外形粗而短，黑色素细胞萎缩为类圆形，多巴反应减弱或阴性。超微结构显示黑色素化的黑色素小体形态正常，但数目减少，部分消失；黑色素细胞内黑色素体自噬、聚集成簇或是转移异常，角质形成细胞中黑色素体数量减少，真皮上部嗜色素细胞未见增多。用抗 c-kit 蛋白的单克隆抗体（YB5. B8）与抗黑色素小体单克隆抗体（TA99）对患者的冷冻切片免疫组化染色，表皮黑色素细胞 c-kit 蛋白呈强阳性，TA99 的免疫活性很弱，和白癜风患者表皮黑色素细胞的表面标记均丢失有所不同。

知识点4：无色素痣的诊断

（1）局限性色素减退斑。单侧性或列序性分布。

（2）皮损常见于躯干上部或上肢。

（3）出生时即有，终身不退。

知识点5：无色素痣的鉴别诊断

（1）贫血痣：先天性淡色斑，在出生时就有，由于淡色斑处毛细血管较正常少，摩擦患部时周围皮肤充血而白斑处不会明显发红，由此可与无色素痣区别。

（2）白癜风：后天发病，局限性或广泛性色素脱失性白斑，境界清楚。

知识点6：无色素痣的治疗

无色素痣的治疗治疗效果不理想，必要时可试用自体表皮移植。

第十一章　遗传性皮肤病

第一节　色素失禁症

知识点1：色素失禁症的病因和发病机制

位于Xq28的NEMO基因发生突变是造成色素失禁症的病因。仅女性患者被报道存在突变。这种基因突变在男性患者时常为致死性，但如果男性患者为核型47, XXY的Klinefelter综合征，或者是体细胞嵌合体则有可能存活。

知识点2：色素失禁症的临床表现

出生或生后不久开始发病。在躯干两侧发生荨麻疹样、水疱样和疣状皮炎病变。分三期。

（1）第一期：出生时有或出生后1周内比较明显，为大疱期。四肢突然起清澈紧张的大疱，成行排列。

（2）第二期：疣状增生期。一期后数周或数月发生，水疱发生后在相同部位出现的损害。四肢与躯干上肢出现不规则线状排列的光滑的红色结节或是角化性斑块，通常1岁左右消失，也可存在数年。

（3）第三期：色素沉着期。躯干部损害最明显，出现不规则泼溅状或涡轮状的色素沉着。

也有患者不存在第一期和第二期，色素沉着期可历经数年后消退。消退后没有痕迹，可有多发性线状或斑状毛细血管扩张。其他皮肤变化有假性脱发、牙齿缺陷、眼睛缺陷以及中枢神经系统异常等。

知识点3：色素失禁症的组织病理

第一期水疱在表皮内，有海绵形成，属于皮炎型水疱，疱内及其周围有较多的嗜酸性粒细胞，真皮内嗜酸性粒细胞和单核细胞浸润；第二期表皮角化过度，表皮内角化是呈涡轮样排列的角质形成细胞和散在的角化不良细胞，棘层肥厚，不规则乳头瘤样增生，真皮有较轻的慢性炎症浸润，常含有少数载黑色素细胞；第三期色素沉积处皮损表皮基底层液化变性，真皮上部噬色素细胞增加，嗜色素细胞胞质内有大量的色素颗粒。

知识点4：色素失禁症的实验室检查

外周血常规检查在急性期时嗜酸性粒细胞超过50%。

知识点5：色素失禁症的诊断

女婴有大疱与线状结节，或大疱与疣状损害合并出现，有特征性的色素沉着斑点出现不难诊断。

知识点6：色素失禁症的鉴别诊断

本病需与下列疾病鉴别诊断：

（1）类天疱疮：好发生于老人，临床表现为紧张性大疱，尼氏征阴性，病理和直接免疫荧光检查、间接免疫荧光检查可做鉴别。

（2）大疱性表皮松解症：受机械损伤后手、肘、膝和足部发生大疱，尼氏征阴性。

（3）脱色性色素失禁症：出生或出生后不久发病，可持续多年，面、躯干和四肢呈奇特的线状或涡轮状脱色。

知识点7：色素失禁症的治疗

（1）本病病情可以逐渐缓解，直至形成色素异常斑，无需特殊治疗。

（2）急性期发生水疱损害时必要时可以使用抗生素控制继发感染，但如炎症期长且比较严重，则可考虑采用皮质激素。外用保护性药物。

第二节　神经纤维瘤病

知识点1：神经纤维瘤病

神经纤维瘤（NF）是一种表现为神经系统、骨骼与皮肤发育异常的常染色体显性遗传的综合征。主要有两种亚型：Ⅰ型神经纤维瘤病和Ⅱ型神经纤维瘤病（是中枢或听神经型神经纤维瘤病）。

知识点2：神经纤维瘤病的病因和发病机制

Ⅰ型神经纤维瘤病是由位于染色体17q11.2的NF1基因突变引起，NF1基因编码神经纤维蛋白，对Ras蛋白转导的信号发挥了负调控作用。有专家估计约50%的Ⅰ型神经纤维瘤病由新发突变导致。

Ⅱ型神经纤维瘤病是由位于染色体22q12.2上的NF2基因突变引起，NF2基因编码神经鞘蛋白，此蛋白将肌动蛋白细胞骨架连接到细胞表面的糖蛋白上，起到负生长调控作用。

知识点3：神经纤维瘤病的临床表现

Ⅰ型神经纤维瘤病患者表现为大量神经纤维瘤、咖啡牛奶斑、腋窝雀斑、巨大色素性毛痣、骶骨多毛症、回状头皮、巨舌症以及虹膜 Lisch 结节。

Ⅱ型神经纤维瘤病以双侧听神经瘤作为特征，通常没有皮肤损害，但神经纤维瘤与神经鞘瘤可能发生。

（1）牛奶咖啡斑和间擦部位的雀斑：如果发现6个或以上且直径在1.5cm以上的牛奶咖啡斑，能够帮助诊断，通常提示NF1。可发生间擦部位的雀斑，见于腋窝、颈部、腹股沟和女性乳房下缘。偶有患者雀斑弥漫躯干与四肢。雀斑与牛奶咖啡斑相似但直径仅为0.1～0.3cm。

（2）神经纤维瘤：临床上，根据发生部位分为皮肤神经纤维瘤与结节状神经纤维瘤。皮肤神经纤维瘤发生于皮肤内神经末梢，可见于几乎所有NF1成人患者；结节状神经纤维瘤发生于外周神经干，见于少数患者。

皮肤神经纤维瘤是柔软孤立的肿块，直径数毫米至数厘米不等。当往下压肿块时，常可翻转入皮下组织，即所谓“钮孔”现象。好发于躯干部位。结节状神经纤维瘤发生于外周神经干，表现为包含许多有包膜的神经纤维瘤的大结节，比皮肤神经纤维瘤更固定粘连，边界更清楚，触诊时像“蠕虫袋”。

（3）Lisch 结节：是发生在虹膜的色素性错构瘤，为NF1的特征性表现，不出现在其他类型神经纤维瘤病。

另外，可有其他器官系统受累，如骨改变导致脊柱前凸、脊柱后凸与非外伤性骨折、智力障碍、痴呆、癫痫以及各类颅内恶性肿瘤均可发生。

知识点4：神经纤维瘤病的病理学检查

神经纤维瘤边界清楚，多缺乏包膜，黏蛋白基质中纺锤形细胞增生并可见许多肥大细胞。电镜能够看见在胶原间质组织中施万细胞分支。咖啡斑镜下显示功能活跃的黑色素细胞数量增加，伴黑色素颗粒增多。

知识点5：神经纤维瘤病的诊断

Ⅰ型神经纤维瘤病的确诊需以下标准中两条或两条以上：①在青春期前患者有6个或6个以上的直径超过5mm的牛奶咖啡色斑，而在成人则最大直径应超过15mm；②2个或2个以上的任何类型的神经纤维瘤；③腋窝或是腹股沟的雀斑；④视神经胶质瘤；⑤2个或2个以上 Lisch 结节（即虹膜错构瘤）；⑥一个特征性骨损害，如蝶骨发育不全或长骨皮质变薄，有或没有假性关节病；⑦一个一级亲属（父母、子女或同胞）患NF1。

Ⅱ型神经纤维瘤病的诊断仅需以下任意一条：①CT或MRI检查证实为双侧第Ⅷ对神经

肿瘤；②直系亲属患有Ⅱ型神经纤维瘤病且任何一侧的第Ⅷ对神经发生肿瘤，或有2种下列肿瘤：神经纤维瘤、脑膜瘤、神经胶质瘤、神经鞘瘤或是幼年后囊下晶状体浑浊。

知识点6：神经纤维瘤病的鉴别诊断

咖啡斑并不是NF1所特有，10%~20%的正常人也可有1~2个牛奶咖啡斑。但若数量超过6块，则应考虑本病。

知识点7：神经纤维瘤病的治疗

对于大多数患者，头颅MRI与CT扫描判断并发症发生和发展有价值。2岁以内患儿应注意丛状神经纤维瘤、青光眼、蝶骨发育不全及假性关节病的发生。学龄前儿童需进行心理疏导。疾病可累及全身各脏器，应定期全身体检。NF2型儿童预后差，定期筛查包括听力图、脑干听觉诱导反应和MRI影像学检查。

本病没有特异的治疗方法，由专科医生处理并发症。皮损快速增大、疼痛且疑恶变时予手术切除。

第三节 鱼 鳞 病

知识点1：鱼鳞病

鱼鳞病是一种以皮肤干燥且有鱼鳞状脱屑的遗传性角化障碍性疾病。发病机制归结于两个共同途径：一是角质层细胞滞留（如寻常型鱼鳞病，X连锁隐性鱼鳞病）；二是表皮过度增生（如先天性大疱性鱼鳞病样红皮病等）。

知识点2：寻常型鱼鳞病的病因

目前认为和染色体1q21.3上FLG基因突变有关，FLG突变导致透明角质颗粒的组成成分丝聚合蛋白原缺乏。

知识点3：寻常型鱼鳞病的临床表现

本病是一种比较常见的常染色体显性遗传病，新生儿发病率为1/1000~1/250，男女均可受累。皮损出现在出生后3个月到4岁。开始表现为上肢、臀部及大腿的毛周角化，后表现为皮肤干燥和细小白色鱼鳞样鳞屑，多见于四肢伸侧，屈侧少见。躯干常受累，面部和颈部常不受累。患者掌跖皮纹加深，轻度角化过度，可出现手足皲裂。头发、甲、牙未见受累。

患者通常无自觉症状，冬重夏轻。

知识点4：寻常型鱼鳞病的病理学检查

寻常型鱼鳞病特征是轻度至中度的角化过度，表皮萎缩或正常，颗粒层变薄或消失。有时表现为角化不全。

知识点5：寻常型鱼鳞病的诊断及鉴别诊断

根据出生后数月至数年间四肢伸侧为主皮肤干燥与细小鳞屑以及家族史可诊断为寻常型鱼鳞病。

寻常型鱼鳞病需与严重干燥症、X连锁鱼鳞病及获得性鱼鳞病鉴别。

知识点6：寻常型鱼鳞病的治疗

口服维生素A或维A酸对于治疗寻常型鱼鳞病有一定帮助。外用润肤的油膏如尿素脂和维A酸软膏。冬天紫外线照射有益于皮损改善。

知识点7：X连锁鱼鳞病的病因

X连锁鱼鳞病致病基因是STS，位于Xp22.3，编码类固醇硫酸酯酶，该酶的缺失，造成胆固醇硫酸盐在表皮中含量增加，使角质层中相邻的角质板黏着性增强，从而影响角质形成细胞正常脱落。已证实90%的X连锁鱼鳞病患者是STS基因完全缺失，10%是部分缺失或点突变。

知识点8：X连锁鱼鳞病的临床表现

X连锁鱼鳞病为性连锁隐性遗传，发病率男性新生儿1/6000，女性非常少见。出生时即有皮损。皮损比常染色体显性遗传型更明显、更严重。鳞屑大而黑，特别是在躯干、四肢伸侧、头皮、耳前区及颈部。掌跖通常不受累，不伴毛周角化。躯干与颈部皮损使皮肤感觉脏，夏季皮损可好转或消失。

知识点9：X连锁鱼鳞病的病理学检查

非特异的致密角化过度，颗粒层正常或增厚。没有毛囊角栓，有轻度棘层肥厚，血管周围有淋巴细胞为主的浸润。

知识点10：X连锁鱼鳞病的诊断及鉴别诊断

X连锁鱼鳞病的诊断依据为特征性的深色鳞屑，夏季明显好转可诊断。

X 连锁鱼鳞病应与寻常型鱼鳞病鉴别，本病鳞屑颜色比较深，腹部比背部受累明显或鱼鳞病向下扩展波及整个腿部伸侧有助于诊断本病。

知识点 11：X 连锁鱼鳞病的治疗

X 连锁鱼鳞病的治疗与寻常型鱼鳞病方法相同。

知识点 12：板层状鱼鳞病的病因

基因定位在多个位点，包括染色体 14q11.2、19p13.12、2q34 和 17p13.2-p13.1，已克隆的致病基因有 TGM1（14q11.2）、ABCA12（2q34）及 CYP4F22 基因（19p13.12）。TGM1 基因编码谷氨酰胺转移酶 1，可在角质形成细胞的终末分化中发挥一定作用，ABCA12 编码膜相关蛋白，能够向细胞内外传输多种分子。

知识点 13：板层状鱼鳞病的临床表现

板层状鱼鳞病较罕见，新生儿发病率约 1/30 万，为常染色体隐性遗传。男女均可受累。患儿常在出生时被厚厚的“火棉胶”板样角质壳包裹，称为“火棉胶婴儿”。

在全身弥漫分布厚而大的鳞屑，边缘翘起，呈深灰或棕色，波及屈侧或皱襞部位，鳞屑下皮肤色红，其间附生细菌和代谢产物，有特殊的臭味。掌跖皮肤角化过度。80%患者伴有睑外翻，或唇外翻，为特征性表现。可伴甲营养不良、瘢痕性脱发或眼损害等。

知识点 14：板层状鱼鳞病的病理学检查

板层状鱼鳞病的病理学检查为中度至显著角化过度，颗粒层正常或增厚。

知识点 15：板层状鱼鳞病的诊断

依据出生时出现的火棉胶样膜包裹、大片脱屑、眼睑外翻、掌跖角化过度即可诊断为板层状鱼鳞病。

知识点 16：板层状鱼鳞病的治疗

板层状鱼鳞病的治疗方法为外用制剂同寻常型鱼鳞病，此外，外用他扎罗汀或口服维 A 酸类能改善症状。

知识点 17：先天性非大疱性鱼鳞病样红皮病的病因

ALOXE3（17p13.1）、ALOX12B（17p13.1）、Ichthyin（5q33）、TGM1（14q11.2）基

因的突变能够引起先天性非大疱性鱼鳞病样红皮病。

知识点18：先天性非大疱性鱼鳞病样红皮病的临床表现

大多数先天性非大疱性鱼鳞病样红皮病的婴儿出生时即可见包裹在火棉胶样的膜内，有眼睑外翻，以前几乎所有先天性非大疱性鱼鳞病样红皮病患者均诊断为板层状鱼鳞病，两者致病基因重叠，所以主要根据临床表现区分。

婴儿出生时24小时内皮肤即出现裂纹与剥脱。10~14天后大片角质层脱落，露出其下的红斑和鳞屑。一般为全身性的，累及面部、掌跖部与屈侧。瘢痕性脱发、甲营养不良和眼睑外翻较常见。鳞屑较大，腿部呈板状，但在躯干、面部和头发则比较细小。

知识点19：先天性非大疱性鱼鳞病样红皮病的病理学检查

先天性非大疱性鱼鳞病样红皮病中的角化不全与炎症比板层状鱼鳞病更为常见。角质层在层板状鱼鳞病中一般比较厚，角化不全不常见。

知识点20：先天性非大疱性鱼鳞病样红皮病的诊断及鉴别诊断

依据出生时火棉胶样膜，膜退去后特征性显著的全身性红皮病可诊断为先天性非大疱性鱼鳞病样红皮病。

先天性非大疱性鱼鳞病样红皮病应与层板状鱼鳞病相鉴别，两者属于一个病谱，本病膜退去后红皮更明显，组织学上角化过度明显轻于层板状鱼鳞病，但角化不全及炎症更常见。

知识点21：先天性非大疱性鱼鳞病样红皮病的治疗

先天性非大疱性鱼鳞病样红皮病的治疗与层板状鱼鳞病相同。

知识点22：先天性大疱性鱼鳞病样红皮病的病因

本病有明显的表皮增生加快。致病基因是KRT1（12q13）或KRT10（17q21.3），编码角蛋白1与角蛋白10，构成中间丝，和微管、微丝共同组成细胞骨架。KRT1和严重的掌跖角化过度有关，而KRT10则无关。

知识点23：先天性大疱性鱼鳞病样红皮病的临床表现

先天性大疱性鱼鳞病样红皮病是一种比较罕见的疾病，新生儿发病率为1/30万，属常染色体显性遗传，但自发突变更为多见。出生时就有显著的角化过度、红皮，甚至是火棉胶样婴儿。出生后1周内可见大小不一的水疱及大片表皮脱落，呈湿润红皮病样，水疱愈后不留瘢痕。以后剥裸面愈合形成大片增厚的鳞屑。随年龄增长，水疱与红皮逐渐消失，四肢屈侧、肘窝、腘窝长出不规则的角化过度性线状或疣状条纹，疣状鳞屑如豪猪刺一样，故又称豪猪样鱼鳞病。该病病死率较高，常由感染、体液丢失、电解质紊乱引起。本病症状随年龄增长而减退，亦可持续到成人。

知识点24：先天性大疱性鱼鳞病样红皮病的病理学检查

主要特征为表皮松解角化过度：棘层上部与粒层细胞核周围透亮区，透亮区周围淡染物或透明角质颗粒使细胞境界模糊，颗粒层增厚，有巨大的透明角质颗粒，角化过度显著。

知识点25：先天性大疱性鱼鳞病样红皮病的诊断

依据出生时有反复鳞屑、松弛性大疱诊断为先天性大疱性鱼鳞病样红皮病。

知识点26：先天性大疱性鱼鳞病样红皮病的治疗

病情严重者，内服维A酸类药物。严密注意干燥性唇炎、眼炎、胃肠道反应和高血脂等副作用。定期查肝功能、血常规及骨骼发育。

抗生素和皮质激素对水疱期有效。

第四节 着色性干皮病

知识点1：着色性干皮病的病因

本病是第一个和DNA操作修复存在UA照射后DNA损伤修复功能缺陷，患者的皮肤部位缺少核酸内切酶，不能修复被紫外线损伤的皮肤的DNA，所以在日光照射后皮肤容易被紫外线损伤，先是出现皮肤炎症，继而可发生皮肤癌。发生皮肤癌的可能性几乎为100%。

知识点2：着色性干皮病的临床表现

出生时正常，通常在6个月至3岁发病。常在10岁前死亡，2/3患者死于20岁以前。患儿发育缓慢，智力显著低下。患儿面、唇、结膜、颈部和小腿等暴露部位出现雀斑、色素沉着斑和皮肤干燥。随着它们在数量上逐渐增多，暴露部位和非暴露部位皮肤及口腔黏膜出现毛细血管扩张和小血管瘤，继之出现小的、圆的或不规则的白色萎缩性斑点。3~4年后就会出现皮肤恶性肿瘤，以基底细胞癌最常见，其次是鳞状细胞癌和黑色素瘤。伴有的变化包括畏光、眼睑外翻、球结膜完全暴露，结膜色素斑及胬肉等眼损害。

知识点3：着色性干皮病的组织病理

早期为非特异性改变，或有角化过度，中期为局部表皮萎缩，偶有棘层增厚，表皮细胞排列紊乱，局部为不典型向下生长，真皮上部胶原纤维嗜碱性变；类似日光性角化病。晚期为各种肿瘤的组织改变。

知识点4：着色性干皮病的诊断和鉴别诊断

根据暴露部位、雀斑样皮疹和毛细血管扩张伴白色萎缩点、角化性损害以至癌肿形成，诊断通常不易混淆。

早期或轻症皮损需与雀斑相鉴别，发病较晚者需与着色性干皮病样综合征相鉴别。

知识点5：着色性干皮病的治疗

（1）避免日晒。外用防晒霜保护皮肤，如2%～5%二氧化钛霜或5%对氨基苯甲酸（PABA）液。

（2）发现肿瘤及时切除。

第五节　结节性硬化症

知识点1：结节性硬化症的病因和发病机制

结节性硬化症由两种不同基因突变引起：位于9q34的TSC1与位于16p13的TSC2，分别编码错构蛋白与马铃薯球蛋白，两种蛋白协同作用，调节细胞生长与抑制。胚胎开始发育时，由于遗传或自发突变造成TSC1或TSC2中的一个基因缺陷，第一个有丝分裂期出现嵌合体。胚胎在之后的生长发育过程中，含突变的缺陷基因影响另一个正常基因，造成细胞缺乏功能基因调控，形成错构瘤。此为错构瘤成为结节性硬化症的标志性特征的机制。

知识点2：结节性硬化症的临床表现

结节性硬化症通常在5岁前发病，出现皮损或伴有癫痫，或是到青春期、成年后呈隐性状态。

（1）皮损有4种特征性损害：①面部血管纤维瘤：可见于75%的患者，3～10岁出现坚韧、散在略带黄色的毛细血管扩张性丘疹，直径为1～10cm，从鼻唇沟延伸至颊下颈部；②甲周纤维瘤：可见于15%～20%的患者，青春期或其后出现，从甲皱上生出的鲜红色赘生物，光滑、坚韧，直径为5～10cm，常为多发；③鲛鱼皮斑：可见于20%～30%的患者，为不规则的增厚并略高起的软斑块，常发于腰骶部；④卵圆形或叶状白斑：发于躯干部位1～3cm，在滤过紫外线灯下更明显。

（2）眼部症状：8%～40%的患者将出现眼视网膜晶体瘤等眼症状。

（3）中枢神经系统累及的症状与体征，智力障碍、癫痫是本病常见的神经系统表现。偶见肌张力异常，单瘫或偏瘫等。

（4）少数患者可累及肺和心脏，或发生肿瘤。

知识点3：结节性硬化症的组织病理

面部血管纤维瘤表现在纤维血管组织的错构性增生。可见真皮毛细血管扩张，胶原纤维增生，弹性纤维消失，较少出现神经组织增生。甲周纤维瘤中常无毛细血管扩张，仅见血管纤维组织，在明显纤维化处可见星状成纤维细胞，类似于神经胶质细胞。叶状白斑中可见酪氨酸酶活性异常的黑色素细胞。

知识点4：结节性硬化症的诊断及鉴别诊断

依据本病的3个主要特征，即面部血管纤维瘤、癫痫和智力障碍，通常容易诊断。

本病的面部血管纤维瘤和面（鼻）部纤维性丘疹的单发性血管纤维瘤和寻常痤疮，毛发上皮瘤相鉴别，伴发癫痫的患者需与其他原因引起的癫痫相区别，前者通常有特异性的皮肤表现。

知识点5：结节性硬化症的治疗

目前本病没有特效疗法。

（1）对面部血管纤维瘤和甲周纤维瘤的治疗：可选用磨术、激光、冷冻或电灼等方法。

（2）对症治疗：包括抗癫痫治疗。

第六节　汗孔角化症

知识点1：汗孔角化症

汗孔角化症是一种常染色体显性遗传的慢性进行性角化不全性皮肤病。特点是边缘堤状疣状隆起、中央轻度萎缩以及组织学上存在角质样板层。

知识点2：汗孔角化症的临床表现

（1）皮损初为小的角化性丘疹，慢慢向周围扩大形成环形或不规则形的境界清楚的斑片，边缘是有沟槽的角质性堤状隆起，中央皮肤干燥且有轻度萎缩。有时边缘像一圈黑线。皮疹数目不定，大小不一。

（2）不同部位表现不同。发于面部者，边缘为一圈黑线；皮肤娇嫩处者，角化萎缩轻微；踝部者像疣状痣；受摩擦部位皮肤增厚者，堤状角质性损害明显。

（3）好发于四肢（特别是手、足）、面、颈、肩部及外阴，也可累及头皮和口腔黏膜。

（4）男性多见，多幼年发病，病程慢性，部分可发生恶变。

知识点3：汗孔角化症的组织病理

角质层内有角化不全栓即鸡眼样板，这是本病最具特征的组织相。栓下方颗粒层消失，棘层有角化不良细胞。真皮浅层有炎性细胞浸润。

知识点4：汗孔角化症的鉴别诊断

（1）扁平苔藓：皮损呈紫红色，轻度苔藓化浸润，表面可见细纹理，自觉瘙痒。常累及黏膜。

（2）疣状表皮痣：表现为表面乳头状增生丘疹，密集融合，线条状分布。

（3）Bowen病：皮损呈淡红褐色斑，有厚角质痂，可互相聚合，边缘稍有隆起，中央部分可以消退或发生瘢痕。

（4）穿透性弹性纤维病：是淡红色或正常肤色角化性小丘疹，环状排列，匍行性分布，中间皮肤略有萎缩。

知识点5：汗孔角化症的治疗

（1）全身治疗：①维A酸：选用依曲替酸或异维A酸，每日0.5～1mg/kg，分2次口服，线性汗管角化症癌变和等位基因缺失有关，口服维A酸制剂对一些患者有效；②氯喹：0.25g/次，每日2次，可试用于治疗光化性汗管角化症，应注意不良反应；③皮疹泛发患者可内服阿维A酯、阿维A或异维A酸（保肤灵）；④日晒病情加剧的患者可口服氯喹或羟基氯喹。

（2）局部治疗：①对症治疗：选用5%～10%水杨酸软膏，或0.05%～0.1%维A酸软膏，他扎罗汀软膏和阿达帕林（达芙文）软膏；②应用5-FU软膏、0.1%维A酸霜或卡泊三醇软膏外涂，浅表皮损可有暂时疗效；③皮损孤立、较小者可选用CO_2激光、电灼、液氮冷冻或手术切除；④定期随访，必要时重复活检，有恶变迹象需手术切除。

第七节　弹力纤维假黄瘤

知识点1：弹力纤维假黄瘤的诊断

弹力纤维假黄瘤主要发生在皮肤、黏膜、视网膜和心血管系统，三者可一起出现或单独或先后发生。

（1）皮肤黏膜损害：多发生在儿童或青春期，少数发生于成年。损害呈粟粒、绿豆至黄豆大小不等的淡黄色质软的丘疹，表现为皱绸样或皮革样外观，排列呈网状，线状或融合成片状。常见于颈、腋下、腹内侧、腹股沟、胫前、腕部，唇内侧、颊黏膜、肛门和阴道黏膜亦可累及，对称分布，无任何自觉症状。

（2）眼损害：眼底视神经乳头出现放射状排列的青灰色或苍白色血管样纹，70%有血管样纹的病例中心视觉消失，少数患者出现眼底出血，视力受到不同程度影响，甚至失明。

（3）心血管损害：成年前没有明显症状，偶发生间歇性跛行。30岁以后动脉中膜结缔组织产生退行性改变。血脂中胆固醇、脂肪酸增高。常伴高血压及循环紊乱。

（4）组织病理表现为真皮中、下1/3处弹力纤维变性、肿胀、断裂，甚至不规则碎片或颗粒状，并有钙质沉积，弹力纤维变性明显时可有吞噬细胞或巨细胞反应。

知识点2：弹力纤维假黄瘤的鉴别诊断

（1）弹性假黄瘤样真皮乳头层弹性组织溶解症：多发生在60岁以上老年人，心血管和眼均正常，组织病理表现为真皮乳头层弹性纤维网消失，无钙化。

（2）播散性弹性纤维瘤：好发于暴露部位，常见于户外工作者，无心血管和眼底改变，组织病理病变部位多位于真皮上1/3处，无钙化。

知识点3：弹力纤维假黄瘤的治疗

（1）无特殊治疗，皮损显著或皮肤松弛较重时可考虑手术矫正。

（2）眼、心血管症状应对症处理，可口服维生素E。

第十二章 黏膜疾病

第一节 接触性唇炎

知识点1：接触性唇炎的病因和发病机制

本病由接触某些刺激物或变应原导致。

（1）口唇化妆品：最主要的致敏原因，包括唇膏、口红和纹唇染料等，这些物质含有多种的致敏物，如混合香料、树脂、蓖麻油。

（2）牙膏、外用药物和刺激性食物亦可引起唇部损害，并累及周围皮肤。

（3）其他：有报道各种重金属、牙修复体也可能和本病发生有关。

知识点2：接触性唇炎的临床表现

应用刺激物致敏原之后立即或数日内起疹，病变部位与接触面积大体一致，停用后症状缓解，再用时皮疹复发并加重，反复刺激可产生慢性改变。

（1）急性接触性唇炎：接触部位唇黏膜出现肿胀、水疱甚至糜烂结痂，亦可累及周围皮肤，轻者仅有局部脱屑。

（2）慢性接触性唇炎：以唇部肥厚、浸润、干燥、脱屑和皲裂为特征，少数可发展成白斑或疣状结节，甚至产生癌变。

知识点3：接触性唇炎的病理学检查

本病病理特征和一般接触性皮炎相同。

知识点4：接触性唇炎的诊断及鉴别诊断

本病诊断通常不难，主要依据接触史，在接触的唇部和周围皮肤迅速发生的急性炎症，祛除诱因皮疹快速消退，易与其他疾病鉴别。

慢性接触性唇炎应与光线性唇炎及剥脱性唇炎相鉴别：

（1）光线性唇炎：唇部干燥、脱屑等损害和日光照射密切相关，日晒后诱发或加重，夏季高发，多发于热带地区的农民、渔民及户外工作者。

（2）剥脱性唇炎：唇部持续性脱屑及黏膜浸润肥厚。目前倾向于把原因不明、不能分类的慢性脱屑为主的唇炎都列为剥脱性唇炎。

知识点5：接触性唇炎的治疗

祛除各种致敏因素，避免再次接触，配合皮质激素制剂局部外用。慢性接触性唇炎可使用激光治疗，对长期不愈者，应进行病理检查，如果有癌变倾向可试用激光、冷冻和手术切除。

第二节 剥脱性唇炎

知识点1：剥脱性唇炎的病因和发病机制

剥脱性唇炎病因不清楚，常继发于脂溢性皮炎与特应性皮炎、银屑病、牙龈脓肿、经常性日光照射及有习惯性舔唇患者；某些致敏性的物质如唇膏、胡须膏、牙膏或漱口剂也可致病。

知识点2：剥脱性唇炎的临床表现

（1）皮损只发生在唇红缘，上下唇红部均可发病，多见于下唇部。

（2）皮损表面干燥脱屑、结痂及鳞屑脱落后露出鲜红光亮面，继而又出现鳞屑，长久不愈。

（3）患者可因为舌舔、牙咬唇，或者由于常将口唇外撅，导致唇肌紧张、血流不畅而使唇部常受刺激，干裂等表现特别严重。自觉干燥、烧灼或疼痛感。

（4）慢性经过，和季节无关。可持续数月和数年。

知识点3：剥脱性唇炎的诊断

唇红缘，特别是下唇红缘有持续性脱屑特征易诊断。

知识点4：剥脱性唇炎的鉴别诊断

本病需与下列疾病鉴别诊断：

（1）盘状红斑狼疮：皮损经常局限于下唇的一部分，边缘清楚，有黏着性鳞屑，剥离鳞屑可见其下有扩张的毛囊口。伴有萎缩，病理上有特征性改变。

（2）扁平苔藓：皮损为多角形紫红色斑，境界清楚，一般不累及整个下唇，可见Wicham纹，两者病理上有明显差别。

（3）接触性唇炎：有明确接触史，病变部位和接触面积大体一致，局部呈急性湿疹样病变，停用接触物后症状减轻或消失。斑贴试验呈阳性。

（4）光线性唇炎：发病前有日光照射史，因此常发生在户外工作者，以下唇明显，夏季多见。

（5）腺性唇炎：多见于下唇，患唇弥漫性肥厚增大，可碰触到许多颗粒状增生的肿大腺体，挤压时能够溢出透明黏液。

（6）光化性唇炎：和日光照射有直接关系，因此常发生在户外工作者，且夏季诱发或加重，病变部位常见于下唇。

（7）黏膜良性淋巴细胞增生症和黏膜良性浆细胞增生症：发生唇部时与剥脱性唇炎临床表现类似，但黏膜良性淋巴细胞增生症，活检可发现有许多淋巴滤泡，滤泡中心是组织细胞，周围有密集的淋巴细胞，黏膜呈良性浆细胞增生症时，则有密集而弥漫的浆细胞浸润。

知识点5：剥脱性唇炎的治疗

（1）寻找并祛除可疑的病灶，注意保持口腔卫生。

（2）调整饮食，尽可能的避免各种外界刺激。

（3）禁止舔咬口唇。

（4）外用保护性乳膏，避免干燥。

（5）炎症急性期局部可外用皮质类固醇软膏。有皲裂时可选用氧化锌糊剂。

（6）也可酌情考虑X线局部照射治疗。

第三节　光线性唇炎

知识点1：光线性唇炎的病因和发病机制

日光照射和本病发生关系密切，照射时间的长短和表现轻重成正比；多见于内服或外用含有光感性物质再经日光照射致敏而发病，有时可在血、尿或粪中查出卟啉类物质；部分患者有家族发病史。

知识点2：光线性唇炎的临床表现

本病多见于农民、渔民和户外工作者，肤色白皙者下唇最易受累，95%以上患者为男性。临床上依发病经过、表现轻重可分为急性光化性唇炎以及慢性光化性唇炎两型。

（1）急性型：又称Marchionini型，此型比较少见。发作前有强烈日光照射史，起病急，唇红部充血肿胀，数日后出现密集水疱，疱破后出现糜烂、结痂或溃疡。损伤以下唇为主。自觉灼热、刺痛。轻者仅在进食或说话时有不适感，重者有灼热或刺痛，影响进食和说话，通常全身表现较轻。

（2）慢性型：又称Ayers型，此型发病隐匿或由急性患者过渡而来。多为缓慢发病或因急性型反复不愈转化而来。唇红部干燥、脱屑，黏膜增厚、变硬和皲裂。症状时轻时重，长期不愈者唇黏膜粗糙或角化过度，可形成数处大小、形态不定的浸润性乳白色斑片，称之为光化性白斑病，最终可发展成疣状结节；部分唇黏膜白斑病还将进一步发展成鳞状细胞癌。

知识点3：光线性唇炎的组织病理

表现为表皮角化过度、角化不全和棘层肥厚，表皮下胶原纤维嗜碱性变，炎症细胞浸润以淋巴细胞与组织细胞为主，还可有少量浆细胞和多核巨细胞。

知识点4：光线性唇炎的鉴别诊断

本病需与唇部盘状红斑狼疮和扁平苔藓鉴别诊断：

（1）唇部盘状红斑狼疮：皮损是清楚的红斑，表面有黏着性鳞屑，并有浸润、萎缩和毛细血管扩张。除唇部外、颧部与双耳也常有皮损。组织病理有特征性改变。

（2）扁平苔藓：皮损呈多角形紫红色斑，表面有白纹，除唇部外，全身其他部位常有皮损。组织病理表现有特征性改变。

知识点5：光线性唇炎的治疗

（1）避免日光照射及外用诱发本病的口红或唇膏。

（2）局部可外用遮光剂。

（3）急性期可外用皮质类固醇软膏。

（4）内服氯喹、羟氯喹、烟酰胺和复合维生素B等。

（5）对有恶性征兆者，应尽早做病理，确诊后手术切除。

第四节 肉芽肿性唇炎

知识点1：肉芽肿性唇炎的病因和发病机制

肉芽肿性唇炎病因尚不清楚。

（1）可能是对于填充物、细菌或病毒感染病灶产生的迟发型超敏反应。近来有报道此病和螺旋体感染有关系。

（2）本病与自主神经系统调节的血管舒缩紊乱和遗传因素等有关，女性患者也可能与月经周期有关。

知识点2：肉芽肿性唇炎的临床表现

上下唇均可发病，但上唇较多，也可同时发病。表现为自口角至口唇的突发性弥漫性水肿，肿胀局部柔软，有垫褥感，病初肿胀能够完全消退，以后反复发作，或发作和缓解交替出现，多次复发后肿胀无法完全消退。唇红黏膜正常色或稍红、紫色，有弹性，局部皮温高，按压无凹陷，并出现左右对称的纵行裂沟，呈瓦楞状。局部有刺麻感或疼痛不适。

随病程发展蔓延至全唇并累及邻近皮肤。唇肿至平常的2~3倍，最终发展为永久性巨唇。

知识点3：肉芽肿性唇炎的病理学检查

最主要改变是真皮内或皮下慢性肉芽肿性炎症细胞浸润。浸润细胞一般为淋巴细胞、浆细胞和上皮样细胞，有时为嗜酸性粒细胞与多核巨细胞。血管增生，管周淋巴细胞和组织细胞浸润。

知识点4：肉芽肿性唇炎的诊断及鉴别诊断

根据唇部突发性弥漫性实质性肿胀并且反复发作，缓解期不能恢复，结合组织病理可确诊为此病。

本病需与下列疾病鉴别诊断：

（1）血管性水肿：属于变态反应，发病迅速，但是多在短时间内消退，常有风团或荨麻疹的病史。

（2）浆细胞唇炎：慢性经过，以下唇为主，呈涂漆样光泽的红斑，易糜烂结痂，或浸润肥厚，后期出现萎缩性改变，病理组织学有助于鉴别。

（3）Asher综合征：以眼睑松弛与上唇进行性肥厚为特点，和遗传有关，婴儿或儿童期发病，不少患者伴发甲状腺增大。

知识点5：肉芽肿性唇炎的治疗

肉芽肿性唇炎的治疗应清除口腔内感染灶，注意口腔清洁。

（1）局部治疗：局部可选用皮质类固醇激素外涂或注射，有报道局部注射平阳霉素可达到良好效果。

（2）系统治疗：氯法齐明对多数人均有效，100mg，每日2次，口服10日，再每周2次连服4个月。泼尼松每日40~60mg，分3次服用。有报道使用甲硝唑和米诺环素等药物治愈此病，具体机制尚不清楚。

（3）手术治疗：可在反复发作形成巨唇后考虑手术修复唇部外形。

第五节　口腔黏膜白斑病

知识点1：口腔黏膜白斑病的病因和发病机制

口腔黏膜白斑病的病因尚不完全清楚。

（1）局部慢性刺激：局部刺激因素在本病发生中起很重要的作用，白斑患者有吸烟习惯的占80%~90%，且发病部位多与烟的刺激部位相同。其他如不良的口腔卫生习惯、牙位不正、咀嚼槟榔及过冷过热饮食的刺激，都可引起口腔黏膜白斑病。

（2）全身性因素：例如白色念珠菌感染、糖尿病、缺铁性贫血、维生素 B_{12} 与叶酸缺乏、梅毒和射线、口干症等均与白斑具有密切关系。有人推测白斑是机体对于慢性刺激的一种防御性反应，引起黏膜角层增厚并且致密，从而保护黏膜下方的组织不被慢性刺激损伤。

知识点 2：口腔黏膜白斑病的临床表现

多见于中年以上男性，主要发生于颊、唇和舌黏膜，其次是硬腭、齿龈等处。损害初为点状、光滑的斑点或条纹，然后融合成白色斑片，单发或多发，境界不清楚，边缘略微隆起，不规则。晚期白斑增厚，表面粗糙，出现浅裂口和小溃疡。通常无自觉症状，也可有针刺感或轻度疼痛。

知识点 3：口腔黏膜白斑病的病理学检查

唇红缘与口腔黏膜上皮过度角化，颗粒层细胞增生，基底细胞排列混乱，个别细胞角化不良，胞核深染，可见核分裂现象，重者有不典型细胞增生。癌前期白斑病者，常出现肥厚性光化性角化病现象。固有层上部常有较密集的淋巴细胞、组织细胞及较多浆细胞浸润。

知识点 4：口腔黏膜白斑病的诊断及鉴别诊断

根据口唇与口腔黏膜出现角化性白色病变诊断本病，对长期不愈者，需做组织病理检查，排除癌变。

口腔黏膜白斑病主要和口腔黏膜上的其他角化型白色病变相鉴别。

（1）口腔念珠菌感染：真菌感染性疾病，涂片能够找到念珠菌假菌丝。

（2）口腔扁平苔藓：皮损表面呈网状或花纹状，组织病理能够与本病鉴别。

（3）白色海绵痣：罕见遗传性疾病。好发于婴儿，少数发生在青春期。病变累及整个口腔黏膜，白色损害较重，呈海绵状。

知识点 5：口腔黏膜白斑病的治疗

口腔黏膜白斑病的治疗方法为去除局部刺激因素，治疗伴发的全身性疾病。

（1）局部采用鱼肝油或维 A 酸溶液涂擦。

（2）口服维生素 A，每日 5 万 U，或维 A 酸 35~50mg/d，从第 2~3 周起，逐渐增加至每日 30~60mg，分 3 次分服，疗程为 1~2 个月。

（3）长久不愈者需切取病变组织做组织学检查。如为原位癌或浸润癌，应及早进行手术切除。

（4）大面积的白斑可在切除后进行游离皮片移植，覆盖创面。或采用冷冻或激光治疗。

第六节　阴茎珍珠状样疹

知识点1：阴茎珍珠状丘疹的病因

阴茎珍珠状丘疹病因不清楚，多见于皮过长的男性青年。10%～30%的正常人有不同程度的此病，可能是生理发育上的变异，不引起任何功能上的障碍。

知识点2：阴茎珍珠状丘疹的临床表现

（1）多发于20～40岁的青壮年，无自觉症状。包皮过长者易患本病。

（2）表皮有白色、肤色或淡红色丘疹，形似小珍珠，直径为1～3mm，圆顶状或圆锥状，有光泽，表现为细小珍珠、绒毛、小息肉或短丝状，表面光滑，不融合，越接近冠状沟中线，丘疹越大，最大可达3mm，沿冠状沟排列为一行到数行，有时环绕整个冠状沟，偶尔也分布到龟头和系带上，甚至阴茎体上，皮损分布在冠状沟，其背侧较两侧更为明显。典型皮损是白色、肤色或淡红色的半透明的小丘疹，丘疹不融合，质硬不破溃，直径为0.5～1mm，无自觉表现。本病对健康没有危害，可终身存在。

知识点3：阴茎珍珠状丘疹的组织病理

角质层轻度增生，基底细胞含有色素；真皮内含有丰富的毛细血管网，胶原纤维致密，呈纤维细胞增生，在增生的血管周围有淋巴细胞浸润，没有皮脂腺结构存在。

知识点4：阴茎珍珠状丘疹的鉴别诊断

（1）尖锐湿疣：多有不洁性接触史，皮损为菜花状，醋白试验阳性，病理上可见空泡细胞。

（2）皮脂腺异位症：呈淡黄色小丘疹，病理上丘疹是成熟的皮脂腺小叶。

第七节　腺性唇炎

知识点1：腺性唇炎的病因和发病机制

腺性唇炎病因不清楚，部分可能与常染色体显性遗传有关，也可为特应性、人为及日光照射等因素引起的慢性炎症性反应。

知识点2：腺性唇炎的临床表现

本病多见成年人，特别是高龄者。本病好发于下唇、上唇和颊黏膜，可同时伴有肥厚的黏液腺。在夜间分泌的黏液能够形成胶样膜覆盖在上、下唇上，逐渐干燥从而把上、下唇黏在一起，当用拇指和示指触摸时，肥厚的黏液腺类似于黏膜下的鹅卵石；在下唇红缘和齿面部有多数界限清楚的黏液腺管口，像筛孔似的散落在黏膜的表面。

临床上可分为三型。

（1）单纯型腺性唇炎：最常见，病情较轻。主要是唾液腺的增生和导管、排泄孔的扩大引起；特征性病变是唇部有多少不一的黄色小结节，中央凹陷，管口扩张，自两侧挤压唇部时，有黏液样物质从管口排出。唇部可肿胀2~3倍；一般无自觉表现。

（2）浅表化脓性腺性唇炎：此型感染只侵犯导管而唾液腺未累及。特点为唇部肿胀疼痛，质地较硬，伴有浅表溃疡，表面结痂，痂下有脓性分泌物，去除痂后露出红色的潮湿基底部，挤压时可从腺的开口处流出脓性液体。在慢性阶段，黏膜表面有时有白斑病样变化。

（3）深部化脓性腺性唇炎：是唇部深在感染伴有脓肿和瘘管形成，脓肿反复发作，有瘢痕形成，黏膜表面糜烂、结痂，挤压唇部可流出脓性液体。唇部增大，有不同程度的疼痛与不适感，全身表现轻或不明显。

知识点3：腺性唇炎的组织病理

棘层肥厚，表皮不规则增生，且伴有海绵形成。黏液下腺体增生，腺管扩张，并有慢性炎症细胞浸润，或为肉芽肿改变。

知识点4：腺性唇炎的鉴别诊断

本病需与剥脱性唇炎、光化性唇炎及鳞癌相鉴别诊断：

（1）剥脱性唇炎：是唇部黏膜的一种浅表性慢性炎症，可波及上下唇，皮损表面干燥脱屑。

（2）光化性唇炎：起病前有日光照射史，以下唇为主，有明显的季节性，夏季多见。

（3）鳞癌：开始是质地较硬的结节或斑块，边缘似隆起并向四周扩展，增长快速；组织病理表现为癌细胞侵入真皮形成形状不规则的、位置深浅不同的癌团（癌巢）。

知识点5：腺性唇炎的治疗

（1）单纯型腺性唇炎：可局部外用皮质类固醇激素软膏或口服碘化钾。

（2）浅表或深部化脓性腺性唇炎：局部外用或系统应用抗生素。

（3）有脓肿与瘘道时，切开引流。

（4）有肉芽增殖与纤维化者，可切除后整形。

第八节　龟　头　炎

知识点1：龟头炎的病因和发病机制

（1）感染性：是最常见的病因，阴茎龟头部位湿润，局部常有细菌、念珠菌、滴虫、螺旋体等大量繁殖。

（2）刺激性：汗液、卫生用品、洗涤用品、衣物及外用药物等可刺激局部产生炎症，此外，这一部位也容易受到大小便的刺激。

（3）外伤性多半是由于外伤打到、拉链夹到、性交时弄伤或瘙痒抓伤等。

（4）特殊损害浆细胞性龟头炎。

知识点2：龟头炎的临床表现

（1）急性浅表性包皮龟头炎：常因局部接触刺激性物质导致，初起时局部潮红，阴茎的皮肤发红、肿胀，自觉龟头有灼热或瘙痒的感觉。翻开包皮，可见包皮内面与龟头充血糜烂，有渗液，或出血。继发感染后形成小溃疡，可发生腹股沟淋巴结的增大与压痛。

（2）环状溃烂性包皮龟头炎：在龟头与包皮上发生红斑，逐渐扩大，呈环状，可出现浅表性溃疡面。

（3）白色念珠菌性包皮龟头炎：包皮与龟头可见红斑，表面光滑，并有小疱疹，红斑的边缘比较清楚，轻度脱屑，缓慢向四周扩大。急性发作时有糜烂、渗液。

（4）滴虫性包皮龟头炎：龟头起丘疹与红斑，逐渐扩大，边缘清楚，红斑上出现针头大小的小水疱，融合并破溃形成溃烂面。

（5）浆细胞性包皮龟头炎：单个或多个持久性暗红斑块，浸润，境界较清楚，通常不形成溃疡。

（6）阿米巴性包皮龟头炎：包皮与龟头浸润、糜烂、溃疡，有组织坏死。

（7）云母状和角化性假上皮瘤性包皮龟头炎：龟头部皮损浸润肥厚，角化过度，出现银白色云母状痂皮，龟头失去正常弹性，缓慢发展呈萎缩性改变。

知识点3：龟头炎的治疗

龟头炎的治疗方法是保持局部清洁卫生，避免各种不良刺激，防止继发感染。

（1）局部治疗：糜烂渗液者，选用高锰酸钾或0.1%依沙吖啶溶液湿敷；干燥脱屑者外用皮质类固醇激素等软膏。

（2）病因治疗：积极寻找致病因素并且祛除，如念珠菌性包皮龟头炎局部应用制霉菌素或酮康唑。阿米巴性包皮龟头炎使用依米丁注射。滴虫性包皮龟头炎可应用甲硝唑或替硝唑。有感染者应用抗生素。

（3）包皮过长者，等到急性炎症控制后进行包皮环切术。

第十三章 皮肤肿瘤和瘤样病变

第一节 色 素 痣

知识点1：色素痣的病因和发病机制

色素细胞在由神经脊到表皮的移动过程中，因为偶然异常，可造成黑色素细胞的局部集中，就成为色素痣等病损。

知识点2：色素痣的临床表现

色素痣可为斑疹、丘疹、乳头瘤状、疣状、结节及有蒂损害等表现。可发生于任何部位。其大小由几毫米至几厘米，甚至面积很大。其颜色通常为黄褐或黑色，但也可呈蓝色、紫色或无色素沉着。

（1）交界痣：为直径几毫米至几厘米，深浅不同的褐色斑。一般平滑、无毛，也可略微高起。能发生于身体任何部位。掌跖及生殖器之色素痣常属这一类，无性别差异。

（2）混合痣：外观类似于交界痣，但可能更高起。

（3）皮内痣：为成年人最常见的一类色素痣。可发生在任何部位，但最常见于头颈部，不发生在掌跖或生殖器部位。损害由几毫米到几厘米，边缘规则，是深浅不同的褐色。表面可有毛发，较正常为粗。皮内痣表现在毛痣者多见于成人的头皮、面颈部，直径通常小于1cm。损害呈半球形隆起，但也有呈乳头瘤样或有蒂损害。皮内痣通常不增大。面部痣不像其他部位，无消退的趋势。

知识点3：色素痣的病理学检查

痣细胞多排列成巢状，因为制片的影响而皱缩，与周围间质分离。痣细胞可分为：①透明痣细胞：比正常黑色素细胞稍微大些，多位于表皮-真皮交界处；②上皮样痣细胞：多见于真皮上部，可含少量色素；③淋巴细胞样痣细胞：多位于真皮中部，较小，含有色素；④纤维样痣细胞：多位于真皮下部，呈长梭形，极少含有黑色素。

（1）交界痣痣细胞巢在表皮下部或向下突入真皮，但仍可与表皮接触呈“滴落状”，细胞内含有大量色素。

（2）混合痣痣细胞巢见于表皮内与真皮内。

（3）皮内痣痣细胞巢位于真皮内，在真皮上部的痣细胞呈巢状或条索状，含有中等量黑色素；真皮中下部的痣细胞以梭形细胞为主，排列成束，极少含黑色素。

知识点4：色素痣的诊断及鉴别诊断

根据病史与临床有色素的特征，病理变化中有痣细胞的存在，诊断容易。

临床上要求确定是否应进行病理检查以排除恶变时，一般原则是：①年纪较大时出现新的色素损害，应引起怀疑；②色素痣变黑不是恶变的绝对特征，在性成熟和妊娠时，所有的色素痣可变黑，并有增大的趋势；但任意一个痣比其他痣变黑或变大时，则需引起怀疑；③30岁之后，多数痣可能慢慢消失（面部痣例外）；如相反时，则需注意观察；④色素痣反复发生感染或易受外伤，则应除去；但尚无证据肯定，外伤能导致良性转变为恶性黑色素瘤；⑤自然出血、溃疡、周围发生卫星状损害以及所属淋巴结增大等是色素痣真正恶变的征象。

知识点5：色素痣的治疗

色素痣通常不需治疗。先天性痣细胞痣有发生黑色素瘤的可能，以手术切除较好；发生在掌跖、腰周、腋窝、腹股沟等易摩擦部位的交界痣和混合痣亦应考虑手术切除。

第二节　表　皮　痣

知识点1：表皮痣的病因和发病机制

表皮细胞发育过度造成表皮局限性发育异常。泛发型可呈显性遗传。同一家族成员可引起大疱型先天性鱼鳞病样红皮病。这两种病的皮肤组织病理变化相似。它们可能为多向性显性基因的不同表现。

知识点2：表皮痣的临床表现

表皮痣一般在初生时或幼儿期发病，但偶尔也有在10~20岁才出现。男女均可发生。常表现为淡黄色到棕黑色疣状损害，其大小形态和分布各不相同。本病可分为三型。

（1）局限型：位于头皮、躯干和四肢，通常单发，单侧分布，呈连续或断续性束状、带状或是斑片状。

（2）炎症型：常发于一侧下肢，自觉瘙痒，损害表面因搔抓附有痂和鳞屑。

（3）泛发型：皮损较多，单侧或双侧分布，甚至广泛分布在全身，呈涡纹状或弧线条纹，严重者被称为豪猪状（高起）鱼鳞病。若伴有皮肤、眼和神经、骨骼、心血管以及泌尿生殖系统发育异常，则称为表皮痣综合征。

知识点3：表皮痣的组织病理

表皮呈不同程度的增生，主要是角化过度，表皮嵴伸长、乳头瘤样增生和棘层肥厚，可见颗粒层增厚，偶见颗粒样变性。基底层色素增多，但无痣细胞。

知识点4：表皮痣的病理学检查

表皮呈不同程度的增生，主要是角化过度，棘层肥厚，表皮脊伸长，乳头瘤样增生，并可见颗粒层增厚和柱状角化不全，基底层黑色素增多，但无痣细胞增生。局限型的特征是致密的角化过度，棘层上、中部空泡形成及细胞内、外大的透明角质颗粒。炎症型则常表示表皮灶性角化不全，偶或棘层轻度海绵状态，真皮上部慢性炎症细胞浸润。大多数单侧与部分双侧泛发型的病变和局限型相同，大部分双侧和少数单侧泛发型的患者常为特殊的棘突松解性表皮角化过度，往往累及整个表皮。

知识点5：表皮痣的诊断及鉴别诊断

因本病发病年龄较早，同时临床表现特殊，多为单侧性疣状隆起损害，故诊断容易。

本病应与线状苔藓、线状扁平苔藓及线状银屑病鉴别诊断。

（1）线状苔藓：常无自觉症状；病程自限性，通常在1年内自愈；病理学检查有苔藓样炎症浸润，缺乏或极少见棘层肥厚。

（2）线状扁平苔藓：皮损呈多角形紫红色扁平丘疹，可见到Wickham纹，瘙痒剧烈；病理学检查特征性改变是基底细胞液化变性和真皮上部以淋巴细胞为主的带状浸润。

（3）线状银屑病：皮损呈覆有银白色云母状鳞屑的红色斑丘疹，刮去鳞屑后常有点状出血；病理学检查显示角化不全，颗粒层变薄或消失，棘层增厚，表皮脊延长，真皮乳头血管扭曲扩张，及乳头顶端棘层变薄，该处常无颗粒细胞。

知识点6：表皮痣的治疗

本病尚无理想的疗法。当损害突然迅速增长、结节或溃疡时，应做活检以祛除恶变。小面积者可试用激光和冷冻疗法或手术切除。

口服维A酸对部分泛发性病变者有一定效果，但常为暂时性。维A酸、蒽林、α-羟酸等外用部分有效，且需长期服药。皮肤磨削或化学剥脱术（三氯醋酸、酚）暂时有效。

第三节 脂溢性角化病

知识点1：脂溢性角化病的病因和发病机制

本病曾被认作为上皮痣、表皮良性瘤、老年性皮肤变化或感染性皮肤病；其确切病因尚不清楚，有些泛发性损害可表现为常染色体显性遗传倾向。

知识点2：脂溢性角化病的临床表现

（1）好发于颜面、手背、胸和背等处，亦见于四肢等其他部位。

（2）初发皮损为1个或数个淡黄或浅褐色的扁平丘疹，呈圆形、卵圆形或不规则形，境界清楚，表面呈颗粒状，直径大约1cm，以后缓慢增大、变厚，数目增多，颜色变深，为褐色甚至黑色疣状丘疹或斑块。

（3）发生在头皮的皮损常不影响头发生长。

（4）病情发展迟缓，可长达30年以上；损害突然发生并迅速增多的病例或并发内脏肿瘤。

（5）一般难以自行消退，呈良性经过，恶变者较少，如发生恶变常转化为鳞状细胞癌。

知识点3：脂溢性角化病的组织病理

本病病理上主要可分为角化过度型、棘层肥厚型与腺样型等6型，常混合存在，其共同特点是都有囊肿，并有角化过度、棘层肥厚和以基底细胞为主的乳头瘤样增生，并且病变基底部和两侧正常表皮突底部于同一水平面上。

知识点4：脂溢性角化病的诊断及鉴别诊断

根据临床表现和病理学检查可以明确诊断本病。

本病应与下列疾病鉴别诊断：

（1）扁平疣：早期损害相似，本病多发生在青少年，皮损可有同形反应，病理上表皮上部存在许多空泡细胞。

（2）日光性角化病：皮损局限在日晒部位，基底潮红有毛细血管扩张，病理上棘层细胞呈异形性。

（3）痣细胞痣：本病发病年龄较早，表面光滑不表现为疣状，无脂溢性鳞屑，病理上皮突及真皮有痣细胞巢。

（4）基底细胞上皮瘤：皮损有珍珠状卷曲的边缘，表面存在扩张的毛细血管，病理检查可帮助两者鉴别。

（5）恶性黑色素瘤：黑色素瘤表面光滑，主要根据组织病理学检查来鉴别。

知识点5：脂溢性角化病的治疗

脂溢性角化病通常不需要治疗，影响美容，不影响健康，也不会恶变，必要时可选用新型激光、冷冻治疗，可有暂时疗效。

第四节 表皮囊肿

知识点1：表皮囊肿的病因和发病机制

表皮囊肿未见明显遗传性，个别病例存在家族史，其中某些病例并发肌强直性营养不良。

知识点2：表皮囊肿的临床表现

（1）皮损一般为单发，很少多发者。

（2）半数以上的损害发生于头皮、面部和颈部，也有报道发生于上肢者，少数发生于躯干和下肢。

（3）皮损为一无自觉症状且坚实的结节；有时呈石样硬的结节存在于真皮或皮下，很少分叶，偶呈囊性，肿瘤虽能与皮肤粘连，但基底可以移动，极少破溃，个别可向表皮穿通而排出内容物；一般直径小于3cm，偶有较大者；其表面皮肤外观正常，也可为红色或淡蓝色。

知识点3：表皮囊肿的病理学检查

瘤体境界清楚，甚或有假包膜。切面呈灰白、褐黄色，偶含黑色斑点，有纹理，质硬具脆性，钙化处为沙砾状，部分硬如骨质，少数有黏液囊状或出血性小腔隙。镜下瘤细胞分为两型：一型为嗜碱性细胞类似于毛母质细胞；另一型为影子细胞，由嗜碱性细胞演变得来，两型之间可见过渡形态细胞。病程1~2年，瘤体在活跃生长阶段，嗜碱性细胞比例占多数，核分裂多达每高倍野4个，甚至超过10个，而影子细胞较少，病理诊断易被误认为是恶性。病程5年以上的瘤体，绝大多数嗜碱性细胞转变成影子细胞，而5~10年后几乎全部为影子细胞，找不到嗜碱性细胞而易出现病理漏诊。间质纤维常有钙盐沉积，炎性细胞、异物巨细胞反应，部分有骨化，且可因大片骨化而误为骨瘤，但骨小梁间见大量影子细胞为诊断根据。囊肿型毛母质瘤易有嗜碱性细胞鳞化和瘤周黏液水肿，其上方表皮顶脚基底样增生。

知识点4：表皮囊肿的组织病理

一般为单发性囊肿，真皮内囊肿形成，囊壁由多层鳞状上皮组成，囊内充满角质，有时可见一些角化不全的细胞，环层状排列。如囊肿破裂可引起异物反应。

知识点5：表皮囊肿的诊断及鉴别诊断

根据好发部位，本病诊断不难。

（1）多发性脂囊瘤：本病皮损好见于颈部，胸部和腹部，皮损多发。病理上本病的囊壁薄，有折叠，可伴有皮脂腺。

（2）脂肪瘤：本病多发于40~50岁，皮损可以移动，基底较宽呈分叶状，病理上主要是成熟的脂肪细胞群集而成小叶状，周边有包膜。

（3）腱鞘囊肿：本病好发于腕背与足背部，囊肿顶端没有小孔。病理上早期形成多个裂隙，晚期能够融合成含有黏液的大囊腔。

知识点6：表皮囊肿的治疗

表皮囊肿主要是手术治疗。

第五节　粟　丘　疹

知识点1：粟丘疹的病因和发病机制

本病是起源于表皮或附属器上皮的潴留性囊肿。

有两种类型：原发性和继发性；前者无明确发病原因，为自行发生，有些患者有遗传因素；后者多伴有大疱性疾病，如大疱性表皮松解症、皮肤卟啉症等，外伤后引起的粟丘疹往往发生在擦伤、搔抓部位和面部炎症性发疹以后，也可发生在皮肤磨削术后。

知识点2：粟丘疹的临床表现

（1）原发性皮损常见于眼睑、颊及额部；在成年人也可发生于生殖器，在婴儿通常限于眼睑和颞部。

（2）继发性皮损多位于耳郭、手背、前臂和外伤皮损处。

（3）单个损害为乳白色或黄色针头至玉米粒大的坚实丘疹，顶尖圆，覆有极薄表皮，表面光滑，少有超过数毫米，数目常较多，无自觉症状。

（4）如用针挑刺，可有皮脂样物质溢出。

知识点3：粟丘疹的病理学检查

原发性粟丘疹起始于皮脂腺导管开口水平处毛囊漏斗的最下部，在真皮内见小表皮囊肿，连续切片时，可见其和毛囊之间有未分化的上皮细胞条束相连。继发性粟丘疹能够从任何上皮结构发生，如毛囊、汗腺导管、皮脂腺导管和表皮，除有上述表皮囊肿外，在其囊壁上有时能够发现皮脂腺、汗腺导管等。

知识点4：粟丘疹的诊断

本病是白色粟粒大小丘疹，好发于面部，诊断不困难。

知识点5：粟丘疹的治疗

本病为良性病变，通常无自觉症状，故不需要治疗。如有美容需要时，可用针头或小刀挑除囊肿即可。也可采取激光治疗。

第六节 毛发上皮瘤

知识点1：毛发上皮瘤的病因和发病机制

多发性毛发上皮瘤和遗传有关，多为常染色体显性遗传；孤立性毛发上皮瘤则不见家族史。

普遍认为此种肿瘤起始于多能的基底细胞，并有向毛发分化的趋势。

知识点2：毛发上皮瘤的临床表现

（1）多发性毛发上皮瘤：①皮损好发于面部，尤其是鼻唇沟；②损害是多个结节，直径为3~10mm，呈半球形或圆锥形，坚实且透明，呈黄或粉红色，有的中央略有凹陷；较大损害表面可见毛细血管扩张，偶或形成斑块，很少破溃；③常并发圆柱瘤。

（2）孤立性毛发上皮瘤：①比多发性毛发上皮瘤常见；②皮损好发于面部；③损害表现与多发性相同，但常只有一个，偶或数个，直径通常小于2cm，可并发大汗腺腺瘤。

知识点3：毛发上皮瘤的病理学检查

多发性毛发上皮瘤损害在真皮内，对称，1/3病例和表皮连接，边界清楚，边缘齐整，不同程度地向毛囊结构发育，从极原始毛囊球样或基底细胞癌样结构到发育成顿挫性毛囊和角质囊肿不等。基底细胞在条或索周边大多排列为栅状；中央细胞形成显著筛状或少数花边样网状结构，或聚集成实质性团块。细胞很少或没有坏死和核有丝分裂象，向毛囊球分化，边缘处有类似毛囊乳头。基底样细胞索或团内有的逐渐向毛母质样结构分化，有的可与角质囊肿连接。因毛囊球结构内的毛母质细胞系不正常细胞，所以从不产生成熟毛干。间质内成纤维细胞中等量增加，有大量酸性黏多糖与弹性纤维，胶原纤维素间有裂隙。角质囊肿是未成熟的毛囊结构，中央是充分角化的中心，周围由壳样嗜碱扁平细胞包裹，角化中心的角化既突然又完全。角质囊肿破裂时，造成异物巨细胞反应，该处和囊肿内有钙盐沉积。

孤立性毛发上皮瘤损害有非常多的角质囊肿和顿挫性毛囊乳头，只见少数基底样细胞团。

知识点4：毛发上皮瘤的诊断

本病的多发性型在临床上有一定的特征，为多发、对称、正常皮色的小结节或丘疹；多见于面部，开始发于儿童或青年，有家族发病倾向；皮疹持续存在无变化，但可逐渐发生新疹。单发性型临床无特征，需要做病理检查才能确定。

知识点5：毛发上皮瘤的临床鉴别诊断

本病应与下列疾病进行临床鉴别诊断：

（1）结节性硬化病：本病的特征为皮损、智力迟钝和癫痫；常在5岁前即发病，出现皮损或伴有癫痫，但也可能到青春期或成年后仍呈隐性状态。

（2）汗管瘤：损害主要发生在眼周围，并可发生于颈部、前胸和后背，通常损伤较小，大小比较一致。

（3）基底细胞痣综合征：本病无好发部位，可发生在面部；本病能早期破溃，且常可伴发骨骼和中枢神经系统异常。

知识点6：毛发上皮瘤的病理鉴别诊断

本病应与下列疾病进行病理鉴别诊断：

（1）角化性基底细胞癌：病理学检查除没有分化细胞外，并可见角化不全和角质囊肿。

（2）毛母细胞瘤：病理学检查此瘤多在皮下组织或真皮和皮下组织交界处；境界清楚，常见典型广泛的上皮条、索，不与表皮相连。

（3）毛发腺瘤：病理学检查此瘤存在于真皮内，边界清楚，由嵌于纤维血管性间质内的实性瘤细胞团和多数角囊肿组成，囊壁为嗜酸性细胞，有时在角囊肿和周围嗜酸性细胞之间尚见一层扁平的颗粒细胞。有时只看到由嗜酸性细胞组成的细胞岛而中央无角质。

（4）毛囊瘤：病理学检查此瘤中央是充以角质的毛囊囊肿，而囊肿周围是不同程度分化的毛结构。

知识点7：毛发上皮瘤的治疗

单发性型毛发上皮瘤可手术切除。但多发性型尚无理想治疗方法。较小损害可试用电干燥或电凝疗法。

第七节 皮脂腺痣

知识点1：皮脂腺痣的病因和发病机制

皮脂腺痣中有顶泌汗腺组织存在，并经常并发其他附属器肿瘤，提示皮脂腺痣是从原始上胚芽衍化得来；其组织中单纯皮脂腺成分罕见，通常表皮、顶泌汗腺和毛囊均参与皮脂腺痣的形成，所以皮脂腺痣属于器官样痣。

知识点 2：皮脂腺痣的临床表现

（1）皮损好发于头皮和面部。

（2）损害常为单个，偶见多发，表现为略高出皮面的暗黄色至黄色蜡样的圆形、卵圆形或带状斑块，边缘不规则，表面平滑或呈颗粒状，无毛发。

（3）至发育期时，皮损明显隆起，由于皮脂腺成分增加而黄色愈明显；成年期后，皮损呈疣状或乳头状瘤样，质地坚硬。

（4）10%~40%损害可出现继发性新生物，最常见的为基底细胞癌，经常在 10~20 岁发生；其次是乳头状汗管囊腺瘤（8%~19%），也见于幼年期；其他包括皮脂腺上皮瘤、透明细胞汗腺瘤、汗管瘤、大汗腺囊腺瘤、鳞癌以及毛囊漏斗瘤等也可在本病基础上发生。

（5）另外，有报道本病与眼畸形和动眼神经功能减退伴发。

（6）线形皮脂腺痣综合征是指线形皮脂腺痣并发癫痫、精神发育迟缓和神经性缺陷或骨骼畸形，或称“神经皮肤综合征”。

知识点 3：皮脂腺痣的组织病理

婴儿与儿童期时皮损内可仅有少许或无皮脂腺结构，主要表现为未分化的毛囊结构；在青春发育期的皮损中，则可看到大量成熟或近乎成熟的皮脂腺导管，直接和毛囊漏斗相连。

知识点 4：皮脂腺痣的诊断及鉴别诊断

若幼年在头皮、面部发生黄色或棕褐色斑块损害，有时为疣状，考虑本病。

本病应与疣状痣、乳头汗管囊腺瘤和钙化上皮瘤鉴别诊断。

（1）疣状痣：两者都是幼年发病，但本病皮损呈疣状，病理上有疣状和乳头瘤样增生，但无皮脂腺的增生。

（2）乳头汗管囊腺瘤：本病皮损经常结痂，并可有液体渗出，组织病理可以确诊。

（3）钙化上皮瘤：本病多发生在 20~30 岁的女性，病理上肿瘤主要由影细胞和嗜碱细胞组成。

知识点 5：皮脂腺痣的治疗

早期皮损小、部位浅时可选用 CO_2 激光或电干燥术等治疗。青春期后的皮损，特别是并发基底细胞上皮瘤应及时彻底手术切除为佳。

第八节　多发性脂囊瘤

知识点1：多发性脂囊瘤的病因和发病机制

本病属于常染色体显性遗传；或伴先天性厚甲病，可为皮样囊肿的一种类型。

知识点2：多发性脂囊瘤的临床表现

（1）本病多见于胸骨部，或见于面额、头皮、上臂和腹部，亦可泛发全身。

（2）皮损常为多发性结节，大小不同，自数毫米至2厘米以上，质地中等或有弹性，表面光滑，为肤色、淡蓝色或淡黄色；较小的皮损常在皮内，按压可呈黄色，多见于上肢，较大皮损顶部出现凹陷，从中可挤出白色乳酪样物质，有臭味，有时可排出毛发。

（3）常无自觉症状。若伴继发感染，可引起囊肿破裂和消退，最后形成瘢痕；阴囊皮损可出现钙化。

（4）本病可伴发其他先天性外胚层发育异常如鱼鳞病、匙状甲及多毛等。

知识点3：多发性脂囊瘤的组织病理

囊肿在真皮中部，囊壁皱褶，由数层复层扁平上皮构成，囊壁内侧是嗜伊红的角质层，无颗粒层，并可见皮脂腺小叶附在囊壁或其周边。

知识点4：多发性脂囊瘤的诊断及鉴别诊断

本病结合临床与组织学变化可以确诊。

有时能够与粟丘疹、表皮囊肿、皮样囊肿甚至寻常痤疮混淆，此外还应和Gardner综合征进行鉴别，后者一般伴有骨瘤、纤维瘤、纤维肉瘤、脂肪瘤和平滑肌瘤等，同时有结肠与直肠息肉病变；如囊肿很小而硬固，则应和多发性平滑肌瘤、早期神经纤维瘤和多发性囊性腺样上皮瘤或毛发上皮瘤进行鉴别。

知识点5：多发性脂囊瘤的治疗

个别小囊肿可切除或电干燥治疗，较大皮损则应切开引流。

第九节　汗　腺　瘤

知识点1：汗腺瘤的病因和发病机制

汗腺瘤是指由汗腺管细胞增生所导致的皮肤表面的一些小突起物。好发于下眼袋区和上眼皮区，其次在面颊、颈部，偶发胸腹部。

汗腺瘤由汗腺上皮增生形成，生长缓慢。

知识点2：汗腺瘤的临床表现

汗腺瘤直径为1~2cm。肿瘤包膜完整，与表皮不粘连。镜下可见高柱状或立方形的腺上皮交织形成绒毛状突起。病理特征表现为分泌形柱状细胞下衬有一层肌上皮细胞。一般为良性，极少发生恶变。

（1）眼部汗腺瘤：颜色通常比皮肤颜色淡，呈淡黄、浅褐色，大小约在1~3毫米之间。这种小“瘤”一般是在成年以后才开始长出，有家族遗传趋势。

（2）外阴汗腺瘤：汗腺瘤约占外阴良性肿瘤的13%，多发生在大阴唇及会阴汗腺。因为小阴唇缺乏腺体，故很少发生。多发生在性发育成熟妇女。肿瘤为一界限清楚，隆起周围皮肤的结节，通常直径小于1cm。也偶可囊性变，达鸡蛋大小。瘤与覆盖表面的薄层上皮黏着，但瘤体可移动。结节质地软硬不一，缓慢生长，无症状。有时因为囊内的乳头状生长可突出溃破之壁外，有少量出血，伴感染时有发痒和痛感症状。

知识点3：汗腺瘤的治疗

治疗原则是先做活组织检查，确诊后再行局部切除。

（1）眼部汗腺瘤：单纯的汗腺瘤，用激光就能够成功治愈。但汗腺瘤是一种极易复发的疾病，经常清除干净之后过了两三年又会再长出来，必须再度处理。清除得越干净，再次复发的时间就越延后。

激光治疗汗腺瘤，最好选用CO_2激光。常规消毒局麻，用5W普通CO_2激光聚焦光束对准皮损进行烧灼，普通CO_2激光深浅度不易掌握。

（2）外阴汗腺瘤：CO_2激光聚焦（输出功率为20~25W）切割治疗。术后，外覆无菌敷料保护创口，并且定期检查伤口有无感染等。辅助常规抗菌消炎药和多簇维生素类制剂。

第十节 皮肤纤维瘤

知识点1：皮肤纤维瘤的病因和发病机制

本病病因不清楚。

以往认为，凡主要因胶原纤维所组成的病变均称为皮肤纤维瘤，而在肿瘤中含有大量脂质和含铁血黄素者称为组织细胞瘤。近年来，强调两者是一致的，成纤维细胞本身就有潜在的吞噬功能。电镜下也证明，含吞噬作用的损害均是由成纤维细胞构成的。两者都属同一病变的不同发展阶段，可有不同的临床表现和组织病理变化，尽管有人认为皮肤纤维瘤是因为外伤后成纤维细胞的一种反应性增生性炎症，但因损害大多没有消退趋势，故仍认为其本质属一种肿瘤。

知识点 2：皮肤纤维瘤的临床表现

本病较常见，男女均可发生。好见于 20～50 岁，可自然发生或有外伤、昆虫叮咬史。常见于四肢伸侧，上臂多见，常单发，偶可多发性损害，皮损是稍隆起质地坚硬的结节，直径 0.5～1.5cm，为扁球形或纽扣状，表面光滑。正常皮色、淡红、黄褐色或黑褐色，和皮肤粘连而与深部组织不粘连，可推动。通常无自觉症状，偶有轻度痒感或阵发性刺痛等不适症状。

知识点 3：皮肤纤维瘤的组织病理

表现为真皮内结节，无包膜，病变境界模糊。由多少不等的成纤维细胞、幼稚的或成熟的胶原构成。真皮浅中层成纤维细胞和胶原纤维增生而形成肿瘤团块，细胞与胶原纤维相互交织排列成旋涡状或车轮状，无包膜，和周围组织分界不清。由于瘤体中成纤维细胞和胶原纤维成分可多可少，可分为细胞型与纤维型，如果以组织细胞为主，则称为组织细胞瘤。

知识点 4：皮肤纤维瘤的诊断及鉴别诊断

本病确诊主要依靠病理变化。

本病需与下列疾病鉴别诊断：

（1）色素痣：皮肤纤维瘤是稍隆起质硬结节，和皮肤粘连，两者组织病理改变不同。

（2）隆突性皮肤纤维肉瘤：病理上瘤细胞核为异型，可见核分裂象，表皮明显增生，有溃疡出现。

（3）不典型纤维黄瘤：好发于 60～80 岁的老年人，多见于曝光部位，经常破溃。病理上，在排列紊乱的成纤维细胞之间，存在不典型单核或多核巨细胞和不典型核丝分裂象。

（4）瘢痕疙瘩：好发在胸前，形态不规则，有时呈蟹足状，表面光亮且圆。损害超过原来创伤的范围。

知识点 5：皮肤纤维瘤的治疗

本病为良性病变，预后良好，通常不需要治疗。单个者可手术切除。

第十一节 软纤维瘤

知识点 1：软纤维瘤的临床表现

（1）单个或多发性丝状软纤维瘤，为丝状增生的柔软突起，宽约2mm，长约5mm。

（2）多发性皱纹状小丘疹，多发于颈部，质软，1~2mm。

（3）单发性有蒂软纤维瘤，可发生在面部、胸背及至腋窝，多见于躯干下部和腹股沟等。一般为单个有蒂呈丛样突起，质软，表面光滑，直径1.0cm左右，或更大，常为肤色或色素增多。

知识点2：软纤维瘤的组织病理

小丘疹型为表皮乳头瘤样增生，角化过度，棘层规则肥厚，有角质囊肿。丝状型为表皮乳头瘤样增生，棘层中度肥厚，真皮内还可见扩张的毛细血管或充血。部分损害内可发现有痣细胞，单发有蒂型出现表皮变薄，基底细胞较平而且色素可增加。真皮内常存在成熟脂肪细胞，如脂肪相当丰富者，称为脂肪纤维瘤。

知识点3：软纤维瘤的鉴别诊断

丝状本疣呈单个细软丝状突起，顶端粗糙，组织病理检查表皮内有空泡细胞。

知识点4：软纤维瘤的治疗

用电凝固破坏基底部即可，液态酚或三氯醋酸也有效果，较大者手术切除。

第十二节　瘢痕疙瘩

知识点1：瘢痕疙瘩的病因和发病机制

瘢痕疙瘩在皮肤损伤后，结缔组织过度增生与透明变性引起良性皮肤肿瘤。

患者多具有瘢痕体质；可有家族倾向。

知识点2：瘢痕疙瘩的临床表现

（1）好见于胸骨区，亦常见于肩部、面部、颈部、耳部等处。

（2）皮损初起为小且坚实的红色丘疹，缓慢增大，为圆形、椭圆形或不规则形，隆起于皮面，经常超过原损伤部位，呈蟹足状向外伸展，表面光滑发亮。

（3）早期进行性皮损潮红且有触痛，呈橡皮样硬度，表面可有毛细血管扩张；静止期皮损颜色变浅，质地坚硬，多无自觉症状。

（4）继发于烧伤，伤者可出现大面积皮损，严重者可影响受累肢体功能。

知识点3：瘢痕疙瘩的组织病理

表皮萎缩变薄，真皮内胶原纤维束致密增殖，增殖处境界不清楚，排列紧密、紊乱，血管减少，周围无包膜，后期胶原纤维可透明变性。

知识点4：瘢痕疙瘩的诊断及鉴别诊断

瘢痕疙瘩可根据临床表现和病理学检查可以确诊。

瘢痕疙瘩应注意和肥厚性瘢痕进行区别，早期二者无法鉴别，但是在程度上存在明显差异，肥厚性瘢痕表现为结缔组织显著增殖及透明变性而形成的过度增长，通常在受到创伤后3~4周发生，此时瘢痕隆起增厚，出现一境界清楚的斑块，淡红色或红色，有细小毛细血管扩张，之后持续或间断生长数月至数年，形成不规则外观，有时如蟹足状，一般生长数月后即停止发展，潮红消退，仍有自然退变的可能，此外退变期其纤维束可融合皱缩且出现弹性纤维。

知识点5：瘢痕疙瘩的治疗

瘢痕疙瘩不得手术切除。皮损较小者可选用皮质类固醇激素皮损内注射治疗或外涂，音频电疗，可部分或完全消除痒和痛，疼痛不同程度变平、缩小等。皮损较大，可选择手术切除配合放射治疗。

第十三节　日光性角化病

知识点1：日光角化病的病因和发病机制

日光角化病的病因和发病机制尚不完全清楚。日光、紫外线、放射性热能以及沥青或煤及其提炼物都可诱发本病，患者的易感性起决定性作用。

知识点2：日光角化病的临床表现

（1）好发于暴露部位，面部、下唇、手背、前臂、颈部和头部秃发处多见。

（2）皮损呈红到淡褐色或灰白色圆形、不规则形角化性丘疹，大小不一，为0.5~1cm或更大，呈多发性，偶有单发者，境界清楚，表面附干燥黏着性鳞屑，厚薄不一，不易剥离，周围有红晕，偶见皮损角化明显或增厚呈疣状。

（3）皮损发生部位多有显著的日光损伤，表现为干燥、皱缩、萎缩及毛细血管扩张，也常伴有老年性雀斑样痣。

（4）少数病例炎症反应明显，可出现糜烂、溃疡，甚至形成皮角或鳞状细胞癌。

（5）无自觉症状或轻痒。

（6）不经治疗，约20%患者可发展为鳞状细胞癌，但一般不发生转移。

知识点3：日光角化病的病理学检查

表皮广泛性角化过度伴境界清楚的角化不全，该处表皮细胞排列紊乱，细胞核形态不规则，大而深染，可见核分裂，基底层细胞为非典型芽状增生并伸向真皮上部；真皮有明显的弹力纤维变性，并常有较多的淋巴细胞浸润。异常表皮和邻近正常表皮相互交替存在、分界清楚是本病组织病理学特征性表现。

知识点4：日光角化病的诊断

根据临床表现，结合病理学检查不难诊断本病。

知识点5：日光角化病的鉴别诊断

本病应与下列疾病鉴别诊断：

（1）脂溢性角化病：好发生在老年人；好发部位为面部尤其是颞部；临床表现为皮损质地柔软，表面有油腻性鳞屑，鳞屑容易被剥除，基底不出血；病理学检查显示病变下端界限鲜明，表皮突无向下生长倾向，常出现假角质囊肿，无不典型细胞、角化不良、角化不全细胞以及明显炎症细胞。

（2）盘状红斑狼疮：好发生在15~40岁女性；多见于面部，特别是两颊和鼻背，呈蝶形分布；皮损特点是皮肤持久性盘状红斑，境界清楚，表面毛细血管扩张且有黏着性鳞屑，剥离鳞屑，可见其下扩张的毛囊口；病理学检查显示角化过度，毛囊口和汗孔有角栓，颗粒层增厚，棘层萎缩，表皮突变平，以及灶性基底细胞液化变性。

（3）Bowen病：多发生在中年以上的人；好发部位为头面部与四肢；皮损表面平坦，以角化过度及结痂多见，可见白色和淡黄色鳞屑，或灰色、棕色厚的结痂；强行将痂剥离，则出现湿润的糜烂面，潮红，为红色颗粒状或肉芽状，高低不平；病理学检查显示为表皮内各层失去正常形态，细胞增生，排列紊乱，大多不典型，但基底细胞层比较完整。

（4）扁平苔藓：皮损呈多角形紫红色扁平丘疹，可见到Wickham纹，瘙痒明显；病理学检查特征性改变为基底细胞液化变性和真皮上部以淋巴细胞为主的带状浸润。

知识点6：日光角化病的治疗

皮损单一或数目少者可使用液氮冷冻、电烧灼、激光等治疗。多发性或大面积损害，可局部涂擦1%维A酸霜，或1%~5%的氟尿嘧啶软膏或溶液；口服阿维A酸对本病也有较好的疗效。

第十四节 脂 肪 瘤

知识点1：脂肪瘤的病因

多发损害的病例或有家族史。

知识点2：脂肪瘤的临床表现

（1）好发于肩、背、颈、乳房及臀部，其次为面部、头皮、阴囊和阴唇。

（2）皮损是单个或多个皮下局限性斑块，自针头到成人头大，常呈扁球状、分叶状或蒂状，有时呈弥漫性斑块，质软，可推动，表面皮肤正常。

（3）单发损害发生较迟，发展也比较缓慢；多发损害发生较早，常对称分布。当其发育到一定程度后即停止生长。

（4）除较大肿瘤将妨碍局部动作，或因压迫神经而引起疼痛外，通常无自觉症状。

（5）脂肪瘤可作为Gardner综合征的部分特征。此综合征的其他特征是面部多发性骨瘤与皮肤表皮样囊肿、结肠多发性息肉、纤维瘤、纤维肉瘤及平滑肌瘤等。

知识点3：脂肪瘤的病理学检查

治疗切面为淡黄色，有完整薄层纤维性包膜，常由纤细纤维组织分隔为大小不一的小叶，小叶的大小不如正常脂肪组织的一致。瘤细胞主要为成熟的脂肪细胞，少见脂肪母细胞。后者胞核较大，胞质内空泡较小。瘤内通常血管不多，有时可见灶性黏液变性、钙化或骨化。较大脂肪瘤的茎部如果发生扭转，常致瘤内血流障碍，导致液化而呈囊肿样。

知识点4：脂肪瘤的诊断及鉴别诊断

本病发生在皮下组织，生长缓慢，可以移动及其硬度、现象，均为诊断特点。

本病如果混有血管组织成分则称血管脂肪瘤，应与下列疾病鉴别。

（1）皮肤纤维瘤：皮损为略微隆起的坚实球形结节，质地较坚硬，表面皮肤色素沉着明显，直径通常不超过0.5~1cm。组织病理为增生的成纤维细胞和胶原纤维、纵横交错。

（2）冬眠瘤：组织病理显示由圆形桑椹细胞所组成。

知识点5：脂肪瘤的治疗

脂肪瘤通常不需治疗。对较大肿瘤可用手术切除。

第十五节　鲍　温　病

知识点1：鲍温（Bowen）病的病因和发病机制

鲍温病和长期接触砷剂、慢性日光损伤及免疫功能抑制有关，也可能和病毒感染有关：①将患者的滤过性标本接种在鸡胚尿囊和卵黄囊，可引起类似鲍温病的组织病理变化；②

电镜下可见皮损细胞中有病毒样颗粒；③患者皮损中可以分离出人乳头瘤病毒16型，亦能分离如2、28、31、33和56型等。

知识点2：鲍温病的临床表现

本病可发生在任何年龄，中老年人较多。好发于日光暴露部位（如颜面、头颈和四肢远端），亦可累及口腔、鼻、咽、女阴及肛门等黏膜。皮损为孤立性、边界清楚的暗红色斑片或斑块，圆形、匍行形或不规则形，大小在数毫米至十余厘米不等，缓慢增大，表面常有鳞屑、结痂及渗出，除去鳞屑和结痂可露出暗红色颗粒状或肉芽状湿润面，极少出血或不出血；少数亦呈多发性，可散在、密集或互相融合，有时也可呈不规则隆起或结节状，如形成溃疡则表示侵袭性生长。无明显自觉症状，偶有瘙痒或疼痛感。大约5%患者可演变为鳞状细胞癌。

知识点3：鲍温病的组织病理学

表皮细胞排列不规则，表现为高度非典型增生，伴角化不全、角化不良和棘层肥厚，表皮突增宽，真皮乳头被压缩成细带状，多见瘤巨细胞（单核和多核巨大表皮细胞），表皮基底膜带完整，如果破坏则提示为浸润癌；真皮上部炎症细胞浸润。

知识点4：鲍温病的诊断及鉴别诊断

中老年人为境界清楚的孤立皮损，主要见于日光暴露部位，病程缓慢，病理活检可确诊为鲍温病。

本病应与基底细胞癌、斑块状银屑病、体癣及神经性皮炎等进行鉴别。

知识点5：鲍温病的治疗

最有效的治疗方法为手术切除。较大的皮损光动力疗法亦有一定疗效。较小皮损可选用电烧灼、冷冻或激光治疗，也可外用咪喹莫特霜或5-氟尿嘧啶软膏。分布广泛的较多皮损可采取放射疗法。

第十六节　基底细胞瘤

知识点1：基底细胞癌的病因和发病机制

本病发病真正原因不清楚，可能与下列因素有关。

（1）长期日晒：多发于头面部等曝光部位。

（2）大剂量X线照射：经常发生于慢性放射性皮炎基础上。

（3）其他：烧伤、瘢痕、砷剂等与本病的发生、发展也可能有关。

知识点2：基底细胞癌的临床表现

好发生在中年以后，30岁以下者很少发生。好发颜面头皮等暴露部位，多为单发，偶有多发，临床分为4型。

（1）结节溃疡型：此型常见，缓慢扩大，溃疡周围呈珍珠样边缘。是蜡样或珍珠样外观的小结节。

（2）色素型：表现溃疡型相似，不同点在于皮损有黑褐色色素沉着，自灰褐色到深黑色，但不均匀，边缘部分较深，中央部分呈点状或网状分布，有时会误诊为恶性黑色素瘤。

（3）硬斑病样或纤维化型：本型罕见，好发于青年人，多见于头面部，尤其是颊部、前额、鼻部、眼睑和颧部等。呈淡黄色扁平斑片，表现光滑、发亮，境界不清楚。

（4）浅表型：较少见，好发于青年男性，多见于躯干等非暴露部位，特别是背部，也见于面部与四肢。表现为红斑鳞屑性略有浸润斑片，缓慢扩大，表面有结痂，部分损害为细线样珍珠边缘。

知识点3：基底细胞癌的组织病理

真皮内有基底样细胞组成的瘤细胞团块，瘤细胞核大，卵圆形或长形，胞质少，境界不清，无细胞间桥，瘤块和周围的间质之间常见收缩间隙。组织病理学上分为9型：包括实体型、角化型、囊肿型、腺样型、色素型、硬斑样、纤维化型、浅表型、纤维上皮型以及痣样基底细胞瘤型。

本病病程较长，中老年面部呈珍珠样边缘的黑色皮损，特别是伴有顽固的溃疡患者，应考虑有基底细胞癌的发生，及时做病理确诊，早期手术切除以免转移。约50%基底细胞癌最后转移到胃部淋巴结，而肺、骨骼亦是常见转移部位。

知识点4：基底细胞癌的诊断

根据临床特征和组织病理，本病诊断不难。临床上损害发展迟缓，边缘呈珍珠状或堤状隆起，通常没有炎症反应，多发生于面部和颈部是其特点。

知识点5：基底细胞癌的鉴别诊断

本病应与下列疾病鉴别诊断：

（1）鳞状细胞癌：肿瘤易出现溃疡，边缘宽而隆起，易出血。常继发于其他皮肤病，组织病理可见真皮内有异形性鳞状细胞肿瘤团块。

（2）角化棘皮瘤：发展迅速，多在2个月内发展成直径为1～2cm的坚硬性半球状结节。通常不发生溃疡，可以自愈。组织病理表示表皮中心大的角化栓塞，似火山口状，火山口周围表皮为唇样突出，两侧表皮呈拱壁状。有嗜酸性淡染胞质大的鳞状细胞延伸向真皮，但未脱落入真皮。

（3）结节型基底细胞上皮瘤应与毛发上皮瘤鉴别：毛发上皮瘤皮损是面部出现多个小的圆形坚实丘疹或小结节，向中心性分布，少数为单发丘疹。组织病理显示出真皮肿瘤，真皮内见嗜酸性上皮细胞实性条索与角质囊肿，但无导管。

（4）硬斑病样基底细胞上皮瘤应与乳腺转移癌鉴别：乳腺转移癌真皮胶原纤维束间常为单个瘤细胞排列成排，瘤细胞索不分支，淋巴管内常有瘤细胞；存在乳腺癌的原发病灶。

知识点6：基底细胞癌的治疗

基底细胞癌的治疗应依据年龄、皮损大小和部位加以考虑。

（1）手术切除或切除植皮：建议选用 Mohs 外科切除术，特别是硬斑样或纤维化型。

（2）光动力学疗法：适用于无法手术的患者，表浅型疗效较佳。

（3）局部化疗：外用1%～5%的氟尿嘧啶软膏。

（4）其他：也可应用 X 线放射。电烧灼、激光、冷冻等治疗方法应尽可能的避免使用。

知识点7：基底细胞癌的并发症的诊断、治疗和预防

基底细胞癌是着色性干皮病最常见的并发症，也可并发静脉曲张溃疡，和肉芽组织相似，应当格外注意，卷曲性边缘是诊断的线索。

基底细胞癌也可并发其他损伤，如 Winer 扩张孔、鲜红斑痣、动静脉畸形、肥大性酒渣鼻和藏毛窦、寻常狼疮以及发生在毛与皮肤移植部位。

第十七节　角化棘皮瘤

知识点1：角化棘皮瘤

角化棘皮瘤又称为自愈性原属性鳞状细胞癌，皮脂性软疣、鳞状细胞假上皮瘤等，是一种非常少见的、生长很快的皮肤良性肿瘤。角化棘皮瘤具有自行缓解的特征。

知识点2：角化棘皮瘤的病因和发病机制

角化棘皮瘤的病因有各种学说，但以病毒感染的可能性最大，因为在本病病损内可见到病毒样核内包涵体。其他的包括日光暴晒、外伤、职业性接触焦油与石油产品、暴露在致癌物中等。

知识点3：角化棘皮瘤的临床表现

角化棘皮瘤在临床上分为单发型、多发型以及发疹型角化棘皮瘤三型。

（1）单发型：最常见，好发于老年人。主要发生于面部，其次为上肢等暴露部位。初始为肤色或红色小丘疹，逐渐成为坚实圆顶形结节，表面光亮，中央为充满角质栓的火山口状凹陷，基底没有浸润，与下面组织无粘连。皮损发展快，病程短，数星期可增至 1cm 左右，但亦有自行消退的可能性。

（2）多发型：不常见。发病年龄多在 20～30 岁，男性较多见，可发生于全身各处，不一定发生在暴露部位。皮损与单发型类似，但数目较多，皮损较小，很少能够自然消退。

（3）发疹型角化棘皮瘤：罕见，分布广泛。皮损由大量直径 2～7mm 半圆形丘疹组成，中央角化，呈正常肤色，有的为条索状排列，可有剧烈瘙痒。

知识点 4：角化棘皮瘤的组织病理学

角化棘皮瘤表皮凹陷呈火山口样，其中充以角质，底部表皮增生呈条索状及真皮内不规则延伸，内见不典型细胞，增生表皮内有角化珠。火山口周围表皮呈唇样突起，有嗜酸淡染胞质大的鳞状细胞伸向真皮，但没有落入真皮。有核丝分裂象及鳞状旋涡。真皮内有显著的炎症反应。

知识点 5：角化棘皮瘤的诊断及鉴别诊断

角化棘皮瘤要临床和病理联系，方能作出可靠的诊断。

本病应与鳞状细胞癌和假性上皮瘤样增生鉴别诊断。

（1）鳞状细胞癌：早期鉴别不容易。此病发展较角化棘皮瘤为慢，肿瘤易发生破溃，易出血；常继发于其他皮肤病。组织病理显示真皮内有异形性鳞状细胞肿瘤团块。

（2）假性上皮瘤样增生：通常表现为炎症性疾病，如芽生菌病、慢性脓皮病、寻常狼疮。组织病理显示表皮突延伸至真皮网状层，但角质形成细胞无异形性，核染色正常，真皮出现炎性反应。

知识点 6：角化棘皮瘤的治疗

如诊断可疑不能排除鳞癌时，需进行治疗。单发者采用手术切除，或放射治疗。在多发型者，由于所造成破坏程度不同，每个肿瘤均需个别考虑其处理方法。

第十八节　鳞状细胞癌

知识点 1：鳞状细胞癌的病因和发病机制

（1）紫外线照射、放射线或热辐射损害。

（2）化学致癌物：如砷和多环芳香族碳氢化合物、煤焦油、木馏油、石蜡、蒽、烟草焦油以及铬酸盐等。

（3）病毒感染：特别是人类乳头瘤病毒 16、18、30 及 33 型感染。

（4）某些癌前期皮肤病：如日光角化病、黏膜白斑和砷角化病。

（5）某些慢性皮肤病：如慢性溃疡、慢性骨髓炎、红斑狼疮以及萎缩硬化性苔藓等均可诱发或继发鳞状细胞癌。

（6）遗传因素：某些遗传性皮肤病例如着色性干皮病、白化病等患者本病发病率较高。

知识点 2：鳞状细胞癌的临床表现

本病好见于老年人的曝光部位皮肤。皮损初起常为小而硬的红色结节，境界不清楚，易演变为疣状或乳头瘤状，表面可有鳞屑，中央易出现溃疡，溃疡表面呈颗粒状，容易坏死、出血，溃疡边缘较宽，高起呈菜花状，质地坚实，散发恶臭；部分肿瘤可呈凹陷性，进行性扩大并且出现溃疡，进一步侵犯其下方筋膜、肌肉和骨骼。

鳞状细胞癌可以出现淋巴结转移。继发于放射性皮炎、焦油性角化病以及瘢痕者转移性远高于继发于日光损伤者，发生在口唇、耳郭、阴茎、女阴及肛门处的皮损也易发生转移。存在免疫抑制和淋巴细胞增殖性疾病患者更易发生转移。

知识点 3：鳞状细胞癌的组织病理学

不规则肿瘤细胞团块组成癌巢，侵入真皮网状层或更深，瘤细胞团由不同比例的非典型（间变）鳞状细胞与正常鳞状细胞构成。非典型性鳞状细胞的特点为细胞大小与形状不一，核增生，染色深，出现核分裂，细胞间桥消失，较少细胞出现角化不良或角珠。

知识点 4：鳞状细胞癌的诊断及鉴别诊断

本病根据临床表现，结合组织病理可进行诊断。应用抗前角蛋白和抗角蛋白单抗进行免疫过氧化酶染色，或在电镜下见到张力细丝也可协助诊断。

本病应与角化棘皮瘤、基底细胞癌以及其他恶性皮肤肿瘤进行鉴别，主要根据为组织病理学特征。

知识点 5：鳞状细胞癌的治疗

治疗应彻底，防止发生转移。可根据肿瘤的大小、组织分化程度、患者的年龄及身体状态等选择治疗方法，手术切除最好，建议应用 Mohs 外科切除术。可选用光动力疗法、维A 酸、干扰素、电烧灼等治疗，放射疗法只对部分患者有效。已经发生转移或晚期患者可试用顺铂、阿霉素或博来霉素等进行化疗。

第十九节 皮　　角

知识点1：皮角的病因和发病机制

皮角多在其他皮肤病的基础上出现。常见的原发病为脂溢性角化病、倒置性毛囊角化病、光化性角化病与早期鳞癌、皮肤原位癌、侵袭性鳞癌、基底细胞癌和角化棘皮瘤、组织细胞瘤、外毛根鞘瘤、良性血管瘤、特发性多发性出血性肉瘤、皮脂腺腺瘤、硬痣、表皮样囊肿以及疣状痣，甚至病毒性疣类、鱼鳞病或包茎等，但均比较罕见。

知识点2：皮角的临床表现

（1）好发生于面部、头皮、颈部、前臂以及手背等曝光处；也可见于眼睑、躯干和龟头等处。

（2）皮损多为单发，少数也可多发，呈圆锥形或圆柱形角质增生性损伤，可高达数毫米至数厘米，为笔直、弯曲或扭曲状，大者可如羊角状或分叉如鹿角状，表面多粗糙不光滑，为淡黄、褐色或褐黑色，质硬。

（3）皮损无明显自觉症状。

（4）病程发展缓慢，如基底部出现潮红、出血及浸润时，应排除恶变的可能，建议最好每个皮角在手术切除后做组织病理检查。

知识点3：皮角的病理学检查

高度明显的角化过度，伴有角化不全，表皮可呈山峰状隆起，基底部的改变和原发皮肤病关系密切，通常可见类似光线性角化病的病理改变。有时只良性表皮增生，但偶可见恶变者。

知识点4：皮角的治疗

皮角的治疗建议选用手术切除，即使采取其他方法除去的皮损均需做病理检查；如病理提示恶变则应进一步治疗与观察。

第二十节 红斑增生病

知识点1：红斑增生病的病因和发病机制

本病主要发生在未经环切术包皮过长者，发病多在50岁以上，可自然发生，常发生于割包皮后愈合不良且少量渗液的患者，因渗液产生慢性刺激引发本病。

知识点2：红斑增生病的临床表现

（1）好发部位：主要发生于龟头、尿道口、冠状沟和包皮，其他部位如口腔、女阴、肛门等黏膜亦可波及。

（2）皮疹：通常为单个、略高于皮面的鲜红或淡红色斑片，境界鲜明，呈圆形、卵圆或不规则形，上覆以略微发亮、具有韧性、薄的不易剥离的灰白色鳞屑，表面光滑细软，深处略有浸润，皮损直径在0.2~3.5cm，平均为1cm。

（3）病程缓慢：自数月至25年，平均约为2年。如持续时间长，损害可出现糜烂、结痂，或呈疣状，溃疡等。累及周围组织，可能转变成侵袭性鳞癌，伴局部淋巴结或远隔部位转移。

知识点3：红斑增生病的病理学检查

主要改变为表皮棘细胞肥厚，出现细长的表皮突，黏膜上皮常全层受累与周围正常部分界限鲜明，但基底膜完整，其组织象类似于皮肤原位癌。真皮内有血管扩张，淋巴细胞与浆细胞呈带状浸润，在增生的上皮中可见很多异形上皮细胞，核深染，或为多核，瘤巨细胞与角化不良细胞较少见。

知识点4：红斑增生病的诊断

根据本病的好发部位和皮损特点，结合病理检查，一般诊断容易。但需强调本病和Bowen病在组织学上相似，病理鉴别其不同在于本病无角化不良和多核瘤巨细胞。

知识点5：红斑增生病的鉴别诊断

本病应与下列疾病鉴别诊断：

（1）慢性局限性龟头包皮炎：病理上没有异形上皮细胞。

（2）固定性药疹：病前有服药史，皮疹呈类圆形边界清楚的水肿性紫红斑，重者可有大疱，起病数天后炎症消退，遗留色素沉着。

（3）银屑病：可发生在龟头部，为红色丘疹、斑块，表面覆以银白色鳞屑，病理表现为角化过度和角化不全，Munro微脓肿，基层肥厚，表皮突杵状伸长，乳头水肿，内部有纡曲扩张的毛细血管。

（4）扁平苔藓：发生在龟头部时，皮疹表现淡紫色或紫红色扁平丘疹，境界清楚，表面干燥发亮，病理改变为角化过度，基层肥厚，基底液化变性，以及表皮下炎细胞带状浸润。

（5）浆细胞性包皮龟头炎：临床上不易区别，病理上，浆细胞性龟头炎的上皮中没有不典型细胞，且真皮炎症浸润中浆细胞数目常较多。

知识点6：红斑增生病的治疗

红斑增生病的治疗方法有以下几种：①光动力治疗；②外科局部切除；③局部选用液氮冷冻、激光、电灼；④5%～20%氟尿嘧啶溶液外用；⑤浅层X线照射的效果比较理想。

第二十一节 平滑肌瘤

知识点1：平滑肌瘤

平滑肌瘤是由皮肤中立毛肌、肉膜或血管壁平滑肌形成的一种良性肿瘤。

知识点2：平滑肌瘤的临床表现

（1）多发者为针头大至豆大、褐色或蓝色、硬固隆起结节。多见于背、面或四肢伸侧。一般成群发生。结节呈弧状或线状排列，群集的结节融合为斑块。

（2）单发的皮肤或皮下平滑肌瘤一般豆大至胡桃大，偶有更大者。特别多见于下肢伸侧、阴囊、大阴唇和乳房。

（3）个别肿瘤疼痛甚为突出，尤其是较大者更为明显，但并不经常有疼痛。在寒冷和局部刺激的影响下，肿瘤通常可收缩，或出现一种轻微的蠕动。

（4）本病属良性肿瘤，生长迟缓。小的损害也可自行消退，但非常罕见。发生肉瘤者极少，通常平滑肌肉瘤并不是在原有平滑肌瘤基础上发展而来。

知识点3：平滑肌瘤的病理学检查

平滑肌瘤是由不同走向的平滑肌束纵横交错形成。平滑肌瘤细胞甚似正常的平滑肌细胞。核位于中央，细长而端钝，但略微大些。大多数不含有肌原纤维。肌纤维形成直的索条状或微有波浪。

平滑肌瘤从组织发生上可分为下列三类。

（1）皮肤平滑肌瘤：是浅表平滑肌瘤，通常多发，可能起源于立毛肌。

（2）血管平滑肌瘤：一般为单发，起源于真皮深部或皮下组织的血管肌层。

（3）结节状肌瘤：也为单发，起源于阴囊、乳头和外生殖器的平滑肌细胞，一般比较深在，位于真皮或皮下组织。本病发生可能与遗传有关。

知识点4：平滑肌瘤的诊断及鉴别诊断

若临床出现单发或成簇的疼痛性丘疹或结节，即需要考虑为平滑肌瘤。当用一小块冰放在病变处数秒，平滑肌收缩，肌瘤表面产生皱缩，是诊断特点之一。

通常本病应与神经瘤、神经纤维瘤、血管球瘤以及纤维瘤等区别，此时，活检非常重要。

知识点5：平滑肌瘤的治疗

外科切除是首选治疗方法，切除不完全者将复发。放射治疗无效。

第二十二节 血 管 瘤

知识点1：血管瘤的病因

血管瘤胎儿期成血管组织畸形或原有血管扩张所致。

知识点2：血管瘤的临床表现

血管瘤常在出生时或出生不久发现。好见于头、面和后颈。临床分为4型。

（1）鲜红斑痣：又称为毛细血管扩张痣或葡萄酒样痣。常在出生或出生不久发现，多见于面、颈与头皮，大多为单侧性，偶见为双侧性。有时累及黏膜。呈淡红、暗红或紫红色斑片，不高出皮面，按压易退色。形态不规则，边界清楚。部分病例1岁左右自行退去。

（2）单纯性血管瘤：又称草莓状血管痣。出生后3~5周显现，好发于头面部及躯干，四肢也可发生，1岁内生长迅速，并伴随婴儿成长而增大。表现为鲜红色比较清晰的分叶状小肿块，质软，表面光滑，似草莓样，按压退色。

（3）海绵状血管瘤：出生时或出生后不久发生，好发于头、面部，亦可累及黏膜和其他处。损害为大而不规则、柔软的皮下肿块，可高出皮面，为结节状或分叶状，呈淡蓝色或紫蓝色。挤压后会缩小，如海绵状。肿瘤较大时可影响或压迫周围器官。

海绵状血管瘤伴血小板减少及紫癜者，则称为Kasabach-Merritt综合征。

（4）混合型血管瘤：两种类型的血管瘤一同存在，但以某一型为主。

知识点3：血管瘤的组织病理

鲜红斑痣：真皮上、中部群集毛细血管扩张和成熟的内皮细胞，随年龄增长，毛细血管扩张也增加，可达真皮深层及皮下组织，但无内皮细胞增生；单纯性血管瘤：生长期可见增生的毛细血管，内皮细胞显著，呈不规则圆形或椭圆形，多层排列，管腔变小且不清楚，以后发生纤维化；海绵状血管瘤：位于真皮深层及皮下组织内，瘤体内可见大而薄的不规则的血管窦，形状不相同，衬单层内皮细胞，其外膜围绕厚薄不一的纤维组织，由排列紊乱的胶原纤维和平滑肌细胞组成。

知识点4：血管瘤的治疗

根据肿瘤的类别、形态、部位以及采用不同的治疗方法。

（1）手术切除：适用于较大的血管瘤和内脏血管瘤。

（2）硬化剂：适用于小的海绵状血管瘤。常用硬化剂为：5%鱼肝油酸钠溶液或1%～10%柳酸盐溶液。注射在血管瘤底部，每周或隔周1次，每次0.1～0.5ml，通常数次后见效。

（3）放射治疗：应用浅层X线照射，适用于单纯性血管瘤。部分鲜红斑痣也有疗效。

（4）激光治疗：有脉冲染料激光与铜蒸气激光等。适用于鲜红斑痣。损伤小，瘢痕发生率较低，但价格昂贵。

（5）放射介入疗法：适用于海绵状血管瘤。

（6）冷冻疗法：采用液氮冷冻，可根据皮损大小和形状，选择恰当的治疗方法，多用于毛细血管瘤，但此法易留有瘢痕。

第二十三节　血管角化瘤

知识点1：血管角化瘤的病因

肢端型血管角化瘤起病前常有冻伤或冻疮史，有报道同一家族中数人患病。

知识点2：血管角化瘤的临床表现

（1）肢端型血管角化瘤：又称冻伤样痣，多发生于儿童及青少年，女性多见，多有冻疮或冻伤史。好发于手指背部及侧面和足趾背面以及肘膝部，为紫或红色针头至粟粒大小的丘疹或斑丘疹，表面角化粗糙。数个至数十个、散在或聚集对称分布，外伤后易出血。部分可见2～8mm结节。通常无自觉症状。

（2）阴囊型血管角化瘤：主要发生在中老年人阴囊，有时可见阴唇，损害开始为散在或群集紫红、暗红色小丘疹，表面光滑。随年龄增长出现轻度疣状改变，抓破后易出血，通常无明显自觉症状。

（3）界限型血管角化瘤：罕见，出生时即有或出现在儿童及青少年，好发于腿和足部。早期损害单个，偶为多个淡紫红色聚集性丘疹或是充满血液的囊性结节，之后融合成不规则形或线形斑块，表面增厚呈疣状。此型能够与阴囊型血管角化瘤并发。

（4）弥漫性体部血管角化瘤：多见于儿童及青少年，皮损为广泛性无数点状毛细血管扩张性丘疹，直径为1～2mm。乍看之下类似紫癜。伴有血管运动障碍，心血管和肾脏损害。是一种性联隐性遗传的全身性疾病。因糖脂类积聚在皮肤和内脏所致。①皮肤损害：四肢特别是下肢广泛分布的血管角皮瘤样皮损，皮肤干燥、毛发稀少；②内脏损害：眼底血管不正常，角膜浑浊；心脏扩大、血压升高；肾功能不全，尿常规有蛋白、红细胞；病人经常在40岁以前死于心血管疾病或尿毒症。

知识点3：血管角化瘤的组织病理

血管角化瘤前三型病理一致：不是真性血管瘤。在真皮乳头内有毛细管扩张，周围有渗出血液形成的含铁血黄素，血管壁周围存在炎性细胞浸润，弹性纤维断裂，棘层不规则增厚，以及角化过度。

弥漫性体部血管角化瘤：真皮乳头毛细血管扩张，管壁细胞呈空泡化，乳头层内的毛细管扩大形成充满血液的腔隙，周围角化过度，内含糖脂质。

知识点4：血管角化瘤的鉴别诊断

本病需与下列疾病鉴别诊断：

（1）丛状血管瘤：是先天性动静脉瘘，瘤体表面有扭曲呈蚯蚓状或蔓状血管团，呈肤色或紫红色，皮温升高，可压缩，去除压力后可复原，发生在四肢者可使患肢增粗。

（2）脂溢性角化病：好发生在老年人。多见于面部、手背，损害为圆形、椭圆形，境界清楚，略高出皮面的黑褐色或淡褐色斑，表面粗糙，轻度角化。

（3）恶性黑色素瘤：好发生在中老年人，多见于头颈、足及外阴，约50%以上发生在原色素痣处，损害为黑色结节，逐渐发展为蕈样或菜花状，易溃破出血，周围有红晕或卫星状损害，早期沿淋巴管发生转移。

知识点5：血管角化瘤的治疗

血管角化瘤通常不需治疗。必要时可选用CO_2激光、液氮冷冻、电解疗法等治疗。

弥漫性体部血管角化瘤预后较差，常死于脑血管意外或尿毒症。可试用输血浆或补充酶等疗法缓解症状。

第二十四节　血 管 球 瘤

知识点1：血管球瘤的病因和发病机制

血管球瘤又名球状血管瘤，是一种血管性错构瘤，起始于正常血管球或其他动静脉吻合处。病因不清楚，有些多发性的患者有家族史，呈常染色体显性遗传。

知识点2：血管球瘤的临床表现

本病临床上可分为单发与多发两型。

（1）单发型：多见于男性，发生甲下者女性多见，为蓝红色结节，硬固或柔软，很难压缩，直径通常在1cm以下，多见于上肢，甲下最常见，甲下者则表现为蓝色斑状变色区。

伴有阵发性疼痛。X线检查在指骨末端可见弧状凹陷。

（2）多发型：罕见，多见于年轻人，可分为局限型与泛发型。皮损与单发表现相似，但比单发者小，皮损数量几十到几百个，分布广泛。一般无疼痛。是常染色体显性遗传。

知识点3：血管球瘤的组织病理

（1）单发性血管球瘤：是位于真皮或皮下组织内肿瘤细胞团块，周围有境界清楚的纤维组织包绕，瘤内有数量不等的狭窄的血管腔，血管腔是一层扁平细长的内皮细胞，周围绕以多层血管球细胞，表现为圆形或立方形、大小形态一致、胞质淡红、胞核大而圆。

（2）多发性血管球瘤：局限型大多与单发性血管球瘤相同。

（3）泛发性血管球瘤：存在于真皮深层或皮下组织，血管腔比单发性的大很多，周围无结缔组织包膜。血管壁的血管球细胞层比单发性血管球瘤少。

知识点4：血管球瘤的鉴别诊断

本病皮损以疼痛作为突出表现，因此临床上主要应和其他有疼痛的皮肤肿瘤鉴别。

（1）Kaposi肉瘤：本病增生的血管呈裂隙状，主要是梭形细胞增生，不同于血管球瘤圆形或立方形的血管球瘤，另外，本病还常有红细胞溢出和含铁血黄素沉积。

（2）皮肤平滑肌瘤：本病皮损为褐红色或棕色，表面光滑，触之坚硬，常成簇分布，并且皮损常为线状或沿皮节分布。群集的结节可融合成片。病理上主要是增生的平滑肌细胞。

（3）小汗腺螺旋腺瘤：两者的鉴别主要依靠组织病理，本病由两型细胞组成，一类核小深染，在小叶周边，另一类核大淡染，在小叶中央，而血管球瘤主要由均匀一致的血管球细胞构成。

（4）神经鞘瘤：本病好发在四肢屈侧，皮损较血管球瘤大，病理上可见Verocay小体。

（5）血管内皮细胞瘤：本病皮损好见于面部，常有出血现象，病理上，本病的肿瘤细胞异形性显著。

（6）皮肤平滑肌瘤：本病皮损常多发，触之坚硬，可成簇分布，群集的结节可融合成片。病理上主要表现为平滑肌细胞增生，而血管球瘤主要为血管球细胞增生。

知识点5：血管球瘤的治疗

首选的血管球瘤治疗方法为彻底手术切除，如果切除不完全则易复发。音频电疗有效，放射治疗不敏感，电凝经常复发。

第二十五节 Kaposi 肉瘤

知识点 1：Kaposi 肉瘤的病因和发病机制

本病发病病因不清楚，据研究和下列因素有关。

（1）遗传因素：Kaposi 肉瘤的病因有地理与种族发生的背景，其发病率在不同人群与不同地域差异甚大，临床表现也不完全相同。

（2）病毒感染：到目前为止，和 Kaposi 肉瘤病因有关的病毒有人疱疹病毒 8 型、巨细胞病毒、EB 病毒、乙型肝炎病毒、单纯疱疹病毒和人类 T 淋巴细胞白血病病毒与人类 T 细胞淋巴瘤病毒以及人类免疫缺陷病毒。其中和 Kaposi 肉瘤关系最为密切的是人疱疹病毒 8 型（HHV-8），巨细胞病毒与人类免疫缺陷病毒。例如新疆经典型 Kaposi 肉瘤患者皮损组织内 HHV-8 DNA 检出率 81% 以上，然而 AIDS 相关型 Kaposi 肉瘤 HHV-8 DNA 检出率达 100%。

（3）免疫因素：免疫力降低在 Kaposi 肉瘤的发生和发展过程中起重要作用。Kaposi 肉瘤的免疫功能障碍主要表现在细胞免疫功能低下，而体液免疫主要表现为丙种球蛋白升高，但需要强调的是这些研究结果在不同临床类型 Kaposi 肉瘤表现并不相同。但新疆经典型 Kaposi 肉瘤患者未检出免疫功能异常。

（4）细胞因子：许多细胞因子和 Kaposi 肉瘤的发生、发展及消退有关，如 bFGF、TGF、VEGF、TNF、IL-1 及 IL-6 等。

知识点 2：Kaposi 肉瘤的临床表现

斑片、斑块和结节为本病的基本损害，通常认为斑片为早期损害，斑块为充分发展的损害，结节是晚期损害，但是临床上不同类型 Kaposi 肉瘤或是同一类型 Kaposi 肉瘤临床表现差异较大。目前根据流行病学、临床表现、生物学行为把 Kaposi 肉瘤分为四型。

（1）经典型 Kaposi 肉瘤：好出现在 60 岁以上老年男性。皮损好发于四肢，特别是下肢远端，表现为红褐色或蓝色斑块和结节。晚期可破溃，常伴发下肢淋巴水肿。除皮肤外，最常受累的是皮下淋巴结，大约占全部病例的 10%，表现为淋巴结增大。10% 的病例出现内脏受累，其频率依次为胃肠道、肝、肺、腹部淋巴结和心脏。罕见内脏损害而无皮肤表现。通常病程缓慢发展，预后较好。

（2）非洲型 Kaposi 肉瘤：是非洲赤道地区非常常见的肿瘤。多见于 25~40 岁成人，甚至发生在儿童。皮损广泛，并可累及淋巴结、肝、肺以及胃肠道等。此种类型经常是由于广泛的内脏受累而迅速死亡。儿童常有浅表淋巴结广泛受累，但无皮肤损害。以皮肤损害为主的儿童患者，病程进展通常较慢。据临床表现，该型分为四种亚型：结节型、菜花样型（或称增殖型）、浸润型以及淋巴结病型。

（3）同种异质移植型 Kaposi 肉瘤：多为器官移植，尤其是肾移植后，长期应用免疫抑制疗法导致。皮损广泛分布于皮肤和黏膜，淋巴结与内脏受累或不受累。病程进展快，但停止免疫抑制疗法后，皮损能够自愈。淋巴瘤或白血病患者在接受免疫治疗前或以后，都可并发 Kaposi 肉瘤。

（4）艾滋病相关型 Kaposi 肉瘤：损害较小，分布广泛，多发生在身体上部，而下肢较少累及，进展快速。口腔损害常见。皮损初起是红色斑疹或斑丘疹，周围可见苍白晕，之后苍白晕逐渐消失，皮损呈紫色或棕红色，类似于皮肤纤维瘤样小丘疹。除皮肤外，内脏损害比较常见，主要见于淋巴结、胃肠道和肺部，病情进展迅速，治疗困难，死亡率较高。

知识点 3：Kaposi 肉瘤的组织病理学

四种类型的 Kaposi 肉瘤的组织病理改变大致相似，主要以梭形细胞增生、血管瘤样结构、红细胞外溢、含铁血管黄素沉积以及慢性炎细胞浸润为主。皮损临床形态各异，组织学表现有不同程度的差异。其中斑片损伤以非特异性炎症表现为主，而斑块和结节损伤主要以裂隙样血管和梭形细胞增生为主，伴有大量的红细胞外溢和含铁血黄素沉积。免疫组化标记梭形细胞 CD34 弥漫阳性，局部 CD31 与 Actin 阳性。

（1）斑片：真皮内梭形细胞与血管增生不明显，内皮细胞不典型性不明显，周围有混合淋巴细胞及浆细胞浸润，有时伴含铁血黄素沉积和少量红细胞外溢。

（2）斑块：真皮血管增生显著，管腔大小不等，梭形细胞逐渐增多。损害的境界不清，梭形细胞团块中央可见成熟血管或血管样裂隙。红细胞溢出常见，有多少不等的炎症细胞浸润。

（3）结节：特征性表现是真皮内境界相对清楚的梭形细胞团块，数量不同。编织状排列的梭形细胞间可看到大量不规则、不成熟、裂隙样血管腔，内含红细胞，而成熟大血管明显减少，红细胞溢出更加明显。团块周围可见扩张的淋巴管。可见或多或少的有丝分裂象。炎细胞明显降低。

知识点 4：Kaposi 肉瘤的诊断及鉴别诊断

Kaposi 肉瘤根据临床表现并结合组织病理检查可明确诊断。

本病需与下列疾病鉴别诊断：

（1）肢端淤积性皮炎：好发于小腿，常合并严重慢性静脉淤滞，真皮浅部可见正常形态的小毛细血管增生伴纤维化、含铁血黄素沉积及少数炎细胞浸润。

（2）血管肉瘤：肿瘤位于真皮内，境界不清楚，由无数大小不等、交织吻合的血管组成，呈浸润性生长，内皮细胞的不典型性更明显，有丝分裂活跃，异常核分裂常见，且见多层内皮细胞。内皮标记物第Ⅷ因子相关抗原和 CD31、CD34 以及 FLI-1 阳性，其中 CD31 是最敏感的也是最特异的。HHV-8 一般阴性。

（3）假性 Kaposi 肉瘤：常有外伤史，组织病理上血管与梭形细胞增生不明显，无血管样裂隙和梭形细胞核不典型性。

知识点5：Kaposi 肉瘤的局部治疗

（1）放疗：Kaposi 肉瘤皮损对于放疗高度敏感，是一种重要的治疗方法。但对黏膜损伤几乎无效。放疗副作用主要包括高度色素沉着、放射性皮炎和溃疡形成。

（2）手术切除及物理治疗：包括冷冻和激光治疗，仅用于皮损较少或皮损较小的患者。可以改善皮肤与黏膜损害，但不能阻断新发皮疹。

（3）皮损内注射疗法：细胞毒性药物：使用较多的是长春新碱、长春碱和博来霉素（争光霉素），只有少数孤立的损害能完全治愈。硬化剂：因造成注射局部的缺血性坏死而用于 Kaposi 肉瘤的治疗，副作用是疼痛、瘢痕和溃疡形成。α 干扰素：是目前使用较多且较为成熟的方法，对经典型应用小剂量，艾滋病相关型剂量较大，疗程最少半年以上。

（4）皮损表面药物治疗：如维 A 酸及博来霉素和二甲基亚砜搽剂，有一定疗效。

知识点6：Kaposi 肉瘤的全身治疗

（1）α 干扰素治疗：经典型治疗每日 300 万~600 万 U，疗程最少半年以上。艾滋病相关型常需要大剂量，每日 3000 万~3600 万 U，所以全身性毒性反应也更明显，免疫状态较好或皮损较局限的病人反应良好。干扰素可以抑制血管生长、抗病毒、抗增生和免疫调节，在 Kaposi 肉瘤治疗上具有良好的应用前景。常见副作用是流感样症状，其他包括体重减轻、恶心、抑郁、贫血以及暂时性白细胞减少等。

（2）化疗：全身单一或联合化疗适用于治疗晚期患者，在 Kaposi 肉瘤应用最广泛的是长春新碱与长春碱。其他包括博来霉素、阿霉素和放线菌素 D 等。

（3）维 A 酸制剂：体外实验研究证明维 A 酸与其同分异构体可抑制培养的 Kaposi 肉瘤细胞增生，所以可用于治疗 Kaposi 肉瘤。

（4）其他疗法：有报道用抗血管生成剂和免疫球蛋白制剂治疗 Kaposi 肉瘤。

第十四章　红斑及红斑鳞屑性皮肤病

第一节　银　屑　病

知识点1：银屑病的病因和发病机制

银屑病是遗传因素和环境因素等多种因素相互作用的多基因遗传病，经过免疫介导的共同通路最后引起角质形成细胞发生增殖。

（1）遗传因素：银屑病具有遗传倾向，患者具有一定的易感性。国内报道有家族史者为10%～23.8%，国外文献报道有家族史者大约占30%；本病有种族差异，黑种人少见；中国人银屑病易感基因和LCE、IL-12B、HLA-C等有关。

（2）环境因素：本病在同卵双生子中同患率为70%，只有遗传因素不足以引起发病，本病的发生与以下环境因素有关。①感染因素：激发或加重银屑病的主要因素；6%患者有咽喉感染史，儿童患者中具有急性扁桃体炎或上呼吸道感染史者可达10%～20%，后者使用青霉素等抗生素药物治疗常有较好疗效；也有认为本病由病毒感染所致，并证实在棘细胞核内有嗜酸性包涵体，Hellgren等在银屑病患者的尿液及鳞屑标本中发现有逆转录病毒样颗粒，银屑病的复发也可能是病毒由潜伏状态转变成活动状态的结果，但应进一步研究；②神经精神因素：18.6%患者发病由神经精神因素促发，研究指出神经肽（如SP、CGRP和血管活性肠肽等）是银屑病神经源性炎症中的重要介质，有人推测它可能为心理精神因素影响银屑病的介导物质；③外伤、某些理化因素、药物刺激和气候因素等，均与银屑病患者的发病具有一定关系。吸烟和居住环境潮湿是其中最值得关注的两种因素。

（3）免疫因素：T细胞真皮浸润是本病重要的组织病理学特征，表明免疫系统涉及本病的发生与发展，推测皮损中活化T细胞释放的细胞因子（IL-1、6、8和IFN-γ等）刺激角质形成细胞增生，促发并且维持银屑病的病程；朗格汉斯细胞在银屑病的发生发展中发挥重要作用。

（4）内分泌因素：主要和妊娠、分娩、哺乳及月经有关，成人女性患者中发病和内分泌有关者占10%～20%；部分患者妊娠时病情减轻，皮损消失，但也有部分在妊娠期或月经期加重；幼儿期发病率比较低，可能与幼儿胸腺不发达有关，也有认为和甲状旁腺功能相关。

知识点2：银屑病的临床表现

本病基本皮损为鳞屑性红斑，并且具有厚积性鳞屑、薄膜现象和点状出血等特征。皮损由于所在部位不同而存在差异，如头皮处毛发因为积厚鳞屑紧缩而成束状；颜面皮损为脂溢性皮炎样或类似蝶形；皱襞部皮损表面湿润和摩擦而呈湿疹样变化；掌跖为境界鲜明的角化斑片，中央较厚边缘较薄，其上可有点状白色鳞屑或点状凹陷，偶有皲裂；10%银屑病患者黏膜受累，常发生在龟头或包皮内侧、女阴、口腔以及眼结膜，表现为境界清楚的光滑干燥性红斑，其上覆有白色鳞屑；50%银屑病患者有指（趾）甲损伤，表现为甲板上有点状凹陷，不平，无光泽，还可出现纵嵴、横沟、浑浊、肥厚、游离以及甲板畸形或缺如。

皮损在不同病程也可有多种皮损，例如点滴状、钱币状、地图状、带状等，也可有肥厚或呈疣状。部分患者可伴有肝、眼、胃肠道、心血管系统和肾等损伤，肝损害可由某些治疗药物引起，也可能为该病患者的原发病，主要表现为肝脂肪变性、门静脉周围炎以及局灶性肝坏死；国外报道10%患者有眼部病变，主要表现为鳞屑性睑缘炎、角膜损害、结膜炎和虹膜睫状体炎等；胃肠道损害多见糜烂性胃炎或吸收功能障碍；血脂增高血液流变学变化是常见心血管系统受累体现；国内有报道肾病变在银屑病发展时加剧，银屑病好转或痊愈时肾病也随之好转或缓解。

本病具有复发性，目前的任何一种治疗方法都不能防止复发，多数患者每年复发1次；90%患者冬季复发，仅10%夏季复发；少数患者可仅发生1次后不再复发。

知识点3：银屑病的组织病理

寻常型银屑病表现为角化过度、角化不全、Munro微脓疡，颗粒层变薄或消失，棘层增厚，表皮嵴延长或末端较宽，乳头顶部的棘层显示明显的细胞间水肿，乳头部血管扭曲扩张水肿，乳头部水肿向上延长呈杵状，其顶部的棘层变薄；真皮上部轻度至中度的炎性细胞浸润。脓疱型银屑病棘层上部产生海绵状脓疱（Kogoj微脓疡），真皮内炎症细胞浸润严重，其余变化同寻常型银屑病。红皮病型银屑病具有寻常型银屑病和慢性皮炎的病理特征。

知识点4：银屑病的诊断

本病根据典型皮损及反复发生等特性，通常不难诊断；有时组织病理学检查能够提供重要信息。

知识点5：银屑病的鉴别诊断

本病应注意与下列疾病鉴别诊断：

（1）脂溢性皮炎：皮损鳞屑细小油腻且呈黄色，无点状出血，皮损境界不清楚，毛发稀疏变细脱落，头发不成束状。

（2）二期梅毒疹：有不洁性交和硬下疳史，掌跖有角化性脱屑斑丘疹；梅毒血清反应阳性。

（3）副银屑病：为淡红色芝麻和绿豆大小淡红斑，鳞屑较薄，基底炎症轻微，无点状出血现象，尤以屈侧为多，通常不发生在头、面、掌跖及黏膜部，可自行消退，发病没有季节性。

（4）慢性单纯性苔藓：发生在颈侧、四肢伸侧和腰骶部，皮损为苔藓样变，无鳞屑，瘙痒剧烈。

（5）玫瑰糠疹：好发于躯干和四肢近端，皮损长轴与皮纹走向一致。

（6）连续性肢端皮炎：多有指（趾）外伤史，群集脓疱能够形成甲下脓湖并向上匍行蔓延，可泛发全身。

（7）疱疹样脓疱病：多见于妊娠妇女，好发于腹股沟、脐窝、腋窝及乳房下等皱襞处，为成群排列的环状或多环状脓疱，全身症状明显。

（8）红皮病：无银屑病史，开始即出现弥漫性潮红和糠秕样脱屑。

（9）类风湿关节炎：多侵犯近端小关节，对称性和进行性加重；类风湿因子阳性。

知识点6：银屑病的外用药治疗

糖皮质激素霜剂或软膏效果较好，但不宜长期、连续大面积使用，注意其不良反应；维A酸霜剂常用浓度是0.025%~0.1%，其中0.05%~0.01%他扎罗汀凝胶治疗斑块型银屑病效果较好；维生素D_3衍生物如钙泊三醇也有较好疗效，但不宜用于面部和皮肤皱褶部；各种角质促成剂（如焦油制剂、蒽林软膏、10%~15%喜树碱软膏及水杨酸软膏等）也可外用。

知识点7：银屑病的全身治疗

维A酸类药物适用于治疗各型银屑病，可作为一线用药；免疫抑制药主要用于红皮病型、脓疱型及关节病型银屑病；感染明显或泛发性脓疱型银屑病患者需使用抗菌药物；糖皮质激素仅用于红皮病型、关节病型及泛发性脓疱型银屑病且伴发全身症状者，应短期应用并逐渐减量以免病情反跳；免疫调节药可用于治疗细胞免疫偏低的患者。

知识点8：银屑病的物理治疗

如光化学疗法（PUVA）、光疗和浴疗等，均可试用。

知识点9：银屑病的其他治疗方法

如普鲁卡因封闭疗法、腹膜透析疗法、光量子血液疗法以及高压氧疗法，也都有一定疗效。

第二节 副银屑病

知识点1：副银屑病的病因

副银屑病病因不清楚，有人认为由感染性病灶致敏所致，也有人认为斑块型副银屑病可能是蕈样肉芽肿的早期表现。

知识点2：点滴状副银屑病的临床表现

（1）常在青年期开始发病，男女比例为3:2。

（2）好发于躯干两侧和四肢近端，以屈侧较多。

（3）皮损开始为针头至米粒大小红色丘疹，光滑、浸润，上覆黏着性细薄鳞屑，刮除鳞屑后没有点状出血。皮损渐增至直径1~5mm大小。单个损害经2~6周后消退，留有暂时性色素沉积，但他处有新的皮疹发生，故可见到新旧不同时期的皮损。

（4）通常经数月或1年左右自愈。

（5）组织病理显示表皮轻度角化过度，海绵形成及棘层肥厚。真皮乳头水肿，血管周围存在炎性细胞浸润如淋巴细胞等。

知识点3：苔藓样副银屑病的临床表现

（1）少见，近来倾向将此型归类于皮肤异色病样大斑块状副银屑病中。

（2）好发于颈、躯干上部及小腿。

（3）皮损为红色或红褐色扁平针头至高粱米大小的丘疹，上有细薄鳞屑，呈网状或带状排列，形如扁平苔藓。

（4）若发生剧痒，是演变为蕈样肉芽肿的先兆。

（5）发病缓慢，隐袭性进行，病程慢性。

知识点4：小斑块状副银屑病的临床表现

小斑块状副银屑病又称良性型斑块状副银屑病。

（1）多见于中年发病，男多于女，男女比例为3:1。

（2）好发于躯干和四肢近端，面部和掌跖不受累。

（3）皮损初起是单个或数个斑片，上覆少许鳞屑，直径1~5cm大小，境界清楚，圆形或椭圆形，为红色、黄红色或淡黄色。

（4）病程慢性，持久不退。

（5）组织病理没有特异性。

知识点5：大斑块状副银屑病的临床表现

大斑块副银屑病：此类可有皮肤异色病样表现，并可发展为蕈样肉芽肿。又可分为单纯性大斑块状与皮肤异色病样大斑块状两种。

（1）单纯性大斑块状副银屑病：①主要见于男性，一般在40~60岁发病；②好发于臀部、腋窝以及女性乳房下等大的皱襞处；③皮损呈大的斑片，直径10cm大小，呈紫红、黄红或淡黄色，表面有细小皱纹或细小鳞屑，皮损境界清楚；④组织病理：12%有蕈样肉芽肿，15%初步诊断有蕈样肉芽肿变化；⑤有认为此型是皮肤异色病样大斑块状的初期过度型。

（2）皮肤异色病样大斑块状副银屑病：①多见于中年男性；②皮疹常对称分布于乳房和臀部等皱襞处，特别是腋窝；③皮疹除上述特征外，伴有毛细血管扩张，色素沉积萎缩，可呈网状分布；④可伴瘙痒；⑤病程慢性，可维持数年至数十年，部分病例可转变成蕈样肉芽肿或恶性网状细胞增生症；⑥组织病理显示表皮变薄，真皮上部细胞浸润，基底细胞液化变性。约一半的病例确诊或拟诊为蕈样肉芽肿。

知识点6：痘疮样副银屑病的临床表现

（1）较少见。男女无差异。任何年龄都能发病，但以青年较多。

（2）皮疹泛发，主要位于躯干、腹部及上臂，特别是屈侧，面部和掌跖极少受累。

（3）皮损初起是淡红色针头至豌豆大小、圆形、蜡样、鳞屑性丘疹，不久中央出现水疱及出血性坏死。坏死表浅，结痂脱落后留凹陷性瘢痕；如果坏死严重可形成溃疡，预后留有痘疮样瘢痕。皮疹连续发生，同时可见不同阶段的皮疹。

（4）可有黏膜损害如口腔和生殖器黏膜出现红斑和坏死性皮损。

（5）可伴乏力、发热、关节痛以及淋巴结增大等。不影响全身健康。亦无恶变倾向，预后较好。

（6）发病急，病程短，通常为4~6周，有时可达数年之久。

（7）本型可见于点滴状副银屑病，认为是后者的一种急性类型。

（8）组织病理显示角化不全，细胞外渗，细胞破坏，水疱形成。真皮浅层血管扩张和充血，其周围有细胞浸润。

知识点7：副银屑病的组织病理

点滴型表现为局灶性角化不全，轻度棘层肥厚和灶状海绵形成，真皮浅层血管周围炎症细胞浸润。苔藓样型是真皮上部偶见带状浸润，但有角化不全。斑块型为表皮下带状炎性细胞浸润，炎症细胞能够进入表皮内，浸润中可出现异型细胞，表皮出现基底细胞液化变性或是色素失禁。痘疮样型为真皮深层或浅层血管周围淋巴细胞浸润，表皮细胞内水肿和细胞间水肿，还常可见特征性的红细胞外溢，表皮有坏死。

知识点8：副银屑病的诊断

因病理无特殊性且皮损形态多样，诊断比较困难。

知识点9：副银屑病的鉴别诊断

若是慢性病程，有丘疹、红斑、鳞屑等皮损又无自觉症状的中青年患者，如果无法诊断其他皮肤病时可考虑为本病，需排除下列疾病。

(1) 银屑病：鳞屑为银白色，较厚，刮除鳞屑有点状出血，有甲病变及典型的组织学特征。

(2) 梅毒疹：皮损广泛对称，常波及掌跖，有黏膜损害、全身淋巴结增大；梅毒血清反应阳性。

(3) 扁平苔藓：皮损为紫红色多角形扁平丘疹，鳞屑少且紧贴，瘙痒剧烈，黏膜可受累；具有典型的组织学特征。

(4) 丘疹坏死性结核疹：好发于四肢伸侧，病理组织表现为干酪样坏死；结核菌素试验阳性。

(5) 蕈样肉芽肿浸润期：常有大斑块样损害，浸润显著，瘙痒剧烈，常伴有消瘦、乏力和内脏损害；组织病理有特异性改变。

知识点10：副银屑病的治疗

(1) 内用疗法：口服维生素 D_2，初始每日5万U，以后增至每日15万U。也可用氨苯砜、抗疟药物、硫代硫酸钠等。

(2) 外用疗法：5%白降汞软膏、10%硫黄软膏或0.1%~0.5%蒽林软膏等。

(3) 物理治疗：紫外线照射和光化学疗法等。

(4) 皮质类固醇激素：治疗痘疮样副银屑病有效。

(5) 免疫抑制剂：对皮质类固醇激素无效的严重病例，可使用甲氨蝶呤、环孢素。

第三节 玫瑰糠疹

知识点1：玫瑰糠疹的病因和发病机制

玫瑰糠疹病因不清楚。因本病多在春秋季节发病，病程有自限性，较少复发，所以，可能与病毒感染有关，但至今没有分离出病毒；也有人认为与细菌、真菌或寄生虫感染以及过敏因素有关，但都没有被证实。研究表明细胞免疫反应参与本病发生，如皮肤内浸润的细胞主要是辅助/诱导T淋巴细胞，表皮、真皮乳头内朗格汉斯细胞显著增多，角质形成细胞出现HLA-DR抗原的表达。

知识点2：玫瑰糠疹的临床表现

（1）本病常见，好发于青中年，以 10~35 岁年龄组发病率高。

（2）好发于春秋季节。

（3）可出现全身不适、低热、头痛、淋巴结增大以及咽痛等前驱症状。

（4）好发于躯干和四肢近端，少数见于颈部，面部小腿通常不受累。

（5）皮损初起出现一母斑（先驱斑），在 1~2 周后，类似皮疹陆续成批出现。皮损是圆形或椭圆形的玫瑰色斑疹，表面附有少量糠秕状鳞屑。皮损的长轴和皮纹走向一致。

（6）可有轻度至中度瘙痒。

（7）通常病程为 4~6 周，少数可达 6 个月以上。有自限性。通常不复发。

（8）病理显示非特异性慢性皮炎的变化。

知识点3：玫瑰糠疹的组织病理

非特异性炎症，表现为表皮局灶性角化不全和棘层轻度肥厚，有细胞内水肿与海绵形成或有小水疱出现；真皮上部水肿，毛细血管扩张且有密集的淋巴细胞浸润。

知识点4：玫瑰糠疹的鉴别诊断

本病需与下列疾病相鉴别。

（1）脂溢性皮炎：好发于皮脂腺旺盛处，例如面部，有油腻性痂皮，无母斑，可见小的鳞屑性毛囊性丘疹。躯干部皮损排列无特殊性。皮损不能自行消退。

（2）体癣：损害范围局限，边缘有鳞屑，丘疹和小水疱，呈环形或多环形。真菌镜检阳性。

（3）花斑癣：皮疹形态和发疹部位有时与玫瑰糠疹相似，但真菌镜检阳性。

（4）药疹：可有玫瑰糠疹表现。有用药史，发病迅速，无母斑，瘙痒，有苔藓样变倾向者显示为药疹。

（5）二期梅毒疹：有婚外性行为或感染史，皮疹广泛对称，常波及掌跖，有黏膜损害，全身淋巴结增大，梅毒血清反应呈阳性。

知识点5：玫瑰糠疹的治疗

本病有自限性，通常对症治疗。

（1）抗组胺类药物、维生素 C、葡萄糖酸钙可使用。

（2）糖皮质激素：对严重全身泛发的患者，可以短期小剂量使用。

（3）外用炉甘石洗剂，以及低浓度的皮质类固醇激素霜如 0.1%醋酸泼尼松冷霜等。

（4）物理疗法：有糠浴、矿泉浴和光疗等。

第四节 单纯糠疹

知识点1：单纯糠疹的病因和发病机制

单纯糠疹的病因不清楚，多认为是一种非特异性皮炎，风吹、日晒、肥皂清洗、维生素缺乏、皮肤干燥以及肠道寄生虫感染等均可能与本病有关。

知识点2：单纯糠疹的临床表现

（1）多见于儿童与青少年。

（2）任何季节均可发病，但以冬春季较显著。

（3）皮损为圆形、椭圆形或不规则形的斑疹，境界模糊，直径1～4cm大小，先为淡红色斑，后变为浅色斑。表面覆有少许糠秕状鳞屑。

（4）好发于面部，少数也发生于颈、躯干及四肢。

（5）通常无自觉症状，偶尔有痒感。

知识点3：单纯糠疹的组织病理

单纯糠疹的组织病理没有诊断价值，表现为棘层肥厚，轻度棘层水肿，中度角化过度，斑片状角化不全，以及黑色素减少。

知识点4：单纯糠疹的鉴别诊断

本病需与白癜风和体癣鉴别诊断。

（1）白癜风：白斑明显，境界清楚，表面光滑没有鳞屑，周边皮肤往往色素加深，无固定好发部位。

（2）体癣：皮损境界清楚，边缘有丘疹、小水疱等。真菌镜检阳性。

知识点5：单纯糠疹的治疗

（1）保持面部清洁，避免过多地使用热水及肥皂洗涤。

（2）可口服复合维生素B。

（3）外搽2%硫黄冷霜，0.025%维A酸软膏或维生素B_6软膏等，以保持面部滋润。

（4）疑有寄生虫病可进行驱虫治疗。

第五节 毛发红糠疹

知识点 1：毛发红糠疹的病因和发病机制

毛发红糠疹又名毛发糠疹，是一种以皮肤潮红和毛囊角化性丘疹为特征的慢性角化炎症性皮肤病。病因不清楚，认为与维生素 A 缺乏、遗传因素有关。有的认为肝功能障碍或扁桃体炎等可诱发本病。

知识点 2：毛发红糠疹的临床表现

（1）好发于手指及肘、膝伸侧，其次为躯干和四肢伸侧。

（2）皮损为毛囊性坚硬的尖形小丘疹，呈淡红至暗红色，中央有一萎缩的毳毛或毛发折断而成为小的黑点，除去角质栓，可见小凹陷。丘疹密集如“鸡皮”样改变，可融合成大小不同的片状红斑，表面覆有鳞屑，其周围可见散在的典型丘疹。第 1、2 指节背面毛囊性丘疹，具有特征性。

（3）掌跖伴过度角化与增厚；头面部常伴脂溢性皮炎表现；甲增厚、浑浊变色；口腔黏膜很少累及；严重者皮损可累及全身，形成红皮病。

（4）有轻度瘙痒或皮肤干燥及紧绷感。病程慢性。

（5）组织病理显示角化过度和毛囊角栓，其中有毛干的残余。角化不全，颗粒层和棘层肥厚，基底层液化变性。真皮上部血管周围存在轻度慢性炎症细胞浸润。

知识点 3：毛发红糠疹的组织病理

表皮弥漫性角化过度及毛囊口角化过度，间有点状角化不全，有时在角质层水平方向和垂直方向都可见交替存在的角化过度与角化不全，颗粒层增厚，棘层肥厚，基底细胞液化变性；真皮上部血管周围有轻度非特异性慢性炎症细胞浸润。近来有报道有些患者存在局灶性棘层松解性角化不全。

知识点 4：毛发红糠疹的诊断及鉴别诊断

依据特征性棕红色毛囊角化性丘疹、黄红色鳞屑性斑块、头皮脂溢性皮炎样表现及掌跖角化过度等特点，本病诊断不难。

本病需与下列疾病鉴别诊断：

（1）银屑病：呈银白色鳞屑，剥去鳞屑后有薄膜现象和点状出血；有特征性的组织病理表现。

（2）扁平苔藓：皮损是多角形或多边形紫红色或暗红色扁平丘疹，表面可见白点或白色纹；组织病理学表现具有特征性。

（3）脂溢性皮炎：早期不易与毛发红糠疹相鉴别，但后期毛发红糠疹可出现毛囊角化性丘疹和掌跖角化。

知识点5：毛发红糠疹的治疗

目前尚无特效疗法，除对症处理外，可酌情选用以下方法。

（1）内用药物疗法：口服维生素A，15万~30万U/d，分3次，连续2个月无效则停用，如果有效可继续应用4~6个月，儿童10万U/d也有效；长期应用注意不良反应。口服维生素E，1400mg/d，分2~3次；异维A酸0.5~2mg/(kg·d)或阿维A酯0.5~1.0mg/(kg·d)，后者治疗较异维A酸治疗临床表现消退较快。糖皮质激素主要用于继发红皮病者，也可与维A酸连用，要密切注意其不良反应。免疫抑制药常用于病情较重（尤其是继发红皮病者）或其他治疗无效时，常用药物为甲氨蝶呤，服用方案有：①第1天5mg，第2天2.5mg，如此交替用药数月；②分次口服，2.5~5mg间隔12小时1次，每周服3次；③每周1次7.5~25mg口服或每周7.5~50mg肌内注射。或用硫唑嘌呤100~200mg/d对少数患者有效，要严密注意药物的不良反应。

（2）局部药物疗法：常用润滑剂：包括2%~5%水杨酸软膏、10%尿素软膏、20%鱼肝油软膏、0.025%~0.1%维A酸软膏以及卡泊三醇油膏，此外糖皮质激素软膏或霜剂外用也有一定效果。

（3）其他疗法：物理疗法如糠浴、淀粉浴或矿泉浴等都可试用。光化学疗法（PUVA）仅对少数患者有效，也有报道PUVA治疗能够使病情加重。

第六节　石棉状糠疹

知识点1：石棉状糠疹的病因和发病机制

石棉状糠疹病因不清楚。可能为皮脂溢出的干性型且有退行性变化者；还有认为可能是银屑病或脂溢性皮炎的一种继发感染。

知识点2：石棉状糠疹的临床表现

本病主要症状为毛发鞘、糠状鳞屑和毛囊口棘状隆起。本病毛发不受影响，既不变质，也不脱落。患部头皮不产生萎缩或瘢痕，无明显炎症反应，可有轻微瘙痒感。本病女性多于男性。

知识点3：石棉状糠疹的诊断及鉴别诊断

根据本病有白色发鞘，随毛干上下运动，白色鳞屑将毛发近端黏着成块，毛囊口有棘状隆起，头发不受侵犯等，诊断通常不难。

本病需与白癣、头部银屑病和干性脂溢鉴别诊断。

(1) 白癣：灰白色的鳞屑呈卫星状散布，鳞屑不将毛发近端黏着成块，头发无光泽，容易折断，真菌镜检阳性。

(2) 头部银屑病：头皮有鲜红色或暗红色的斑块，表面覆以多层银白色鳞屑，皮损处头皮头发呈束状，没有毛发鞘。身体其他部位常有同样损害。

(3) 干性脂溢：头皮常有弥漫性灰白色的细小鳞屑，梳头时掉落，毛发逐渐稀疏，脱发逐渐增多，自觉瘙痒。

知识点4：石棉状糠疹的治疗

5%硫黄软膏、5%水杨酸软膏、白降汞软膏或抗生素软膏外涂，或用硫黄香皂或硫化硒混悬剂洗头，2%酮康唑洗剂洗头。洗头时先用普通洗发精常规洗头去污，然后涂上硫化硒、酮康唑，在头发上揉搓为泡沫状，保留5~10分钟洗净。也可依据患者选择，剃光头治疗效果更好。口服维生素 B_2 与维生素 B_6。

第七节　鳞状毛囊角化病

知识点1：鳞状毛囊角化病的病因

本病的病因不清楚。患者常有家族史，故有人认为可能和遗传有关；也有人认为本病为鱼鳞病的特殊类型。

知识点2：鳞状毛囊角化病的临床表现

(1) 皮损常分布在腹、腰、臀及股外侧，常对称分布。

(2) 皮损是直径数毫米至1~2cm大小的鳞屑斑，菱形或椭圆形，呈淡灰至褐色，境界清楚，其中央毛囊口处有一黑点。鳞屑较薄，中央紧贴于皮肤，边缘游离，脱落后又可再生，鳞屑周围常包裹一淡白色晕。皮疹常散在分布。偶有融合者。

(3) 病情发展缓慢，冬重夏轻。

(4) 可有轻度瘙痒，对健康没有影响。

知识点3：鳞状毛囊角化病的组织病理

角质层增厚，毛囊扩张，内有柱状角质栓，基底层色素增加，毛囊周围有少许淋巴细胞浸润。

知识点4：鳞状毛囊角化病的诊断及鉴别诊断

根据皮损好发于青年臀部和股外侧、圆形淡灰色或褐色鳞屑、中央有和毛囊口一致等黑点，本病诊断不难。

本病需与连圈状糠秕疹和鱼鳞病鉴别诊断。

(1) 连圈状糠秕疹：皮疹大，鳞屑少，中央没有小黑点，背部分布为主。

(2) 鱼鳞病：幼年开始发病，好发于四肢伸侧，特别是小腿伸侧，皮损为圆形或多角形鳞屑，为鱼鳞状，冬重夏轻。

知识点5：鳞状毛囊角化病的治疗

鳞状毛囊角化病的治疗口服维生素A，7.5万~15万U/d，分3次，或维生素E，300mg/d，分3次口服。局部治疗可使用0.1%维A酸软膏，10%~20%尿素软膏或5%~10%水杨酸软膏。部分患者可选用紫外线局部照射。

第八节 多形红斑

知识点1：多形红斑（EM）的病因

(1) 轻型与重型EM：轻型EM和单纯疱疹病毒感染关系密切，重型EM通常为药物不耐受或感染诱发。

(2) 共同病因：①少数为特发性，即未知的促发因素和已知的促发因素；②感染：有病毒、细菌、支原体、衣原体以及真菌；③药物：有抗生素、磺胺类抗菌药物、解热镇痛药和非甾体类抗炎药；④免疫介导反应：EM为复合性血管炎的特殊表现，损害中有免疫反应物沉着；⑤其他：某些恶性肿瘤、结缔组织病、妊娠、月经、日光、放射线、疫苗、食物以及寒冷等均可为本病的诱发因素。

知识点2：多形红斑的临床表现——红斑-丘疹型

(1) 好发于手足背、指缘、掌跖、前臂以及小腿等处。

(2) 皮损以红斑和丘疹为主。初发为指甲大小圆形水肿性红斑，境界清楚，后向周围扩大到钱币大小，1~2天后中央色变暗或为紫癜状或出现小血疱，形成虹膜状（即虹膜状红斑或靶形红斑）。

(3) 皮疹多散在对称分布，也可融合成回状或图纹状。

(4) 黏膜不受累或受累较轻。

(5) 自觉微痒。

(6) 病程大约2~4周，消退后遗留暂时性色素沉着。但经常复发。

知识点3：多形红斑的临床表现——水疱及大疱型

（1）可由红斑丘疹型发展得来，亦可直接在红斑基础上发生水疱及大疱，黏膜亦常受累。

（2）在红斑丘疹的基础上发生水疱及大疱，或在红斑的边缘出现环形血疱。疱破后形成糜烂面或浅在性溃疡，自觉明显疼痛。

（3）可出现关节炎、咽喉炎、蛋白尿或血尿。

知识点4：多形红斑的临床表现——重症型

重症型也叫黏膜-皮肤眼综合征或 Steven-Johnson 综合征或重症大疱性红斑。

（1）发病突然，有较重的前驱症状。

（2）损害广泛，除上述部位外，躯干也常累及。

（3）黏膜损害出现早且重，如眼、口、鼻、食管和外阴等均可受累，表现为水疱、糜烂，以及溃疡。

（4）皮损是水肿性鲜红色或暗红或紫红色斑，其上有水疱或大疱，常有淤斑和血疱，常融合成大片，尼氏征阴性。

（5）全身中毒症状严重，有高热、寒战、气促、腹泻，甚至抽搐、昏迷等。

（6）可并发心、肝、肾和肺等损害。还可并发感染如肺炎、败血症。

（7）实验室检查：血白细胞增多、贫血、血沉快以及嗜酸性粒细胞增加等。

（8）组织病理显示水疱位于真皮表皮交界处，真皮上层水肿，血管扩张充血，以及周围炎性细胞浸润。

知识点5：多形红斑的实验室检查

（1）血白细胞增多、贫血以及血沉增快。

（2）组织病理示表皮可有坏死和大疱形成，真皮浅层水肿，毛细血管扩张充血，管壁出现纤维蛋白样变性，周围有淋巴细胞、嗜酸性粒细胞以及中性粒细胞浸润。

知识点6：多形红斑的鉴别诊断

本病应与下列疾病鉴别诊断：

（1）冻疮：见于冬季，入春后消退，无靶性红斑，浸润显著，黏膜不受累，伴瘙痒，遇热加剧，好发于肢体末端露出部位，如手足、耳郭、面颊等处。

（2）疱疹样皮炎：皮损是多形性，但主要分布在躯干部及四肢近端，水疱群集，排列呈环状，瘙痒剧烈，无黏膜损害，病程慢性，反复发作，组织病理可见表皮下水疱。疱内有多量的嗜酸性粒细胞。碘化钾试验约半数为阳性反应，对氨苯砜反应良好。

（3）大疱性类天疱疮：本病多发于老年人，疱壁紧张，不易破裂，黏膜通常不受累，病程慢性。组织病理显示大疱位于表皮下。直接免疫荧光检查基底膜有荧光带，血清中有抗基膜抗体。

（4）红斑狼疮：SLE 常出现多形性红斑样皮损，多发于面、耳及手指等处，易于误诊。但 SLE 常伴随蝶形分布的面部红斑，有发热和关节痛等全身症状。白细胞减少。血 LE 细胞、抗核抗体阳性、狼疮带试验以及抗双链 DNA 抗体阳性等，可帮助鉴别。

（5）中毒性表皮坏死松解症：应与重症性多形性红斑鉴别。前者表皮大片松解、萎缩以及坏死，呈棕红色烫伤样外观，尼氏征阳性，常伴严重内脏损害。

知识点 7：多形红斑的治疗

（1）寻找病因，给以适当处理。

（2）应用抗组胺药物、钙剂、维生素 C 和硫代硫酸钠等。

（3）重症病例选用皮质激素、丙种球蛋白及抗生素等，必要时小量输血，注意水电解质平衡，进食高蛋白、高维生素食物，加强护理，预防并发症。

（4）外用治疗：原则为消炎、收敛、止痒以及防止继发感染，采用有止痒与干燥作用的温和保护剂。红斑丘疹型可使用炉甘石洗剂或皮质类固醇霜剂。有水疱、大疱和渗液时用 3%硼酸溶液或庆大霉素生理盐水等湿敷。口腔黏膜受损可应用 2%碳酸氢钠溶液漱口，进食前为避免疼痛可涂 1%~2%利多卡因溶液。眼部受损选用生理盐水冲洗眼部，涂硼酸眼膏或四环素、可的松眼膏等，需避免继发感染、粘连及角膜损伤等。

第九节　环 状 红 斑

一、远心性环状红斑

知识点 1：远心性环状红斑的病因和发病机制

远心性环状红斑为一种以多环形损害与鳞屑为特征的红斑性皮肤病。病因不清楚。可能是对多种原因引起的反应性疾病，例如癣菌疹、肿瘤（特别是乳腺癌）、药物和白色念珠菌等。

知识点 2：远心性环状红斑的临床表现

（1）以 30~50 岁为多见。

（2）好发于股、臀以及小腿，亦可发生在上肢等处。

（3）皮损初发为单个或多个水肿性红丘疹，慢慢向周围扩展形成环状、弧形或融合成多环堤状，中央逐渐消退。旧的损害消退处，新的损害又相继出现。偶见小水疱和结痂。皮疹消退后留有色素沉着。

（4）有轻度瘙痒。

（5）病程缓慢，易复发。

（6）病理变化主要是真皮血管与附件周围致密淋巴细胞浸润，可见嗜酸性粒细胞。真皮水肿，表皮细胞内以及细胞外水肿。

知识点3：远心性环状红斑的鉴别诊断

本病应与脂溢性皮炎、结核样型麻风和体癣鉴别诊断：

（1）脂溢性皮炎：好发于头面和胸背等皮脂腺分泌旺盛处，红斑表面有油腻性鳞屑，皮疹没有远心性扩大形成环状的倾向。

（2）结核样型麻风：红斑发展缓慢，呈暗红色，边缘有鳞屑，有感觉障碍以及浅神经干增粗，病理为结核样肉芽肿变化。

（3）体癣：皮损局限，境界清楚，边缘有丘疹，小水疱以及鳞屑，经过慢性，真菌检查呈阳性。

知识点4：远心性环状红斑的治疗

（1）寻找原发病并进行相应处理。

（2）应用抗组胺药物，非甾体类抗炎药物。

（3）可试用氨苯砜或氯化喹啉等。

（4）无效时可考虑使用皮质类固醇激素。

（5）外搽炉甘石洗剂，或皮质类固醇激素霜剂。

二、匍行性环状红斑

知识点5：匍行性回状红斑的病因和发病机制

匍行性回状红斑的病因不清楚，可能为内脏肿瘤的皮肤表现，由于患者通常合并内脏肿瘤，如乳癌、咽部癌和卵巢癌等。

知识点6：匍行性回状红斑的临床表现

匍行性回状红斑初发为小丘疹，离心性扩大形成环状，环中央不断产生新皮疹形成同心环。多数同心环皮疹互相连接构成脑回状、水纹状或图案状等各种奇异的形态。环边缘略微隆起呈鲜红色或紫红色，其内缘常附有鳞屑，环消退后留有色素沉着。自觉症状有不同程度的瘙痒以及伴随内脏肿瘤的其他症状。

知识点7：匍行性回状红斑的病理变化

匍行性回状红斑病理无特异变化。表皮细胞内水肿和轻度的海绵形成，真皮内血管周围有单核细胞浸润，有少数嗜酸性粒细胞和嗜黑色素细胞。

知识点8：匐行性回状红斑的治疗

匍行性回状红斑应对症处理和治疗并发的肿瘤。

三、慢性迁移性红斑

知识点9：慢性迁移性红斑的病因和发病机制

慢性迁移性红斑又名莱姆病，是由丹氏硬蜱叮咬后所发生的环状红斑类疾患。还可引起脑膜炎、心肌炎及关节病变等。

知识点10：慢性迁移性红斑的临床表现

（1）原发损害发生在蜱虫叮咬处。

（2）皮疹多是单一损害，也可多处损害。

（3）初起为红斑和丘疹，向周围扩大，红斑直径可达到50cm以上，中央消退，不留痕迹或偶呈淡紫色，边缘略有隆起，有浸润，呈环状，环宽1~2cm。可出现多环状。无鳞屑和水疱。

（4）经数周至数月消退。

（5）自觉轻痒或灼热和疼痛感。

（6）初发时可有发热、无力、寒战、头痛以及肌肉酸痛等全身症状，经数日消退。部分患者可伴有无菌性脑膜炎和脑炎症状。亦可有心肌炎、心包炎、肝脾大以及淋巴结增大等。

（7）实验室检查：血清抗体检测是目前诊断的主要方式。

（8）病理变化：可见淋巴细胞、浆细胞或嗜酸性粒细胞浸润。真皮上部和真皮交界处用嗜银染色可检查到螺旋体。

知识点11：慢性迁移性红斑的鉴别诊断

本病应与离心性环形红斑和匐行性回状红斑鉴别诊断。

（1）离心性环形红斑：无蜱虫叮咬史，和真菌、细菌感染，药物过敏等有关，可呈多环状向外扩张，直径约5~10cm，全身症状轻微。

（2）匐行性回状红斑：可能和内脏肿瘤有关，少见。皮损是多数同心性环状皮疹，呈水波纹状互相连接形成回状，面积广泛。皮肤组织与血中嗜酸性粒细胞增多。

知识点12：慢性迁移性红斑的治疗

（1）选用青霉素40万U，肌内注射，每日4次，10天1个疗程，或口服多西环素、红霉素或四环素。

（2）必要时给予抗组胺药物止痒。

四、持久性色素异常性红斑

知识点 13：持久性色素失调性红斑的病因和发病机制

持久性色素失调性红斑又名灰色皮病，是一种缓慢生长红斑，遗留灰色色素沉着为特征的皮肤病。病因不清楚，有认为是持久性红斑的一型，或是 Riehl 黑变病的特殊类型，或是和色素性扁平苔藓为同一或相关疾病。也有认为与日晒和昆虫叮咬有关。

知识点 14：持久性色素失调性红斑的临床表现

（1）除头皮、掌跖及黏膜外，其他部位均可累及，但以躯干部和上肢好发。
（2）皮损为无数大小不一稍隆起的坚硬、边缘红色的灰色斑，可扩大融合成片。
（3）损害向周围扩展，有活动性红色边缘，中心留有暗蓝灰色斑。
（4）无主观症状或有轻度瘙痒。
（5）病程缓慢，可持续数年。

知识点 15：持久性色素失调性红斑的鉴别诊断

本病应与黄褐斑、品他病和银质沉着症鉴别诊断。

（1）黄褐斑：好发于面部，女性多见，皮损是对称分布的黄褐色或深褐色斑片，表面平滑，没有自觉症状。

（2）品他病：色素沉着和本病有类似之处，但品他病能查到螺旋体，梅毒血清检查阳性，青霉素治疗有效果。

（3）银质沉着症：有用银或银盐史，皮肤灰黑色，无红色环形边缘。

知识点 16：持久性色素失调性红斑的治疗

持久性色素失调性红斑尚无理想的疗法。可给予抗组胺药物和大剂量维生素 C 治疗。

五、新生儿暂时性萎缩性回状红斑

知识点 17：新生儿暂时性萎缩性回状红斑的临床表现

出生不久出现红斑，数目逐渐增加。经过数周后，红斑发生萎缩，中央呈淡白色凹陷，边缘有轻度浸润的红晕，小的损害经 6~7 个月消退，大的皮损消退缓慢。患儿生长良好。

知识点 18：新生儿暂时性萎缩性回状红斑的病理表现

表皮萎缩，真皮上部水肿，皮疹边缘部胶原纤维束间存在单核细胞浸润。

知识点19：新生儿暂时性萎缩性回状红斑的鉴别诊断

本病应与下列疾病鉴别诊断：

（1）离心性环状红斑：红斑在数日内离心性扩大至环状，反复发作，无萎缩改变。

（2）风湿性环状红斑：红斑为环状，持续数小时或1~2天消退，反复发作，表现出风湿热的其他症状。

（3）新生儿中毒性红斑：红斑一过性，除红斑外，还有丘疹与脓疱，皮疹经3~5天后即消退，无萎缩改变。

知识点20：新生儿暂时性萎缩性回状红斑的治疗

新生儿暂时性萎缩性回状红斑目前尚无疗效十分确切的疗法。有文献报道应用氨苯砜（DDS）治疗，3周后皮疹消退，随访2个月未见复发。

第十节　中毒性红斑

知识点1：中毒性红斑的病因和发病机制

中毒性红斑亦称为中毒疹，是指原因尚不清楚的全身性或局限性红斑损害。是一组血管反应性疾患。病因不甚清楚，认为和食物（鱼、贝壳、草莓等）、血清制剂、感染（细菌、病毒感染）以及系统性疾病（风湿热、传染性单核细胞增多症等）等有关。

知识点2：中毒性红斑的临床表现

（1）发病急。

（2）损害泛发，但以胸部、上臂、股和面部为明显。

（3）皮损是泛发性红斑，表现为猩红热样红斑或麻疹样红斑或局限性散在红斑。

（4）有瘙痒、刺痛或灼热感，严重者可出现发热、头痛及关节痛等症状。

知识点3：中毒性红斑的鉴别诊断

本病需与猩红热及麻疹相鉴别。后者全身症状重，瘙痒轻或无，有传染病应有的其他体征，如麻疹的Koplik斑和猩红热的草莓样舌等进行鉴别。

知识点4：中毒性红斑的治疗

（1）寻找病因，并进行相应的处理。

（2）内服抗组胺药物。

（3）外用皮质类固醇激素霜剂或炉甘石洗剂等。

第十一节　新生儿毒性红斑

知识点 1：新生儿毒性红斑的病因和发病机制

新生儿毒性红斑可能是外来刺激的非特异性反应，或对来自母体某些抗原性物质引起的变态反应或是肠道吸收物质的毒性作用，也有认为是病毒感染。

知识点 2：新生儿毒性红斑的临床表现

新生儿毒性红斑的临床表现为出生后 3~4 日内发疹，有红斑、丘疹、风团以及脓疱。红斑粟粒大、豆大至雀卵大，境界不清楚，鲜红色。丘疹为水肿性。风团发生于红斑上或单独发生。脓疱比红斑丘疹少见，位于红斑中央，与毛囊一致或毛囊周围。患儿可出现眼睑水肿，血中嗜酸性粒细胞增多，但通常情况尚好。

知识点 3：新生儿毒性红斑的病理表现

红斑处真皮浅层轻度水肿，血管周围有轻度炎症细胞浸润，主要是嗜酸性粒细胞，少数中性粒细胞和淋巴细胞。丘疹处真皮明显水肿，浸润细胞以嗜酸性粒细胞为主。表皮棘层略微增厚，可见细胞外溢。脓疱位于表皮内或角层下，疱内以嗜酸性粒细胞为主，有少许中性粒细胞。毛囊和汗腺周围有显著的炎症反应。

知识点 4：新生儿毒性红斑的治疗

新生儿毒性红斑能够自行消退，不需治疗。

第十二节　扁平苔藓

知识点 1：扁平苔藓的病因和发病机制

扁平苔藓病因不清楚，可能与多种因素有关。

（1）免疫：本病主要是细胞介导的免疫反应，皮损内直接免疫荧光检查显示 80% 扁平苔藓特异性抗原（LPSA），主要存在于颗粒层或棘层；血清中可见抗 LPSA 抗体；在真皮表皮交接处有 IgM、补体和纤维蛋白沉积；皮损内可见朗格汉斯细胞与亲表皮性 T 细胞浸润，早期为 Th 细胞，晚期为 Ts 细胞。

（2）遗传：1.5%~10.7%患者有家族史，姐妹一同患病较多，也有单卵双胞胎发病者；患者的HLA抗原某些位点不正常，HLA-A3、A5、B7、B9、BW35、A28、B16、BW38、DR1以及DQ1抗原的阳性频率明显高于正常人。

（3）感染：患者家庭中可有数人发病，并且有同形反应。电镜下观察到皮损细胞内有包涵体存在，因此可能和病毒感染有关，有人用PCR方法在口腔皮损中查到人类乳头瘤病毒，但在皮肤损害上未检出。本病和丙型肝炎病毒的相关性已被证明。此外还有认为本病的发生和G^-杆菌、螺旋体、白色念珠菌等感染有一定相关性。

（4）神经精神因素：大约10%患者发病时有精神紧张因素，60%患者病情可由于慢性精神紧张而加剧，少数患者常合并有精神性溃疡；心理治疗对于某些患者有效。

（5）其他疾病：扁平苔藓可合并肝硬化，7%~25%患者出现异常肝酶升高，9.5%~13.5%患者伴发慢性活动性肝炎。本病还可并发自身免疫性疾病，如SLE、皮肌炎、硬皮病、白癜风、天疱疮、斑秃以及甲状腺疾病等。部分患者合并糖尿病、结核、恶性肿瘤和内分泌功能异常。

（6）其他：本病和吸烟有关；某些药物也可诱发扁平苔藓样皮损。

知识点2：扁平苔藓的临床表现

扁平苔藓多见于中年人，好出现在四肢，也可全身泛发。典型皮损为紫红色或紫蓝色多角型扁平丘疹，边界清楚，有蜡样光泽，Wickham纹阳性；50%患者可并发黏膜损害，部分患者有甲损害。慢性经过，2/3患者1~2年内能够自行消退，可遗留淡褐色色素沉着。

根据其发病状况，皮损形态与排列等特点，在临床上可分为多种亚型，包括急性泛发性扁平苔藓、慢性局限性扁平苔藓、肥厚性扁平苔藓、线状扁平苔藓和环状扁平苔藓、萎缩性扁平苔藓、毛囊性扁平苔藓、大疱性扁平苔藓、扁平苔藓-红斑狼疮重叠综合征以及日光性扁平苔藓等，少数出现溃疡的患者可能进展为鳞状细胞癌。

知识点3：扁平苔藓的组织病理

扁平苔藓的组织病理显示表皮角化过度、颗粒层增厚（常呈楔形）以及棘层不规则性增殖，表皮突呈锯齿形，表皮-真皮交界处基底细胞液化变性，可见表皮下裂隙，在表面或真皮乳头层有角化不良细胞，以及致密的淋巴细胞在真皮上部呈带状浸润；真皮乳头层可见红染的胶样小体和噬黑色素细胞。

知识点4：扁平苔藓的诊断

根据典型的皮肤损害、好发部位及特征性组织病理改变即可确诊。

知识点5：扁平苔藓的鉴别诊断

本病应与下列疾病相鉴别：

（1）原发性皮肤淀粉样变：常见小腿伸侧，绿豆大小的圆顶丘疹，质地坚硬，密集成群不融合；刚果红试验阳性，皮肤活检有利于鉴别。

（2）银屑病：有典型鳞屑性红斑以及较为特征性的组织病理学表现。

（3）黏膜白斑：应和发生在口腔及外阴黏膜部位的扁平苔藓皮损进行鉴别，前者是形状不一的白色斑片，早期光滑，久之可发生角化，粗糙不平，可累及上腭、颊部及舌；病理检查可确诊。

（4）慢性盘状红斑狼疮：唇和口腔黏膜的皮损呈灰白色斑块，可形成糜烂和浅溃疡，最后出现萎缩；病理诊断可确诊。

（5）线状苔藓：苔藓样小丘疹，排列成条状，可只有一条，不痒，好发于一侧上肢或下肢。

（6）慢性单纯性苔藓：皮损是圆形或多角形丘疹，逐渐融合成境界清楚的苔藓样变的损害，多见于颈项部、肘部、腘窝部。

（7）结节性痒疹：皮损是半球形结节，呈疣状外观，散在分布，好发于四肢伸侧和手足背部。

知识点6：扁平苔藓的治疗

生活规律，消除或减轻精神紧张，禁止烟酒及刺激性食物，避光，停用引起本病的药物，彻底治疗慢性病灶。

全身治疗可使用糖皮质激素、抗组胺药、镇静药、氯喹、维A酸制剂、免疫抑制药及免疫调节药等；可外用糖皮质激素霜剂、0.05%～0.1%维A酸制剂或5%～10%煤焦油制剂、5%水杨酸以及肤疾宁硬膏等；也可采用物理疗法，如光化学疗法、液氮冷冻、激光治疗以及浅层X线治疗；部分患者可试用封闭疗法，用曲安奈德在每个皮损注射0.2～0.5ml，每7～14日1次。

第十三节　光泽苔藓

知识点1：光泽苔藓的病因和发病机制

光泽苔藓病因不清楚，可能与扁平苔藓一同存在，二者有时不能区别，有认为光泽苔藓是扁平苔藓的一个亚型，只在直接免疫荧光检查中有不同；另外本病可能和结核有关；还有认为本病可能是反应性网状组织细胞增生症的表现之一。

知识点2：光泽苔藓的临床表现

幼年和青年男性略多见。好发于阴茎、龟头及下腹部、前臂、胸部、大腿内侧、肩胛部、踝腕关节、足和手部，也可遍布全身。皮损多为一种针头至粟米大小的圆形或多角形、半球状顶部扁平的丘疹，淡白色，坚硬有光泽，散在不融合，有时同形反应而呈线状排列；常累及到甲，表现为凹凸不平，断裂、纵嵴。通常无自觉症状。病程缓慢，可自行消退。

知识点3：光泽苔藓的组织病理

光泽苔藓的组织病理显示真皮乳头部局限性球形浸润，浸润细胞主要由淋巴细胞和组织细胞组成，有时可见上皮样细胞，极少见多核巨细胞，浸润灶两侧表皮突延伸并且内弯，环抱着浸润的细胞而呈抱球状，浸润灶上方表皮出现萎缩，基底细胞液化变性，表皮下有空隙。

知识点4：光泽苔藓的诊断

根据皮损特点、好发部位及组织病理表现可以诊断。

知识点5：光泽苔藓的鉴别诊断

本病应与下列疾病相鉴别：

（1）扁平苔藓：丘疹为多角形，呈紫红色，可融合，瘙痒显著；组织病理改变有特征性。

（2）瘰疬性苔藓：多见于儿童躯干部，为成片的毛囊性丘疹，顶端有少量鳞屑，呈正常皮色或棕红色，无光泽；组织病理改变和光泽苔藓不同。

（3）阴茎珍珠状丘疹：发于冠状沟边缘，呈珍珠状且大小一致的白色圆形小丘疹，孤立分布。

知识点6：光泽苔藓的治疗

如果没有自觉症状，常不需治疗。含氟糖皮质激素软膏外用有效；泛发性光泽苔藓选用PUVA治疗有效。

第十四节 线状苔藓

知识点1：线状苔藓的病因和发病机制

线状苔藓病因尚不清楚。有人认为和脊髓神经的功能障碍有关，或患处的末梢神经对外来的刺激反应性增强引起；外伤受压可能为诱因；在兄弟姐妹中常有同时患病，且多见于春、夏季，提示与病毒感染相关。

知识点2：线状苔藓的临床表现

主要见于儿童，女略多于男。皮损常沿四肢或躯干存在，少数患者发生在面部，多为单侧性。初发皮损是针头大或粟粒大小的苔藓样丘疹，呈多角形或圆形，顶部扁平，呈红色或灰白色，有光泽，少许白色鳞屑，丘疹快速增多呈连续或断续的线状排列，宽约0.2~3cm。少数患者伴甲受累，表现为甲板条纹，纵嵴和甲营养不良。本病多无自觉症状，偶有瘙痒。病程慢性，可自行消退，愈后皮肤恢复正常或留有暂时色素沉积或减退斑，个别患者可以复发。

知识点3：线状苔藓的组织病理

真皮浅层血管周围有致密的淋巴细胞与组织细胞浸润，偶见浆细胞，表面细胞内和组织间水肿，出现不同程度的角化不全，通常无棘层肥厚，陈旧性损害比较易发现苔藓样的改变；有些患者可见到角化不良细胞，类似于毛囊角化病的圆体细胞，但体积较小。

知识点4：线状苔藓的诊断及鉴别诊断

根据皮损特点、好发部位以及组织病理改变进行诊断。

本病需与下列疾病鉴别诊断：

（1）线状扁平苔藓：皮损的多角形紫红色扁平丘疹，有Wickham纹；病理变化具有特征性。

（2）带状银屑病：基本皮损是附有银白色云母状鳞屑的红色斑丘疹；组织病理具有特征性。

（3）慢性单纯性苔藓：有典型皮肤苔藓样变，瘙痒明显，持续时间较长。

（4）单侧性疣状痣：多在出生时就存在，有角质性疣状突起，没有自愈倾向；组织病理倾向于银屑病样型，线状苔藓则倾向于苔藓样型变化。

知识点5：线状苔藓的治疗

线状苔藓因有自愈性，如果没有自觉症状，可不治疗。局部外用糖皮质激素软膏或境界线照射对瘙痒或皮损消退有一定的效果。

第十五节　硬化性萎缩性苔藓

知识点1：硬化性萎缩性苔藓的病因和发病机制

硬化性萎缩性苔藓又称硬皮病样扁平苔藓、白点病、白色苔藓或萎缩性慢性苔藓样皮炎，是一种原因不清楚的少见病，表现为境界清楚的白色萎缩性丘疹，晚期真皮上层胶原硬化，皮损因此发硬。可伴女阴及肛周皮肤萎缩。病因不清楚，可能与内分泌有关，感染和外伤可能是其诱因。

知识点2：硬化性萎缩性苔藓的临床表现

（1）可发于任何年龄，多见于女性，多绝经期后发病。女性患者青春期后自然好转。

（2）起病隐袭性，通常无自觉症状，偶有轻度瘙痒。

（3）基本皮损是多角形平顶丘疹，呈瓷白色、象牙色或黄色，质地坚硬，表面发亮，有群集倾向，周围绕有红色或深红色晕，丘疹顶端可见黑头粉刺样角质栓，此栓脱落后留有小凹陷。丘疹常融合成片状。偶有大疱、毛细血管扩张以及紫癜。晚期皮疹表面起皱，萎缩，皮损平伏或下凹，呈羊皮纸样外观。皮肤发硬常持续存在，但也可消失，留有色减斑。

（4）好发于肛门、外生殖器、躯干上部、手腕屈侧、前臂以及脐周等，常对称性分布。

（5）龟头与包皮的硬化性萎缩性苔藓表现为闭塞性干燥性龟头炎。很少见。

（6）口腔黏膜损害：常见于颊、腭黏膜和舌部。损害为淡蓝白色斑片，有时为网状或表浅溃疡。

（7）组织病理显示表皮角化过度，毛囊或汗管上角质栓塞，棘层萎缩，基底层液化变性。表皮下、真皮上1/3处胶原纤维水肿及均质化，弹力纤维减少或消失，有淋巴细胞和少数组织细胞浸润。

知识点3：硬化性萎缩性苔藓的鉴别诊断

本病需与下列疾病鉴别：

（1）点滴状硬皮病：皮损通常不高起皮面，表面无鳞屑。无毛囊性角栓。组织病理学检查可帮助鉴别。

（2）萎缩性扁平苔藓：损害呈深褐色或青紫色而不呈淡白色，硬化不明显，痒感明显，无羊皮纸样皱纹，组织病理显示也不同。

（3）女阴白斑：好发于小阴唇内侧黏膜，呈白色斑点，扩大融合成灰白色斑片，剧痒，无萎缩，组织病理可帮助鉴别。

知识点4：硬化性萎缩性苔藓的治疗

对于硬化性萎缩性苔藓无特效疗法，通常对症治疗。

（1）避免各种刺激和致敏物质，加强营养。

（2）瘙痒剧烈者，可给予抗组胺药物。

（3）成人可长期服用己烯雌酚片，每晚1mg。注意胃肠道不适反应，有肝病、子宫肌瘤及乳腺肿瘤者忌用。

（4）局部疗法：女阴硬化萎缩性苔藓选用雌激素霜治疗；2.5%丙酸睾酮软膏对于治疗闭塞性干燥性龟头炎有效。皮质激素软膏有暂时止痒作用，但久用可导致皮肤萎缩变薄，不宜长期应用。也可外用维生素A和维A酸软膏。免疫抑制剂0.1%他克莫司软骨（普特彼）与1%吡美莫司乳膏（爱宁达）外用也有较好的疗效。

（5）激光照射或液氮冷冻疗法。

（6）包茎导致闭塞性干燥性龟头炎者可做环切；尿道口狭窄者，用扩张术。

（7）外生殖器皮损患者需定期（每6~12个月1次）随诊，以预防癌变。

第十六节　红　皮　病

知识点1：红皮病的病因和发病机制

导致红皮病的因素很多，通常可归纳为以下4种。

（1）药物：能引发红皮病的药物较多，常见的有磺胺类、青霉素、链霉素、抗疟药、巴比妥类以及重金属制剂（砷剂、金盐、汞剂、铋剂）等。

（2）继发于其他皮肤病：某些炎症性皮肤病由于处理不当或治疗不及时可发展成红皮病，如银屑病、湿疹、毛发红糠疹、异位性皮炎、接触性皮炎以及脂溢性皮炎等。其中以银屑病最常见。

（3）恶性肿瘤：8%~20%的红皮病患者可先后或者同时产生恶性肿瘤，较多见的为恶性淋巴瘤，如蕈样肉芽肿、霍奇金病、白血病和Sezary综合征等。

（4）特发型：少数病例的病因暂不清楚，可能是由于潜在病因尚未暴露。

知识点2：红皮病的临床表现

（1）损害以全身皮肤弥漫性潮红、浸润、肿胀和脱屑为特征。急性期水肿渗出比较明显，慢性期以皮肤浸润为主，脱屑较显著。鳞屑可细小如糠秕状，或呈大片脱屑，尤其是在手足部，大片脱落如手套、袜套状。

（2）黏膜受损较显著，如眼、口、外阴、肛门等部位黏膜。

（3）数周后可出现毛发脱落和甲损害。

（4）2/3患者有不同程度的淋巴结增大，以腹股沟和腋下淋巴结受累最多，其次是颈部。

（5）约1/3~2/3患者伴肝、脾大，以药物过敏或淋巴瘤所致者居多。

（6）可有不同程度发热，多为38~39℃，是毒素被吸收和皮肤散热功能失常引起。还可因体内热量经皮肤大量散失致低体温，或发热和低体温交替出现。可并发感染、心脏受损、心衰、水电解质以及蛋白质代谢紊乱等，甚至引起死亡。

（7）病程视病因而定，一般为慢性，多年不愈。

（8）实验室检查：嗜酸性粒细胞常增多，半数白细胞增加，血红蛋白偏低。

知识点3：红皮病的治疗

（1）去除病因。避免饮酒、食辛辣食物和外用热水肥皂洗烫。

（2）皮质类固醇（药物引起）。泼尼松 40~60mg/d（或一定剂量的皮质类固醇），症状控制后再逐渐递减激素剂量，大多需要持续一段时间，维持量的大小视病情而定；如果银屑病引起者，可选用维 A 酸制剂（阿维 A、阿维 A 酯或新体卡松）或 MTX；如果肿瘤引起者，抗肿瘤治疗；湿疹皮炎等引起者，依据情况可选用 MTX、维 A 酸制剂，如果病情危急时也可采用皮质类固醇治疗。

（3）支持疗法，包括基于高蛋白饮食、保持水电解质平衡，保暖等。

（4）注意预防感染，若有感染指征，进行抗生素治疗。

（5）可用高锰酸钾洗浴。外用温和保护剂，例如扑粉或凡士林等。

（6）糖皮质激素：泼尼松，每日 40~60mg，分次服用；病情严重者可采用地塞米松（10~20mg）或氢化可的松（200~500mg）进行静脉滴注，每日 1 次，病情控制后减量或改以泼尼松口服；静脉给药和口服给药亦可同时进行。使用激素时，需注意补钾。

（7）免疫抑制：主要用于原发病为银屑病、毛发红糠疹者或应用糖皮质激素疗效不明显者有效；MTX、环孢素，对原发病为银屑病者可应用。有经验表明，对银屑病性红皮病可采取联合疗法。以雷公藤总苷或阿维 A 酯为主，配合脉络宁静脉滴注、或羟基脲、或 MTX 等治疗。通常不用糖皮质激素，原来已用者，酌减，并用 MTX 辅助逐渐减量。

（8）抗组胺剂：有镇静、止痒作用，瘙痒显著者可使用。

（9）抗生素：继发性感染时需使用抗生素。Heng（1986）认为皮肤金黄色葡萄球菌实际上可能导致红皮病，故应使用适当的抗生素消灭之。

（10）维 A 酸类：针对银屑病与毛发红糠疹所致的红皮病有效。

（11）局部治疗：原则是安抚止痒、保护皮肤以及防止感染。酌情选用无刺激性的粉剂、洗剂、霜剂或是软膏。糜烂渗液明显者，用 3%硼酸溶液湿敷，但通常不能超过体表面积的 30%~40%。眼、口腔及外阴部损害给予相应处理。

第十五章 代谢障碍性皮肤病

第一节 肠病性肢端皮炎

知识点1：肠病性肢端皮炎的病因和发病机制

肠病性肢端皮炎是一种常染色体隐性遗传性疾病。其发病诱因可能与锌缺乏等有关。其特征为腔口周围与四肢末端的特殊皮疹、脱毛、慢性腹泻以及生长发育迟滞等。

知识点2：肠病性肢端皮炎的临床表现

（1）主要见于3~18个月内的幼婴，多在断奶期起病。

（2）腔口周围、枕部、颈部、四肢末端以及骨突处发生小片红斑，上有水疱或脓疱、糜烂、结痂或脱屑，表现为银屑病样或烟酸缺乏病样损害。

（3）毛发稀少、细软、黄且无光泽。部分或全部脱落。

（4）畏食、腹胀、呕吐以及腹泻等消化道症状。

（5）通常伴有口腔炎、口角炎、眼缘炎、结膜炎、角膜浑浊与畏光、四肢常伴甲沟炎、甲板增厚或萎缩，甲畸形或脱落和皮肤、黏膜并发念珠菌感染。

（6）表情淡漠，呆滞。

知识点3：肠病性肢端皮炎的实验室检查

血清锌水平下降（正常值为10.71~17.83mmol/L），碱性磷酸酶是含锌金属酶，其活性能够随血锌缺乏而降低。

知识点4：肠病性肢端皮炎的诊断

根据慢性腹泻、毛发稀细、表情淡漠以及烟酸缺乏症样损害，结合实验室检查即可诊断。

知识点5：肠病性肢端皮炎的鉴别诊断

本病应与下列疾病鉴别诊断：

（1）大疱性表皮松解症：皮损发生与外伤及碰撞有关，故好发于容易受外伤的部位。

水疱 Nikolsky 征阳性。

（2）泛发性皮肤念珠菌病：多见于肥胖或有腹泻的婴儿。皮损多分布于颈、腋以及腹股沟等皱褶部位或躯干部。

（3）连续性肢端皮炎：通常先有局部外伤史，皮损常开始在一侧一处指端，而后向其他指部和对侧指部发展。可有黏膜损害，无脱毛、慢性腹泻等。

知识点 6：肠病性肢端皮炎的治疗

（1）补锌：各种锌制剂均可用于治疗本病。如硫酸锌，4 个月以上婴儿，每日 50mg，分 3 次口服。

（2）双碘喹啉：小儿每次 10mg/(kg·d)，分 3 次口服，成人 0.6g，分 3 次口服。

（3）给予 B 族维生素和酵母等。

（4）亦可应用磺胺二甲基嘧啶、静脉滴注水解蛋白等治疗。

（5）对症处理和支持疗法：如皮肤症状对症处理，或进行输液或输血等。

（6）注意皮肤清洁卫生，避免继发细菌或真菌感染。

第二节　皮肤卟啉病

知识点 1：皮肤卟啉病（CEP）的病因和发病机制

遗传因素或后天因素可导致血红素合成过程中某些酶的缺陷，造成体内卟啉或卟啉前体含量过多，后者对波长为 400nm 左右的光线非常敏感，可因光毒反应引起细胞损伤并且出现光感性皮损。EPP 为常染色体显性遗传，是亚铁螯合酶缺陷所致；PCT 系尿卟啉原脱羧酶缺陷引起，可为遗传性或获得性。

知识点 2：红细胞生成性原卟啉病（EPP）的临床表现

红细胞生成性原卟啉病是最常见的皮肤卟啉病。发病多在童年。成人发病者罕见。本病是常染色体显性遗传，常有家族史。

表现为急性光敏性反应。皮肤在日晒 5~30 分钟后，在面部、手背等暴露部位有刺痒或灼痛感，之后出现片状红斑和高度水肿，严重者可出现水疱、血疱和紫癜，然后出现糜烂、黑色厚痂或奇特的线状结痂。

多次反复发作后导致皮肤增厚，面部似蜡样，呈橘皮样鼻，唇部苍白变厚，唇红黏膜纹理深粗，与口周皮纹相连成特征性的放射状裂纹及瘢痕。手背皮肤增厚常始于掌指关节与近端指间关节处，呈指节垫样。项部多呈菱形皮肤。

知识点 3：迟发性皮肤卟啉病（PCT）的临床表现

迟发性皮肤卟啉病是常见的皮肤卟啉病，多见于20~60岁的患者。本病分为两型：Ⅰ型为散发性（又称症状性、获得性），和饮酒或肝脏病变有关，67%是HLA-A3阳性；Ⅱ型为家族性，是常染色体显性遗传，遗传具有性别差异，女性患者能将疾病遗传给子女，男性则很少遗传至女儿。

本病起病缓慢隐匿，患者通常无明确的日光过敏史。皮损主要分布于面和手部，常表现为红斑，并有瘙痒。慢性损害表现为皮肤脆性增加、水疱、大疱、多毛以及色素沉着等表现。

患者常有嗜酒或长期服用雌激素类药物史。15%~20%患者并发糖尿病，15%并发肝癌。

知识点4：皮肤卟啉病的诊断及鉴别诊断

尿中可检出有过量的尿卟啉与粪卟啉，部分患者尿色变深。尿、粪中7-羧基卟啉以及粪中异构卟啉排泄增多是本病的特征性改变。

（1）临床上应和CEP鉴别的是营养不良性大疱性表皮松解症：后者诱发因素与外伤和碰撞有关而没有光敏性，也无红齿和红尿。

（2）EPP应与痘疮样水疱病鉴别：后者皮损发作和表现与EPP的光毒性损害明显不同，以丘疹水疱为主且无明显肿胀和淤斑。主观瘙痒而无明显的灼热。青春期后病情明显地减轻且无EPP反复发作，逐渐加重的皮肤增厚性表现。

（3）PCT的面部表皮剥蚀应与人工皮炎鉴别：水疱、血疱为主时应与烟酸缺乏病鉴别；多毛或色素沉着为主时应与有关内分泌疾病鉴别；瘢痕和粟丘疹损害为主时应与获得性大疱性表皮松解症鉴别。

知识点5：皮肤卟啉病的治疗

（1）尽量避免日晒及光照，外用二氧化钛或氧化锌。

（2）红细胞生成性原卟啉病：口服β胡萝卜素，每日3mg/kg持续4~6周，待出现掌跖黄染后减量持续2~3个月。

（3）迟发性皮肤卟啉病：内服氯喹或羟氯喹。可使用重组红细胞生成素、烟酰胺、维生素B_6及维生素E等配合治疗。

第三节 黄 瘤 病

知识点1：黄瘤病的病因和发病机制

（1）高脂蛋白血症性黄瘤：患者血浆脂质中有1种或数种脂质含量过高，又可分为原发性与继发性两类。①原发性：原因不清楚，多与遗传有关，可能由于脂蛋白脂酶的遗传缺陷或活力降低影响脂蛋白分解，也可能是脂蛋白代谢的其他缺陷所致；②继发性：又称表现性高脂蛋白血症，常继发于一些其他疾病，包括甲状腺功能减退、肾病综合征、糖尿病、痛风以及乙醇中毒等。

（2）正常脂蛋白血症性黄瘤：这类黄瘤患者血脂水平正常，但因为血脂质异常、血中异常蛋白的存在（例如皮肤淋巴组织细胞异常增生）或其他一些局部因素（如淋巴水肿、皮肤炎症致毛细血管通透性增高或刺激等）导致血脂质于局部沉着，形成黄瘤。

知识点2：扁平黄瘤病的临床表现

（1）扁平稍隆起境界清楚的黄褐色或橘黄色斑片，无明显自觉症状。

（2）多见于颈、肩、躯干、腋、股内侧以及肘和腘窝等处。

（3）通常伴有脂蛋白血症。

知识点3：睑黄瘤病的临床表现

（1）发生于上下眼睑和内眦部，对称分布。

（2）扁平、柔软表面黄色小斑片，缓慢增加，须经数年或更久可达10～20mm，并有数小片融合。

（3）睑黄瘤是黄瘤病中最常见的，好发于中年以上妇女。

（4）部分患者伴有高胆固醇血症，有些患者可并发扁平黄瘤、皮肤网状组织细胞瘤或糖尿病。

知识点4：结节性黄色瘤病的临床表现

（1）多发于四肢、躯干伸侧处，如肘、膝、指关节伸侧、足跟以及臀部，亦可见于肩胛、足背、腋下、腹股沟和颜面等部位。

（2）早期是柔软的黄色小丘疹，以后融合增大，皮损是米粒大、黄豆大或杏仁大球形或半球形结节，为黄色或橙黄色，结节较硬、微有弹性，能够单个、孤立或数个聚集。

（3）此瘤并发多型高脂蛋白血症，最常见于家族性脂蛋白血症Ⅲ型。

（4）可伴有血浆中等密度和极低密度脂蛋白以及乳糜微粒增高，也可伴有血管粥样硬化以及冠状动脉或周围血管循环障碍，也可继发甲减和胆汁性肝硬化等疾病。高脂蛋白血症Ⅱ或Ⅲ型，可伴发其他黄瘤病。

知识点5：腱黄瘤病的临床表现

（1）发于肌腱、韧带和骨膜。常见于手背、手指、肘、膝、足跟等部，尤以指腱和跟腱多见。

（2）皮损为直径1cm大小的无痛性坚硬结节，好发于肌腱上，与皮肤不粘连。本型患者多有脂质代谢障碍，常患有冠心病，也可见于糖尿病、黏液性水肿等继发性高脂蛋白血症者。

（3）本型黄瘤发展缓慢。

（4）见于Ⅱ和Ⅲ型高脂血症者。

（5）可同时具有结节性黄瘤和睑黄瘤。

（6）本病与痛风、腱鞘囊肿、腱鞘巨细胞瘤以及类脂质皮肤关节炎等鉴别。

知识点6：发疹性黄瘤病的临床表现

（1）成批出现红色或黄色、针尖至豌豆大的半圆形丘疹，急性期炎症显著，周围绕有红晕，有瘙痒。

（2）皮损通常局限四肢伸侧，尤其是肘、膝以及臀部、背腹、躯干的受压部位。口腔损害通常为孤立的可聚集成斑块状。

（3）血浆高浓度甘油三酯，可见于Ⅰ型和Ⅴ型高脂蛋白血症患者。

（4）需与播散性黄瘤、发疹性汗腺瘤、播散性环状肉芽肿和粟粒性肉样瘤、平滑肌瘤及类银屑病鉴别。

知识点7：播散性黄瘤病的临床表现

（1）临床较罕见。多发于25岁前的男性患者。

（2）为黄红色或褐色丘疹，能够融合成较大损害，有些损害可有蒂。

（3）本病好发于屈侧和皱褶等处，如腋窝、颈、肘膝、腹股沟等部位。也可见于黏膜及中枢神经系统。角膜、巩膜，偶可累及口腔、舌咽、喉和上部支气管、肺部，垂体受累后可导致尿崩症。心脏和肾脏偶可受损。

（4）青春期和年轻成年人最常见。

（5）患者可伴有血脂异常，组织中没有胆固醇沉积。病程慢性，可自行缓解。因为血脂正常，推测可能是反应性组织细胞增生伴组织细胞内脂质沉积引起。

知识点8：黄瘤病的组织病理

各型黄色瘤组织病理特征主要是真皮内可见多数胞质中充满脂质微粒的单核或多核泡沫细胞，也可看到各型 Touton 巨细胞。成熟损害主要为泡沫细胞，晚期损害为纤维组织增生。

知识点9：黄瘤病的诊断

依据临床特点和组织病理改变易于确诊，应注意伴随的基础疾病并且进行相关检查。

知识点10：黄瘤病的治疗

（1）对合并高血脂蛋白症者，依据不同类型分别控制饮食，给低脂、低糖类饮食，降低总能量。给降脂药如考来烯胺、氯贝丁酯、烟酸等，治疗相关疾病。

（2）对局限性、数目少且小的皮损可酌用电分解、电凝、激光或液氮冷冻去除，较大者可进行外科切除。如不纠正患者的血脂异常，则术后易复发。

第四节　糖尿病性皮肤病

知识点1：糖尿病性皮肤病的病因和发病机制

糖尿病是一种能够引起机体代谢异常、小血管以及神经受损的全身性疾病。糖尿病性皮肤病是由于糖尿病患者糖蛋白沉积于毛细血管基底膜上，使得管壁增厚，组织缺氧所致的微血管病变，其发病机制为以微血管病变为主的多因素的病理过程，为糖尿病较特异的皮肤表现。见于约50%的糖尿病患者，其发生率常和糖尿病的持续时间以及严重程度成正比，老年患者多见。

知识点2：糖尿病性皮肤感染的诊断

糖尿病患者常能够引起皮肤各种病原菌的感染，最常见的细菌感染为金黄色葡萄球菌感染，其临床表现为皮肤疖、痈、蜂窝织炎、毛囊炎以及坏疽等（其中20%为败血症性皮损）。真菌感染多见于念珠菌感染、皮肤癣菌感染，如各种皮肤癣菌病和皮肤黏膜念珠菌病。亦有病毒感染，如带状疱疹、单纯疱疹等。

知识点3：糖尿病性皮病的诊断

此病是糖尿病最常见的皮肤损害。约占糖尿病患者的50%，通常无明显的自觉症状。典型皮损为发于小腿的胫前部，开始为圆形或椭圆形暗红色扁平丘疹，直径约1cm或稍小些。可伴有些许水疱，亦可伴有鳞屑，分布呈疏散或聚集。有时皮损也可发于别处，发展缓慢，常伴有糖尿病性微血管病。愈后留有小的凹陷性的色素性瘢痕。

组织病理学改变显示微血管病变，真皮小血管内皮细胞增生，血管内膜增厚以及真皮质胶原纤维变性。

知识点4：糖尿病性大疱的诊断

糖尿病性大疱比较少见。水疱多突然发于四肢末端，以手足部最多。表现为烫伤样水疱或大疱，疱壁薄，疱液澄清，组织病理学没有棘层松解现象。愈后不留瘢痕，很少复发。

知识点5：皮肤瘙痒症的诊断

大约5%的糖尿病患者可出现皮肤瘙痒。分为全身型瘙痒和局限性瘙痒。可能与糖尿病导致的皮肤干燥或局部真菌（如念珠菌）感染等有关。

知识点6：糖尿病性皮肤发红的诊断

糖尿病患者因为血管的弹性降低或由于糖尿病性微血管病变而引起面部皮肤发红，有时也能够在手足部出现特殊的玫瑰色斑疹。

知识点7：糖尿病性血管病的诊断

糖尿病性大疱能够表现为广泛的微小血管病变，临床上可出现视网膜病和肾病等，也可引起神经病变。这种微小血管病变也可危及患者的生命。另一种血管病变为动脉硬化，临床上可出现心肌梗死、脑血栓形成、肾动脉硬化以及下肢远端的缺血性损害，如足部皮肤发凉，毛发脱落，趾甲和趾末端萎缩性改变，并有足部灼热痛，夜晚加重，伴有间歇性跛行，足背动脉搏动消失，甚至产生一个或多个足趾部坏疽。预后较差。

知识点8：糖尿病性神经病变的诊断

因为糖尿病导致的周围神经病变而引起感觉与运动功能的丧失，常常出现足部无感觉性的外伤。也将开始出现感觉过敏或异常，以后出现麻痹、感觉丧失，甚至足部穿凿性溃疡。若交感和副交感神经受累可出现体温调节异常及出汗减少、皮肤干燥、脱屑。

知识点9：糖尿病性皮肤发黄（糖尿病性胡萝卜素沉着症）的诊断

因为糖尿病患者食入过多的胡萝卜素而导致掌跖和面部皮肤发黄，但巩膜不黄染。减少胡萝卜素的摄入量，此变化可逐渐消退。由于脂肪代谢障碍还可出现糖尿病性黄瘤或睑黄瘤。

知识点10：糖尿病性硬化性水肿的诊断

糖尿病性硬化性水肿比较少见，由于真皮胶原纤维间的酸性黏多糖类物质，特别是透明质酸酶的沉着所导致的一种黏蛋白沉着病。多见于成年人和肥胖患者，主要表现为颈、上背和肩部皮肤出现非凹陷性硬性肿胀，伴有淡红色或苍白色斑或为正常肤色，表面光亮。

知识点11：糖尿病性皮肤病的治疗

（1）对原发病的治疗：正确治疗糖尿病。

（2）对症治疗：外用止痒药物，破溃的皮肤预防以及治疗感染等。

第五节 皮肤淀粉样变病

知识点1：皮肤淀粉样变病

淀粉样变性由淀粉样蛋白物质沉积于组织中所引起，临床上主要有两种类型：皮肤淀粉样变性与系统性淀粉样变性。淀粉样蛋白物质沉积于正常皮肤内，称为原发性皮肤样变性，淀粉样蛋白物质沉积于病变皮肤内，称为继发性皮肤淀粉样变性。原发性系统性淀粉样变性主要累及间叶组织，常伴有皮肤损害。继发性系统性淀粉样变性主要波及全身实质性器官，特别是肝、脾、肾等，没有皮肤损害，常继发慢性感染性疾病。

知识点2：苔藓样淀粉样变病的临床表现

苔藓样淀粉样变病又成为淀粉样变苔藓。

（1）皮损为淡褐色或肤色芝麻至黄豆稍大的坚硬性圆形或半圆形丘疹，表面粗糙，附有少量鳞屑，其顶端有黑色角栓，剥脱后留脐状凹陷。排列呈串珠状，密集却不融合。可伴有色素沉着。

（2）多发于双小腿胫前，在前臂外侧、腰髂部、上背部亦可见。对称分布。

（3）自觉剧痒。

（4）多见于中年人，男女均可受累。

知识点3：斑状淀粉样变病的临床表现

（1）皮损是褐色或紫褐色点状色素斑聚合而成的色素斑，呈网状或波纹状。多无显著痒感。

（2）主要见于背部肩胛间区。

（3）好发于中年以上妇女。

知识点4：结节萎缩型皮肤淀粉样变病的临床表现

（1）皮损为单个或多个棕色或金黄色的结节，约3cm大小，其表面皮肤萎缩和松弛，容易被提起，指压中心部位呈疝样下陷。

（2）可见于肢体或躯干部。

（3）多发于女性。

知识点5：皮肤异色病样淀粉样变病的临床表现

皮肤异色病样淀粉样变病，又叫 PCA 综合征。

（1）皮损有皮肤萎缩、色素沉着和色素减退、毛细血管扩张等皮肤异色病样改变。并且有苔藓样丘疹、水疱等。

（2）主要发生在四肢。

（3）属于常染色体隐性遗传。男性多见。

知识点 6：结节或肿瘤型皮肤淀粉样变病的临床表现

结节或肿瘤型皮肤淀粉样变病，又称淀粉样瘤。

（1）本型罕见，皮损是单发或多发黄色或肤色结节。发生于头、面、躯干以及四肢。

（2）自觉瘙痒。

知识点 7：肛门、骶部皮肤淀粉样变病的临床表现

（1）肛门和骶骨部有手掌大小过度角化性暗褐色色素沉着斑。以肛门为中心呈放射状或扇形线状排列，类似于斑马状色素性条纹。

（2）有痒感。多见于老年人。

（3）本型发病可能和压迫、摩擦等机械刺激有关。

知识点 8：脂溢性皮炎样型皮肤淀粉样变病的临床表现

（1）皮损呈粉红、灰色或灰褐色，多为粗糙、干燥的斑疹。头皮和面部均似脂溢性皮炎，头皮增厚，伴有眉毛、头发脱落。耳前、额部可有色素沉着斑。

（2）常见从背部开始，后发展到肩、项、耳、面、头皮。有时胸部亦可受累。对称分布。

知识点 9：皮肤淀粉样变病的实验室检查

（1）Nomland 试验（刚果红试验）阳性（阳性率约 80%）。

（2）组织病理特殊染色检查可知真皮乳头层有淀粉样蛋白沉积。

（3）可有血沉加快和球蛋白异常等。

知识点 10：皮肤淀粉样变病的鉴别诊断

（1）慢性单纯苔藓：基本损害是多角性扁平丘疹，融合形成典型的苔藓样变，表面光滑。好见于颈项部、肘关节伸侧以及尾骶部等摩擦部位。主观瘙痒呈阵发性加重。

（2）肥厚性扁平苔藓：皮损为疣状增殖的肥厚性斑块，有薄的鳞屑，周缘有散在性扁平丘疹，通常呈淡红色、棕红色或正常肤色。愈后留有色素沉着和皮肤萎缩。

（3）另外有时需与类脂蛋白沉积症鉴别。

知识点11：皮肤淀粉样变病的治疗

（1）抗组胺类药物：如赛庚啶等，或普鲁卡因静脉封闭能够暂时止痒。

（2）小片状损害可选用皮质类固醇激素局部注射。

（3）皮质类固醇激素制剂如霜剂和涂膜剂等局部外用或封包。

（4）角质剥脱剂（如松馏油软膏、水杨酸氯化氨基汞软膏以及硫黄煤焦油软膏等）外涂或封包。

（5）其他：例如复方斑蝥酊、复方醋酸氟轻松酊和1%达克罗宁软膏等均可局部外用，有止痒作用。

（6）也可用氯喹，0.25g，每日2次，口服。

第六节　痛　　风

知识点1：痛风的病因

痛风分为原发性与继发性，原发性者25%具有家族史，为常染色体显性遗传，尿酸在血内的增高可能是因为尿酸合成增加，有的和某些酶（次黄嘌呤鸟嘌呤转磷酸核糖基酶）的缺陷相关；也可能是由于肾排出尿酸减少。大多数痛风者两者都有。

继发性因各种肾病性肾功能减退以致尿酸排泄减少，而形成高尿酸血症。真性红细胞增多症、慢性白血病和铅中毒等可继发血尿酸增高，尿酸盐结晶在组织中的沉积能够引起炎症反应，后者又可使更多结晶沉积，如此恶性循环最终形成明显的痛风石产生临床症状。

知识点2：痛风的临床表现

（1）95%以上是男性，中年发病。女性多在绝经后期起病，症状轻。无症状期时间较久，只有血尿酸增高。

（2）临床分为无症状期、急性关节炎期或慢性关节炎期。

（3）急性关节炎期：发病急，多见踇趾、踝、膝、腕、肘和手、足小关节红肿和疼痛，可伴发热、乏力等，夜间发作，白天减退，经几日至几周发作停止。

（4）慢性关节炎期：首次发作后自数年至数十年形成慢性痛风，皮下形成结节，多位于耳郭或指、趾关节周围软组织以及肘后和髌前等部位，结节为针尖至绿豆大或更大，呈橙红、黄红或乳白色。大约有1/5患者有尿酸盐结石，可发生肾盂肾炎，晚期形成肾功能不全。

（5）实验室检查：高尿酸血症，白细胞升高，血沉快速。关节穿刺见针状尿酸盐结晶。

（6）X线检查：10%因钙盐较多能显结石影，晚期近关节端骨质内有透亮区。

（7）组织病理显示皮下有大小不等境界清楚的尿酸盐结晶，显褐色，旋光显微镜检查显示具有双折光性。

知识点3：痛风的诊断

根据患者的关节、耳轮以及肾等处出现痛风石，血尿酸增高可以确诊。

知识点4：痛风的鉴别诊断

本病应与下列疾病鉴别：

（1）钙质沉着病：皮损呈质地较硬的结节或斑块，可破溃、流出石灰样或奶油样物质。通常自觉症状较轻。有时伴有血钙升高，但血尿酸正常。组织病理显示有苏木素伊红染色呈非结晶形深蓝色的钙质。文柯萨染色为黑色反应。

（2）多中心性网状组织细胞增生症：在耳和指关节等处可有坚硬的结节，但伴发多发性关节炎，血尿酸正常，组织病理有特征性的组织细胞以及多核组织细胞性巨细胞。

（3）有时还需与类风湿性结节等区别。

知识点5：痛风的治疗

（1）避免诱因，少吃含嘌呤高的食物，如高蛋白饮食。急性发作时应卧床休息，多饮水，保持尿量在每天2000ml以上，增加尿酸排出。

（2）早期应用秋水仙碱，也可用保泰松或吲哚美辛。重症病例可用秋水仙碱与皮质类固醇激素联合应用。

（3）对有痛风石及血尿酸高达535～595μmol/L时，除秋水仙碱外，还可加用排尿酸药与减少自身尿酸合成的药物，如丙磺舒、水杨酸和别嘌醇等，但在肾功能不良或有肾结石者禁止使用排尿酸药。

（4）痛风石治疗，个别损害可以手术治疗。

第七节 硬 肿 病

知识点1：硬肿病的病因

本病病因不清楚。根据大多数患者发生于感染性疾病以后，其中半数以上属于链球菌性质，目前对本病是否是变态反应的一种表现，或是一种自身免疫的过程，或是基质内由于微生物毒素引起的一种中毒性紊乱尚多争论。

知识点2：硬肿病的临床表现

（1）表现为实质性非凹陷性肿胀和发硬，带棕黄色，表面光滑，具有蜡样光泽，可影响面容、吞咽和颈、肩以及背部活动。

（2）皮肤损害常初发于颈后和肩部，迅速累及面部、胸、背以及上臂等处，但常不波及手、足部位。

（3）多见于成年妇女，也可见于儿童，可有家族史。起病前经常有感染史。

（4）发生在感染后的50%患者病程具有自限性，大多在数月至几年内全部消退，皮肤恢复正常，而其他类型者病程缓慢。

知识点3：硬肿病的组织病理

真皮显著增厚，胶原肿胀、粗大，束间有黏液样物质沉积。

知识点4：硬肿病的诊断及鉴别诊断

根据皮损常先发于颈后和肩部，迅速向面部、胸、背、上臂等处发展，呈进行性对称性弥漫性皮肤变硬，而没有萎缩、发炎、色素改变及毛发脱落等现象，局部感觉如常，能够确定诊断。

系统性硬皮病：起病缓慢，多有肢端动脉痉挛症，硬化区常伴有萎缩、色素改变及毛细血管扩张，可累及食管以及心、肺、肾等内脏。

知识点5：硬肿病的治疗

去除或治疗感染病灶。对症治疗。理疗如音频电疗等有一定效果。环磷酰胺口服与电子束疗法有一定疗效。

第八节　类脂蛋白沉积病

知识点1：类脂蛋白沉积病

类脂蛋白沉积病是一种非常罕见的常染色体隐性遗传失调疾病，是以黄白色的渗透性的浸润物沉积于口唇的内表面、舌的下表面、咽喉以及腭垂。上呼吸道的其他部分也会受累。在早期，发生成群的大疱或脓疱，愈合后遗留痤疮样瘢痕。喉部的变化造成明显的嘶哑，常发生在出生后数周内，哭不出声、发音嘶哑是本病显著特征。

知识点2：类脂蛋白沉积病的临床表现

患者的舌头像木头一样，活动困难，无法伸出。会厌部发生明显的变化，由于灰黄色物质的浸润，声带增厚，很早就声音嘶哑。某些患者在大阴唇、尿道口、阴囊、臀沟以及腋窝可出现同样的淡黄色或奶油色的沉积物。出现严重的口腔干燥及唾液分泌缺乏。斑秃常见。

手背部、手指、肘部以及膝部可见角化过度的疣状或结节性皮损。2/3 患者的眼睑边缘有小的、淡黄色且透明的珍珠样丘疹。半数的患者眼底可见 Bruch 膜的脉络膜小疣。头颅 X 线片显示蝶鞍的背面和侧面有镰刀状的钙化有诊断意义。

知识点 3：类脂蛋白沉积病的组织病理

特征性的组织学特征包括血管的极度扩张与血管壁的增厚，汗腺进行性的透明样变，真皮与皮下组织的浸润伴细胞外透明样物沉积，透明样沉积物也存在于血管壁。正常的皮肤和黏膜也可见于乳突下血管的内皮增生，较深层血管的管壁出现均质性增厚。血管周围的Ⅳ型以及层粘连蛋白增加。

知识点 4：类脂蛋白沉积病的治疗

外用激素药物或手术切除选择有沉积的部位，少数报道系统维 A 酸类化合物治疗有一定程度的缓解。

第九节　高脂蛋白血症

知识点 1：高脂蛋白血症的病因和发病机制

高脂蛋白血症的病因包括原发性与继发性两大类。原发性是由于脂质和脂蛋白代谢先天性缺陷（或遗传性缺陷）以及某些环境因素（包括饮食、营养等）通过未知的机制所致；继发性者主要继发于某些疾病，如糖尿病、肝脏疾病、肾脏疾病以及甲状腺疾病等，也受环境因素的影响。

知识点 2：高脂蛋白血症的临床表现

高脂蛋白血症的临床表现主要包括两方面：一方面为脂质在真皮内沉积所引起的黄色瘤；另一方面为脂质在血管内皮沉积导致动脉粥样硬化，产生冠心病及外周血管病等。

知识点 3：高脂蛋白血症的治疗

高脂蛋白血症的治疗，包括饮食治疗和药物治疗等。首先处理引起继发性高脂蛋白血症的因素和疾病。

第十节 皮肤钙沉着病

知识点1：皮肤钙沉着病

皮肤钙沉着病指不溶性钙盐沉积于皮肤组织，分为代谢性与转移性。

知识点2：皮肤钙沉着病的临床表现

（1）代谢性或营养不良性皮肤钙沉着：有30%~40%患者出现硬皮病或皮肌炎。病灶好发于上肢，特别是手指与肌腱部位。皮损为坚硬结节和斑块，当皮肤和斑块粘连时表皮发红，最后破溃溢出乳状物质。

组织病理显示有非晶形深蓝色的钙质。血清钙、磷水平正常。

（2）转移性皮肤钙沉着：患者的血钙和磷水平升高。皮损为小而坚硬的皮色小结节，数目多而对称，多见于腘窝和髂嵴处。常发生钙化的组织有肾、肺、心血管以及胃等。常见于甲状旁腺瘤、维生素D过多和慢性肾病等患者，此类患者都有血钙增高特点。

知识点3：皮肤钙沉着病的鉴别诊断

本病应与痛风相鉴别：痛风主要发生于关节和软骨组织，尤其好发于耳郭，常伴有关节炎，组织病理显示尿酸结晶。

知识点4：皮肤钙沉着病的治疗

（1）治疗原有疾病，如硬皮病和皮肌炎。

（2）禁止用维生素D。

（3）个别局限性损害可以进行手术切除。

第十一节 黏多糖病

知识点1：黏多糖病的病因和发病机制

因蛋白聚糖降解酶先天性缺陷导致的蛋白聚糖分解代谢障碍。其特征是过多的寡聚糖堆积和排泄。患者中男性多于女性，多见于近亲结婚者的后代，常有家族史。因酶缺陷的类型不同，预后不同。

知识点2：黏多糖病的临床表现——氨基多糖病

氨基多糖病也称黏多糖病Ⅰ型，是由酸性黏多糖代谢障碍引起的疾病。属于常染色体隐性遗传病，可能和异常的遗传基因促发有关。主要表现为侏儒症。患者智力迟钝，头大不对称，颈非常短，皮肤厚似黏液性水肿。面容丑陋、皮肤粗糙、舌大以及驼背，腹膨似壶状。四肢运动障碍，角膜混浊，心脏畸形，肝、脾显著大，脐疝。预后较差，多在10岁内死亡，其中50%死于充血性心力衰竭。

知识点3：黏多糖病的临床表现——Hurler综合征

Hurler综合征又称IH型黏多糖病。是常染色体隐性遗传。早年角膜混浊，面容粗犷，智力迟钝。皮损为象牙白色的结节，为1～10mm，有融合趋势，好发于肩背部，也可累及上肢、胸部和股外侧。指、趾皮肤可以增厚，类似肢端硬皮病。另外，有广泛的多毛，四肢毛多而粗，10岁前死亡。对症治疗。

知识点4：黏多糖病的临床表现——Hunter综合征

Hunter综合征又称黏多糖病Ⅱ型。可分为重型和轻型，均为X连锁隐性遗传，缺少艾杜糖醛酸硫酸酯酶。表现为腰型驼背、关节强直、宽手、胸部畸形以及侏儒；角膜混浊、面容粗犷、肝脾大；智力迟钝和耳聋。发病于婴儿期，病情进行性加重，常死于呼吸道感染和心力衰竭。皮肤表现为沟状与嵴状或结节性增厚，主要对称分布在上臂、胸及肩胛角到腋窝线区等部。常有明显多毛症。重型无角膜混浊，多在15岁前死亡。轻型智力良好，可活到30～50岁。

知识点5：黏多糖病的治疗

本病目前没有有效方法。应用新鲜血浆有一定疗效，可改善临床或化学状况。

第十二节　类脂质渐进性坏死

知识点1：类脂质渐进性坏死的病因和发病机制

类脂质渐进性坏死病因与发病机制并不完全清楚，其中一种和糖尿病有关，另一种发病和糖尿病无关。是以境界清楚的、坚硬、凹陷的、蜡样、黄棕色的皮损出现在糖尿病的患者皮肤上为特征。女性患者为男性的3倍。

知识点2：类脂质渐进性坏死的临床表现

女性多见，常患有糖尿病，病程慢性。皮损好发生于小腿伸侧，也见于股、踝、小腿屈侧、足以及跟部。偶或发生于上肢、躯干和头皮。皮肤损害早期是境界清楚、隆起的红色丘疹，然后缓慢扩大或融合，成卵圆形或不规则形坚硬斑块，境界清楚，边缘常呈棕红或紫色，中央萎缩，呈淡黄色，表面光滑，多见毛细血管扩张。约有 1/3 损害可出现皮损破溃，形成溃疡。

知识点 3：类脂质渐进性坏死的组织病理

真皮特别是中、下部以及皮下组织内栅状肉芽肿，坏死灶内可见脂质沉积。

知识点 4：类脂质渐进性坏死的治疗

发现及控制糖尿病。局部外用皮质激素制剂。手术切除与皮肤移植对溃疡面较大的患者有帮助，但有的却在移植部位或其边缘复发。应用己酮可可碱、氯喹、烟酰胺、噻氯匹定以及局部的 PUVA 或他克莫司外用、环孢素和全反维 A 酸对个别病例有效。

第十三节 氨基酸代谢病

知识点 1：氨基酸代谢病的病因和发病机制

氨基酸代谢病是指一组由于氨基酸代谢过程中酶的特异性缺陷使血中氨基酸积聚或由于肾小管不能有效吸收某些氨基酸最终导致尿中出现异常氨基酸的疾病，大多和隐性遗传有关。

知识点 2：苯丙酮尿症

本病又称 Folling 病，患儿皮肤与毛发颜色浅淡，对光敏感，可以产生湿疹样损害，类似于遗传过敏性湿疹表现，脓皮病的发生率增加，肌张力增高，产生硬皮病样损害。及早发现及早治疗十分重要。严格控制饮食，需进食苯丙氨酸含量较低的食物。

知识点 3：黑酸尿症

黑酸尿症通常于 30~40 岁后才出现肤色暗黑，特别是颊、前额、腋以及外生殖器处明显，黏膜、巩膜、甲、腱和软骨均可有不同程度地变黑。组织广泛变色没有特殊疗法，对症处理骨关节症状。

知识点 4：单氨羧酸类氨基酸尿症

本病又称 Hartnup 病，常在儿童期（3~9 岁）发病，先有皮肤症状然后是神经精神异常的表现，消化道症状比较少见。皮损好发于曝光部位（如颊、额、手背等处），表现为境界清楚的红斑，色素沉积，角化过度，干粗和皲裂，也可有皮肤异色病样表现。日晒后皮损常加重。补充足量的烟酸或烟酰胺，可以使症状迅速改善。皮损应避免曝光和外用防晒制剂。

知识点5：精氨琥珀酸尿症

常在幼儿时出现毛发异常改变，表现为发干且脆，且很易于发根处折断，生长不规则，成簇状，患儿常年不用理发，毛干可呈结节状，成年后有可能自发缓解。尚无特别有效疗法。

知识点6：组氨酸血症

本病为皮肤内缺乏组氨酸酶。本症没有光敏现象，可伴有皮纹较浅表现及中枢神经系统异常，特别是智力迟缓和语言障碍等。

知识点7：同型胱氨酸尿症

本病为胱硫醚合成酶的缺陷导致。患儿出生时正常，逐渐表现出智力与生长缺陷。毛发稀疏，颧部潮红，小腿部网状青斑。大量给予维生素 B_6，每日300mg，可能有一定效果。

知识点8：氨酞基脯氨酸（二肽）酶缺乏症

本病是一种常染色体隐性遗传性疾病，经常累及皮肤、眼、耳、鼻、咽、骨关节以及中枢神经系统。皮肤损害可见慢性顽固性溃疡，好见于四肢，特别是小腿，溃疡为崩蚀性，深在且不易愈合，于溃疡周围可有瘢痕形成，并可看到鲜红色斑丘疹及紫癜。其他有皮肤干燥、白发、指甲弯曲、毛周角化以及肘膝部角化。本病尚无特别有效的治疗，最近有报道口服氨苯砜有效。

第十四节　黏蛋白病

知识点1：黏蛋白病

黏蛋白病是指以真皮内黏蛋白的过多沉积为特征的一组疾病。临床上可表现为肿胀、丘疹以及斑块为主的皮肤损害，组织学上可见过多的黏蛋白沉着。

知识点2：黏液水肿性苔藓

皮肤中成纤维细胞增殖及真皮内酸性黏多糖过度沉积，表现浸润性皮肤损害是特征的皮肤黏蛋白沉积症。

知识点3：硬肿病

突然出现弥漫性对称性皮肤发硬为特征的少见病。多发生于感染性疾病后。

知识点4：网状红斑性黏蛋白病

好见于21~40岁的女性。皮疹通常在强烈日晒后出现。最常见于胸和背部的中线部，皮疹是直径为数厘米的红斑性斑块或网状斑片。

知识点5：毛囊黏蛋白病

由肤色的毛囊性丘疹所构成。可仅有一个损害，或可表现为多发性损害，斑块坚硬，粗糙不平。主要分布在面、颈和头皮，但也可发生于身体的任何部位。瘙痒可有可无。头皮的皮损部位经常出现脱发。有些丘疹的中心可见粉刺样黑点，为毛发折断或黏蛋白自身导致的。

知识点6：皮肤灶性黏蛋白病

孤立性结节或丘疹为特征，多发生于成年人。损害无症状，多发生在面、颈、躯干或四肢。组织学上，损伤以疏松的真皮基质内含有大量黏蛋白与许多树突状成纤维细胞为特征。有时可能被误认是囊肿、基底细胞癌或神经纤维瘤。治疗可选择外科切除。

知识点7：黏液样囊肿

最常发生在手指远端的背面及侧面，但也可发生在足趾。表现为孤立的乳白色或肤色的囊肿。皮损内含有透明、黏稠的液体，可自行消退。

第十六章　其他皮肤病

第一节　川　崎　病

知识点1：川崎病的病因和发病机制

（1）感染：本病发生可能和溶血性链球菌、金黄色葡萄球菌、腺病毒、疱疹病毒、艾柯病毒、立克次体等感染有关，但未能获得明确病原体的证据。

（2）变态反应：本病是宿主对感染原产生的一种以血管为中心的Ⅲ型变态反应，发病和特定体质相关。

（3）其他：洗涤剂过敏或汞中毒可能和本病发生有关。

知识点2：川崎病的临床表现

（1）发热：持续性高热，一般为39~40℃，热程1~2周。

（2）皮疹起病3~5天出现皮疹，皮疹类型不同，可为麻疹样、猩红热样、多形红斑样皮疹或弥漫性片状红斑。皮疹分布具有向心性，以面、躯干、四肢近端为主，通常不痒或轻痒。皮疹多于1周左右消退，消退后留下色素沉着及细小鳞屑。

（3）手足变化：①手足硬肿：起病5日左右可见手足背到指（趾）末端的皮肤呈弥漫性非凹陷性硬肿，按压有木实感；②早期绝大多数患儿掌跖泛红且呈品红或深紫色；③膜样脱皮：急性期过后指、趾末端甲和皮肤交界处开始脱皮，呈小片状或膜状，具有诊断价值；肛周也出现小片状脱皮；④指甲横沟：恢复期甲板上有横行沟纹，随甲生长，渐向游离缘移行，最终消失。

（4）口腔变化：发病2~3天口唇明显充血且呈鲜红或绛红色，稍后唇面干燥、皲裂，部分会出血，糜烂或覆以血痂。口腔、舌、咽部黏膜出现弥漫性充血，舌乳头增生或出现杨梅舌。

（5）眼结膜变化：发病3~11日产生两眼球结膜充血。

（6）颈淋巴结增大：急性期在颈单侧或双侧可触摸到增大的淋巴结，活动，可有压痛，2周内能够消退。

（7）心血管系统变化：常见病变是冠状动脉受累，包括扩张、狭窄、栓塞及冠状动脉瘤形成，20%~25%未经治疗的患儿在急性期可出现冠状动脉瘤。临床上，冠脉瘤轻者（瘤体直径小于8mm）可完全恢复，重者（瘤体直径超过8mm）可形成血栓造成急性心肌梗死或冠状动脉瘤破裂，引发猝死。50%以上患儿冠脉瘤会完全消失，且通常在发病1~2年后。

其他心血管病变还包括心肌炎与充血性心力衰竭、心包炎、心包积液、心律失常及瓣膜性心脏病等。

（8）胃肠道症状：腹痛、呕吐及腹泻，少数患者出现肝损伤、胰腺炎。

（9）神经系统：无菌性脑膜炎、癫痫和暂时性瘫痪。

知识点3：川崎病的病理学检查

本病病理特征表现是血管炎。

皮肤病变主要表现为炎性水肿和毛细血管周围炎性反应，单核细胞及淋巴细胞浸润，毛细血管扩张，毛细血管内皮细胞损伤，真皮水肿。

尸检表明冠状动脉有广泛受累，表现为动脉炎，伴有弹力纤维断裂导致的动脉瘤样扩张和血栓形成，可有心肌梗死或心肌局部缺血。左心室出现扩张性肥厚，心肌可有弥漫性或局限性水肿，小静脉周围淋巴细胞和浆细胞浸润。

知识点4：川崎病的诊断

本病诊断主要依据日本川崎病研究委员会制定的川崎病诊断标准（2005 年修订第 5 版）与美国心脏学会制定的川崎病诊断标准（2001 年第 4 版）：凡具有原因不明的发热 5 日或以上，并且至少具有以下 5 项标准中的 4 项者，即可诊断本病：

（1）双眼无痛性且非渗出性球结膜充血。

（2）具有以下口咽病变之一：口唇充血或龟裂；咽充血；杨梅舌。

（3）具有以下肢端病变之一：掌或跖红斑；手或足水肿；甲周脱屑。

（4）多形性皮疹。

（5）急性非化脓性颈淋巴结增大，直径不小于 1. 5cm。

若少于 4 项标准，但发现有冠状动脉瘤者，也可诊断本病。

知识点5：川崎病的鉴别诊断

本病应与下列疾病鉴别：

（1）重症渗出性多形红斑：可发生发热、皮疹、结膜、唇和口腔黏膜病变，皮疹具有大疱、糜烂和渗出特点，而川崎病无此表现；唇和口腔黏膜病变具有特征性口唇糜烂、结痂、出血以及皲裂，而川崎病则只有口咽部黏膜弥漫性充血，无糜烂和结痂；眼部受累为严重结膜炎、结膜水肿、大量纤维素性分泌物，可是川崎病则限于球结膜充血，无分泌物；无手足红肿以及趾、指末端膜样脱屑，川崎病具有这些特征表现。

（2）病毒性心肌炎：病毒性心肌炎患者发病前 1~3 周多有病毒感染症状，然后产生心血管系统症状，如胸闷、心悸、气短、胸痛及呼吸困难，心电图检查可发现心动过速及各种心律失常，以房性、室性期前收缩，房室传导阻滞最多见，心肌酶增高。而川崎病具有特征性皮肤和黏膜病变，心血管受累以冠状动脉病变为主，无心肌酶增高。

（3）小儿结节性多动脉炎：临床上常见长期或间歇性发热，皮疹为红斑、荨麻疹或多形红斑表现，伴有高血压、心包渗出、心脏扩大、充血性心力衰竭及肢端坏疽等，但无特征性手足改变或冠状动脉病变，可与川崎病鉴别。

知识点6：川崎病的治疗

（1）静脉注射免疫球蛋白（IVIG）：早期应用大剂量IVIG治疗，可使体温迅速恢复正常、明显降低冠状动脉损害于心肌梗死的发生率。最佳方案为1日疗法，2g/kg，10～12小时滴注。

（2）抗凝剂：避免血小板凝集和血栓形成。阿司匹林30～50mg/(kg·d)，分3次口服。恢复期应用小剂量的阿司匹林3～5mg/(kg·d)维持。

知识点7：川崎病的并发症的诊断、治疗和预防

若没有引起心脏血管的并发症，川崎病不会产生后遗症，因此治疗的目的是在避免造成心脏血管并发症，特别是冠状动脉病变。

如果在起病后10天内没有接受治疗，20%～25%的患儿可出现冠状动脉受累，治疗效果差。因此一旦确诊，应及时治疗，急性期给予静脉注射免疫球蛋白和大剂量阿司匹林，恢复期选择小剂量阿司匹林维持。如果已有冠状动脉扩张或冠脉瘤形成，则阿司匹林应一直要服用到病变消失为止。

对于恢复期的患儿需要进行不定期随访，定期检查心电图和超声心动图。

第二节　坏疽性脓皮病

知识点1：坏疽性脓皮病（PG）的病因和发病机制

本病病因尚不清楚。可能与免疫系统失调，尤其是中性粒细胞趋化性异常有关。约半数患者免疫球蛋白不正常，细胞免疫功能较差。

30%PG继发于创伤或外伤。

也可能与某些药物如IFNα-2b、异维A酸、舒必利和丙硫氧嘧啶等有关。

知识点2：坏疽性脓皮病的临床表现——皮肤损害

初始皮损类似于虫咬反应，表现为小的炎性丘疹或脓疱，并逐渐增大，形成溃疡性损害。患处疼痛明显，常伴有关节痛和全身不适。

皮损分为典型皮损与非典型皮损：①典型皮损具有特征性，表现为深在的潜行性溃疡，溃疡周围呈紫色，好见于下肢，也可见于身体其他部位；②不典型皮损的溃疡较浅，还可表现为水疱、脓疱和糜烂等，常见于手背、前臂伸侧或面部。多发性皮损反复发作者，将

留有筛状瘢痕。

皮损还可发生在某些特殊部位，易造成临床误诊：发生于手术切口缝合处周围，易误诊为切口感染；发生在生殖器，易误诊为某些性传播疾病；发生在口腔内，称之为增生性脓性口腔炎，常见于炎症性肠病患者。PG 还可出现在皮外，如肝脏、肺与骨骼的累及。

知识点 3：坏疽性脓皮病的临床表现——系统病变

50%患者伴系统病变，系统病变时间为 PG 发病前、同时或发病后。

常见 PG 相关的系统疾病有：炎症性肠病（溃疡性结肠炎与局限性肠炎/Crohn 病）、关节炎（血清反应阴性关节炎、类风湿关节炎、强直性脊柱炎和骨关节病等）、血液系统疾病（白血病、主要是 IgA 的单克隆 γ 球蛋白病）。其他少见疾病包括：肝病（肝炎和原发性胆汁性肝硬化）、骨髓瘤（IgA 型）及免疫性疾病（红斑狼疮、舍格伦综合征）等。

对 PG 患者，临床应全面检查，以排除 PG 相关的系统性疾病。

知识点 4：坏疽性脓皮病的病理学检查

无特异性组织学表现，但所有临床疑为 PG 的患者均须做病理检查，以排除其他疾病。

病理学改变与活检部位和病程有关，类似于脓肿或蜂窝织炎。典型病理表现为大量中性粒细胞浸润、出血及上方表皮坏死。血管周围及血管壁可见中性粒细胞浸润，但一般没有典型血管炎表现。早期损害表现为混合性炎细胞浸润，而晚期可出现肉芽组织，但无肉芽肿形成。

知识点 5：坏疽性脓皮病的诊断

坏疽性脓皮病目前无确诊方法。主要诊断依据为临床特征性的疼痛性溃疡、组织学嗜中性皮病，并且排除血管性疾病、感染性疾病和肿瘤等。次要诊断依据是特殊的病程、发病部位、伴发的系统性疾病和对皮质激素系统治疗反应等。

知识点 6：坏疽性脓皮病的鉴别诊断

本病需与下列疾病鉴别：

（1）血管性疾病：包括急性发热性嗜中性皮肤病、白细胞碎裂性血管炎、Behcet 病和 Churg-Strauss 综合征、抗磷脂抗体综合征、韦格纳肉芽肿病以及静脉功能不全等。

（2）感染性疾病：包括深脓疱疮、坏疽性深脓疱病、单纯疱疹、孢子丝菌病和芽生菌病、软下疳、梅毒性树胶肿、化脓性汗腺炎及虫咬反应等。

（3）肿瘤：鳞状细胞癌与疣状癌等。

（4）其他：外伤和人工皮炎等。

知识点7：坏疽性脓皮病的系统治疗

（1）糖皮质激素：多数患者选用系统糖皮质激素治疗，可迅速缓解疼痛、促进溃疡愈合。常应用泼尼松0.5~1.5mg/(kg·d）口服，足量开始，待溃疡愈合后可逐渐减量，并给予激素替代药物，以避免长期激素治疗引起的副作用。常规剂量治疗无效者，可选用甲强龙500~1000mg/d静脉冲击治疗。

（2）氨苯砜：是治疗PG的传统有效药物，50~200mg/d口服，常和系统糖皮质激素联用。耐受性良好，但须注意血液系统并发症及其他严重副作用。

（3）抗微生物药物：可选择常规剂量的利福平、四环素类、万古霉素、美洛西林、氯法齐明或米诺环素等，多与其他系统治疗联合使用。其中氯法齐明和米诺环素（100~200mg/d）应用最多，耐受性良好，可减少系统皮质激素治疗的副作用，延长缓解时间。

（4）环孢霉素A：是一线替代药物，与系统糖皮质激素联合应用，可快速控制病情。3~6mg/(kg·d)，常连续治疗3~4个月，副作用较少。

（5）他克莫司（FK-506）和霉酚酸酯：内服他克莫司0.1~0.3mg/kg，霉酚酸酯500~1000mg，每日2次。可单用，或与皮质激素联合应用。须警惕明显免疫抑制引起的机会感染或恶性肿瘤等副作用。

（6）英夫利昔单抗：5mg/kg静脉滴注，有报道成功治疗PG或伴有炎症性肠病PG患者。其他相同生物制剂有依那西普、阿达木单抗也有治疗成功报道。

（7）其他：有报道IVIG和血浆置换等治疗成功。曾经用于治疗PG的沙利度胺已逐渐被其他药物代替，而硫唑嘌呤、秋水仙碱、环磷酰胺、瘤可宁和美法仑等抗肿瘤药物，由于毒性副作用，现极少应用于临床。

知识点8：坏疽性脓皮病的局部治疗

（1）创面护理：需无痛、无菌、无刺激。每日无菌盐水清洁，渗出明显可用1∶2000高锰酸钾清洗。1%磺胺嘧啶银外用能够保护创面，促进肉芽组织形成，抑制细菌生长。选择恰当的非黏着性敷料进行包扎。

（2）外用治疗：活动性皮损周围外用含氟皮质激素软膏是有效治疗方法。另外，可选择他克莫司、色甘酸钠或过氧苯甲酰外用，高压氧和局部放射治疗等。

第三节　结　节　病

知识点1：结节病的病因和发病机制

本病的确切病因未完全清楚，与遗传、环境因素有关，具有遗传易感性个体，暴露于机体免疫系统无法有效清除的特异性环境因子，导致发病。

发病机制和免疫异常有关，由于机体免疫系统清除不充分，造成低毒力抗原对Th_1细胞的慢性持续性刺激，引起肉芽肿形成。和本病相关发病因素主要包括：

（1）感染：感染为主要的发病因素。感染性病原体有细菌、螺旋体、病毒、真菌等。

（2）环境因子：非感染性环境抗原有金属（如锆、铝、铍），有机粉尘（如松树和花粉），无机粉尘（如黏土与滑石粉）。

（3）遗传：可见家族聚集性发病，单卵双生为双卵双生发病率的2~4倍，提示本病发病和遗传有关。已证实本病与特定HLA存在关联。

（4）免疫：有研究表明约半数患者存在伴高γ球蛋白血症的B细胞功能亢进与非特异性免疫复合物形成。也有发现很多结节病患者迟发型超敏反应下降，2/3患者的结核菌素皮内试验无反应。

（5）其他：某些药物如干扰素能够激发或加重结节病。另有报道gli-1癌基因在包括结节病在内的肉芽肿性皮肤病有高水平表达。

知识点2：结节病的临床表现

结节病可累及任何系统，临床表现差异很大。本病多发于冬季和早春，提示和环境促发有关。多隐匿发病，患者不经意或体检（如胸部X线检查）时突然发现。1/3患者有全身症状，如发热、乏力以及体重减轻等。

（1）皮肤病变：25%结节病患者有皮肤症状，常出现系统累及，亦可单独侵犯皮肤。根据组织学是否表现出非干酪样坏死肉芽肿，将皮肤损害分为特异性与非特异性两类，结节性红斑是主要的非特异性皮肤损害，特异性皮肤损害包括冻疮样狼疮和斑丘疹、结节、瘢痕、斑块、毛细管扩张性狼疮疹样与鱼鳞病样、苔藓样、银屑病样、溃疡性和皮下结节等。①结节性红斑：是一种对不同感染或炎症疾病产生的一种超敏反应，常为急性，自限性，不常复发，很少需要治疗。表现为四肢（特别是胫前）触痛性结节性红斑，青年女性容易出现；②冻疮样狼疮：是最具特征性的皮肤损害；呈紫红色或紫色硬实的斑块和结节，通常累及鼻、颊、耳和口唇，也可见于手背、指趾、额部；多发生在伴有长期系统（特别是肺部）累及的黑人女性，通常伴有慢性眼葡萄膜炎和骨囊肿；病程慢性，可造成严重畸形；可伴有上呼吸道（50%）与肺（75%）的肉芽肿损害（尤其是累及鼻翼者）；③斑疹或丘疹性结节病：是皮肤结节病最常见损害，呈无症状的棕红色斑片和丘疹，好发于眶周与鼻翼、身体伸侧，临床和组织学都类似于肉芽肿性玫瑰痤疮；皮损愈合后大多不留有瘢痕；本症多为慢性，亦可呈急性病程；④斑块性结节病：呈特征性的圆形至卵圆形、棕红色至紫色的浸润性斑块，中心有萎缩；部分斑块表面可有鳞屑，临床会误诊为银屑病或扁平苔藓；部分可呈环状损害；常见于四肢、面部、头皮、背部和臀部，对称分布；毛细血管扩张性狼疮疹样结节病是伴有显著毛细血管扩张的斑块性结节病的一种亚型，病程慢性，大多超过2年，皮损多呈瘢痕愈合，发生于头皮者可引起永久性脱发；斑块性皮损患者的系统损害通常更为严重；⑤皮下结节性结节病：又称Darier-Roussy结节病，呈卵圆形肤色或紫色结节，皮损坚硬，无触痛，直径0.5~2cm，好发于四肢或躯干；本症初始就是皮下结节，常不伴有严重的系统侵犯，皮损能够自行消退；⑥瘢痕结节病：是发生于外伤、手术、静脉注射、文身等引发的瘢痕处，皮损为红色或紫色，有触痛；⑦其他：其他少见的结节病皮肤损害有：鱼鳞病样、苔藓样、血管炎样、银屑病样、红皮病样、疣状、乳头瘤样以及溃疡等。

（2）肺部病变：最为常见。1/3~1/2 患者伴有呼吸困难、干咳、胸部压迫感或疼痛等症状，可发展到肺实质病变，最后导致不可逆纤维化。

（3）淋巴系统病变：1/3 结节病患者伴有淋巴结增大，活动，无压痛。最常见是气管旁淋巴结增大，其次为颈部淋巴结。

（4）眼部病变：可累及任意眼部器官，但前葡萄膜炎最常见，可伴有发热、腮腺肿痛，此又称为葡萄膜腮腺炎热。慢性眼葡萄膜炎多发于非洲裔。

（5）神经结节病：结节病侵犯神经系统者少于 10%，但可致命。可侵犯神经系统的任意部分，第Ⅶ对脑神经（面神经）麻痹最常见，脑垂体和下丘脑也可累及。

（6）心肌病变：可见于 5%结节病患者。表现在室性心动过速、完全性心脏传导阻滞、充血性心力衰竭、心包积液和心肌梗死，常为本病的死亡原因。

（7）其他病变：结节病患者还伴有肝酶升高、关节炎、近端肌无力、贫血、白细胞减少、高钙血症、糖尿病和肾衰竭等。

知识点 3：结节病的实验室检查

白细胞减少和血小板减少比较常见，24%患者可见嗜酸性粒细胞增多，5%患者患有贫血。13%~49%有高钙血症。

60%有血清血管紧张素转换酶（ACE）水平提升，ACE 由组成肉芽肿的上皮样细胞产生，反映了患者肉芽肿负荷指数，血清 ACE 检测可用于监测此病。

对于肝肾累及者，可见血清 ALT、AST、碱性磷酸酶、BUN 以及肌酐等水平升高。另外，可见 ESR、ANA 和血糖等升高。

知识点 4：结节病的病理学检查

病理学检查为诊断结节病的必要手段，除了非特异性病变这一结节性红斑外，都有特异性组织学改变，即上皮样细胞肉芽肿病理改变。肉芽肿通常局限，多位于真皮浅层，也可较深，甚至达皮下组织，上皮样组织细胞可形成多核巨细胞，如 Langhans 巨细胞，巨细胞内可以包含星状小体或绍曼小体，星状小体为星状的嗜伊红结构，绍曼小体是圆形或卵圆形的层状结构，周围通常可有钙化。结节性上皮样细胞肉芽肿中无或少见坏死，周围可有少量淋巴细胞浸润，故又称为裸结节。纤维化不常见，通常从肉芽肿的周边向中心发展。

病理学检查还应包括偏振光检查、特殊染色和组织培养等，以排除异物、感染性疾病，如结核或其他非典型分枝杆菌感染和深部真菌病等。

知识点 5：结节病的诊断及鉴别诊断

诊断主要依据临床特征和非干酪样坏死上皮样细胞肉芽肿的组织学证据，并且排除其他具有相似临床组织学表现的其他疾病。

本病临床应与任何具有相似皮损特点的疾病相鉴别。组织学上与本病鉴别的疾病有皮肤结核、非典型分枝杆菌病、皮肤真菌病、异物肉芽肿和类风湿结节等。

知识点6：结节病的治疗

结节病没有特效治疗方法。本病可自行消退，且治疗可能具有潜在的副作用，所以本病并非需强制治疗。但如果发现本病处于进展期且形成组织破坏，则应采取相应治疗。

（1）局部治疗：如糖皮质激素外用或皮损内注射，他克莫司外用等。

（2）系统糖皮质激素治疗：肺结节病应用泼尼松20~40mg/d，心脏或神经系统结节病应用泼尼松60~80mg/d，治疗9~12个月后，逐渐将其剂量减到0.1~0.2mg/kg。

（3）免疫抑制药：在选用糖皮质激素并减量后，可酌情选择添加甲氨蝶呤、羟氯喹/氯喹、环磷酰胺和四环素衍生物、肿瘤坏死因子拮抗药、硫唑嘌呤、霉酚酸酯以及环孢素A等。

（4）外科治疗：选用电干燥、脉冲染料激光、二氧化碳激光以及整形外科手术等。

第四节 环状肉芽肿

知识点1：环状肉芽肿的病因和发病机制

本病病因和发病机制不清楚。

（1）和本病有关的发病因素：包括损伤性刺激、感染与免疫、日晒、药物、糖尿病和甲状腺疾病以及恶性肿瘤等。

（2）发病机制：包括：①结缔组织原发变性，引发肉芽肿性炎症；②淋巴细胞介导的免疫反应引起巨噬细胞活化及细胞因子释放，导致结缔组织变性；③微小血管炎或其他微血管病变，造成组织损伤。

知识点2：环状肉芽肿的临床表现

环状肉芽肿典型皮损是初发的一个或数个丘疹，逐渐离心性增加，中央消退。皮损常无症状，偶尔有轻微瘙痒。

皮损临床类型主要包括局限型、泛发型、皮下型、穿通型和斑片型，也有报道有线状型、毛囊脓疱型及脐凹性丘疹型等，不同类型皮损可相互重叠。

（1）局限型：最常见。皮损为环状或弓形，肤色、红或紫红色，直径1~5cm。环状皮损边缘触之坚硬，可见延续或散在的丘疹性皮损。也可见坚硬的丘疹或结节性皮损，在手指的丘疹性皮损可见脐凹。皮损好发于手背、足背、踝、下肢和腕部，也可见于其他部位，掌跖极少见。

（2）泛发型：占8%~15%，大多数是成人。表现为播散性丘疹，呈肤色、粉红色、紫色、褐色或黄色。部分能够融合成小的斑块或大的色素性斑片，边缘呈环状或匍行性。皮损主要发于躯干。

（3）皮下型：主要发于儿童。表现为皮下结节，无症状，直径 0.6～3.5cm，坚硬，好发于小腿前，也可见于踝、足背、臀部和手部等。

（4）穿通型：罕见，是变性坏死胶原经表皮排出。表现为浅表性小丘疹中间凹陷或结痂，可见奶油样物质流出，皮损愈合后留有萎缩性或色素性瘢痕。皮损可局限，好发于手背与手指，也可泛发于躯干和四肢。

（5）斑片型：报道成人女性出现的红色、红褐色或紫色斑片，泛发性融合性红斑可能和 HIV 感染有关。

知识点 3：环状肉芽肿的病理学检查

病变主要发于真皮中上部，表现为特征性的淋巴组织细胞肉芽肿伴不同程度的结缔组织变性及黏蛋白沉积。浸润模式呈栅栏状或间质性，极少可见结节病样浸润模式。

知识点 4：环状肉芽肿的诊断及鉴别诊断

本病根据典型临床及组织学特征即可做出诊断。

环状肉芽肿需与类脂质渐进性坏死、结节病、淋巴瘤、体癣、扁平苔藓、持久性隆起性红斑以及传染性软疣等相鉴别。

知识点 5：环状肉芽肿的治疗

根据皮损类型和数量，可选择 0.1%他克莫司软膏或 1%吡美莫司霜，或 5%咪喹莫特霜外用，IFN-γ 或 IFN-β 皮损内注射，也可选用抗疟药、维 A 酸、糖皮质激素、环孢素等口服治疗，或进行光疗、手术治疗等。

第五节　淋巴瘤样丘疹病

知识点 1：淋巴瘤样丘疹病的诊断

淋巴瘤样丘疹病好发生在 20～40 岁的成年人。大多数典型病例，其损害与经过类似急性痘疮样苔藓样糠疹，不同之处为损害较大，数目较少和坏死倾向较大。原发皮损是红色丘疹，直径约 1cm，可发展为丘疹水疱性、丘疹脓疱性或出血性，数日数周后，出现表面坏死。典型损害可在 8 周内自愈。大多数为慢性，不经治疗，新的损害不断出现，因此不同时期的皮损可同时存在。损害治愈后留有痘疮样、色素沉着或色素减退性瘢痕。自觉症状较轻微，病程 3 个月～40 年。

知识点2：淋巴瘤样丘疹病的组织病理

组织学上对本病有诊断价值。真皮为楔形、斑片状或血管周围浸润。较大损害浸润将占据整个真皮。浸润可累及表皮伴炎症细胞亲表皮性。损害发展时，可发生表皮坏死及糜烂。真皮血管能够见纤维蛋白沉积，偶可见淋巴细胞性血管炎。真皮浸润细胞由淋巴细胞、嗜酸性粒细胞及中性粒细胞和较大的单核细胞构成。可见非典型性大或小的淋巴样细胞，为浸润细胞的50%以上。

组织学上损害可分为A型与B型两型。A型损害含非典型性大细胞、胞浆丰富及明显的嗜酸性核仁。B型损害，非典型性细胞较小，核较小，染色深，为脑回状。两型损害都可见非典型核丝分裂。

知识点3：淋巴瘤样丘疹病的治疗

淋巴瘤样丘疹病通常不需治疗。尚无证据证明治疗能防止继发性淋巴瘤的发展。但如果患者有症状需要治疗和治疗副作用较少时，也可适当治疗。如选用高强皮质类固醇激素；PUVA系统性或局部治疗。局部使用卡莫司汀（卡氮芥）10mg/d，共治疗4~17周，能够抑制损害而无骨髓抑制。甲氨蝶呤每周15~20mg，可使90%的患者症状明显好转。

第六节　光线性类网织细胞增生症

知识点1：光线性类网织细胞增生症的病因和发病机制

本病病因尚不清楚。患者均有光敏性，光敏试验证明患者对UVA与可见光均敏感，但对季节的影响并不显著，可能不单纯是日光照射的作用。患者对于光敏物有接触过敏。有关的光敏物有卤代N-水杨酰苯胺、并噻醇和葵子麝香等，存在于肥皂、剃须膏、护肤霜、护发液、香水以及手纸等多种日用品与化妆品中；还有在环境或职业中可能接触到的化工试剂、农药肥料、建筑装潢材料及某些药物如氯丙嗪、异丙嗪、磺胺和氢氯噻嗪等也有光敏作用。因此，光敏物的持续存在及多种接触变应性是发病的重要因素，其他如免疫紊乱、代谢障碍和细胞敏感性都可能参与。

知识点2：光线性类网织细胞增生症的临床表现

光线性类网织细胞增生症主要见于面、颈、手背等光暴露部位，亦发生于耳后乳突附近的颈侧和前臂伸侧、头顶脱发区、耳郭、下唇，甚至累及非暴露部位的广大皮面。皮损为弥漫性暗红色斑或苔藓样斑片，浸润肥厚，表面附少量鳞屑，偶有粟粒大至绿豆大暗红色丘疹，为尖顶形与角化性扁平丘疹。泛发性皮损可形成红皮病样表现。通常无自觉症状，或灼热感、轻痒。局部淋巴结可肿胀。患者通常情况良好，无内脏损害。患者以中老年男性易见，发病和职业无关。本病反复恶化、长久不愈，可演变为皮肤T细胞淋巴瘤。

知识点3：光线性类网织细胞增生症的诊断

（1）皮疹初为鲜红色红斑，境界明显或不清楚，水肿，其上有粟粒大到米粒大或略大的丘疹或渐融合成斑块。表面附着糠状鳞屑，皮肤逐渐肥厚，皮沟深陷，皮嵴隆起，皮纹明显，呈暗红色或色素沉着。

（2）好发于面部。皮疹有时累及到非暴露部位及头皮。严重时皮肤潮红脱屑，呈红皮病样表现。慢性过程。

（3）自觉灼热、瘙痒。有时局部淋巴结出现肿胀。

（4）有报道在个别患者发病多年之后，转变成恶性淋巴瘤。

（5）组织病理把真皮内非典型性组织细胞浸润作为特征。

知识点4：光线性类网织细胞增生症的鉴别诊断

本病的诊断根据和慢性光化性皮炎相同，但更应明确地具备下述3点：①曝光区皮肤持久性浸润性丘疹或斑块，可发展到非曝光区，或呈全身浸润性红皮病；②光试验显示不但对UVB敏感，也常对UVA和可见光敏感；③病理变化显示真皮浸润细胞中有非典型的淋巴样细胞。

中老年男性，在曝光区为慢性炎症性损害，首先考虑为慢性光化性皮炎。如果以上3点中有1~2点不符合，就只能称之为慢性光化性皮炎。

根据本病的临床表现及组织病理变化，结合光试验，容易和接触性皮炎、神经性皮炎、外源性光感性皮炎和湿疹、多形性日光疹、光化性扁平苔藓以及陪拉格等作鉴别。本病与蕈样肉芽肿及Sezary综合征也难区分，但本病为良性是可逆性经过，在浸润细胞中的核分裂和不典型细胞比后二者少，也需结合临床并多次活检。

知识点5：光线性类网织细胞增生症的治疗

光线性类网织细胞增生症可酌情外涂遮光剂。内服药可应用对氨基苯甲酸、沙度利胺、烟酰胺、硫唑嘌呤或是环孢素A，对严重发作的病例可内服泼尼松40~60mg/d，经1~2周效果满意。β胡萝卜素无效。局部外用皮质类固醇激素制剂有一定疗效。

第十七章 性传播疾病

第一节 梅 毒

一、梅毒的病因及发病机制

知识点1：梅毒的病因

梅毒螺旋体的自然宿主有人、兔、牛、狗和白蚁。对公众健康影响较大的螺旋体感染由性病梅毒（以下称为梅毒）、雅司和地方性梅毒，三种螺旋体亚种苍白螺旋体、雅司螺旋体和地方性梅毒螺旋体为相应病原体，须通过形态学、抗原特性及DNA同源性分析才能鉴别。另外，现已少见的相关疾病品他病由品他病螺旋体所致。所有感染均由直接接触传染。

梅毒螺旋体一般不易着色，长10～14μm，直径0.1～0.2μm。细胞结构有外膜（OM）、内膜（IM）与薄细胞壁三层膜。外膜缺乏脂多糖（LPS），缺乏可以有效产生免疫的膜蛋白，易被物理或化学因素损伤；内膜是胞浆膜（CM），大部分具有免疫原性的脂蛋白在上面；细胞壁由肽聚糖构成。每个螺旋体的末端都有3个外周质鞭毛或称内鞭毛（EF），在运动中发挥作用，由钩样复合体与鞭毛丝组成。梅毒螺旋体可以旋转、弯曲或伸缩运动，但很少像其他螺旋体那样平行运动。内鞭毛（EF）结构独特，由4种基因产物组成：FlaA（外鞘）和三个靶毛核心蛋白FlaB1、FlaB2和FlaB3。

梅毒感染的动物模型已经建立。兔感染的表现与发病机制和人最相似，可以产生一期下疳并且发展成二期梅毒。仓鼠和豚鼠也能被感染，产生淋巴结病变、细胞及体液免疫，但很少发生皮肤损害。

知识点2：梅毒的发病机制

梅毒感染通过直接（通常为性关系）接触已感染的皮疹而产生，螺旋体或渗透过完整的黏膜表面，或经过显微皮肤伤口进入皮内与皮下，并借其旋转运动进入人体感染宿主。梅毒螺旋体能够和多种真核细胞表面吸附。纤维连接蛋白与层粘连蛋白，广泛分布在血清和组织中，层粘连蛋白还富集在内皮细胞和上皮细胞的基膜中，易促使梅毒螺旋体播散以及对皮肤和血管的渗入。在感染的最初数天内，大量的螺旋体就被引流到近卫淋巴结。一期皮损发生在感染后的2～6周，平均潜伏期为3周，位于接种部位，初发为无痛性丘疹，后变为基底较硬、境界清楚的溃疡（硬下疳），由大量螺旋体引发宿主细胞浸渗出现。螺旋体位于上皮细胞间的空隙中，位于上皮细胞、成纤维细胞、浆细胞和毛细血管内皮细胞的内折和吞噬体内，在淋巴管和淋巴结内。硬下疳不治会自行消失，经过几周或几个月进入二期阶段，细胞介导的免疫反应在皮损的消退中起重要作用。尽管出现较高水平的抗螺旋体抗体，但螺旋体持续性存在，一期损害消退后数周仍能够发生二期损害，螺旋体血症造成病变播散，出现各种特征性表现。约 1/3 不经治疗的患者会发生三期梅毒，可能和宿主免疫反应降低有关。螺旋体侵入中枢神经系统、心血管、眼、皮肤和其他内脏，通过其侵害力、炎症激发的细胞成分（脂蛋白）和迟发型超敏反应（DTH）造成损害。心血管梅毒多因螺旋体在主动脉壁局部繁殖引起炎症产生并发症导致；皮肤、骨、内脏梅毒与 DTH 产生树胶肿有关。

梅毒的临床表现由炎症和免疫反应引起。硬下疳的硬结是因为大量淋巴细胞和巨噬细胞的局部浸润；硬下疳与晚期梅毒的树胶肿的组织破坏是毛细血管内皮增生、管腔闭塞导致的局部坏死。同样，胎传梅毒新生儿的损害多在新生儿免疫功能比较成熟时才表现明显。梅毒螺旋体介导的炎症反应主要是由脂蛋白的脂质蛋白（Tp47，Tp17，Tp15）、内鞭毛蛋白（FlaA，FlaB1，2，3）及 Tpr 蛋白家族（TprA-TprL）产生。

梅毒从早期皮疹发展到慢性感染的过程中，虽有大量螺旋体被宿主清除，但螺旋体仍能够持续数十年。可以解释这一现象的假说有：螺旋体在宿主组织中局部隐匿、宿主蛋白包裹螺旋体表面出现伪装逃避免疫、螺旋体表面缺少抗原、特异性或系统性免疫抑制等，其中公认一点是螺旋体表面蛋白相对缺乏是持续感染的主要因素。

近年有关梅毒发病机制研究最引人关注的发现为螺旋体抗原变异。螺旋体 TprK 蛋白是公认的调理抗体的靶位，编码 TprK 蛋白的基因被揭露含 7 片段基因序列可变区（V 区），其变化机制为基因组其他散在供区位置衍生的新序列发生基因替换。有时这种 TprK 序列变异发生非常快，各种 V 区多肽的积累产生十分复杂的特异性免疫，不利于螺旋体清除，形成慢性感染。

二、梅毒的临床表现

知识点 3：一期梅毒的临床表现

一期梅毒主要表现为硬下疳与硬化性淋巴结炎。

感染梅毒螺旋体 10~90 天（平均 3 周），首先会在接触部位产生暗红色斑疹，随后变成无痛的丘疹，逐渐扩大并形成溃疡，大约 1 周后形成典型的硬下疳。硬下疳通常为单发，也可多发，直径为 1~2cm，圆形或椭圆形浅溃疡，境界清楚、边缘略隆起，疮面清洁，触诊基底坚硬、浸润明显，呈软骨样的硬度，无显著疼痛或触痛。

硬下疳出现在梅毒螺旋体入侵部位，多见于生殖器部位。男性常见于冠状沟、龟头、包皮和系带；女性则是大小阴唇、阴唇系带、会阴、阴蒂及子宫颈。阴唇发生硬下疳常伴有同侧水肿，子宫颈的硬下疳容易漏诊。若硬下疳继发细菌感染，则其边缘潜行破坏，基底坏死，将出现硬下疳处和腹股沟淋巴结疼痛。生殖器外部位的硬下疳大多不典型：手指硬下疳可呈甲沟炎、鳞屑性丘疹、瘤样结节和潮湿斑块表现；肛周和口腔硬下疳可类似于肛裂、口角炎或坏死灶。生殖器外硬下疳以肛周最为常见，也可见于口、舌、扁桃腺、唇、乳房、腋窝、脐及手指。

硬下疳出现1周内，大部分患者还伴有腹股沟或患部近卫淋巴结增大，可为单侧或双侧，无痛，相互孤立且不粘连，质硬，不化脓破溃，表面皮肤无红肿，称为硬化性淋巴结炎。典型硬下疳并且有腹股沟淋巴结增大高度提示一期梅毒的诊断。硬下疳如果不经治疗，3~6周后可自行消退。原发性下疳复发产生的损害称为再发性下疳或回复性下疳；而回复性假性下疳是一种树胶肿损害，多出现在原发性下疳部位，是一种三期梅毒的表现。

知识点4：二期梅毒的临床表现

硬下疳若不治疗或治疗不彻底，梅毒螺旋体经由淋巴系统进入血液循环形成菌血症播散全身，引起皮肤黏膜和系统性损害，称二期梅毒。

二期梅毒常发生于硬下疳消退后数周或数月内，偶可与硬下疳一同存在。除皮疹外，患者可有全身症状，表现为低热且全身不适、喉咙疼痛、头痛、声音嘶哑、食欲不佳以及关节痛。全身淋巴结可增大，扪诊淋巴结分立不粘连、无压痛、较坚硬；少部分患者出现肝大，有患者伴有脾大。实验室检查显示贫血、白细胞升高、血沉增快、肝功异常以及短暂蛋白尿等异常。梅毒血行播散最初表现为一过性铜红色斑疹，呈圆形或者卵圆形。

二期梅毒皮肤损害可有不同的表现，常见的皮损有斑疹、斑丘疹、丘疹、鳞屑疹、毛囊疹以及脓疱疹等。皮损为播散性分布，手掌与足底常可累及。斑疹性梅毒多为二期梅毒最早期体现，又称梅毒性玫瑰疹，表现为圆形或卵圆形玫瑰色或褐红色斑，早期压之能消退，皮疹或局限在躯干或泛发全身，很少累及面部。斑丘疹性梅毒表现为皮疹稍高起，有时呈环状或弧形，可有鳞屑。丘疹性梅毒疹出现略晚，可扁平或尖锐、孤立或成群、散在或融合、光滑或脱屑，呈不同的红色，损害相对较硬，似位于皮内而非皮表，此特点有助于和其他一些发疹性皮肤病相区别。毛囊性梅毒疹少见，为一种毛囊性小红丘疹，可有瘙痒。脓疱性梅毒疹较难识别，多见于体质衰弱者，表现在潮红基底上的脓疱，表面有浅表或深在性溃疡，损害可大可小，类似于水痘、脓疱疮或湿疹继发感染。

以上各种梅毒疹都可同时出现脱发，多为散在或密集的无痂皮斑秃（虫蚀状脱发），少见的包括弥漫性头发稀疏、眉毛脱落或睫毛脱落。这种脱发多为暂时性，脱发可以是二期梅毒的唯一体现。在肛周、阴唇、腹股沟、阴茎和大腿内侧等潮湿部位，常可见到扁平湿疣，女性多于男性。扁平湿疣由扁平丘疹融合形成，宽阔肥大，表面糜烂，境界清楚，覆有白色或灰白色的黏性分泌物，里面含有大量梅毒螺旋体，极具传染性。另外，在口腔、鼻腔和生殖器黏膜等部位，可出现表浅的糜烂斑，具有较强的传染性。

上述二期梅毒表现常重叠出现，通常在2~10周消退，不留瘢痕。患者免疫力降低或治疗不当可引起二期复发梅毒，皮损较大，形态奇特，常为结节，多呈环状或弧形，数目较少，若足量青霉素治疗后再出现这种皮疹则应考虑是再感染而非复发。

二期梅毒引起的骨、关节损害中，以骨膜炎最为常见，关节炎次之，或是骨炎、骨髓炎、腱鞘炎和滑囊炎。而眼的病变也常表明已经为二期梅毒，表现为虹膜炎、虹膜睫状体炎、脉络膜炎、视神经视网膜炎、视神经炎以及角膜炎葡萄膜炎等，眼房水中能够找到梅毒螺旋体。至少25%的二期梅毒患者有脑脊液中细胞增加或者蛋白升高的异常，这种中枢神经系统受累通常没有神经症状，有时可见急性梅毒性脑膜炎、颅神经麻痹、横断性脊髓炎及大脑动脉血栓形成。

知识点5：三期梅毒的临床表现

三期梅毒发生在感染梅毒后2年，早期梅毒不经治疗或治疗不充分，经过2~4年（最长可为20年）即进入三期梅毒。此期梅毒主要表现在皮肤黏膜的溃疡性损害或内脏器官的肉芽肿病变。损害内梅毒螺旋体较少，传染性弱或无传染性。较严重的感染经过10~15年后，引起心血管和中枢神经系统病变。目前我国三期梅毒的病例日益多见。三期梅毒通常分为三类：晚期良性梅毒，神经梅毒和心血管梅毒。

知识点6：晚期良性梅毒的临床表现

最常见的表现是树胶肿（梅毒瘤），在皮肤、骨骼、肝脏以及其他器官产生局部破坏。

皮肤树胶肿表现是结节或者结节溃疡。结节型损害表现为豌豆大或更小的深在硬结，呈棕红色，好发于面部、肩胛和四肢，多发性结节为弓形分布，皮疹可以持续数周或数月，不破溃而愈合，留有瘢痕。如结节破溃则成结节溃疡型，需数年才会愈合，形成萎缩性瘢痕，原发部位的边缘又会重新出现新结节，呈匍匐性发展，最后为大片瘢痕。皮肤树胶肿治疗后吸收很快，能够完全痊愈，应注意皮肤癌变可能。孤立的树胶肿发生在皮下，能够形成坏死，表现类似于“冷脓肿”。

骨骼树胶肿X线表现有骨膜炎、骨膜增厚成层和密度增高，骨炎、结构或骨髓破坏，硬化性骨炎。临床为疼痛、压痛、肿胀、骨肿块、僵直及活动受限。

三期梅毒的眼损害有虹膜炎、虹膜睫状体炎、脉络膜炎、视神经视网膜炎、视神经炎和间质性角膜炎，有的是二期病变的进展和恶化，眼树胶肿为此时期特有病变。

其他较少发生的树胶肿部位有上呼吸道、口舌、下呼吸道、消化道、生殖泌尿道、乳房、内分泌腺以及骨骼肌等。上腭及鼻中隔黏膜树胶肿可导致上腭与鼻中隔穿孔和马鞍鼻。

知识点7：神经梅毒的临床表现

在没有治疗的一期梅毒中，有13%的患者被发现有脑脊液异常。而在没有治疗的二期梅毒中，该比例上升到25%~40%。在早期梅毒螺旋体侵入中枢神经系统后，感染或可自发消散，或可形成无症状的梅毒性脑膜炎，或发展为急性梅毒性脑膜炎，后两种脑膜炎最终可进展成脑膜血管梅毒（一般发生在一期梅毒的5~12年后）与形成脊髓痨或者麻痹性痴呆（通常需要18~25年），这一般是一种连续的进行性改变。

知识点8：无症状神经梅毒的临床表现

无症状神经梅毒定义为无任何神经系统症状和体征，梅毒血清学试验呈阳性，脑脊液有异常变化。因为没有临床症状，所以主要依赖脑脊液异常来确定，但是必须排除其他神经系统疾病才能诊断。脑脊液异常包括：白细胞计数不低于 10×10^6/L，蛋白量大于 500mg/L。无症状神经梅毒约占未经治疗晚期隐性梅毒的 25%，其发展有自愈和进展两种倾向，在没有治疗的情况下，脑脊液异常维持 5 年的患者中 23%~87%最终进展称为临床神经梅毒。

知识点 9：急性梅毒性脑膜炎的临床表现

急性梅毒性脑膜炎即使在没有抗生素之前也相对较少，只有神经梅毒的 6%。梅毒性脑膜炎的潜伏期通常在一年之内，10%以下患者在脑膜炎时有二期梅毒疹。临床症状包括头痛、发热、畏光、颈项强直及视盘水肿等，本症对青霉素反应快，发热以及其他临床症状数天内消退。

知识点 10：硬脊膜炎的临床表现

梅毒性硬脊膜炎是一种脑膜或硬脑膜中极少见的亚急性炎症，是少见的严重炎性反应（肥大性硬脊膜炎），是由脊髓包进坚硬的纤维套中所引起。肥大性硬脊膜炎主要累及颈与硬脑膜后方，主要表现为臂与手放射性痛、感觉异常、腱反射消失以及肌肉萎缩，受累部位以下感觉缺失、强直性轻瘫和颈项强直。脊髓受压与部分梗死引起长束症。

知识点 11：脑血管梅毒的临床表现

血管神经梅毒可累及中枢神经系统的任意部位，最常见的是由梅毒性动脉内膜炎所梗死的部位，通常在感染后的 5~12 年发病。脑血管神经梅毒可以与麻痹性痴呆或者脊髓痨一同发生或者逐渐进展成后者，临床主要是闭塞性脑血管综合征表现，包括偏瘫、失语、癫痫发作、阿-罗瞳孔等。大脑中动脉区域为最常见的受累部位，其他动脉（前脑、后脑、基底动脉后下脑）也偶见受累。这些症状能够与动脉硬化性血栓性损害相同，但是神经梅毒的血栓形成部位经常累及小分支，且梗死不太广泛。症状能够突然出现，但大部分患者都会出现持续数周到数月的前兆症状，如头痛、目眩、失眠、记忆力减退或者情绪不稳定。

知识点 12：脊髓脑膜血管梅毒的临床表现

脊髓脑膜血管梅毒主要为梅毒性脑脊髓膜炎（最常见的形式）与脊髓血管梅毒（急性梅毒性横断性脊髓炎）两种类型。脊髓梅毒极其少见，只占神经梅毒的 3%。虽然常与大脑受累并存，但是临床主要以脊髓症状为主。发病机制主要是慢性脊膜炎导致的灰质萎缩或者血管栓塞。梅毒性脊髓脊膜炎的发作一般是渐进性的，有较长的潜伏期，通常为 20~25 年。最先出现双腿无力和感觉异常，逐渐发展为偏侧的轻瘫甚至截瘫。其他症状为排尿或大便失禁和痛觉异常等。脊髓血管梅毒的典型症状是脊髓横断的症状，一般为突然发作的胸廓水平弛缓性截瘫、感觉丧失以及尿潴留。

知识点13：麻痹性痴呆的临床表现

麻痹性痴呆是因为螺旋体直接侵入脑实质引起的脑膜脑炎。临床呈慢性病程，隐匿起病，通常感染后15~20年发病。临床表现为任何精神或者神经紊乱的症状。发病时多表现为神经精神异常，包括丧失记忆、人格改变，后逐渐向痴呆发展。随着病情发展，症状加重，并出现其他表现，如缺乏判断力、情绪不稳、幻觉以及社交或道德行为不适当。有学者认为抑郁可能为早期特征性的表现。麻痹性痴呆中最常见的神经症状为瞳孔异常，缺少面部表情（面纹特征性变平或麻痹脸），唇、舌和面部肌肉或者手指的震颤和手写及语言能力减弱。瞳孔异常多发生在麻痹性痴呆患者中，也可在其他类型的神经梅毒中出现。瞳孔能够变大，不等圆，对光反射以及协调反射变迟缓。随着病情发展，甚至可以成为阿-罗瞳孔，即视网膜敏感；瞳孔缩小，固定且对强光无反应；协调会聚反应正常；散瞳药（阿托品）无法扩大瞳孔；瞳孔对痛刺激没有反应。相对麻痹性痴呆阿-罗瞳孔在脊髓痨患者中更易出现。没有治疗的麻痹性痴呆，整个病期从精神症状发作到死亡，从数月到4~5年。少数情况可出现精神症状自然且暂时的缓解，然而无法避免疾病的最终结局。

知识点14：脊髓痨的临床表现

感染螺旋体后，经过20~25年潜伏期出现脊髓痨的症状。早期的临床特征包括闪电样疼痛、感觉异常、深腱反射减弱以及对光反射迟钝，进一步发展，还会出现如阿-罗瞳孔、共济失调和内脏危象、视神经萎缩、大便失禁、排尿困难、膝踝反射消失以及夏枯关节等症状。闪电样痛常发生在下肢，可以有较长的发作间歇，也能够一次发作持续疼痛数天。感觉异常多见于大腿或躯干。内脏危象和闪电样痛有关，严重发作时类似外科急症。最常见的为胃危象，表现为上腹痛、恶心和呕吐，可与消化道溃疡相混淆。瞳孔对光反射缓慢是脊髓痨的早期表现。真正的阿-罗瞳孔是此病的后期特征。

脊髓痨最基本的诊断性发现为膝踝反射减弱或者消失，进入晚期之前，肌力仍能够正常。跖反射存在而出现巴宾斯基征预示合并脑膜血管梅毒和麻痹性痴呆或者其他与梅毒不相关的中枢神经系统紊乱。人们经常容易忽略脊髓痨脑神经（特别是第Ⅱ、第Ⅲ和第Ⅶ对）受累的症状。原发的视神经萎缩表现为视盘为灰白色，边界清楚，视网膜动脉狭窄，若不经治疗，视神经萎缩会进展为不可逆病理，最终失明。面神经受累会导致面肌下垂和松弛，形成所谓的脊髓痨脸。

脊髓痨中期能够出现共济失调，晚期的患者能够出现夏枯关节。夏枯关节好发于膝关节，关节肿胀、关节腔内积液，并形成骨赘；关节面软骨和韧带被破坏，导致关节畸形，呈顿足步态。虽然夏枯关节本身不会引起疼痛，但是如果累及腰椎，可造成腰椎间盘突出，压迫后神经根引起疼痛。

知识点 15：脑实质树胶肿的临床表现

脑内的树胶肿很少见，其特征是出现大脑新生物、脑脓肿或者结核瘤样症状。脑脊液检查除了显示脑脊液压力升高外，和其他类型的神经梅毒一致；CT 上能够看到低密度的无反应区；血管造影显示在树胶肿坏死周围有高血流区。

知识点 16：脊髓树胶肿的临床表现

脊髓树胶肿是一种压迫脊髓的肉芽肿，临床表现出脊髓肿瘤的症状：根痛、强制性截瘫、大小便失禁以及受损以下部位感觉消失，病程呈亚急性。

知识点 17：心血管梅毒的临床表现

梅毒累及心血管系统通常需要 15~30 年的潜伏期。心血管梅毒可能导致主动脉瘤、主动脉瓣关闭不全、冠脉狭窄与极少数情况下的心肌炎。由于这些临床表现并非活动感染引起，而是早已存在的退行性变导致的晚期功能不全，和普通的心脏病很难区别，抗生素治疗无效。

知识点 18：主动脉瘤的临床表现

梅毒性动脉瘤是最常见的三期梅毒，经常累及胸主动脉，尤其是升段。这些动脉瘤多呈纺锤形或者囊状，因为慢性炎症的刺激，动脉壁增厚，形成瘢痕，故往往不呈分叶状。梅毒性动脉瘤能够无症状存在数年，直到压迫周围组织或者破裂才被发现。有时动脉瘤能够逐渐侵蚀胸壁并在胸部形成肿块。更典型的能够出现持续的胸痛或者由于肿块压迫周围组织，如压迫喉返神经而造成声音嘶哑。少数情况下，可以出现以咳嗽、呼吸困难、吞咽困难以及咯血为表现的上静脉腔综合征。主动脉瘤的确诊需要依据主动脉根血管造影。

知识点 19：冠脉疾病的临床表现

冠状动脉是梅毒中主要受累的血管，但通常只有冠脉口及其近端受累，其病理主要为闭塞性动脉内膜炎。若冠脉口狭窄严重，可导致心肌缺血，造成心绞痛或猝死。由于急性冠脉梗阻会影响到大部分的左室心肌，导致发生临床还未出现心肌梗死的症状，患者已经死亡。若患者冠脉造影显示孤立的冠脉口狭窄，而没有其他冠脉系统的硬化表现，并且有梅毒病史或其他心血管梅毒的表现，则应该考虑该诊断。

知识点 20：主动脉反流的临床表现

单纯的主动脉反流且没有狭窄是心血管梅毒的常见表现。主动脉反流是因为主动脉根部扩张牵拉动脉瓣牵拉而产生，引起主动脉瓣增厚、接缝处变宽、关闭不全。根据主动脉关闭不全的程度，临床症状与治疗也不尽相同。梅毒性主动脉关闭不全的体征有沿左胸骨下缘传导的舒张期吹风样杂音，第二心音增强，为击鼓样，严重的情况下，还可能造成左心室肥大及扩张。

知识点21：先天性梅毒

先天性梅毒是迄今为止最早被认识的先天性感染。先天性梅毒分为早期先天梅毒、晚期先天梅毒以及先天潜伏梅毒，特点为不发生硬下疳，早期病变较后天性梅毒重，骨骼与感觉器官受累多而心血管受累少。

知识点22：早期先天性梅毒的临床表现

通常在2岁以内发病。大多数梅毒婴儿在出生时缺少临床表现，早期临床症状在出生后3~8周开始出现。典型的临床症状为消瘦性梅毒（如恶病质）和获得性二期梅毒皮肤表现，皮损通常为红斑、水疱-大疱、丘疹、扁平湿疣、水疱-大疱（天疱疮梅毒），比较趋向于糜烂。梅毒性鼻炎和喉炎患儿出现流涕（血性或者脓性鼻腔分泌物）；骨骼累及包括骨髓炎、骨软骨炎和骨膜炎，由于肢体疼痛而减少移动从而发生假性瘫痪；其他表现包括口周或者肛周裂隙、淋巴结增大与肝脾大、贫血、血小板减少、梅毒性肺炎（白色肺炎）、肝炎、肾病及先天性神经梅毒。

知识点23：晚期先天性梅毒的临床表现

通常在2岁以后发病，在被诊断为晚期先天梅毒时，约一半儿童已有显著表现，类似于获得性三期梅毒。晚期先天梅毒的临床表现归纳为畸形、炎症损害两类。①畸形：前额圆凸和马鞍鼻，佩刀胫、锁胸关节骨质肥厚、赫秦生齿以及口腔周围皮肤放射状皲裂等，为标记性损害；②炎症损害：典型的是赫秦生三联征（间质性角膜炎、神经性聋和典型的牙损害）是诊断先天梅毒的典型证据，此外，鼻或腭树胶肿、克勒顿关节、胫骨骨膜炎及无症状的神经梅毒也较常见。

知识点24：先天潜伏梅毒的临床表现

先天潜伏梅毒即先天梅毒未经治疗，没有临床症状，梅毒血清学试验阳性，脑脊液检查正常，年龄小于2岁者是早期先天潜伏梅毒，大于2岁者是晚期先天潜伏梅毒。

知识点25：潜伏梅毒的临床表现

凡有梅毒感染史，没有临床症状或者临床症状已消失，医技检查缺乏梅毒的临床表现、脑脊液检查正常，只有梅毒血清反应阳性者，称潜伏梅毒。感染时间2年以内是早期潜伏梅毒，2年以上是晚期潜伏梅毒。潜伏梅毒不出现症状是由于自身免疫力强，或因治疗使螺旋体暂时被压制，在潜伏梅毒期间，梅毒螺旋体仍间歇性出现在血液中，潜伏梅毒的孕妇会感染子宫内胎儿，亦可因献血传染给受血者。

知识点26：早期潜伏梅毒的临床表现

病期在2年内，依据下列标准来判断：①在过去2年内，有明确记载的非梅毒螺旋体抗原试验由阴转阳，或其滴度比原先升高达4倍或更高；②在过去2年内，出现符合一期或二期梅毒的临床表现；③在过去2年内，有与疑似或确诊的一期或二期梅毒，或疑为早期潜伏梅毒的性伴发生性接触史。晚期潜伏梅毒：病期在2年以上。无证据表明在以往2年中获得感染。无法判断病期者也视为晚期潜伏梅毒处理。

三、梅毒的实验室检查

知识点27：梅毒螺旋体暗视野检查

通常采用湿系聚光器，暗视野显微镜下，典型的梅毒螺旋体有白色发光，其螺旋较密而均匀，其运动方式包括旋转式、蛇行式与伸缩移动。未检出螺旋体不能排除梅毒的诊断，阴性结果可能说明：①螺旋体数量不够；②患者已接受抗生素或杀灭梅毒螺旋体的药物治疗；③损害大体能够自然消退；④损害不是梅毒。

知识点28：梅毒血清学检查

当人体感染梅毒螺旋体后4~10周，血清中能够产生一定数量的抗类脂质抗原的非特异性反应素（主要为IgM、IgG）和抗梅毒螺旋体抗原的特异性抗体（主要为IgM、IgG），这些抗体均可用免疫学方法进行检测。依据检测所用抗原不同，梅毒血清学试验分为两大类：一类是非梅毒螺旋体抗原血清试验，包括：性病研究实验室试验、血清不需加热的反应素试验、快速血浆反应素环状卡片试验和甲苯胺红血清不需加热试验，这些试验主要应用于梅毒的筛查与疗效观察。另一类是梅毒螺旋体抗原血清试验，包括梅毒螺旋体血凝试验与梅毒螺旋体颗粒凝集试验，荧光螺旋体抗体吸收试验与ELISA等，梅毒螺旋体抗原血清试验主要用来确证试验，不用于疗效观察。

四、梅毒的诊断

知识点29：一期梅毒的实验室检查

（1）暗视野显微镜检查：皮肤黏膜损害或淋巴结穿刺液能看见梅毒螺旋体。

（2）非梅毒螺旋体抗原血清学试验：包括RPR、TRUST和VDRL阳性。如感染不足3周，该试验可为阴性，应在感染4周后复查。

（3）梅毒螺旋体抗原血清学试验：TPPA 与 TPHA、荧光梅毒螺旋体抗体吸收试验和梅毒螺旋体酶联免疫吸附试验等阳性，早期少数为阴性。

知识点 30：一期梅毒的鉴别诊断

（1）硬下疳：需与软下疳以及生殖器疱疹、性病性淋巴肉芽肿、糜烂性龟头炎、贝赫切特综合征、固定型药疹、癌肿和皮肤结核等发生在外阴部的红斑、糜烂与溃疡鉴别。

（2）梅毒性腹股沟淋巴结增大：需与软下疳和性病性淋巴肉芽肿引起的腹股沟淋巴结增大，以及转移癌肿鉴别。

知识点 31：二期梅毒的实验室检查

（1）暗视野显微镜检查：二期皮损特别是扁平湿疣、湿丘疹及黏膜斑，易查见梅毒螺旋体。

（2）非梅毒螺旋体抗原血清学试验：阳性。

（3）梅毒螺旋体抗原血清学试验：阳性。

知识点 32：二期梅毒的鉴别诊断

（1）梅毒性斑疹：需与玫瑰糠疹与银屑病、扁平苔藓、手足癣、白癜风、花斑癣、药疹、多形红斑以及远心性环状红斑等鉴别。

（2）梅毒性丘疹和扁平湿疣：需与银屑病及体癣、扁平苔藓、毛发红糠疹、尖锐湿疣等鉴别。

（3）梅毒性脓疱疹：需与各种脓疱病和脓疱疮、臁疮、雅司等鉴别。

（4）黏膜梅毒疹：需与传染性单核细胞增多症以及地图舌、鹅口疮、扁平苔藓、麻疹和化脓性扁桃体炎等鉴别。

（5）梅毒性脱发：需与斑秃鉴别。

知识点 33：三期梅毒（晚期梅毒）的实验室检查

（1）非梅毒螺旋体抗原血清学试验：大多阳性，少数阴性。

（2）梅毒螺旋体抗原血清学试验：阳性。

（3）脑脊液检查：白细胞计数不低于 10×10^6/L，蛋白量大于 500mg/L，且无其他导致这些异常的原因。脑脊液 VDRL 试验阳性。

（4）组织病理检查：存在三期梅毒的组织病理变化。

知识点 34：三期梅毒（晚期梅毒）的鉴别诊断

（1）结节性梅毒疹：需与寻常狼疮、结节病及瘤型麻风等鉴别。

（2）树胶肿：需与寻常狼疮、瘤型麻风、硬红斑与结节性红斑、小腿溃疡、脂膜炎及癌肿等鉴别。

（3）神经梅毒：梅毒性脑膜炎需与结核性脑膜炎、隐球菌性脑膜炎以及钩端螺旋体病导致的脑膜炎等相鉴别。脑膜血管梅毒需与各种原因导致的卒中相鉴别。麻痹性痴呆需与脑肿瘤、动脉硬化和阿尔茨海默病（老年性痴呆）、慢性乙醇中毒及癫痫发作等相鉴别。脊髓痨需与艾迪综合征和糖尿病性假脊髓痨等鉴别。

（4）心血管梅毒：梅毒性主动脉瘤应与主动脉硬化症相鉴别。梅毒性冠状动脉病应与冠状动脉粥样硬化相鉴别。梅毒性主动脉瓣闭锁不全应与感染性心内膜炎及先天性瓣膜畸形等造成的主动脉瓣闭锁不全相鉴别。

知识点35：神经梅毒的实验室检查

（1）非梅毒螺旋体抗原血清学试验：阳性。

（2）梅毒螺旋体抗原血清学试验：阳性。

（3）脑脊液检查：白细胞计数不低于10×10^6/L，蛋白量超过500mg/L，且无其他导致这些异常的原因。脑脊液VDRL试验或FTA-ABS试验阳性。没有条件做后两项试验时，可进行RPR或TPPA试验。

知识点36：神经梅毒的鉴别诊断

（1）梅毒性脑膜炎：需与结核性脑膜炎、隐球菌性脑膜炎以及钩端螺旋体病引起的脑膜炎等相鉴别。

（2）脑膜血管梅毒：需与各种原因导致的卒中相鉴别。

（3）麻痹性痴呆：需与脑肿瘤、动脉硬化和阿尔茨海默病（老年性痴呆）、慢性酒精中毒以及癫痫发作等相鉴别。

（4）脊髓痨：需与艾迪综合征和糖尿病性假脊髓痨等鉴别。

知识点37：先天梅毒胎传梅毒的实验室检查

（1）暗视野显微镜检查：在早期先天梅毒胎传梅毒儿的皮肤黏膜损害或胎盘中能够查到梅毒螺旋体。

（2）非梅毒螺旋体抗原血清学试验：阳性。该试验的滴度不小于母亲滴度的4倍者，高度提示先天梅毒。其抗体滴度不低于母亲2个稀释度（4倍）以上有确诊意义。

（3）梅毒螺旋体抗原血清学试验：阳性。IgM抗体检测阳性具有确诊意义。

五、梅毒的治疗

知识点38：梅毒治疗的一般原则

梅毒治疗的一般原则为及早发现，及时治疗；剂量足够，疗程规则；治疗后要经过充足的时间追踪观察；对所有传染源和性伴应同时进行检查和治疗。

知识点39：早期梅毒（包括一期、二期及病期在2年以内的潜伏梅毒）的治疗

（1）推荐方案：普鲁卡因青霉素80万U/d，肌内注射，每日1次，连续15日；或苄星青霉素240万U，分两侧臀部肌内注射，每周1次，连续2~3次。

（2）替代方案：头孢曲松1g，肌内注射或静脉给药，每日1次，连续10日。

（3）对青霉素过敏者使用以下药物：盐酸四环素500mg，每日4次，连服15日（肝、肾功能不全者禁用）；或应用多西环素100mg，每日2次，连服15日；或红霉素500mg，每日4次，连服15日。

知识点40：晚期梅毒（三期皮肤、黏膜、骨骼梅毒，晚期潜伏梅毒或不能确定病期的潜伏梅毒）的治疗

（1）推荐方案：选用普鲁卡因青霉素，80万U/d，肌内注射，每日1次，连续20日为1个疗程，也可考虑给第2疗程，疗程间停药2周；或应用苄星青霉素240万U，分为两侧臀部肌内注射，每周1次，连用3次。

（2）对青霉素过敏者选用以下药物：盐酸四环素500mg，每日4次，连服30日（肝、肾功能不全者禁用）；或应用多西环素100mg，每日2次，连服30日；或红霉素500mg，每日4次，连服30日。

知识点41：心血管梅毒的治疗

（1）若有心力衰竭，首先治疗心力衰竭，等到心功能可代偿时，可注射青霉素，但从小剂量开始以防止发生吉海反应，造成病情加剧或死亡。水剂青霉素，第1天10万U，1次肌内注射；第2天10万U，分2次肌内注射；第3天20万U，分2次肌内注射；自第4天起按下列方案治疗：使用普鲁卡因青霉素，80万U/d，肌内注射，连续15日为1疗程，总剂量1200万U，约2个疗程（或更多），疗程间停药2周。禁用苄星青霉素。

（2）对青霉素过敏者选用以下药物：盐酸四环素500mg，每日4次，连服30日（肝、肾功能不全者禁用）；或应用多西环素100mg，每日2次，连服30日；或红霉素500mg，每日4次，连服30日。

知识点42：神经梅毒的治疗

（1）推荐方案：选用水剂青霉素，1800万~2400万U静脉滴注（300万~400万U，每4小时1次），连续10~14日。继以苄星青霉素，每周240万U，采取肌内注射，共3次。或普鲁卡因青霉素，240万U/d，分次肌内注射，并且口服丙磺舒，每次0.5g，每日4次，共10~14日。必要时，继以苄星青霉素，每周240万U，肌内注射，共3次。

（1）替代方案：应用头孢曲松，每日2g，肌内注射或静脉给药，连续10~14日。

（3）对青霉素过敏者选用以下药物：盐酸四环素500mg，每日4次，连服30日（肝、肾功能不全者禁用）；或应用多西环素100mg，每日2次，连服30日；或红霉素500mg，每日4次，连服30日。

知识点43：早期胎传梅毒（2岁以内）的治疗

（1）推荐方案：脑脊液异常者选用水剂青霉素，每日10万~15万U/kg，出生后7日以内的新生儿，以每次5万U/kg，静脉注射，每12小时1次；出生7日以后的婴儿每8小时1次，直至总疗程10~14日。或普鲁卡因青霉素，每日5万U/kg，肌内注射，每日1次，疗程10~14日。

（2）替代方案：脑脊液正常者选用苄星青霉素，5万U/kg，1次注射（分两侧臀肌）。若无条件检查脑脊液者，可按照脑脊液异常者治疗。

知识点44：晚期胎传梅毒（2岁以上）的治疗

（1）推荐方案：选用普鲁卡因青霉素，每日5万U/kg，肌内注射，连续10日为1个疗程（对较大儿童的青霉素用量，不得超过成人同期患者的治疗量）。

（2）替代方案：对青霉素过敏者，可应用红霉素治疗，每日7.5~12.5mg/kg，分4次口服，连服30日。8岁以下的儿童禁用四环素。

知识点45：梅毒治疗的注意事项

梅毒治疗开始时要防止发生吉海反应，此现象于首次用药后数小时至24小时（一般为3~12小时）出现流感样症状，体温升高（38~40℃），全身不适并且梅毒性损害可暂时加重，内脏及中枢神经系统梅毒症状明显恶化。通常发生于早期梅毒，可能因为螺旋体被杀死后，迅速释放其成分所致，是急性免疫复合物反应。约10%晚期梅毒可发生此反应，但心血管梅毒和神经梅毒患者可发生严重后果，甚至危及生命。如在冠状动脉口、主动脉瘤壁和脑，吉海反应可导致这些解剖部位的损害快速愈合形成瘢痕，而危及生命。此现象称为“治疗矛盾”。

为了避免发生吉海反应，青霉素可由小剂量开始慢慢增加到正常量，对神经梅毒及心血管梅毒能够在治疗前给予一个短疗程泼尼松，每日30~40mg，分次给药，抗梅治疗后2~

4 日逐渐停用。

知识点 46：妊娠期梅毒的治疗

（1）推荐方案：选用普鲁卡因青霉素，80 万 U/d，肌内注射，连续 15 日。或苄星青霉素 240 万 U，分为两侧臀部肌内注射，每周 1 次，连续 3 次。

（2）替代方案：对青霉素过敏者，应用用红霉素治疗（禁用四环素）。服法及剂量和非妊娠病人相同，但其所生婴儿应用青霉素再治疗，因红霉素无法通过胎盘。

上述方案在妊娠最初 3 个月内，使用 1 疗程；妊娠末 3 个月使用 1 个疗程。治疗后每月做一次定量 USR 或 RPR 试验，观察有无复发和再感染。

知识点 47：梅毒合并 HIV 感染的治疗

（1）所有 HIV 感染者需做梅毒血清学筛查；梅毒患者应做 HIV 抗体筛查。

（2）常规的梅毒血清学检查无法确定诊断时，可取活检，做免疫荧光染色或银染色寻找梅毒螺旋体。

（3）梅毒患者，凡有感染 HIV 危险者，可考虑做腰椎穿刺以排除神经梅毒。

（4）对一期、二期以及潜伏梅毒推荐用治疗神经梅毒的方案来进行治疗。

（5）对患者进行密切监测和定期随访。

知识点 48：随访治疗

早期梅毒经充分治疗的患者，需随访 2~3 年。治疗后第 1 年内每 3 个月复查 1 次，包括临床和血清（非螺旋体抗原试验），以后每半年复查 1 次。随访期间严密观察其血清反应滴度下降和临床改变情况，如无复发即可终止观察。晚期梅毒和晚期潜伏梅毒患者如治疗后血清固定，需随访 3 年来判断是否终止观察。

妊娠期梅：毒早期梅毒治疗后分娩前需每月检查 1 次梅毒血清反应，如 3 个月内血清反应滴度没有下降 2 个稀释度，或上升 2 个稀释度，应予复治。分娩后按通常梅毒病例进行随访。神经梅毒治疗后 3 个月做一次临床、血清学和脑脊液检查，以后每 6 个月检查 1 次，直至脑脊液变化转为正常，此后每年复查 1 次，至少 3 年。

经过充分治疗的梅毒孕妇所生婴儿出生时如果血清反应阳性，应每月检查 1 次血清反应，连续 8 个月，如果血清反应阴转，且未出现先天梅毒的临床表现，则可停止观察；出生时如果血清反应阴性，应于出生后 1 个月、2 个月、3 个月及 6 个月复查，到 6 个月时血清反应仍为阴性，且无先天梅毒的临床表现，可排除梅毒；不管出生时血清反应阳性还是阴性，在随访期间如果血清反应滴度逐渐上升，或出现先天梅毒的临床表现，应及时予以治疗；未经充分治疗或未用青霉素治疗的梅毒孕妇所生婴儿，或没有条件对婴儿进行临床及血清学随访者，需考虑对婴儿进行治疗。

第二节 淋　病

一、淋病的病因及发病机制

知识点1：淋病的病因和发病机制

淋球菌是G^-双球菌，淋球菌对理化因子的抵抗力较弱，42℃ 20分钟能够使其全部死亡，所以加热就很容易达到消毒的目的；干燥环境也不利于淋球菌生长；淋球菌对各种消毒剂都很敏感。淋病患者是传染性病的重要传染源；主要通过性接触传染。淋病主要发生在性活跃的中青年人群。

淋球菌易侵入黏膜单层柱状上皮细胞以及移行上皮细胞，如尿道、子宫颈、膀胱、直肠、咽和眼的结膜上皮细胞，并借助于其菌毛、蛋白Ⅱ以及IgA_1分解酶与上述细胞膜黏附，然后被吞噬；进入细胞后，淋球菌开始大量繁殖导致细胞损伤、裂解及凋亡；释放出来的淋球菌一方面感染更多的黏膜上皮细胞，另一方面能够进入黏膜下间隙，引起黏膜下感染。

二、淋病的临床表现

知识点2：无并发症男性淋病的临床表现

急性前尿道炎是最常见临床表现。主要症状为尿道分泌物或尿痛，最初为尿道口红肿，轻度刺痒，多数在24h之内尿道分泌物量显著增多，为黄色黏稠脓性或血性分泌物，晨起常封住尿道口出现“糊口”现象，同时出现尿痛和排尿困难。包皮过长者能够引起包皮炎、包皮龟头炎，甚至能够并发嵌顿包茎，严重者尿道黏膜水肿；腹股沟淋巴结红肿疼痛或是化脓；后尿道受累时可出现终末血尿、血精、会阴部轻度坠胀等；可伴有全身症状。约1/4患者只排出稀薄脓性微黄分泌物，肉眼所见和非淋菌性尿道炎无异，还有1%~5%患者无症状，成为继续传播淋病的来源。未经治疗可数天后自然消退。通常于感染后2周症状开始减轻。

知识点3：无并发症女性淋病的临床表现

（1）淋菌性宫颈内膜炎：宫颈是最常见初发部位，可见阴道排出物增加，窥镜检查宫颈有程度轻重不等的红肿、触痛以及出现脓性分泌物。

（2）淋菌性尿道炎、尿道旁腺炎：尿道口红肿，有压痛和脓性分泌物，有尿频、尿急、尿痛，排尿时有烧灼感，挤压尿道旁腺，有脓液渗出，也能够完全无表现。

（3）淋菌性前庭大腺炎：累及单侧或者双侧腺体，伴有红肿热痛，常规挤压腺体可有脓液自外口流出，严重时形成脓肿。

（4）女童淋病：多是间接感染，因儿童期阴道上皮较薄，pH偏碱性，易受到淋球菌感染。常见弥漫性阴道炎继发外阴炎，可出现阴道、尿道、会阴部红肿、糜烂及溃疡，阴道脓性分泌物，伴疼痛及排尿困难，可累及肛门及直肠。但幼女子宫和宫颈发育不全，淋球菌不易侵入。

知识点 4：淋菌性肛门直肠炎的临床表现

主要见于男性同性恋，女性感染可由直肠性交或由宫颈感染的分泌物直接感染肛门直肠引起。2/3 以上的肛门直肠淋病没有症状，轻者有瘙痒或烧灼感，重者可出现里急后重感，常有黏液样或脓性分泌物流出，偶见出血和疼痛不适；直肠指检可呈正常外观，也可见黏膜充血、肿胀或有脓性分泌物。未治疗的感染可引起肛周皮肤脓肿与肛瘘。

知识点 5：淋菌性咽炎的临床表现

主因为口腔和生殖器接触所致。约 80% 的咽部淋球菌感染患者没有症状，即使有症状也非常轻，主要表现为急性咽炎或急性扁桃体炎，有咽干、咽部不适、咽痛以及吞咽痛等，偶伴发热和颈淋巴结增大。淋菌性咽炎虽本身临床症状不严重，但可作为传染源，但可能使淋球菌血行播散，应予以重视。

知识点 6：淋菌性结膜炎的临床表现

成人淋菌性眼炎极少发生，多因自我接种或接触被分泌物污染的物品所致，多累及单侧；新生儿多为经母亲产道时受传染，一般在出生后 48 小时左右发病，也可延迟至 1 周，多为双侧。开始为结膜炎，分泌物较多，24 小时后为脓性外观，可出现眼结膜充血、水肿、眼睑明显红肿，有很多的脓性分泌物；角膜受感染后呈混浊、浸润，角膜为云雾状，可发生溃疡、穿孔，甚至导致失明。眼中脓性分泌物检查能够看到淋球菌。

知识点 7：男性淋病的并发症——淋菌性前列腺炎的临床表现

急性前列腺炎发病前 1 天或半天尿道会忽然停止排脓或脓液减少，患者常有发热等全身症状，以及尿频和会阴疼痛等局部体征，直肠指检显示前列腺增大，有触痛，分泌物检查可见上皮细胞、少数脓细胞以及淋球菌，如不及时治疗可形成脓肿，但急性发病者较少见。慢性前列腺炎症状不明显，可有晨起尿道口封口现象以及会阴部不适，指检示腺体不规则地增厚，前列腺液镜检有脓细胞。

知识点 8：男性淋病的并发症——精囊炎的临床表现

常与淋菌性前列腺炎及附睾炎并发。急性者有发热、尿频、尿痛，终末尿浑浊、带血，指检能够触及肿大的精囊，触痛明显；慢性者经常无自觉症状，直肠检查精囊发硬。

知识点 9：男性淋病的并发症——附睾炎的临床表现

附睾炎多为单侧性，受累侧阴囊表现为红、肿、热、痛，同侧腹股沟和下腹部有反射性抽痛，触诊时发现附睾肿大，有剧烈触痛，可继发囊肿；尿常浑浊；可有发热等全身症状。

知识点 10：男性淋病的并发症——尿道狭窄的临床表现

一般发生在感染 5~10 年后，尿道狭窄可导致排尿困难、尿频、尿无力、排尿时间延长，甚至造成尿潴留、尿路感染和肾衰竭。

知识点 11：男性淋病的并发症——其他临床表现

临床上还能够见到阴茎水肿、龟头炎、尿道旁腺炎以及尿道周围蜂窝织炎等并发症。

知识点 12：女性淋病的并发症——淋菌性盆腔炎的临床表现

10%~40%的女性淋病患者能够发展为淋菌性盆腔炎，包括急性输卵管炎、子宫内膜炎、继发性输卵管卵巢脓肿和破裂后所致的盆腔脓肿、腹膜炎等。淋菌性输卵管炎常见表现包括下腹疼痛、性交困难、月经失调、非经期出血等，查体下腹、子宫和附件常有压痛，宫颈活动时疼痛，宫颈分泌物异常，可有附件肿块以及输卵管卵巢脓肿。严重者可有全身表现，如发热、白细胞增多、血沉加速和 C 反应蛋白增高等。误诊误治者很容易进一步发展成为盆腔感染，反复发作造成输卵管狭窄或闭塞，能够引起宫外孕或不孕、腹痛，甚至危及生命。

知识点 13：女性淋病的并发症——淋菌性前庭大腺炎的临床表现

常累及单侧或双侧腺体。急性感染时可无症状，但挤压腺体可有脓液流出；如果腺管堵塞，可出现前庭大腺脓肿，从而导致外阴疼痛。

知识点 14：女性淋病的并发症——肝周炎

肝周炎的病因可能为淋球菌由输卵管播散或通过盆腔的淋巴引流至肝脏或腹膜导致。多见于女性，极少数男性也可发生，可能由血源性传染引起。临床表现差异较大，急性发作时伴有右上腹或上腹剧痛，可放射到背部，阴道分泌物突然增多；并可有发热、头痛和恶心等全身症状；肝区可出现摩擦音，双合诊发现盆腔附件触痛和肿块；也可无异常。慢性期可出现“琴弦”样粘连。

知识点 15：播散性淋球菌感染的临床表现

多见于未得到治疗的淋病患者，占所有患者的 1%~3%，常见于月经期或妊娠期妇女，潜伏期 7~30 日。播散性淋球菌感染（DGI）常见的表现是关节炎-皮炎综合征，可有发热、寒战等全身不适，经常在四肢关节附近出现皮损，多发生于手指关节、踝关节等附近，散在分布，数目常较少，典型的皮肤损害为红斑基础上的坏死性小脓疱，有压痛，此外还有斑疹、丘疹、脓疱、淤点、淤斑及大疱等皮损。皮疹常位于肢体远端，数目通常<30 个，直径通常<5mm。30%~40%的 DGI 患者有明显关节炎，以腕、掌指、踝和膝等处最为常见。淋球菌能够通过血管、淋巴管播散至全身各部位，引发菌血症，病情严重时可危及生命。

三、淋病的实验室检查

知识点 16：淋病的实验室检查——涂片直接镜检

对未经治疗的男性尿道分泌物标本具有诊断意义，使用革兰染色阳性率可达 95%，女性宫颈分泌物标本涂片阳性率为 50%~60%。

知识点 17：淋病的实验室检查——淋球菌培养

淋球菌培养是诊断淋病的重要根据，适用于男女泌尿生殖道及其他所有部位标本，对于女性患者、有并发症患者以及泌尿生殖器外患者均应做淋球菌分离培养以确定诊断。

知识点 18：淋病的实验室检查——药物敏感试验

药敏试验包括纸片法和琼脂稀释法等，以检测淋球菌对各种抗生素的敏感性，合理用药。

知识点 19：淋病的实验室检查——非培养诊断法

目前以科研应用为主，没有广泛应用于临床诊断。其中 DNA 扩增技术如 PCR 与 LCR 较其他诊断方法更为敏感。核酸扩增技术还能够用尿液在人群中进行大规模的病原体筛查。多重扩增检测对于诊断淋球菌以及沙眼衣原体双重感染非常有用。另外，检测淋球菌抗原和代谢产物的方法有直接免疫荧光染色、SPA 协同凝集试验与酶免疫试验、表面蛋白、内毒素及氧化酶等的检测等。

四、淋病的诊断及鉴别诊断

知识点 20：淋病的诊断

应根据病史、临床表现以及实验室结果进行综合分析，慎重做出诊断。因有时患者隐瞒病史或因为失治误治导致临床表现不典型时容易误诊、漏诊。

（1）接触史：有不洁性接触史和其他直接或间接接触患者分泌物史，或新生儿的母亲具有淋病史。

（2）临床表现：急性期可有尿频、尿急和尿痛，尿道口、宫颈口及阴道口脓性分泌物，也可没有症状或症状轻微。

（3）实验室检查：男性尿道分泌物涂片看到细胞内革兰染色阴性双球菌有初步诊断意义，对女性、有并发症患者和泌尿生殖器外患者仅作参考，应做淋球菌分离培养以明确诊断。

知识点21：淋病的鉴别诊断

本病主要与非淋菌性尿道炎进行区别，详见表4-5。

表4-5 淋菌性尿道炎与非淋菌性尿道炎的区别

项　目	淋菌性尿道炎	非淋菌性尿道炎
潜伏期	3~5日	1~3周
尿痛和排尿困难	多见	轻或无
全身症状	偶见	无
尿道分泌物	量多呈脓性	量少或无；多为浆液或黏液脓性，较稀薄
细胞内 G^- 双球菌	+	-
病原体培养	淋球菌	衣原体或支原体、白色念珠菌、滴虫等

五、淋病的治疗

知识点22：淋病的治疗原则

淋病的治疗原则为及早诊断，及早治疗，及时、足量规则用药，根据不同病情采用不同的治疗方案，性伴侣也一同检查。治疗结束后第4天、第8天应随诊复查涂片与培养阴性方为治愈。注意同时有无衣原体、支原体及其他STD感染。

知识点23：淋病的一般治疗

急性期患者需卧床休息，禁止一切剧烈运动，禁止刺激性食品如饮酒、浓茶、浓咖啡等；在治疗期间应停止性生活；注意局部卫生，用1∶8000高锰酸钾溶液清洗局部；污染的衣裤需消毒，防止带菌的手污染眼睛；禁止与婴儿同床、同浴。

知识点 24：淋菌性尿道炎（宫颈炎）的治疗

淋菌性尿道炎（宫颈炎）选用氧氟沙星 400mg（女性 600mg），1 次口服，或选用诺氟沙星 800~1000mg，1 次口服，或用环丙沙星 500mg，1 次口服，肝肾功能障碍者、孕妇、儿童和 18 岁以下的少年禁用；头孢曲松 250mg，1 次肌内注射，或是头孢噻肟 1g，1 次肌注，或大观霉素 2g（宫颈炎可用 4g），1 次肌内注射。

对于上述药物过敏者可用多西环素 200mg/d，分 2 次口服，连服 7 日（孕妇禁用），或四环素 2g/d，分 4 次口服，连服 7 日（孕妇及 8 岁以下儿童禁用），或红霉素 2g/d，分 4 次口服，连服 7 日，或阿奇霉素 1g 1 次口服。

知识点 25：淋菌性眼炎的治疗

用等渗盐水清洗眼部，每小时冲洗 1 次，冲后再用 0.5%红霉素或是 1%硝酸银液外用。

知识点 26：淋菌性咽炎的治疗

应用头孢曲松 250mg，1 次肌内注射，或氧氟沙星 400mg，1 次口服。氨苄西林、阿莫西林和大观霉素对本病无效。

知识点 27：淋菌性直肠炎的治疗

选用头孢曲松 250mg，1 次肌内注射，或氧氟沙星 400mg，1 次口服。氨苄西林、阿莫西林和四环素对本病无效。

知识点 28：儿童淋病的治疗

体重在 45kg 以上的儿童按成年人剂量治疗，体重<45kg 者按下列方法治疗。头孢曲松 125mg，1 次肌内注射，或用头孢噻肟 25mg/kg 肌内注射，每 12 小时 1 次，或大观霉素 40mg/kg，1 次肌内注射。

知识点 29：妊娠期淋病的治疗

选用头孢曲松 250mg，1 次肌内注射，或头孢噻肟 1.0g，1 次肌内注射，或应用大观霉素 4.0g，1 次肌注；为预防同时存在的衣原体感染，用上述药物后疗效不理想，可服红霉素 2g/d，分 4 次口服，连服 7 日，淋菌性尿道炎、宫颈炎、咽炎、直肠炎、儿童淋病和妊娠期淋病在应用以上各种药物 1 次剂量不足时，可根据病情适当增加用药次数、用量或联合用药。

知识点30：有并发症淋病（包括淋菌性输卵管炎和附睾炎）的治疗方案

头孢曲松250mg，每日肌内注射1次，连续10日，或大观霉素2.0g，每天肌内注射1次，连续10日，或氧氟沙星200mg，每天2次口服，连服10日（肝肾功能障碍、孕妇、儿童以及18岁以下的少年禁用）。

知识点31：播散性淋病的治疗方案

选用头孢曲松1.0g，12小时静脉注射1次，5日后改为250mg，每天肌内注射1次，连续7日，或头孢噻肟1.0g静脉注射，每8小时1次，5日后改为1g，每天肌内注射1次，连续7日。出现脑膜炎和心内膜炎者使用头孢曲松1~2g静脉滴注，每12小时1次，疗程2周；淋菌性心内膜炎疗程至少4周。

第三节 非淋菌性尿道/宫颈炎

一、非淋菌性尿道炎的病因

知识点1：非淋菌性尿道炎的病因

沙眼衣原体与解脲脲原体为本病主要致病微生物，此外阴道毛滴虫、白色念珠菌和疱疹病毒等也可引起非淋菌性尿道炎NGU。

二、非淋菌性尿道炎的临床表现

知识点2：男性非淋菌性尿道炎的症状和体征

男性非淋菌性尿道炎程度较轻，可有尿道刺痒、烧灼感、尿频或尿痛等。并可见尿道口轻度红肿，挤压尿道有少量稀薄的浆液性或脓性分泌物溢出。经常在晨起尿道口有少量黏液性分泌物或有痂膜封住尿道口（“糊口”现象），或见污秽内裤。部分患者没有症状或症状不典型，故有50%患者初诊时会被漏诊或误诊，19%~45%患者合并淋球菌感染。部分患者未经治疗也可在1~3个月自愈。

部分衣原体尿道炎未经治疗，症状也可自行缓解，但无症状的衣原体感染可持续数月至数年。未经治疗的NGU经常有并发症，特别是附睾炎。

知识点3：男性非淋菌性尿道炎的并发症的临床表现

（1）附睾炎：为NGU主要并发症，35岁以下的性活跃者最常见。急性附睾炎比较常见，多为单侧附睾肿大、发硬且有触痛，阴囊皮肤充血水肿，输精管变粗，如果累及睾丸时可出现疼痛、触痛。多数患者伴有尿道分泌物。

（2）前列腺炎：多数患者开始就是慢性表现。症状为排尿不适，会阴部、腹股沟、股部、耻骨联合上部以及腰背部可有轻微疼痛或酸胀感。前列腺呈不对称肿大、变硬或硬结。急性期排尿有比较剧烈的疼痛感，并向尿道、阴囊和臀部方向放射，晨间比较明显。直肠有坠胀感，也可合并排尿困难与阴茎痛性勃起，少数患者伴有发热或全身不适。可出现性功能障碍。直肠指检可触及肿大的和有压痛的前列腺。急性期时，因为前列腺严重充血，肿大的腺体可造成尿道的梗阻症状，如尿流变细、排尿无力、尿频以及尿流中断等症状，尿中可出现透明丝状物和灰白色块状物。

（3）Reiter 综合征（RS）：即多发性关节炎、眼结膜炎和尿道炎三联征。有 0.8%～3% NGU 患者出现 RS。部分患者有龟头和包皮浅表糜烂，边缘稍高，融合成多环状，称为环状龟头炎。受累的关节以膝、踝、跖以及肘部为多见，关节病变能够长达数月。偶可并发心肌炎、胸膜炎及多发性神经炎，抽取关节渗出液能够检出衣原体。但其可由多种原因引起，衣原体感染只是其中之一。

知识点 4：女性非淋菌性尿道炎的临床表现

女性患者临床表现一般不明显或无症状。可表现为白带增多、外阴和下腹部不适等非特异性症状。

（1）宫颈炎：衣原体感染主要是宫颈，可表现为特征性的肥性滤泡、水肿、糜烂和宫颈黏液脓性分泌物，也可有白带增多和异常的阴道出血（如性交后出血）。上行感染多以宫颈为中心扩散至其他部位，如子宫内膜、输卵管等。没有治疗的宫颈衣原体感染能够持续 1 年或更长时间，有多种表现和并发症，如急性尿道炎综合征、盆腔炎以及成人沙眼衣原体眼部感染等。此外，宫颈衣原体感染和宫颈的癌前期或恶性期改变密切相关。

（2）尿道炎：有 25%女性患者可发生，表现为尿道口充血、微红或正常，挤压常见分泌物溢出；伴有尿道灼热或尿频症状，严重者可出现排尿困难。也可无症状。

（3）并发症：主要并发症为盆腔炎和不育不孕等。盆腔炎以急性输卵管炎最为多见，起病时下腹疼痛、压痛及反跳痛或有膀胱刺激症状，常伴发热，病情严重者可有高热、寒战、疼痛和食欲缺乏等，妇检宫颈可有推举痛，子宫一侧可有明显压痛与反跳痛，约 25% 患者可扪及增粗的输卵管与附件炎性肿块；慢性输卵管炎表现为下腹隐痛、腰痛、月经异常以及不孕症等。此外，尚有子宫内膜炎的报道。

知识点 5：新生儿衣原体感染的临床表现

新生儿衣原体感染多在新生儿围产期接触母体宫颈引起。

（1）新生儿衣原体性结膜炎：患有衣原体性宫颈炎的产妇，其新生儿 40%～50%可患结膜炎。潜伏期通常比淋菌性结膜炎长，多在生后 5～14 天出现。为急性发作及大量黏液脓性分泌物，临床上不易与淋球菌、金黄色葡萄球菌、流感嗜血杆菌以及肺炎双球菌致的结膜炎区别。

（2）新生儿衣原体肺炎：多发生在出生后2~3天，临床表现多变，不发热，断续咳嗽，喘鸣罕见，双肺湿性啰音、肺高度膨胀、间质浸润。

三、非淋菌性尿道炎的实验室诊断

知识点6：非淋菌性尿道炎的实验室诊断——标本的采集

男性患者需将拭子深入尿道2~4cm，用力摩擦转动取材；取宫颈标本时，需先将宫颈口清理干净，再用拭子与细胞刷插入宫颈内1~1.5cm，用力转动以获取细胞。采集标本时应防止污染，避免接触抗菌药、镇痛药或润滑剂。

知识点7：非淋菌性尿道炎的实验室诊断——支原体检测

（1）培养法：临床上不采用培养法检测生殖道支原体Mg，只用于科研活动。

目前临床培养法检测解脲支原体（Uu）与人型支原体（MH）多采用液体培养基，加样培养变色判断结果。理论上这种变色也可能因为其他微生物代谢而发生，所以要求变色后过滤除菌，再接种到固体培养基上观察菌落。MH具备“煎鸡蛋”的典型表现，直径达200~300μm。Mg菌落通常更小，许多没有典型的表现。Uu的菌落最小，直径为1030μm，通常没有“煎鸡蛋”的形态。若培养基中添加适当抗生素，就能够有效地抑制杂菌生长，单纯液体培养基结果具有相当高的临床可信度。即使有个别变色是杂菌引起，标本患者也有细菌性炎症，采用抗生素也不为过。

（2）聚合酶链反应（PCR）方法：PCR反应灵敏度极高，也是较为有效的检测方法。但对实验条件、试剂和操作人员的要求较高，操作不当易造成错误判断。另外尚有实时PCR等。

（3）血清学试验：酶联免疫吸附实验和微量免疫荧光等。但由于支原体无细胞壁，免疫原性较弱，抗体形成不够显著，因此结果准确性受到影响。

知识点8：非淋菌性尿道炎的实验室诊断——衣原体检测的细胞培养

细胞培养为检查沙眼衣原体的金标准。对X线电子计算机断层扫描（CT）敏感的细胞株为McCoy细胞、Hela-229细胞以及BHK细胞，最常用的是经放线菌酮处理的单层McCoy细胞，孵育后，使用单克隆荧光抗体染色。培养法的敏感性为80%~90%，特异性为100%，阳性就能够确诊。但目前细胞培养费用高，技术难度大，要求极高，周期也较长，难以在临床上大量应用，仅用于科研活动，或用作新诊断试剂方法学评价的黄金标准。非培养诊断试验是近几年的研究热点。

知识点9：非淋菌性尿道炎的实验室诊断——衣原体检测的细胞学检查法

衣原体的原体和包涵体可在感染细胞中见到，从感染部位采集细胞标本做涂片，吉姆萨染色，包涵体为蓝色或暗紫色，碘染色呈棕褐色。但敏感性差（40%），已较少使用。

知识点10：非淋菌性尿道炎的实验室诊断——衣原体检测的酶免疫检查

使用酶标试验检查标本中的衣原体抗原，采用此法检测的试剂目前临床比较常用。通常为间接法（ELISA法或金标法）检测抗体，相较而言金标法检测抗体的试剂应用更多；而用于检测支原体抗原的试剂目前尚未商品化。此类试剂通常采用夹心法检测衣原体特异性脂多糖抗原，影响较大的有金标试剂与免疫荧光试剂。由于免疫反应的特异性以及酶催化底物反应的高效性或荧光信号的高敏性，所以此类试剂理论上敏感性（81%）和特异性（98%）都较高。

知识点11：非淋菌性尿道炎的实验室诊断——衣原体检测的分子生物学技术检测

分子生物学技术检测包括连接酶链反应与转录介导的扩增试验、酶放大免疫反应、聚合酶链反应和半巢式聚合酶链反应——微空板杂交法、巢式聚合酶链反应以及实时荧光聚合酶链反应定量检测。分子生物学方法是进一步提高检测的准确性、敏感性以代替培养法检测衣原体的方法，是一种男女都适用的非侵害性的灵敏的快捷诊断试验，在检测衣原体诊断泌尿生殖道感染中有着非常重要的意义。

四、非淋菌性尿道炎的诊断及鉴别诊断

知识点12：非淋菌性尿道炎的诊断

接触史：典型临床表现，但也有大量患者表现轻微或无任何临床表现；实验室检查：用涂片和培养检查无淋菌证据；男性尿道分泌物革兰染色可观察到中性粒细胞，在油镜下每视野超过5个或晨起前段尿沉渣在高倍视野下，每视野超过15个有诊断意义；女性黄色黏液脓性分泌物，油镜下每视野中性粒细胞超过10个有诊断意义（应除外滴虫感染）。

知识点13：非淋菌性尿道炎的鉴别诊断

本病应与其他泌尿系感染（如淋菌性尿道炎、念珠菌、滴虫及细菌感染等）进行鉴别，主要鉴别需依据病原学检查，详见表4-6。

表4-6 淋菌性尿道炎与非淋菌性尿道炎的区别

项　目	淋菌性尿道炎	非淋菌性尿道炎	念珠菌性尿道炎	滴虫性尿道炎
潜伏期	平均3~5d	1~3周	不定	不定
尿道刺激症状	多见	轻或无	无	无
全身症状	偶见	无	无	无

续 表

项 目	淋菌性尿道炎	非淋菌性尿道炎	念珠菌性尿道炎	滴虫性尿道炎
尿道分泌物	量多呈脓性	量少或无，多为浆液性稀薄黏液	量大黏稠呈黄或乳酪样	量大脓性、黄色稀薄泡沫状
分泌物镜检（白细胞内革兰阴性双球菌）	（+）	（-）	（-）	（-）
病原体培养	淋球菌	沙眼衣原体或解脲支原体	白色念珠菌	阴道毛滴虫

五、非淋菌性尿道炎的治疗

知识点14：非淋菌性尿道炎的治疗原则

非淋菌性尿道炎的治疗原则为早诊断、早治疗，足量、规律治疗，采用不同治疗方案且同时治疗性伴侣。

知识点15：非淋菌性尿道炎的治疗

（1）成年人无并发症尿道炎、宫颈炎及直肠炎：米诺环素200mg/d，分2次口服，疗程14~21日，或四环素2g/d，分4次口服，至少7日，通常为21日，或多西环素200mg/d，分2次口服，疗程7日。红霉素2g/d，分4次口服，至少7日，或氧氟沙星0.4g/d，分2次口服，14~21日，或阿奇霉素首次1g，再次0.5g；复发性或持续性NGU病例可应用甲硝唑2g单次口服，加红霉素500mg，分4次口服，共7日。

（2）孕妇患者：选用红霉素2g/d，分4次日服，至少7日。

（3）新生儿眼结膜炎：选用红霉素糖浆剂，30~50mg/(kg·d)，分4次口服，连续2周，如果有效，再延长1~2周；0.5%红霉素眼膏或1%四环素眼膏。

（4）性伴侣同时治疗。

（5）随访：在治疗后进行致病微生物培养，如果培养阳性，则应再使用一种方案治疗。

第四节 尖锐湿疣

知识点1：尖锐湿疣（CA）的病因和发病机制

尖锐湿疣的病原体为HPV，HPV具有高度的宿主与组织特异性，能引起人体皮肤与黏膜的鳞状上皮增殖。

早年性交和多个性伴侣、免疫力低下、吸烟以及高性激素水平等，均为该病发病高危因素。

知识点2：尖锐湿疣的临床表现

（1）典型表现：①潜伏期：通常为2周~8个月，平均为3个月；②好发部位：HPV在人体温暖潮湿的条件下极易生存繁殖，故外生殖器和肛门附近的皮肤黏膜湿润区为其好发部位；③皮损：典型的CA是质软的肉色隆起型损害，表面呈颗粒状，常有多发性指状小突起；通常为多发性，融合常见，好发于潮湿部位，如阴道口、包皮囊或肛周；④症状：大多数患者没有任何自觉表现，仅少数偶有异物感、痒感及疼痛，肛门、直肠、阴道和宫颈损害有疼痛、性交痛及接触性出血，阴道与宫颈损害可有白带增多，如果合并其他性病可伴随相应合并疾病的表现。

极少数患者阴肛部位皮损过度增生，称巨大型尖锐湿疣，男女都能发生，临床外观颇似鳞状细胞癌，故也称癌样尖锐湿疣，其组织学是良性病变，但少数可恶变。

（2）亚临床感染：醋酸白试验阳性或具有典型组织病理表现就能诊断HPV亚临床感染。亚临床感染能够与CA伴发或单独发生，目前认为CA的复发主要和亚临床感染的存在与再活动有关。表现有下列三种：①主要分布在女性前庭和阴道的多发性微小乳头状隆起；②见于阴茎体部或干燥部位的直径1~3mm及单发或多发的微小无蒂疣；③见于阴茎，女性外阴、阴道以及宫颈的外观正常的环状皮损。

（3）潜伏感染：临床外观正常及醋酸白试验阴性的皮肤黏膜中，可通过多种分子生物学检查方法查到HPV感染，其阳性率为1.5%~76%。潜伏感染和CA可见皮损及亚临床感染伴发，也能够单独存在。目前认为HPV潜伏感染是CA复发的一个主要原因。

（4）HPV感染与肿瘤的关系：尖锐湿疣和生殖器癌的发生密切相关，特别是HPV-16、HPV-18是最常见的致宫颈癌高危型。

（5）复发：多数患者皮损会多次复发，其原因可能为：①治疗不彻底，皮损没有完全清除，亚临床感染皮损持续存在或皮损周围存在潜伏感染；②局部伴发因素的存在，例如男性包皮过长、女性阴道炎或宫颈炎等；③患者全身或局部免疫状态低下，例如HIV感染、妊娠及有其他免疫低下性疾病等；④再次感染，接触患CA的新性伴和既往性伴CA未治愈或处在潜伏状态。

知识点3：尖锐湿疣的病理学

（1）表皮角化不全。

（2）表皮疣状及乳头状增生或棘层不同程度的增生肥厚。

（3）表皮内空泡化细胞是特征性改变。

知识点4：尖锐湿疣的辅助检查

（1）醋酸白试验：用3%~5%醋酸溶液涂抹在可疑皮损之处或进行湿敷，3~5分钟后观察，局部皮肤或黏膜变白就是阳性，本法诊断HPV感染敏感性高，但特异性较低。

（2）细胞学检查：用阴道或宫颈疣组织涂片进行巴氏染色，可见到空泡细胞和角化不良细胞同时存在，有诊断价值。

（3）免疫组化检测：使用过氧化物酶标记的抗体检测 HPV 抗原，阳性率为 40%～60%。

（4）分子生物学检测：包括 DNA 探针原位杂交法、DNA 印迹法和 PCR 等，这些方法敏感性较高，而且可鉴别 HPV-DNA 亚型，但有时存在假阳性，通常不用于临床。

知识点 5：尖锐湿疣的诊断

（1）接触史：包括直接接触史、配偶感染史或间接接触史。

（2）临床表现：①外生殖器、会阴和肛门周围（偶见于口腔、乳房等处）多个粉红色、灰白色或灰褐色赘生物，为扁平、乳头状、鸡冠状或菜花状；②通常无自觉症状。部分患者有痒感、异物感、压迫感和疼痛。常因皮损脆性增加而出血。女性可出现白带增多。

（3）实验室检查：①皮损活检显示 HPV 感染的特征性凹空细胞；②必要时皮损活检组织中采用抗原或核酸检测显示有 HPV 感染；③醋酸白试验阳性。

（4）病例分类：①报告病例：具备指标（1）和（2）；②确诊病例：具备（1）（2）指标和（3）中的任何 1 项指标。

知识点 6：尖锐湿疣的鉴别诊断

本病需与下列疾病鉴别：

（1）假性湿疣：见于女性小阴唇内侧或阴道前庭呈对称分布的多发性、群集性颗粒状丘疹或绒毛状突起；病理检查没有空泡化细胞；醋酸白试验阴性。

（2）阴茎珍珠样丘疹：男性冠状沟边缘呈细小圆锥形或丝状、排列成单行或多行的、白色或淡红色小丘疹，直径 1～3mm，不融合，无自觉症状；醋酸白试验阴性。

（3）扁平湿疣：为二期梅毒特征性皮损；主要发生在肛门生殖器部位成群的褐红色蕈样斑块，基底宽且无蒂，表面扁平、糜烂，可有密集颗粒，呈乳头状、菜花状；暗视野显微镜可见梅毒螺旋体；梅毒血清学反应强阳性。

（4）鲍温样丘疹病：易发生在青年男女生殖器皮肤黏膜部位多发性色素性小丘疹，能够融合成斑块，可自行消退；组织病理类似鲍温病样改变。

（5）生殖器鳞状细胞癌：临床上和巨大型 CA 相似；多见于年龄较长者，皮损浸润明显，质地坚硬，易出血，常形成溃疡；组织病理可观察到鳞状细胞癌的特征性改变。

（6）皮脂腺异位症：发生在口唇、龟头及阴唇的淡黄色小丘疹，位于皮下，不扩大；醋酸白试验阴性；组织学表现是成熟的皮脂腺组织。

（7）生殖器部位汗管瘤：好见于女性大阴唇内侧，为数个或数十个半球形丘疹，直径 3～5mm，呈肤色或淡黄色，可伴有瘙痒，很少自行消退。组织病理检查能够确诊。

（8）光泽苔藓：多发于儿童和青年，好发于阴茎、龟头、下腹部、股内侧面等处，呈一致的发亮的或圆形平顶丘疹，针尖至粟粒大小，密集却不融合，无自觉症状；病理特点是抱球状炎性浸润，具有诊断意义。

（9）阴部传染性软疣：好见于生殖器周围，皮损初起为米粒至黄豆大半球形丘疹，中央微凹为脐窝状，表面蜡样光泽，内含白色乳酪样物质，皮疹散布，不融合。

知识点7：尖锐湿疣的局部治疗

（1）0.5%足叶草毒素酊：即鬼臼毒素酊，为抗有丝分裂药，能破坏疣体；每日2次外用，连用3日、停药4日为1疗程，如有必要可重复治疗达4个疗程，治愈率86%~93%；有致畸作用，孕妇禁用。

（2）10%~25%的足叶草酯酊：每周1~2次外用，用药1~4小时后洗去，治愈率69%；该药刺激性大，且有致畸作用，孕妇禁用。

（3）80%~90%三氯醋酸或二氯醋酸溶液：都是腐蚀剂，通过对蛋白的化学凝固作用而破坏疣体，造成疣组织坏死、干枯和脱落，每1~2周1次外用，连续用药不多于6次。

（4）5%咪喹莫特霜：是局部外用免疫调节药，刺激局部产生干扰素与其他细胞因子；每晚睡前外用，每周3次，用药后6~10小时清洗掉，可用到16周，一般8~10周疣体脱落；局部可出现轻中度炎症反应。

（5）5% 5-氟尿嘧啶霜：通过干扰DNA和RNA合成来抑制细胞生长。多次治疗，每周1次，治愈率为75%；使用时应注意保护正常的皮肤黏膜。

（6）其他：还可使用3%酞丁胺霜、2%~8%秋水仙碱溶液、0.1%塞替哌溶液，0.1%博来霉素和平阳霉素溶液等。

知识点8：尖锐湿疣的免疫治疗

（1）干扰素：有抗增殖、抗病毒、抗肿瘤及免疫调节作用；常用于局部皮损内注射。3次/周，至少4周，通常用8~12周。

（2）其他：包括胸腺肽、白介素、转移因子、丙种球蛋白、聚肌胞和旋咪唑、卡介苗、自体疫苗等，但目前这类药物对CA的确切疗效尚存争议，通常只作为临床的辅助治疗。

知识点9：尖锐湿疣的物理治疗

（1）激光治疗：多选用CO_2激光治疗，适用于多发性疣。

（2）冷冻治疗：多用液氮治疗，适用于疣体较小或不太广泛者。

（3）电灼：采用电刀或电针治疗，适用于疣体较大和CA伴包皮过长的包皮环切术。

（4）微波：高频电磁波可产生凝固、热效应和非热效应三重作用，近期疗效良好。

（5）手术治疗：适用于巨大疣体。

（6）光动力疗法：适用于尿道口和阴道壁等特殊部位的治疗。具有安全、有效、复发率低以及患者耐受性好等优点。

（7）其他：Nd-YAG激光疗法和γ射线疗法等。

知识点10：尖锐湿疣的并发症的诊断、治疗和预防

（1）并发症：男性患者常伴发淋病与非淋菌性尿道炎，女性中约1/3患者患有淋病、滴虫病、外阴阴道念珠菌病、梅毒以及衣原体感染等，因此在确诊为CA后，需进一步对其常伴发的性传播疾病（STD）进行检查，以便尽早确诊，及时治疗。

（2）预防：避免发生婚外性行为；防止通过物品间接感染；必要时使用安全套有一定预防效果。

第五节 生殖器疱疹

知识点1：生殖器疱疹（GH）的病因和发病机制

HSV有HSV-1与HSV-2两个血清型，在血清学上存在交叉反映。生殖器疱疹主要是HSV-2感染（约占90%）。

HSV侵入机体后开始在表皮角质形成细胞内复制，造成原发感染，然后HSV-2病毒长期潜存在骶神经节，机体抵抗力降低或在某些诱发因素作用下能够使潜存病毒激活而复发。

知识点2：生殖器疱疹的临床特点

GH临床表现的轻重与复发频率受病毒型别和宿主免疫状态等因素的影响。其临床特点为：①好发生在15~45岁性活跃期男女；②其潜伏期有时很难确定；③临床表现多样，多数无表现患者或临床表现不典型者经常被漏诊；④好发部位为男女生殖器和会阴部，少见部位为肛周、腹股沟、股臀部以及阴囊，男性同性恋者常见肛门与直肠受累。

知识点3：初发GH的临床表现

因为初次感染中大部分是隐性感染，初次感染恢复后多数转为潜伏感染，所以初次临床发作只是HSV感染后发生的能够识别的发作，并不意味着首次感染。

（1）原发性GH：即首次感染HSV-1和HSV-2。潜伏期为2~14日（平均3~5日）；局部表现重、持续时间长；典型表现是外生殖器部位广泛对称性分布的多发性红斑、丘疹和水疱，逐渐演变为脓疱、溃疡，然后结痂愈合；自觉局部疼痛、瘙痒及烧灼感；多伴腹股沟淋巴结肿痛、发热、头痛、乏力等全身表现，病程通常为2~3周。血清HSV抗体检测阴性。

（2）非原发的初发GH：大多数患者从前有过HSV-1感染（主要为口唇疱疹），近期又发生生殖器HSV-2感染。和原发性GH相比，本组患者临床表现持续时间较短，皮损愈合快速，全身表现较少见。

知识点4：复发GH的临床表现

复发性GH指原发性生殖器疱疹皮损消退后1~4个月病情复发，皮损通常于原部位出现，类似原发性生殖器疱疹，但一般病情较轻，病程较短，发疹前常有前驱症状（如局部烧灼感、针刺感或感觉异常等）；病程通常为7~10日；可间隔2~3周复发多次，随着时间的推移而减少；女性症状比男性略重。

知识点5：不典型及亚临床GH的临床表现

（1）不典型GH：约占HSV感染的60%，其特点为患者无自觉症状，局部表现轻微，通常表现为裂隙、裂纹或细小线状溃疡、非特异性红斑、丘疹以及毛囊炎等不典型表现；血清学试验HSV抗体阳性；曾经出现过或随后出现GH临床表现。

（2）亚临床GH：是真正无表现的GH，约占HSV感染的20%，有病毒复活与排毒，可发展为临床复发。

知识点6：疱疹性直肠炎的临床表现

疱疹性直肠炎为男性非淋菌性直肠炎的最常见病因，常由初发HSV感染导致。表现为直肠肛门疼痛、里急后重、便秘以及直肠黏液血性分泌物，乙状结肠镜检可见直肠远端10cm内有溃疡。

知识点7：妊娠期GH的临床表现

妊娠期GH临床表现和非孕妇患者相似。母婴垂直传播多数出现在胎儿通过产道时，可引起新生儿感染，导致自发流产和早产或死胎。妊娠早期如果感染HSV，胎儿常常有先天性畸形与智力低下。

知识点8：新生儿HSV感染的临床表现

新生儿疱疹约70%由HSV-2所致，易侵犯皮肤黏膜、内脏及中枢神经系统，是一种严重系统性疾病。多见于早产儿，常发生在出生后数天至1个月内。表现为发热、低体温和昏睡、禁食、黄疸、发绀、呼吸困难以及循环衰竭等；病情凶险，如不治疗病死率达50%以上，或造成严重后遗症。

知识点9：HSV和HIV感染的临床表现

HSV感染为HIV感染最常见的表现之一，HSV常和HIV同时感染，并能促进病情发展，引起严重的局部或播散性HIV感染。HIV感染者的GH呈现下列特点：

(1) 表现严重，持续时间长，可表现为广泛性、多发性或慢性持续性溃疡，有坏死，疼痛显著。

(2) 临床复发与亚临床复发更频繁，排毒时间长，能够持续1个月以上。

(3) 并发症多且严重，易发生疱疹性脑膜炎和播散性HSV感染，引起多器官损害。

(4) 治疗较困难，对阿昔洛韦容易产生耐药性，常需进行抗病毒抑制治疗。

知识点10：生殖器疱疹的病理学

基本损害是局部坏死，细胞内水肿，表皮内水疱形成，为气球状变性，核染色质边移，核内有嗜酸性包涵体，周围有多核巨细胞。

知识点11：生殖器疱疹的辅助检查

(1) 病毒培养：从水疱底部取材进行组织培养分离病毒，为目前最敏感、最特异的检查方法，为HSV检测的“金标准”。缺点是时间长，需5~10日且实验室条件要求很高。

(2) 细胞学方法：对皮损刮片做巴氏染色，可查到特征性的核内包涵体及多核巨细胞。

(3) 免疫学检测：①HSV抗原检测：是最常用的快速诊断方法。阳性是近期感染HSV，其敏感性是病毒培养法的70%~90%，时间只需1~2小时；②HSV抗体检测：检测HSV-IgM与HSV-IgG两种抗体，HSV-IgM抗体阳性，说明近期发生HSV感染；HSV-IgG抗体阳性说明曾经有过HSV感染。

(4) 分子生物学检测：①核酸杂交技术：使用DNA杂交技术检测HSV-DNA片段，敏感性与特异性相当于检测抗原的免疫荧光法，但操作比较复杂，实验要求较高，不能普遍应用；②PCR技术：采用HSV基因组中比较特异的一段基因序列作为引物和待检标本进行扩增，检测待检标本中的HSV DNA。敏感度高，特异性强。可作为早期诊断，且对无症状HSV携带者与潜伏感染的检测有意义。

(5) 血清学检查：包括中和试验、间接免疫荧光试验、免疫印迹试验、ELISA、补体结合试验以及被动血凝试验等。近年来发展的型特异性血清诊断方法为采用HSV型特异性的糖蛋白G为抗原，检测并区分血清中的抗HSV-1与抗HSV-2抗体，理论上型特异性血清学诊断方法是发现亚临床感染和潜伏感染HSV的最好方法，缺点是无法区分口唇感染和生殖器感染。

知识点12：生殖器疱疹的诊断

依据病史、临床表现和实验室检查结果诊断。有不洁性交史，而且在生殖器部位出现疼痛性皮肤红斑及原发性水疱时，临床即可做出诊断。但临床诊断只能发现HSV-2感染者的20%左右，很多HSV感染者缺乏典型的疼痛性多发性小水疱和溃疡性皮损，所以实验室检查颇为重要。

知识点13：生殖器疱疹的鉴别诊断

（1）主要和硬下疳、软下疳鉴别：鉴别要点见表4-7。

表4-7 生殖器疱疹与硬下疳、软下疳鉴别

	生殖器疱疹	硬下疳	软下疳
皮损	红斑、成群水疱，可发展成糜烂或溃疡	单个质硬的溃疡	质软的溃疡
疼痛	++	-	++
反复发生	常有	无	无
实验室检查	HSV-2（+）或HSV-1（+）	USR（+）或RPR（+），梅毒螺旋体（+）	链杆菌（+）

（2）其他生殖器部位皮肤病：①生殖器部位固定性药疹：能够引起水疱、糜烂及结痂；有药物过敏史，水疱不融合，病损消退后有明显的色素沉着；检查不到HSV；②贝赫切特病：常有口腔及生殖器溃疡、皮肤结节性红斑、毛囊炎损害和眼部病变，生殖器溃疡大而深，持续时间较长；HSV检查阴性；皮肤病理显示血管性病变；③生殖器部位接触性皮炎：也可引起水疱、糜烂和结痂，有接触过敏史，炎症超过水疱及糜烂的范围，检查不到HSV；④外伤性生殖器溃疡：通常不是多发的，不成簇，边缘清楚，查不到HSV；⑤其他：应与生殖器部位带状疱疹、脓皮病、克罗恩病以及念珠菌病等进行鉴别。

知识点14：生殖器疱疹的治疗

全身治疗药物有阿昔洛韦、伐昔洛韦、泛昔洛韦、更昔洛韦、膦甲酸钠、西多福韦以及曲氟尿苷；局部用药包括3%硼酸溶液，抗感染制剂有3%阿昔洛韦霜、1%喷昔洛韦乳膏。无表现或亚临床感染不需药物治疗。

（1）原发性生殖器疱疹：全身治疗：选用泛昔洛韦750mg/d，分3次口服，或伐昔洛韦2.0g/d，分2次口服，或阿昔洛韦1000~1200mg/d，分5次口服，疗程均为7~10日或至皮疹消退。局部治疗：外搽1%喷昔洛韦霜、3%阿昔洛韦霜或酞丁胺霜等。

（2）复发性生殖器疱疹：前驱症状出现前或损害出现24小时内用药，选用泛昔洛韦750mg/d，分3次口服；或伐昔洛韦500mg/d，分2次口服；或阿昔洛韦1000mg/d，分5次口服，疗程均为5日。局部治疗同原发性GH。

（3）频繁复发患者（每年复发6次以上）：需长期使用药物治疗，4个月到1年，应用泛昔洛韦500mg/d，分2次口服；或伐昔洛韦1000mg/d，1次口服；或阿昔洛韦800mg/d，分2次口服。

（4）严重感染：皮损广泛或原发症状严重并伴有严重并发症者。阿昔洛韦5~10mg/kg，静脉滴注，每8小时1次，疗程为5~7日或直至临床表现消失。

（5）妊娠期生殖器疱疹：初发生殖器疱疹可以口服阿昔洛韦治疗；有严重感染可能危

及生命者，需静脉滴注阿昔洛韦治疗；对于频繁复发或刚刚感染的孕妇生殖器疱疹患者，在近足月时，可选用阿昔洛韦治疗以减少活动性损害的出现，从而降低剖宫产率；对于从前有复发性生殖器疱疹病史，但近足月时无复发迹象的孕妇，可不选择阿昔洛韦治疗。

（6）新生儿疱疹：应做认真评估，选用阿昔洛韦 30~60mg/(kg·d)，静脉滴注，1个疗程为10~21日。

判愈指征：患处疱疹完全消退，疼痛、感觉异常以及淋巴结肿痛消失。本病虽易复发但预后较好。

知识点15：生殖器疱疹的并发症的诊断、治疗和预防

（1）并发症：①中枢神经系统并发症：有疱疹性脑膜炎、自主神经功能障碍、横断性脊髓炎以及骶神经根病；②播散性 HSV 感染：有播散性皮肤感染、肝炎、肺炎、关节炎等；③HSV 感染的局部蔓延：引起盆腔炎、子宫附件炎和无菌性前列腺炎；④合并感染：例如女性初发 GH 患者约14%合并念珠菌性外阴阴道炎。

（2）预防：目前尚无特异性预防方法，患病期间停止性生活。

第六节　艾　滋　病

知识点1：艾滋病的病因和发病机制

HIV 侵入人体后首先和 $CD4^+T$ 细胞结合，在第二受体的辅助作用下进入细胞进行复制，部分整合在细胞 DNA 中成为潜伏型；机体细胞免疫和体液免疫对 HIV 的抵抗作用使感染初期的 HIV 处在低水平复制状态；随着感染时间的推移，机体免疫和病毒复制平衡被打破，潜伏的 HIV 大量复制，导致 $CD4^+T$ 细胞、单核-吞噬细胞、B 淋巴细胞、$CD8^+T$ 细胞以及自然杀伤细胞等发生损伤，造成整个免疫功能缺陷，最终引起一系列顽固性机会感染和肿瘤的发生。

知识点2：艾滋病的临床表现

（1）潜伏期：指从感染 HIV 到临床艾滋病期间的时段，通常为2~15年，平均为8~10年，这时的感染者具有传染性。

（2）急性感染期：起病快速，出现发热、出汗、乏力、肌痛以及厌食、恶心、腹泻和无渗出性咽炎，有时患者有头痛、怕光及脑膜刺激征；可有斑丘疹、玫瑰疹或荨麻疹等皮疹；脑炎、周围神经炎及急性上行性多发性神经炎。体检可见颈、腋、枕部淋巴结增大，少见肝脾大。实验室检查可见淋巴细胞总数下降、血沉增快、嗜异性抗体试验阴性、转氨酶以及碱性磷酸酶升高；$CD4^+/CD8^+T$ 细胞比值大于1；外周血涂片中见到异型淋巴细胞；检测到 P24 抗原在血清与脑脊液中呈阳性；抗 HIV 抗体能够持续阴性达2~3个月，这一时期又称为“窗口期”。

（3）无症状感染期：通常无特殊症状，此期感染者体内 HIV 处于低水平复制状态。

（4）艾滋病相关综合征期：持续性全身淋巴结肿胀，淋巴结穿刺或活检可见滤泡增生。可伴有非特异性全身症状，常见为易疲倦、低热、夜间盗汗、间歇性腹泻、鹅口疮、口腔毛状黏膜白斑病以及血小板减少性紫癜。

（5）临床艾滋病期：$CD4^+T$ 细胞显著下降，多数患者出现各种条件性感染和恶性肿瘤，也可出现消耗综合征及痴呆。全身各系统均可出现临床表现：包括呼吸系统出现细菌性肺炎、卡氏肺孢子菌性肺炎和肺部 Kaposi 肉瘤；消化系统表现为食管炎、胃部病变、肝胆病变和肠道病变等；泌尿系统表现为局灶性肾小球硬化、系膜增生及肾小球肾炎；神经系统表现为周围神经炎、脑弓形虫病和隐球菌性脑膜炎；皮肤和黏膜表现为斑丘疹、荨麻疹与全身瘙痒症，以及病毒、细菌、真菌和节肢动物性疾病等；皮肤肿瘤表现为 Kaposi 肉瘤淋巴瘤和恶性皮肤肿瘤：如鳞状细胞癌、基底细胞癌、恶性黑色素瘤以及类 Sezary 综合征等。

（6）小儿艾滋病的特殊表现：包括生长发育异常、神经系统损害、慢性腹泻与营养不良、肺孢子菌肺炎、慢性淋巴性间质性肺炎和复发性疱疹性口腔炎、念珠菌性咽炎、念珠菌性食管炎以及淋巴结和腮腺增大、恶性肿瘤（淋巴瘤多见，Kaposi 肉瘤罕见）等。

知识点 3：艾滋病的实验室检查

（1）HIV 实验室检查：病毒分离培养 HIV 病毒。HIV 抗体阳性为患者感染后最容易检出并且持续时间最久的免疫标志。初筛试验包括酶联免疫吸附试验（ELISA）、明胶颗粒凝集试验、间接免疫荧光法及间接血凝法等，确证试验包括蛋白印迹试验和免疫沉淀试验等。检测 P24 抗原。

（2）免疫缺陷的实验室检查：外周血淋巴细胞降低。$CD4^+/CD8^+T$ 细胞比值低于 1；$CD4^+T$ 细胞减少。β_2 微球蛋白明显增高。自然杀伤细胞活性降低。皮肤迟发型变态试验没有反应。B 细胞常被激活。

（3）机会性感染的实验室检查：能够检测到相关的细菌、真菌、病毒及弓形虫等致病微生物。

知识点 4：艾滋病的诊断

（1）HIV 感染者：受检血清初筛试验（如 ELISA、免疫酶法和间接免疫荧光试验等）检查阳性，再经过确证试验（如蛋白印迹法等）复核确诊者。

（2）艾滋病确诊患者：艾滋病病毒抗体阳性，并具有下述任何一项者，可确诊是艾滋病患者：近期内（3～6 个月）体重减轻 10%以上，并持续发热达 38℃或持续腹泻（3～5 次/天）1 个月以上；出现 Kaposi 肉瘤或卡氏肺孢子菌肺炎；有明显的真菌或其他条件致病微生物感染。如果抗体阳性者体重下降、发热、腹泻等症状接近上述标准且具有下列任何一项时，也可实验确诊艾滋病：$CD4^+/CD8^+T$ 细胞计数比值小于 1，$CD4^+T$ 细胞计数下降；全身淋巴结增大；明显的中枢神经系统占位性病变的症状与体征，出现痴呆，辨别能力丧失，或运动神经功能障碍等。

知识点5：艾滋病的治疗

目前治疗主要有抗病毒治疗、对症治疗、免疫调节治疗以及支持疗法。

（1）抗病毒治疗：有核苷类反转录酶抑制药，非核苷类反转录酶抑制药及蛋白酶抑制药。

（2）对症治疗：Kaposi 肉瘤的治疗：包括化疗、放疗以及皮损内局部注射干扰素（IFN）；机会性感染的治疗。

（3）免疫调节治疗：IFN-α、IFN-γ、IL-2、GM-CSF 及 G-CSF 等免疫调节剂。

（4）支持疗法：香菇多糖、丹参、黄芪及甘草甜素等有调整免疫功能。

（5）新措施：包括抗病毒核酶、抗病毒肽、免疫吸附治疗和基因治疗如反义核酸治疗和细胞内单链抗体、可溶性 CD4、转显性负性蛋白以及适应性免疫治疗等。

第十八章　皮肤并发症

第一节　肌内注射的皮肤并发症及其处理

知识点1：肌内注射的皮肤并发症——感染及脓肿形成

在肌内注射操作过程的多环节中均有被污染的机会，特别是在患者抵抗力下降的情况下，更有感染的机会。一旦发现有感染存在，即要加用抗感染治疗，可口服或静脉输注抗生素，或局部外用抗生素药膏；如已形成脓肿，则需进行脓肿切开排脓和引流。

知识点2：肌内注射的皮肤并发症——肌注红斑

注射部位出现红斑，并不意味着出现感染，但应注意鉴别有无感染。肌注红斑产生的原因，可能是注射部位的出血，药物的刺激，以及过敏反应，这些药物包括治疗用药或是消毒用品。出现肌注红斑，可暂时不做任何处理，但应严密观察其变化发展过程，每日都应多次观察其形态、大小和颜色的变化，并触摸有无皮温升高或出现结节等。必要时，可选用25%硫酸镁溶液湿敷或炉甘石洗剂等对症治疗。如果排除了感染的可能，可外用糖皮质激素类药膏。

知识点3：肌内注射的皮肤并发症——肌注硬结

肌内注射后，药物的刺激作用及药物吸收速度慢、注射深度不够、局部血循环不良和局部微粒污染等，均为发生肌注后局部硬结的常见病因。肌注药物的性质、pH、剂量、浓度和个体对药物的不同反应，都会影响肌注后药物吸收的速度，其中药物吸收速度缓慢者较易在局部产生硬结。注射刺激性的药物后，可能会引起局部组织反应，产生疼痛、红肿并且逐渐形成局部硬结。

当患者长期卧床时，其肌肉活动量相对降低，局部组织的供血量也减少，药物的吸收速度变慢，更易形成硬结。在同一位置反复多次肌注，药物在局部停留时间延长、蓄积，也是形成硬结的原因。肌注深度不足，药物注入在脂肪层而未达到肌肉层，药物晶体析出，刺激局部而产生硬结。同时在肌注过程中，各种微粒如玻璃屑、橡皮粒、纤维或是蜡粒等可随药物进入组织中不易被吸收，可以刺激局部形成硬结。注射针头对组织的损伤，以及药物的刺激，都能促使肌注硬结的形成。

知识点4：肌内注射的皮肤并发症的处理

（1）在硬结周围注射2%普鲁卡因（2ml）与地塞米松（2~5ml）的混合液。

（2）栀子红药酒适量进行局部离子导入。

（3）伤湿止痛膏外贴硬结处。

（4）应用50%硫酸镁溶液湿热敷或樟脑乙醇湿敷。

（5）艾条熏灸或艾叶加水适量煮沸后，等到温度适宜时进行湿热敷。

（6）将云南白药用食醋调成糊状涂在局部。

（7）局部贴敷永磁体。

（8）鲜生姜外搽。

（9）用鲜马铃薯加食醋适量捣烂成泥状，外敷在硬结处，隔日换一次，通常用药2~3次即可获得较好的疗效。也可用马铃薯汁40ml、蒲公英20g及尿素15g等制成复方马铃薯擦剂外敷，或将新鲜马铃薯切片浸入山莨菪碱注射液后外敷硬结。

（10）使用山莨菪碱醇溶液或复方补骨脂酊外敷。

第二节　静脉注射的皮肤并发症及其处理

知识点1：静脉注射的皮肤并发症——穿刺部位出血、淤斑

由于穿刺损伤或拔针时压迫不好导致局部出血、淤斑形成，非常多见。如出现此类并发症，应即时进行加压止血，并做局部冷敷，超过24小时可做热敷以促进吸收，通常淤斑可在数日后吸收而消失。

知识点2：静脉注射的皮肤并发症——浅静脉炎

（1）原因：造成浅静脉炎的主要原因，或是由于输液操作时局部消毒不严，或因为输注非生理性pH的液体，或输注高渗溶液，或输液中存在玻璃屑、橡皮屑、金属屑和结晶物质等各种微粒，或输注刺激性大、浓度过高的药物如红霉素等。浅静脉炎可表现为良性血栓静脉炎与游走性血栓静脉炎。

（2）临床上可表现为：①红肿型：沿静脉走行皮肤红肿、疼痛及触痛；②硬结型：沿给药静脉局部疼痛、触痛以及静脉变硬，有条索感；③坏死型：沿血管有很大范围肿胀或形成淤斑；④闭锁型：静脉阻塞。

（3）治疗时应抬高患肢、制动；严重者需给予抗生素治疗；或95%乙醇或50%硫酸镁溶液湿敷；或使用复方硝酸甘油乳膏外涂，其对坏死性炎症型效果较好；也可用高渗糖和维生素B_{12}混合液外敷，对硬结型和坏死型效果尤其明显，具有止痛等作用。也有报道把云南白药用75%乙醇或食醋调成糊状外涂患处或应用0.5%山莨菪碱生理盐水或芒硝液湿敷或六神丸外敷治疗有效。

知识点3：静脉注射的皮肤并发症——静脉渗漏性损伤

因各种原因导致药液渗漏到血管周围组织引起局部软组织坏死甚至神经、肌肉及关节损害者称为静脉渗漏性损伤。高渗性溶液如高渗糖、甘露醇和肠外营养液，阳离子溶液如葡萄糖酸钙及氯化钾等，或碱性溶液如碳酸氢钠等，缩血管药如（去甲）肾上腺素、多巴胺和垂体后叶素等，化疗药物如多柔比星、丝裂霉素、环磷酰胺、柔红霉素以及顺铂等，都可致渗漏性损伤。致伤的原因可为渗透性损害及细胞膜内外的离子失衡、局部酸碱平衡失调、缺血性坏死、细胞毒作用、机械性压迫和感染等造成渗漏处组织损伤或损伤后长久不愈。

出现渗漏性损伤必须及时处理，高渗性药物多为急性损害，外渗超过24小时多不能恢复。碱性药液渗漏后范围可能不大，但易累及深部组织，甚至造成神经损伤、筋膜间隔综合征、关节和肌腱粘连等。细胞毒药物的损伤症状出现慢，有迟发效应甚至记忆现象；阳离子溶液外渗经常表现有剧痛。处理方法如下。

（1）局部外敷：冷敷效果理想，适应性广；热敷主要用于缩血管药物的渗漏损伤；硫酸镁湿敷仅用于血管通透性增加而引起的外渗，对高渗液所致渗漏性损伤反而能够加重组织脱水，中药金黄散可用于氨苄西林、氯化钾和红霉素等渗漏引起的炎症症状，方法是将金黄散与食用醋调成糊外敷。

（2）局部封闭：可用0.25%～1%普鲁卡因与透明质酸酶混合溶液用于局部封闭。

（3）局部注射渗漏药物拮抗剂：氮芥、丝裂霉素和放线菌素渗漏伤可用硫代硫酸钠拮抗；丝裂霉素与放线菌素也可用维生素C（50mg/ml）；多柔比星和长春新碱可选用碳酸氢钠（但需加地塞米松）；碳酸氢钠外漏可用大量维生素C；缩血管药渗漏伤可应用酚妥拉明等进行对抗治疗。

（4）脂肪抽吸术或盐水冲洗法：在输液渗漏后不超过24小时使用，有外科清创的作用。

（5）其他治疗：频谱和红外线照射。晚期出现坏死时需进行手术清创切除坏死组织并植皮。

第三节　肿瘤化疗的皮肤不良反应及其防治

一、细胞毒性反应

知识点1：黏膜炎

（1）可引起黏膜炎的药物：主要有平阳霉素、阿糖胞苷、放线菌素、多柔比星、氟尿嘧啶及甲氨蝶呤。多于用药后4～10日，黏膜表面出现弥漫性红斑，随之成为糜烂面及溃疡（可孤立、成群或融合，常出血）。以口腔多见，偶见于直肠。

（2）评定指标：WHO对于急性口腔反应的评定指标：Ⅰ度为红斑、疼痛；Ⅱ度为红斑、溃疡，但能够进食；Ⅲ度为溃疡，只能进流食；Ⅳ度不能进食。

（3）严重程度和药物剂量及用药次数有关，并需与细菌、病毒以及念珠菌性黏膜炎相鉴别。

（4）治疗对策：主要采用支持疗法，治疗继发感染与止痛等。漱口液治疗放疗或化疗后的口腔反应的方法为：将盐酸利多卡因 10ml、硫酸庆大霉素 8 万 U、地塞米松磷酸钠注射液 5mg、甲硝唑 0.8g 以及碳酸氢钠 2.0g 等加于 0.9%生理盐水 500ml 中，充分摇匀后用来漱口，每日多次。

知识点 2：脱发

脱发是常见不良反应之一，常呈弥漫性。多在化疗后 1～2 周开始，1～2 个月后变得显著，停药后可恢复。

（1）与脱发有关的常用药物：包括平阳霉素、环磷酰胺、放线菌素、多柔比星、氟尿嘧啶、羟基脲、氮芥及长春新碱等。

（2）防治：在输注细胞毒药物时，选择头皮降温法或头皮止血带，使药物到达毛发毛囊的量减少，能够使脱发延迟或减轻。或在化疗开始前先服用维生素 E，5～7 日，可有效地预防脱发，尤其是多柔比星引起的脱发。

知识点 3：甲的改变

（1）甲营养不良：表现为横嵴（反映甲母质的周期性损害）、纵纹或纵嵴（提示局灶性甲母质变化）及色素沉着。

（2）Beau 线：它的出现反映了甲基质中有丝分裂活性的减少或停止。表现为甲横行凹陷，且明显变软，并随甲的生长向远端移动，可在不超过 6 个月从指甲中消失。

（3）Muehrcke 线：即甲板部色素脱失性横行凹陷沟，和化疗后产生的甲板化学成分或结构异常有关。

知识点 4：水疱

水疱在正常皮肤上发生，更常见于皮肤受压或菲薄区，偶见于超高量的甲氨蝶呤与联合化疗时。

二、局部损伤

知识点 5：静脉炎

为高浓度药液导致的局部化学性静脉炎，可见于氮芥、氟尿嘧啶以及多柔比星等使用后，且可发生回忆现象。

知识点6：化学性蜂窝织炎

化学性蜂窝织炎是由化疗药外渗到静脉处所致。

（1）临床表现：临床表现在局部疼痛、红斑、水肿、变硬、色素沉着、溃疡以及坏死。主要见于多柔比星和长春新碱等。

（2）治疗：停止静脉注射，吸出残留药物及应用解毒剂是治疗局部损伤的基本原则。局部使用DMSO可使溃疡缩小。皮损内用氢化可的松、异丙肾上腺素或普萘洛尔有解毒效能。碳酸氢钠局部注射对于多柔比星或柔红霉素外渗、硫代硫酸钠局部注射对氮芥外渗具有特异性解毒作用。长春新碱、长春碱外渗建议选用透明质酸酶，冷敷处理；严重溃疡时可用手术切除后植皮法治疗。

知识点7：过敏反应

（1）Ⅰ型反应表现为荨麻疹、血管性水肿及过敏症，常发生于第1疗程期间。多见于左旋门冬酰胺酶、顺铂、多柔比星和环磷酰胺等，多柔比星还可致局限性荨麻疹。预先应用抗组胺药与糖皮质激素可使某些患者能耐受治疗。

（2）Ⅱ型反应表现是大疱型皮疹。

（3）Ⅲ型反应为荨麻疹、多形红斑及血管炎表现，见于甲基苄肼（荨麻疹、血管性水肿）、羟基脲和氮芥（多形红斑）和羟基脲（血管炎）。

（4）Ⅳ型反应，局部应用氮芥可造成接触性皮炎，多柔比星和氟尿嘧啶可引起刺激性皮炎。

三、与射线的相互作用

知识点8：与射线相互作用产生的特异皮肤反应

（1）射线增强作用：如小剂量化疗及X线，见于放线菌素和多柔比星等治疗时。

（2）射线记忆：即当原放疗的组织又一次接触到某些化学药物时，在放疗局部将发生炎症反应，如复发性放射性皮炎。放线菌素及多柔比星是与皮肤内射线记忆反应有关的两种药物。

（3）光敏感：氟尿嘧啶和长春新碱有光敏作用。使用后应避免日晒及宜用紫外线保护因子（SPF）的遮光剂。氟尿嘧啶使用后有多种光敏感反应。

（4）紫外线性红斑的再活动作用（晒斑记忆）：有些患者在轻度晒斑消退后，如应用大剂量甲氨蝶呤则可使晒斑再发，且再发晒斑比原来反应更重。有时可发生反向紫外线记忆，日光可导致已愈合的甲氨蝶呤诱发的外渗性溃疡复发。

四、色素改变

知识点9：色素改变

色素改变是化疗中最常见且最少了解的皮肤不良反应，可表现为奇特及难以理解的色素变化或为色素沉着或色素减退，或局限性病变，具有独特的色泽或奇异的模式。口腔黏膜与甲是好发部位。

知识点10：色素沉着

（1）弥漫性色素沉着：见于应用白消安、环磷酰胺、氟尿嘧啶、羟基脲及甲氨蝶呤者；用白消安者还可产生肾上腺皮质功能不全。

（2）局限性皮肤色素沉着：用平阳霉素后可出现特殊的线状或鞭打样条纹的色素沉着。应用多柔比星、白消安、氟尿嘧啶以及环磷酰胺等后有口腔黏膜的色素沉着。静注平阳霉素和氟尿嘧啶后，可出现特殊的匐形性色素沉着；静脉注射氟尿嘧啶后，就算无药物外渗或静脉炎，也可见沿静脉走向皮肤表面发生的纡回线状色素沉着，或使患者快速晒黑，但无灼痛或红斑。使用平阳霉素时，还出现鞭打状色素沉着使躯干出现奇异的色素线，或为压迫性色素沉着伴有膝、肘处色素变深或见甲皱色素沉着。间歇性大量应用甲氨蝶呤，在毛发内可发生横形色素带。塞替哌能够引起绷带或监护器黏附垫下方的环形或方形色素沉着。

（3）甲的色素沉着：呈弥漫性或带状，或先为带状，随甲生长向前推移。见于环磷酰胺、多柔比星和氟尿嘧啶等。环磷酰胺或联合化疗时，还可见甲白色横纹。

五、其他

知识点11：其他肿瘤化疗的皮肤不良反应

（1）放线菌素性毛囊炎，表现为痤疮样皮炎，且多为自限性。

（2）平阳霉素还可导致局限性结节和浸润性斑（四肢、臀部）、弥漫性肢端硬化和雷诺现象。

（3）静注阿糖胞苷、氟尿嘧啶能够使原有的日光性及脂溢性角化发生炎症。

（4）用白消安后可导致迟发性皮肤卟啉病，表现为多发性色素沉着，皮肤变脆，但没有丘疹或大疱性损害。

（5）扁平苔藓样疹：即苔藓样组织反应。应用羟基脲后，有时可出现苔藓样丘疹、甲营养不良及瘢痕性脱发，酷似特发性扁平苔藓。

（6）肢端红斑：许多化疗药物都能引起肢端疼痛、灼热感和红斑，如阿糖胞苷、氟尿嘧啶和多柔比星使用后。通常无须治疗，可试用维生素 B_6 和泼尼松治疗。

（7）小汗腺病变：如中性粒细胞性小汗腺炎和小汗腺汗管鳞状化生。两者通常由阿糖胞苷、多柔比星、平阳霉素和柔红霉素等引起。表现为红斑性丘疹、脓疱及斑块。常被误诊为毛囊炎、脓毒血症及其他局限性感染。

（8）雷诺现象：可伴有溃疡出现，多认为是一种血管中毒反应。

（9）硬化性反应：轻者表现为肢端纤维斑块与结节，重者类似于 CREST 综合征或系统性硬化病，多发生在平阳霉素使用后。

（10）光辉霉素性潮红：可见于丝裂霉素等。表现为独特的潮红；若出现潮红反应是停药的指征。

六、与免疫抑制有关的并发症

知识点12：与免疫抑制有关的并发症

与免疫抑制有关的并发症有感染、肿瘤以及痣增多。

（1）感染：容易发生细菌、病毒、真菌感染。

（2）肿瘤。

（3）痣增多：以肢端比较多见。

七、免疫反应

知识点13：免疫反应

（1）淋巴细胞恢复疹，发于一些白血病患者随外周血淋巴细胞计数开始升高时，出现非特异性、暂时性斑丘疹，可伴有暂时性发热，常发于治疗7日以上。

（2）使用生物修饰因子治疗时，如GM-CSF常引发斑丘疹，IL-2可引起毒性红斑等。此种反应通常为非致死性，常不需停药和进行特殊处理；必要时应进行对症治疗。

第四节　妊娠期皮肤生理变化和相关疾病的识别

一、与妊娠有关的皮肤生理性改变

知识点1：色素性变化

（1）色素沉着：发生于90%的孕妇，常见于生理性色素增多的部位，例如乳头、乳晕、腋下、外阴、肛周、口周、脐周以及股内侧等处，腹白线可呈“黑线”状态。色素沉着多在妊娠早期出现，为进行性加重直到分娩，分娩后虽能够自然消退，但大多不能恢复到原来的肤色。

（2）黄褐斑：有50%~75%的孕妇能够出现，多在妊娠中期发生，常局限在面部。虽大多在产后1年内消失，但也有约30%的人持续10年以上。

（3）黄疸：在妊娠后期将出现生理性黄疸，多无临床症状，无高胆红素血症，在分娩后消退。但应与病理性黄疸鉴别。

（4）妊娠期间原有的雀斑、色素痣和瘢痕的颜色加深。

知识点2：血管性变化

（1）毛细血管扩张：可表现为掌红斑、蜘蛛痣及单侧痣样毛细血管扩张等。掌红斑：出现于妊娠早期，可见于超过30%的白种人孕妇，而黄种人发生较少。临床可见两种类型：一是位于小鱼际、大鱼际及掌指连接处的红斑；另一是整个手掌的弥漫性斑点，伴发绀及苍白。一般在产后1周消失。

蜘蛛痣：妊娠后2~5个月内发生，颈部、眼周及上肢为好发部位，分娩2~3个月后其颜色可变淡，但经常不能完全消退。单侧痣样毛细血管扩张：常出现在三叉神经皮区、颈和上胸部。

（2）静脉曲张：发生率约为40%，可见于隐静脉、女阴静脉和痔静脉（痔疮加重）。多开始于妊娠第3个月，分娩后减轻，但经常不能完全消退。

（3）紫癜：见于妊娠后期，主要发生在小腿。

（4）大理石样皮肤：表现为暂时性淡蓝色斑点。主要发生于小腿，遇冷后出现；如果在产后有持续性网状青斑，应探查潜在的其他原因。

（5）血管瘤：多见于妊娠早期，形态多样；好发于眶周、胸或脐周。

（6）皮肤血管扩张性肉芽肿：好发于面部及手足等处。

知识点3：结缔组织的变化

（1）妊娠纹：一般在妊娠6~7个月时出现，可见于超过90%的孕妇，主要分布在腹部，亦可发生于胸（乳房边缘）、下背、臀部和四肢近端。分娩后持续存在而无法完全消退。

（2）软纤维瘤：又称皮赘。多见于妊娠后期，常发生在颈、面、躯干、腹股沟及乳房下等处，分娩后可变小或消退。

知识点4：黏膜改变

（1）阴道及宫颈黏膜着色：作为诊断早期妊娠的体征。如Jacquemier-Chadwick征是指阴道和前庭黏膜在妊娠早期呈淡蓝色或紫色，为阴道血管扩张与充血所致。Goodell征则是指宫颈呈淡蓝色。

（2）妊娠性牙龈炎：尽管程度可以很轻微，但几乎发生于所有的孕妇，常在妊娠初期开始，至第9个月达到高峰，分娩数日到数周内消失。这种牙龈的变化可能引起肿瘤样增殖，临床上呈化脓性肉芽肿样外观（龈瘤）。

知识点5：非凹陷性水肿

一般发生于妊娠晚期，水肿部位主要在眼睑、面部、手、小腿、踝以及足背等处，清晨显著，白天活动后减轻。

知识点6：附属器改变

（1）毛发的改变：可见多毛、脱发或毛发形态的变化。大多数孕妇都可见到程度不等的多毛现象，常在妊娠早期发生，以上唇和面颊部最为明显，亦可出现于四肢或背部。通常与痤疮并存。休止期脱发则以分娩后4~20周内为明显，经6~15个月能够自行恢复。在妊娠后期偶可见男性型脱发；少数可表现为毛发弥散性稀少，发生稀毛症。偶有孕妇可见管状发。

（2）皮脂腺改变：妊娠早期皮脂腺分泌降低，而妊娠后期皮脂腺活动增加，表现为面部皮脂增多，且在乳晕见到因皮脂腺增生形成的棕色丘疹性小突起，即 Montgomery 结节，有人认为这是诊断早期妊娠的一个可靠体征。

（3）汗腺改变：妊娠后期小汗腺功能活跃，出汗增加，以躯干部明显。容易伴发红色粟丘疹和汗疱性湿疹。

（4）甲改变：妊娠早期生长加快；有甲横沟、脆甲、甲分离、甲下角化等。

二、受妊娠影响的非特异性皮肤改变

知识点7：因妊娠而好转的疾病

（1）化脓性汗腺炎：在妊娠后症状将减轻或好转。

（2）Fox-Fordyce 病：可因妊娠后大汗腺功能衰弱而减轻。

（3）结节病：妊娠中其症状常有不同程度的减轻，机制不清楚。

（4）银屑病：在妊娠后症状减轻、不变和加重的比例分别约16%~50%、50%和4%~18%不等。

知识点8：因妊娠而加重的皮肤病

（1）感染性疾病：因为妊娠后细胞免疫功能下降，能使原患有的念珠菌病、滴虫病、复发性单纯疱疹、艾滋病、尖锐湿疣以及麻风等感染性疾病加重或恶化。

（2）自身免疫性疾病：一般认为妊娠是使 SLE 加重的因素之一。据报道，活动期 SLE 患者在妊娠期间大约有60%，在分娩后几乎所有的人病情加重，非活动期 SLE 患者在妊娠期间和分娩后加重者分别为25%和55%，均以分娩后加重为明显；天疱疮与系统性硬皮病等也可加重。

（3）特应性皮炎：在妊娠期更容易加重。

（4）神经纤维瘤病（NF）：NF 能够初发于妊娠期内，或妊娠后原皮损增多及变大。

（5）恶性黑色素瘤（MM）：妊娠使 MM 加重或恶化者较少，妊娠的 MM 患者与非妊娠的 MM 患者进行比较两者之间虽没有本质性差别，但前者更容易发生淋巴结转移。

（6）化脓性肉芽肿（PG）：PG 可发生于5%的孕妇，常见于妊娠的30周以后，突然出现，且迅速增大，好发于指腹、上唇、颊部、鼻背及口腔黏膜，口腔黏膜内以齿龈为多，其次为舌与颊黏膜，可能与妊娠后期雌激素水平升高有关，多在分娩后2个月内消退。除上述疾病外，妊娠中能够加重的疾病还有迟发性皮肤卟啉病、肠病性肢端皮炎、瘢痕疙瘩和血管瘤、血管内皮瘤、血管球瘤、软纤维瘤、皮肤纤维瘤以及平滑肌瘤等。

三、妊娠特异性皮肤改变或疾病

知识点9：妊娠性瘙痒症

妊娠性瘙痒症通常发生在妊娠的后3个月，全身性皮肤剧烈瘙痒，约占孕妇总数的17%，常无原发性皮疹，其主要原因是由胆汁郁积引起，瘙痒程度常与血和皮肤中的胆酸浓度呈正比，瘙痒于分娩后迅速消失，再次妊娠时容易再发。妊娠肝内胆汁淤积的特点为：①伴或不伴黄疸的全身瘙痒；②没有原发性皮疹；③符合胆汁淤积的生化异常；④分娩后能够自行缓解。

知识点10：早发型妊娠性痒疹

主要发生在妊娠的第3~4个月，再次妊娠时皮疹提前出现，躯干和四肢见瘙痒性丘疹及抓痕，伸侧多见，两侧对称，剧烈瘙痒，夜间加重。

知识点11：迟发型妊娠性痒疹

常在妊娠的最后2个月发生，以分娩前2周最多见。有以下几种情况：

（1）环状痒疹：较大的环状皮疹，单发或多发，多见于躯干、四肢近端，表面干燥，覆盖鳞屑或见色素沉着。

（2）妊娠中毒疹：皮疹出现在妊娠晚期，瘙痒性丘疹经常初发于腹部妊娠纹上，患者多为身材矮小、体重增加显著者。

（3）迟发性妊娠痒疹：皮疹在临近分娩时出现，丘疹亦好发于腹部，可局限在妊娠纹上，但分娩后躯干和四肢上可见向外扩展的多形红斑或荨麻疹样皮损，约发生在1/200的孕妇。妊娠瘙痒性荨麻疹性丘疹斑块，其特点为妊娠后期3个月发病；皮损均发生在腹部，其中48%的孕妇皮损仅局限于脐周的妊娠纹上，呈剧烈瘙痒性荨麻疹样外观或丘疹，病理没有特异性改变，糖皮质激素治疗有效，分娩后快速消退。Holmes等命名的妊娠中毒性红斑，妊娠多形性发疹实际上也是妊娠性痒疹的迟发型。妊娠中毒性红斑：在妊娠后期发病，皮损为炎症性红斑、丘疹及风团样损害，分布于腹部、臀部和四肢伸侧，剧烈瘙痒。

知识点12：重症型妊娠性痒疹

重症型即妊娠丘疹性皮炎。能够在妊娠的各个时期发病，皮疹较单一，典型损害是3~5mm的红色或暗红色丘疹，顶端尖锐，表面粗糙或为颗粒状，出疹后7~10日消退，新旧疹同时存在，往往持续到妊娠终止，自觉剧痒，多散在分布全身，无融合与聚集成群的倾向。对妊娠期发生的单一的泛发剧烈瘙痒性丘疹通常考虑本病。尿中绒毛膜促性腺激素明显增高，如果不治疗胎儿死亡率可高达27%。

知识点13：妊娠疱疹（HG）

本病可发生在妊娠中或产褥期，原发皮疹为多形性，初起是水肿性风团样红斑，或表现为小水疱或沿红斑边缘分布的环状水疱，病理可观察到水疱位于表皮下，直接免疫荧光检查显示基底膜处C3沉积，间接免疫荧光检查抗基底膜抗体只少数阳性，补体法可发现几乎100%的孕妇有HG因子，免疫电镜显示C3沉积于透明板内，和大疱性类天疱疮（BP）的C3沉积部位相一致。免疫印迹法表明HG的抗体和分子量180 000表皮抗原相反应。需鉴别的疾病主要为偶然发生于妊娠期间的大疱性类天疱疮、多形红斑、寻常型天疱疮、疱疹样皮炎以及有大疱的药疹等。治疗重点在于解除孕妇的痛苦和预防早产的发生，可局部或系统应用糖皮质激素和抗组胺药等。

知识点14：疱疹样脓疱病

疱疹样脓疱病主要发生于中年孕妇，妊娠后期者居多，容易发生在皮肤皱褶部位，对称分布，分批出现，脓疱为集簇性或环状排列，干燥后形成黄色结痂，痂皮下皮肤潮红、浸润但没有溃疡，可伴有发热、低血钙等全身症状，一般不伴有瘙痒，病理可见Kogoj海绵状脓疱，愈后遗留褐色色素沉着。糖皮质激素是主要治疗药物，严重病例需终止妊娠。

知识点15：妊娠自身免疫性黄体酮性皮炎

在妊娠最初2周突然起疹，为0.5~3mm大小的痤疮样皮疹，初起是丘疹，此后变为脓疱，有压痛，不痒，无抓痕和水疱，可伴有关节疼痛，末梢血与组织病理中有嗜酸性粒细胞增多，再次妊娠可出现同样皮疹，流产后皮损消失，口服避孕药后能够使皮疹再发，黄体酮皮内试验阳性（48小时后有脓疱出现），口服雌激素治疗有明显疗效。

知识点16：妊娠瘙痒性毛囊炎

发病在妊娠4~9个月之间，皮疹遍及全身，躯干、臀及大腿等处更多，为3~5mm的炎性毛囊性丘疹或脓疱，瘙痒剧烈，病理呈急性毛囊炎样改变，直接免疫荧光检查阴性，皮疹在分娩后约2周自然消退。

知识点17：妊娠线状IgM皮病

妊娠期在前臂、腹部、大腿以及小腿出现毛囊性红色丘疹，剧痒，组织学上虽没有特异性改变，但直接免疫荧光检查可见基底膜处有IgM线状沉着，血中测不到抗基底膜抗体，皮损在产褥期结束后消失。

第五节 新生儿一过性皮肤改变及其皮肤护理

一、新生儿皮肤的特点

知识点1：正常新生儿皮肤的特点

初生婴儿皮肤面积约为0.2m^2，其厚度只有1mm。外观红润、光滑、柔软；表皮薄且细胞间联结松弛，角质层发育不完全；基底细胞增殖快，基底膜发育不良，表真皮的联结不严密，表皮易剥脱；皮下组织中所含的脂肪酸以硬脂酸和软脂酸等固体脂肪酸较多而油酸等液体脂肪酸较少；皮脂腺发育旺盛，但汗腺发育欠完善。因此，屏障功能差，易受各种微生物的侵袭，保温功能较差，调节体温功能不足；皮脂溢出多，遇低温、寒冷时脂肪容易凝固而导致皮肤发硬；在外用药物时吸收速度与面积均增加，故易吸收而发生中毒。

知识点2：过期产儿（过熟儿）皮肤的特点

过期产儿（过熟儿）即妊娠超过42周后出生的新生儿。其皮下脂肪少，呈显著消瘦状，皮肤显得苍白、松弛、多皱褶，伴有脱皮，呈羊皮纸样，胎脂少，无毳发，头发茂密，以及指甲过长。

知识点3：早产儿（未成熟儿）皮肤的特点

早产儿（未成熟儿）是指胎龄不到37周的活产婴儿。皮肤鲜红薄嫩，为半透明状，常伴水肿所以发亮，可透见血管。皮下脂肪少。背、肩和面额部等处毳毛多。胎脂丰富布满全身。头发纤细，指甲柔软不超过指端。

知识点4：胎龄小样儿（小于胎龄儿）皮肤的特点

胎龄小样儿（小于胎龄儿）是指系宫内生长发育迟缓的新生儿。出生后明显消瘦，皮下脂肪少，皮肤薄且干燥、松弛，皱褶多，无毳毛，少胎脂，毛发较粗较稀，指甲超过指端，足纹理较多。

二、新生儿的一过性皮肤改变

知识点5：胎脂

胎脂是分娩时新生儿全身覆盖的脂状物，特别是背部、肩胛间区、颈部、腋窝、阴股部等处比较多见。胎脂有保护皮肤避免损伤和防止散热的作用。通常认为，将其去除易发生感染。所以，初次洗浴时最好不要洗去，可待其逐渐吸收而消失。

知识点 6：生理性红斑

常见三种红斑。①肘窝红斑：几乎所有的新生儿都能够看到，生后即可出现。为发生在两侧肘窝处境界不鲜明的红斑，属于压迫性红斑，一般可持续 4~5 日，当上肢能自由活动后能够自行消退，无须特别处理；②片状红斑：为发生在肘窝处之外的其他部位，但不伴发其他类型皮疹的单纯红斑，初发日龄平均为生后 3 日，通常持续 2~3 日后自行消退，但需注意和新生儿中毒性红斑鉴别；③点状红斑：呈小点状，但不是丘疹，平均在生后 2.5 日出现，持续时间亦为 2.5 日，尔后自行消退，无须特殊处理。

知识点 7：红色丘疹

在新生儿的面部和躯干，少数发生在肛门周围出现孤立性红色丘疹，但不伴发其他类型皮疹，平均持续数天自然消退。

知识点 8：新生儿脱屑

新生儿脱屑是呈糠秕状的鳞屑脱落，可见于身体各个部位，但不发生在股部与腋窝，较大的鳞屑常见于躯干和手足，指、趾端易伴发皲裂。多从生后 1~2 日开始，4 日左右最明显，持续时间亦为约 4 日，但通常持续至生后 10 日之内者均属正常。能够自然消退，伴皲裂者可外用润肤软膏。

知识点 9：皮脂溢出

皮脂溢出系皮脂腺分泌过度旺盛导致。往往发生在生后数天，头皮为重。为堆积薄厚不定的皮脂，基底没有炎症反应，可形成黄而厚的脂溢性痂皮或油腻性鳞屑。

知识点 10：鼻部皮脂腺肥大

鼻部皮脂腺肥大主要见于鼻尖，也可见于鼻背、颈部、上颞部等处。外观为黄白色的点状或粟粒大丘疹，集簇发生。一般出生时即已存在，生后 1 日开始明显，大致持续 8 日，自然消退。

知识点 11：先天性粟丘疹

先天性粟丘疹疹型单一，是白色乃至黄色质地坚硬的非炎症性小丘疹，数目不等，单独存在，不融合，直径 1~2mm 大小。可发生在身体任何部位，好发于面颊、鼻、唇、额及眼睑等处。平均初发日龄为 1.6 日，经数日（平均 5.5 日），皆能自行消退。

知识点 12：新生儿皮肤附属器息肉

新生儿皮肤附属器息肉常在新生儿出生后 2~3 日内被发现。通常为单发性小结节，皮色或浅红色，直径约 1mm，半球形，有蒂，多见于乳旁或乳晕。常可在生后 1 周内坏死后干燥、变黑然后脱落。应与副乳、副耳、皮赘等区别。

知识点 13：吸吮水疱

多为内含清亮或淡黄色液体的无菌性水疱，或水疱破溃后变为糜烂面，常见于手部。

知识点 14：产瘤

产瘤是一水肿性包块。发生于先露部位，常在 1~2 日内消退，如有出血则持续时间长。

知识点 15：处女膜息肉状水肿

处女膜息肉状水肿是阴道前庭部水肿而导致的息肉状肿胀。初发日龄平均 2 日，水肿自然吸收的平均日数为 5.8 日。

知识点 16：色素沉着

新生儿发生色素沉着常在阴部与腋窝两个部位。阴部色素沉着是指出生时已出现在阴囊、阴茎或阴唇部位的黑褐色色素沉着，平均 6 日转为正常。腋窝色素沉着目前只在泰国的新生儿中有发现。

知识点 17：新生儿皮肤颜色改变

新生儿皮肤颜色改变表现的特点为以身体正中为分界线，两半身体的皮肤颜色截然不同，境界明显，转变体位时皮肤颜色也转向对侧，其变化突然，持续 0.5~20 分钟，而后消退。多在发作数日之后自行停止。健康新生儿和患有疾病者均可发生，以低体重儿和早产儿多见。

知识点 18：新生儿单纯性脓疱病

新生儿单纯性脓疱病为新生儿出生后 3~4 日在面、颈、躯干等处发生的单一的散在分布的脓疱，持续时间平均约 2 日，可自然愈合。但应和新生儿中毒性红斑和新生儿一过性脓疱病等进行鉴别。

知识点 19：多毛状态

额至颞部、颊部出现有密集的、略带黑色的胎毛，生后不久将变淡。可能和来自母体肾上腺皮质激素有关。

知识点 20：新生儿单纯性紫癜

绝大多数新生儿单纯性紫癜表现为散在的、砂粒大小的淤点或淤斑。主要发生在面部，特别是眼睑或颊部等处。多因脐带缠绕或分娩压迫所致。紫癜出现时间多在出生后 2 日内，持续时间不长，可自然消退。但需注意，新生儿紫癜通常意味着可能有潜在的严重疾病。

引发紫癜的原因很多，可分为 4 类：①出血性疾病，例如血小板减少症、TORCH 感染、母体血小板抗体（SLE 和药物等引起）、凝血异常、维生素 K 缺乏症、DIC、C-蛋白缺乏症以及创伤等；②皮肤红细胞生成，例如先天性风疹、先天性弓形虫病、先天性巨细胞病毒感染和胎儿有核红细胞增多症、Rh 溶血病、双胎输血综合征以及遗传性球形红细胞增多症等；③脓毒血症栓子；④累及皮肤的恶性肿瘤，例如先天性白血病、成神经细胞瘤及慢性特发性组织细胞增多症（Letterer-Siwe 病）。

知识点 21：生理性黄疸

正常新生儿可于生后 2~5 日出现皮肤黄染，2~3 日后最明显，一般 7~10 日自行消退；早产儿黄疸出现和消退的时间均较晚。生理性黄疸通常无须治疗。但应注意观察黄疸程度及其消长情况。若持续 10 日乃至 2 周仍不消退，则考虑为病理性黄疸，应积极寻找致病因素并且进行相应治疗。

三、新生儿的皮肤护理

知识点 22：新生儿的皮肤护理

（1）清洁和洗浴：全身皮肤的清洁是护理新生儿不可或缺的重要内容，洗浴是清洁的重要手段。但出生时不需立即洗浴，可仅以湿棉球拭去血迹，以降低刺激。早产儿皮肤处理通常在生后 48 小时后进行。胎脂可待其自然消失，这可以保留胎脂的保护作用。自出生后第 2 天起，在换尿布时可用温水洗会阴和臀部。脐带脱落、胎脂消失即可进行全身洗浴，可用无刺激性的肥皂先洗头，再洗颈、躯干、四肢，最后洗会阴。洗后应揩干水分，特别是皱褶部位，然后扑撒无刺激性的粉剂或涂擦消毒的植物油。

（2）衣着和尿布：需选择无染料的细软棉织品。绒、毛、丝、化纤制品、橡皮以及塑料制品等不宜与皮肤直接接触。同时需勤换勤洗，保持清洁干燥。洗涤时应将洗涤剂彻底清洗干净。

（3）注意通风和保暖。

（4）重视预防感染：要经常观察皮肤表面的状态，注意皮肤有无异常变化。

（5）特殊部位的护理：①头部护理：需每日洗头清除结痂，然后用消毒茶油等外擦，注意禁止强行剥脱痂皮；②脐部护理：按无菌操作每日清洁并更换敷料，禁用粉剂，防止尿液等浸湿敷料，直到脐带残端脱落愈合；③臀部护理：注意尿布的更换和清洁，减少粪便与尿液的刺激。

第六节 外科引流与固定的皮肤并发症及其处理

知识点：外科引流与固定的常见皮肤并发症

（1）造瘘口周围皮炎：主要是消化液的作用。处理上可按照湿疹处理原则进行，但用药应尽可能的简单化，否则容易造成多重过敏。

（2）感染：包括细菌与真菌感染。可根据病原体培养结果选用合适的抗生素及必要的引流措施。

（3）结痂和假上皮瘤样增生：为多种刺激的结果。使用保护胶可减少发生。

（4）变应性接触性皮炎：这种情况下，通常变应原的种类较多。但较常见的为引流袋、引流管或粘贴材料成分。与粘贴剂、保护剂、引流袋接头、引流袋或带子相匹配的皮疹形状及分布是其诊断的线索。为明确病因，最好在腹部瘘口对侧进行皮肤斑贴试验。治疗措施包括去除引起过敏的材料，使用有效的抗炎、抗过敏及止痒的药物。

（5）坏疽性脓皮病：和肠道疾病有关。主要治疗原发病，皮疹按照形态特征对症处理。

（6）溃疡或瘘道形成：按照皮肤溃疡的方法进行处理。

（7）癌变：需要外科手术切除。

（8）同形反应：有银屑病等病史者可能发生。

第七节 局麻药物的不良反应：临床识别及其防治

一、局麻药的不良反应

知识点1：局麻药不良反应影响因素

局麻药不良反应的发生和血内药物浓度、患者的精神状态、注射部位、注射速度、药物种类与剂量以及有无血管收缩药等有关。另外，还与药物离子化或与蛋白质相结合程度以及药物的代谢等因素相关。通常来说，局麻药的不良反应可分为局部反应与全身反应两类。

知识点2：局部不良反应

局麻药的局部不良反应包括组织毒性、神经毒性及细胞毒性反应等。多系所用的局麻药液的浓度过高，和神经接触的时间过长，或溶液 pH 过低（如酸性强）等引起。高浓度的局麻药液注入切口附近，由于吸收不良及机械性压迫可造成组织水肿。另外，加入的肾上腺素等血管收缩药，可导致组织对局麻药的吸收时间更加延长。如果普鲁卡因和利多卡因的浓度低于1%时，并不影响切口愈合。但高浓度的局麻药和神经纤维直接接触，可致神经损害。虽然在临床规定的浓度范围内不会造成永久性损伤，但如将局麻药直接注入神经或其束膜内，由于压力作用也可导致结构方面的改变。大量高浓度的局麻药液被吸收入血或直接注入血管内，也可影响红细胞的携氧能力并可降低机体细胞免疫能力。

知识点3：全身性不良反应

局麻药的全身性不良反应主要为毒性反应与类过敏反应，尤以前者多见。

（1）全身性毒性反应：是指因所用局麻药超过规定剂量，浓度过高，吸收过快，或虽未过量但将其注入血管内，或因患者体质较差（如伴有高热、休克、恶病质、严重贫血、肝功能障碍、甲状腺功能亢进以及维生素C缺乏等）降低了对局麻药的降解能力所致。局麻药的全身性毒性反应可分为兴奋期和抑制期，其临床表现如表4-8。

（2）类过敏反应：虽然有人认为脂类局麻药如普鲁卡因和丁卡因等可与蛋白结合而成半抗原，但局麻药不是抗原物质，故所谓局麻药的过敏反应，实为类过敏反应。类过敏反应的临床表现和过敏反应相似，其临床表现及程度见表4-9。

表4-8　局麻药全身毒性反应的临床表现

受累系统	兴奋期	抑制期
中枢神经	头晕目眩、烦躁不安、耳鸣眼花、激动多语	寡言少语、嗜睡、昏迷
肌肉	抽搐、震颤、惊厥	肌肉松弛
循环	血压上升、心动过速	血压下降、心动过缓或心跳停止
呼吸	深而快	呼吸浅而慢或停止
消化	流涎、恶心、呕吐	—

表4-9　类过敏反应的临床表现及其程度的分级

分级	皮肤	胃肠	呼吸	心血管
Ⅰ	荨麻疹、红斑	无	无	无
Ⅱ	荨麻疹、红斑	恶心	呛咳、喉水肿	心动过速、血压下降
Ⅲ	荨麻疹、红斑	呕吐、大便失禁	支气管痉挛、发绀	休克
Ⅳ	荨麻疹、红斑	呕吐、大便失禁	呼吸停止	心跳停止

二、局麻药不良反应的防治

知识点4：全身毒性反应的防治

局麻药的不良反应主要为全身毒性反应（占98%），故应着重对此进行防治。

（1）在治疗前应尽可能地纠正高热、贫血及维生素C缺乏等异常状态。

（2）术前可常规服用地西泮5~7.5mg。

（3）尽量应用最低有效浓度的局麻药，绝对不能超过规定限量。

（4）注意术前用药的不良影响。

（5）如无禁忌证如高血压、心脏病、甲状腺功能亢进、待产妇、不到6岁的儿童以及应用三环抗抑郁药等，需在局麻药液中加入少量肾上腺素（浓度为2~5μg/ml，即1∶500000或1∶200000）。

（6）尽可能地避免几种局麻药混合应用。

（7）注药前做抽吸试验，以免注入血管内。

（8）注药过程中如患者发生兴奋多言、头晕目眩以及耳鸣舌麻等早期毒性反应症状，应暂停注药。

（9）在治疗过程中还需注意观察患者的情况。一旦确认为毒性反应，应按以下原则进行紧急处理：①立即停止给药；②给予吸氧，如有呼吸抑制者行人工呼吸；③血压下降时使用升压药，如多巴胺或麻黄碱5~10mg，静脉注射；④心率缓慢者，应用静脉注射阿托品0.5mg；⑤有肌肉抽搐或惊厥时，静脉滴注地西泮5~10mg，或硫喷妥钠50~100mg；频繁抽搐很难用上述药物控制时，可给予肌松剂并同时进行人工呼吸；⑥出现躁动或惊厥时，要注意保护患者免遭意外损伤；⑦如心跳停止，应立即做胸外按压和人工呼吸。

知识点5：类过敏反应的防治

虽然类过敏反应的发生率只占局麻药不良反应的2%，但严重反应也可致死。必须说明的是，术前皮内过敏试验结果并不可靠。阳性者未必就会出现类过敏反应，但即使为阴性者仍有可能会发生严重反应。所以，注射局麻药后应密切观察患者反应和病情变化。轻度反应短暂而无害，可不治疗。严重反应（Ⅲ~Ⅳ级反应）必须立即处理。首先应停止注药，且应立即建立静脉通路并使用肾上腺素0.1~0.2mg或2.5μg/kg，随后加肾上腺素1mg到5%葡萄糖或平衡盐液250ml中，以1~4μg/min的速度进行静脉滴注，小儿滴注速度可为1~1.5μg/min；如果合并严重缺氧，则应先纠正缺氧后，再应用肾上腺素，以免发生心室纤颤。如经上述处理仍未能纠正低血压，则应一同滴注血管收缩药如异丙肾上腺素等。伴有支气管痉挛者，可滴注氨茶碱，首量5mg/kg，继之以0.5~1.0mg/(kg·d)的浓度滴注；对顽固性支气管痉挛者可以滴注异丙肾上腺素；为消除上述症状，也可用H_1和H_2受体阻断药；肾上腺皮质激素并没有即刻效果，但早期给予可缩短恢复期。如出现呼吸停止，应做气管内插管和人工呼吸；心跳停止者，则做胸外按压和人工呼吸。总之，局麻药的不良反应较为常见，关键在于预防。一旦出现不良反应，经及时而正确的处理，绝大多数都能转危为安。即使心跳骤停，仍有复苏的可能，切莫错失良机。

附录一　高级卫生专业技术资格考试大纲（皮肤性病学专业——副高级）

一、专业知识

（一）本专业知识

1. 熟练掌握皮肤性病专业的基本理论和基础知识。

2. 熟悉皮肤解剖和组织学、皮肤生理学与免疫学相关理论知识。

3. 熟悉皮肤组织病理学、皮肤真菌病，诊断学与治疗学等基本理论。

（二）相关专业知识

1. 掌握与皮肤性病关系较为密切的系统性疾病的相关知识，特别是遗传、代谢、感染性疾病的皮肤表现，妊娠与恶性肿瘤伴发的皮肤病。

2. 熟悉儿科、传染科、外科、中医科与皮肤疾病密切相关疾病的相关知识。

3. 熟悉皮肤科常用药物的药学、药代动力学、药理学等的相关知识。

4. 了解与本专业密切相关的学科理论，如细胞生物学、免疫学、分子生物学、遗传学等，了解有关皮肤病的发病机制、治疗新进展等知识。

二、专业实践能力

1. 熟练掌握本学科常见病、多发病的病因、发病机制、临床表现、诊断、鉴别诊断和治疗。

2. 熟练掌握本学科一些危急重症，如过敏性休克、重症药疹、结缔组织病、大疱病等的救治。

3. 熟悉本学科一些少见疑难病症，如皮肤黏膜淋巴结综合征、光线性类网织细胞增生症、弹力纤维假黄瘤、汗孔角化症、肠病性肢端皮炎，淋巴瘤样丘疹病、环状肉芽肿、着色性干皮病、成人 Still 病、嗜酸性筋膜炎等疾病的诊治。

4. 熟悉一些与皮肤性病相关的综合征、伴发或与系统疾病有关的皮肤病，如伴发心血管病、肾病、肺部疾病、AIDS 的皮肤病、可伴有消化道出血或腹泻的皮肤病等。

5. 基本掌握常见皮肤病的典型组织病理学改变，如银屑病、扁平苔藓、常见大疱性皮肤病、红斑狼疮、皮肤结核、皮肤肿瘤等。了解常用的特殊染色，如甲紫、阿新兰、PAS 等的临床意义，了解免疫病理的适用范围及临床意义。

6. 熟练掌握皮肤性病常用药物的适应证、副作用，熟悉药理、药代动力学、药物相互作用，做到合理用药。

7. 熟悉皮肤性病科各种治疗技术，如冷冻、CO_2激光、水疗、高频电刀、UVA、UVB、窄谱紫外线，了解各种脉冲激光、光动力学、皮肤美容和皮肤外科的有关知识。

8. 熟悉皮肤性病科有关的实验室技术，如性病的实验室检查、结缔组织病实验室检查、过敏原检测等并掌握其临床意义。

三、学科新进展

1. 熟悉本学科国内外现状及发展趋势，不断学习新理论、新知识、新技术，以提高、充实、更新自己的知识库，并应用于医疗实践和科学研究，如结缔组织病、大疱性皮肤病、变应性皮肤病、红斑鳞屑性皮肤病、感染性皮肤病、物理性皮肤病、代谢障碍性皮肤病等疾病的发病机制研究及治疗进展等。

2. 对与皮肤性病学相关学科近年来的进展有一定的了解。

四、本专业病种

病　　种	要求（掌握、熟悉、了解）
一、病毒性皮肤病	
单纯疱疹	
带状疱疹	掌握
传染性软疣	掌握
寻常疣	掌握
扁平疣	掌握
手足口病	掌握
小儿丘疹性肢端皮炎	掌握
水痘	掌握
Kaposi 水痘样疹	掌握
幼儿急疹	掌握
鲍温样丘疹病	掌握
疣状表皮发育不良	掌握
麻疹	熟悉
风疹	掌握
传染性红斑	掌握
	掌握
二、细菌性皮肤病及衣原体、立克次体和螺旋体感染性皮肤病	
脓疱疮	
毛囊炎、疖与疖病	掌握
化脓性汗腺炎	掌握
麻风	掌握
皮肤结核病	熟悉
葡萄球菌性烫伤样皮肤综合征	掌握
鼠咬热	熟悉
丹毒	掌握
莱姆病	掌握
战壕热	掌握
雅司病	掌握
品他病	掌握
类丹毒	熟悉
棒状杆菌癣样红斑	熟悉
腋毛棒状杆菌病	掌握
Reiter 病	掌握
猫抓病	熟悉
皮肤炭疽	了解
流行性斑疹伤寒	了解
	了解

续 表

病　　种	要求（掌握、熟悉、了解）
三、真菌性皮肤病	
头癣	掌握
手足癣	掌握
甲真菌病	掌握
体股癣	掌握
汗斑（花斑癣）	掌握
皮肤黏膜念珠菌病	掌握
皮肤马拉色菌病	熟悉
隐球菌病	熟悉
放线菌病和诺卡菌病	熟悉
足菌肿	了解
曲霉病	了解
芽生菌病	熟悉
着色芽生菌病	掌握
四、寄生虫及昆虫性皮肤病	
疥疮	掌握
虱病	掌握
蛲虫病	掌握
弓形虫病	掌握
滴虫病	掌握
刺毛虫皮炎	熟悉
隐翅虫皮炎	熟悉
绦虫感染	掌握
五、物理性皮肤病	
痱子	掌握
烧伤	掌握
冻疮	掌握
冻伤	掌握
鸡眼与胼胝	掌握
手足皲裂	掌握
放射性皮炎	掌握
光线性角化病	掌握
光化性痒疹	掌握
火激红斑	熟悉
胶样粟丘疹	掌握
日光性荨麻疹	掌握
间擦疹	掌握
压疮	了解

续 表

病　　种	要求（掌握、熟悉、了解）
六、变态反应性皮肤病	
接触性皮炎	掌握
湿疹	掌握
口周皮炎	掌握
自体敏感性皮炎	掌握
荨麻疹	掌握
血管神经性水肿	掌握
丘疹性荨麻疹	掌握
癣菌疹	掌握
淤积性皮炎	掌握
特应性炎	掌握
汗疱疹	掌握
七、结缔组织病及血管皮肤炎	
红斑狼疮	掌握
皮肌炎	掌握
硬皮病	掌握
混合性结缔组织病	掌握
重叠综合征	掌握
嗜酸性筋膜炎	熟悉
类风湿关节炎	了解
成人 Still 病	熟悉
多发性多软骨炎	熟悉
变应性皮肤血管炎	掌握
过敏性紫癜	掌握
白塞病	掌握
八、大疱与疱疹性皮肤病	
天疱疮	掌握
大疱性类天疱疮	掌握
疱疹样皮炎	掌握
线状 IgA 大疱性皮病	熟悉
家族性良性慢性天疱疮	掌握
疱疹样脓疱病	掌握
掌跖脓疱病	掌握
疱疹样天疱疮	了解
妊娠疱疹	熟悉
获得性大疱性表皮松解症	熟悉
连续性肢端皮炎	掌握

续 表

病　　种	要求（掌握、熟悉、了解）
九、皮肤附属器疾病	
痤疮	掌握
脂溢性皮炎	掌握
石棉状糠疹	熟悉
玫瑰痤疮	掌握
多汗症	掌握
无汗症	掌握
臭汗症	掌握
斑秃	掌握
甲病	掌握
十、色素性皮肤病	
雀斑	掌握
咖啡斑	掌握
黄褐斑	掌握
白癜风	掌握
摩擦黑变病	掌握
色素性口周红斑	熟悉
蒙古斑	掌握
太田痣	掌握
贫血痣	掌握
Albright 综合征	熟悉
Riehl 黑变病	掌握
白化病	掌握
斑驳病	了解
十一、遗传性皮肤病	
色素失禁症	熟悉
神经纤维瘤病	掌握
鱼鳞病	掌握
着色性干皮病	熟悉
结节性硬化症	掌握
十二、黏膜疾病	
接触性唇炎	掌握
光线性唇炎	掌握
肉芽肿性唇炎	熟悉
口腔黏膜白斑病	掌握
阴茎珍珠状样疹	掌握
剥脱性唇炎	掌握
腺性唇炎	掌握
龟头炎	掌握
女阴假性湿疣	了解

续 表

病　种	要求（掌握、熟悉、了解）
十三、皮肤肿瘤和瘤样病变	
色素痣	掌握
表皮痣	掌握
脂溢性角化病	掌握
表皮囊肿	掌握
粟丘疹	掌握
毛发上皮瘤	掌握
皮脂腺痣	掌握
多发性脂囊瘤	掌握
汗腺瘤	掌握
皮肤纤维瘤	掌握
软纤维瘤	掌握
瘢痕疙瘩	掌握
日光性角化病	掌握
脂肪瘤	掌握
鲍温病	掌握
基底细胞瘤	掌握
角化棘皮瘤	掌握
鳞状细胞癌	掌握
皮角	掌握
红斑增生病	熟悉
平滑肌瘤	掌握
毛母质瘤	了解
血管瘤	熟悉
血管角化瘤	掌握
血管球瘤	熟悉
Kaposi 肉瘤	熟悉
淋巴管瘤	了解
十四、其他皮肤病	
川崎病	掌握
坏疽性脓皮病	掌握
结节病	掌握
十五、性传播疾病	
梅毒	掌握
淋病	掌握
非淋菌性尿道/宫颈炎	掌握
尖锐湿疣	掌握
生殖器疱疹	掌握
性病性淋巴肉芽肿	了解
软下疳	了解
艾滋病	熟悉

附录二　高级卫生专业技术资格考试大纲（皮肤性病学专业——正高级）

一、专业理论知识

（一）基础理论知识

1. 熟练掌握皮肤性病专业的基本理论和基础知识。

2. 熟悉皮肤解剖和组织学、皮肤生理学与免疫学相关理论知识。

3. 熟悉皮肤组织病理学、皮肤真菌病，诊断学与治疗学等相关基本理论知识。

4. 掌握自己学术发展方向中的最新进展、新技术、新理论、新方法。

（二）相关理论知识

1. 掌握与皮肤性病关系较为密切的系统性疾病的相关知识，包括遗传、代谢、感染、免疫性疾病的皮肤表现，妊娠与恶性肿瘤伴发的皮肤病。

2. 熟悉儿科、传染科、外科、中医科与皮肤疾病密切相关疾病的相关知识。

3. 熟悉皮肤科常用药物的基本药学、药理、药代、毒理等相关知识，熟练掌握药物临床使用方法，了解具有循证医学证据的药物和治疗方法在皮肤科的应用现状和进展。

4. 了解与本专业密切相关的学科理论，如细胞生物学、免疫学、分子生物学、遗传学等，了解有关皮肤病的发病机制、治疗新进展等知识。

二、专业实践能力

1. 熟练掌握本学科常见病、多发病的病因、发病机制、临床表现、诊断、鉴别诊断和治疗。

2. 熟练掌握本学科一些危急重症，如过敏性休克、重症药疹、结缔组织病、大疱病等的救治。

3. 熟悉本学科一些少见和疑难病症，如皮肤黏膜淋巴结综合征、光线性类网织细胞增生症、弹力纤维假黄瘤、汗孔角化症、肠病性肢端皮炎，淋巴瘤样丘疹病、环状肉芽肿、着色性干皮病、成人 Still 病、嗜酸性筋膜炎等疾病的诊治。

4. 熟悉与皮肤性病相关的综合征、伴发或与系统疾病有关的皮肤病，如伴发心血管病、肾病、肺部疾病、AIDS 的皮肤病、可伴有消化道出血或腹泻的皮肤病等。

5. 基本掌握常见皮肤性病的典型组织病理学改变，如银屑病、扁平苔藓、常见大疱性皮肤病、红斑狼疮、皮肤结核、皮肤肿瘤等。了解常用的特殊染色，如甲紫、阿新兰、PAS 等的临床意义，了解免疫病理的适用范围及临床意义。

6. 熟练掌握皮肤性病常用药物的适应证、副作用、药物相互作用，合理用药。

7. 熟悉皮肤性病科各种治疗技术，如冷冻、CO_2激光、水疗、高频电刀、UVA、UVB、窄谱紫外线，了解各种脉冲激光、光动力学、皮肤美容和皮肤外科的有关知识。

8. 熟悉皮肤性病科有关的实验室技术，如性病的实验室检查、结缔组织病实验室检查、过敏原检测等并掌握其临床意义。

三、学科新进展

1. 熟悉本学科国内外现状及发展趋势，不断学习新理论、新知识、新技术，以提高、充实、更新自己的知识库，并应用于医疗实践和科学研究，如结缔组织病、大疱性皮肤病、变应性皮肤病、红斑鳞屑性皮肤病、感染性皮肤病、物理性皮肤病、代谢障碍性皮肤病等疾病的发病机制研究及治疗进展等。

2. 对与皮肤性病学相关学科近年来的进展有一定的了解。

3. 熟悉本专业具有循证医学证据的新技术、新方法、新药物、新设备性能、作用机制及其特点，熟悉这些新技术、新方法、新设备在皮肤科应用的适应证、不良反应等。

四、本专业病种

病　　种	要求（掌握、熟悉、了解）
一、病毒性皮肤病	
单纯疱疹	掌握
带状疱疹	掌握
传染性软疣	掌握
寻常疣	掌握
扁平疣	掌握
手足口病	掌握
水痘	掌握
Kaposi 水痘样疹	掌握
幼儿急疹	掌握
麻疹	掌握
风疹	掌握
传染性红斑	掌握
二、细菌性皮肤病	
脓疱疮	掌握
毛囊炎、疖与疖病	掌握
化脓性汗腺炎	掌握
麻风	熟悉
皮肤结核病	掌握
葡萄球菌性烫伤样皮肤综合征	熟悉
丹毒	掌握
类丹毒	熟悉
棒状杆菌癣样红斑	掌握
腋毛棒状杆菌病	掌握
猫抓病	了解
皮肤炭疽	了解
流行性斑疹伤寒	了解

续 表

病 种	要求（掌握、熟悉、了解）
三、真菌性皮肤病及衣原体、立克次体和螺旋体感染性皮肤病	
头癣	
手足癣	掌握
甲真菌病	掌握
体股癣	掌握
汗斑（花斑癣）	掌握
孢子丝菌病	掌握
着色芽生菌病	掌握
隐球菌病	熟悉
放线菌病	熟悉
诺卡菌病	熟悉
足菌肿	熟悉
曲霉病	了解
芽生菌病	了解
	熟悉
四、寄生虫及昆虫性皮肤病	
疥疮	掌握
虱病	掌握
蛲虫病	掌握
弓形虫病	熟悉
滴虫病	熟悉
刺毛虫皮炎	熟悉
隐翅虫皮炎	熟悉
绦虫感染	掌握
五、物理性皮肤病	
日晒伤	掌握
多形性日光疹	掌握
痱子	掌握
烧伤	掌握
冻伤	掌握
鸡眼与胼胝	掌握
手足皲裂	掌握
间擦疹	掌握
放射性皮炎	掌握
光线性角化病	掌握
光化性痒疹	掌握
火激红斑	熟悉
冻伤	掌握
胶样粟丘疹	掌握
植物日光性皮炎	掌握
压疮	了解

续 表

病　　种	要求（掌握、熟悉、了解）
六、变态反应性皮肤病	
接触性皮炎	掌握
湿疹	掌握
口周皮炎	掌握
自体敏感性皮炎	掌握
荨麻疹	掌握
血管性神经水肿	掌握
丘疹性荨麻疹	掌握
癣菌疹	掌握
淤积性皮炎	掌握
特应性皮炎	掌握
汗疱疹	掌握
七、结缔组织病及血管皮肤炎	
红斑狼疮	掌握
皮肌炎	掌握
硬皮病	掌握
混合性结缔组织病	掌握
重叠综合征	掌握
嗜酸性筋膜炎	熟悉
类风湿关节炎	了解
成人 Still 病	熟悉
多发性多软骨炎	熟悉
变应性皮肤血管炎	掌握
过敏性紫癜	掌握
白塞病	掌握
八、大疱与疱疹性皮肤病	
天疱疮	掌握
大疱性类天疱疮	掌握
疱疹样皮炎	掌握
线状 IgA 大疱性皮病	熟悉
家族性良性慢性天疱疮	掌握
疱疹样脓疱病	掌握
掌跖脓疱病	掌握
疱疹样天疱疮	了解
妊娠疱疹	熟悉
获得性大疱性表皮松解症	熟悉
连续性肢端皮炎	掌握

续 表

病　　种	要求（掌握、熟悉、了解）
九、皮肤附属器疾病	
痤疮	掌握
脂溢性皮炎	掌握
石棉状糠疹	熟悉
玫瑰痤疮	掌握
多汗症	掌握
无汗症	掌握
臭汗症	掌握
斑秃	掌握
甲病	熟悉
十、色素性皮肤病	
雀斑	掌握
咖啡斑	掌握
黄褐斑	掌握
白癜风	掌握
摩擦黑变病	掌握
色素性口周红斑	熟悉
蒙古斑	掌握
太田痣	掌握
贫血痣	掌握
Albright 综合征	熟悉
Riehl 黑变病	掌握
白化病	掌握
斑驳病	了解
无色素痣	掌握
十一、遗传性皮肤病	
色素失禁症	熟悉
神经纤维瘤病	掌握
鱼鳞病	掌握
着色性干皮病	熟悉
结节性硬化症	掌握
十二、黏膜疾病	
剥脱性唇炎	掌握
光线性唇炎	掌握
肉芽肿性唇炎	熟悉
口腔黏膜白斑病	掌握
阴茎珍珠样丘疹	掌握
接触性唇炎	掌握
腺性唇炎	掌握
龟头炎	掌握
女阴假性湿疣	了解

续 表

病 种	要求（掌握、熟悉、了解）
十三、皮肤肿瘤和瘤样病变	
色素痣	掌握
表皮痣	掌握
脂溢性角化病	掌握
表皮囊肿	掌握
粟丘疹	掌握
毛发上皮瘤	掌握
皮脂腺痣	掌握
多发性脂囊瘤	掌握
汗腺瘤	掌握
皮肤纤维瘤	掌握
软纤维瘤	掌握
瘢痕疙瘩	掌握
日光性角化病	掌握
脂肪瘤	掌握
鲍温病	掌握
基底细胞瘤	掌握
角化棘皮瘤	掌握
鳞状细胞癌	掌握
皮角	掌握
红斑增生症	熟悉
平滑肌瘤	了解
毛母质瘤	了解
血管瘤	熟悉
血管角化瘤	掌握
血管球瘤	熟悉
Kaposi 肉瘤	熟悉
淋巴管瘤	了解
十四、其他皮肤病	
川崎病	掌握
坏疽性脓皮病	掌握
结节病	掌握
十五、性传播疾病	
梅毒	掌握
淋病	掌握
非淋菌性尿道/宫颈炎	掌握
尖锐湿疣	掌握
生殖器疱疹	掌握
性病性淋巴肉芽肿	了解
软下疳	了解
艾滋病	熟悉

附录三　全国高级卫生专业技术资格考试介绍

为进一步深化卫生专业技术职称改革工作，不断完善卫生专业技术职务聘任制，根据中共中央组织部、人事部、卫生部《关于深化卫生事业单位人事制度改革的实施意见》（人发［2000］31号）文件精神和国家有关职称改革的规定，人事部下发《加强卫生专业技术职务评聘工作的通知》（人发〔2000〕114号），高级专业技术资格采取考试和评审结合的办法取得。

一、考试形式和题型

全部采用人机对话形式，考试时间为2个小时（卫生管理知识单独加试时间为1时）。考试题型为单选题、多选题和案例分析题3种，试卷总分为100分。

二、考试总分数及分数线

总分数450~500分，没有合格分数线，排名前60%为合格。其中的40%为优秀。

三、考试效用

评审卫生高级专业技术资格的考试，是申报评审卫生高级专业技术资格的必经程序，作为评审卫生高级专业技术资格的重要参考依据之一，考试成绩当年有效。

四、人机对话考试题型说明

副高：单选题、多选题和案例分析题3种题型。
正高：多选题和案例分析题2种题型。
以实际考试题型为准。

五、考试报名条件

（一）正高申报条件

1. 取得大学本科以上学历后，受聘副高职务5年以上。
2. 大学普通班毕业以后，受聘副高职务7年以上。

（二）副高申报条件

1. 获得博士学位后，受聘中级技术职务2年以上。
2. 取得大学本科以上学历后，受聘中级职务5年以上。
3. 大学普通班毕业后，受聘中级职务5年以上。
4. 大学专科毕业后，取得本科以上学历（专业一致或接近专业），受聘中级职务7年以上。
5. 大专毕业，受聘中级职务5年以上。
6. 中专毕业，受聘中级职务7年以上。
7. 护理专业中专毕业，从事临床护理工作25年以上，取得护理专业的专科以上学历，受聘中级职务5年以上，可申报副主任护师任职资格。